AF833114

Fach-
buch
Klett-Cotta

Michael Klöpper

Die Dynamik des Psychischen

Praxishandbuch für das Verständnis der Beziehungsdynamik

Klett-Cotta

Für die Kandidatinnen und Kandidaten der APH (Akademie für Psychoanalyse und Psychotherapie Hamburg)

sowie

meine Supervisandinnen und Supervisanden

Klett-Cotta
www.klett-cotta.de
J. G. Cotta'sche Buchhandlung Nachfolger GmbH
Rotebühlstraße 77, 70178 Stuttgart
Fragen zur Produktsicherheit: produktsicherheit@klett-cotta.de

© 2014 by J. G. Cotta'sche Buchhandlung Nachfolger GmbH, gegr. 1659, Stuttgart
Alle Rechte inklusive der Nutzung des Werkes für Text und
Data Mining i. S. v. §44b UrhG vorbehalten
Printed in Germany
Schutzumschlag: Roland Sazinger, Stuttgart
Unter Verwendung eines Fotos von © mettus@Fotolia.com
Gesetzt von Eberl und Koesel Studio, Kempten
Gedruckt und gebunden von Esser printSolutions GmbH, Bretten
ISBN 978-3-608-98913-7
E-Book ISBN 978-3-608-10745-6
PDF-E-Book ISBN 978-3-608-20251-9

Dritte Auflage, 2026

Bibliografische Information der Deutschen Nationalbibliothek
Die Deutsche Nationalbibliothek verzeichnet diese Publikation in der Deutschen Nationalbibliografie; detaillierte bibliografische Daten sind im Internet über <http://dnb.d-nb.de> abrufbar.

Inhalt

Vorwort ... 9

Einleitung ... 12

Anmerkungen zur Lektüre des Buches ... 17

Aufbau und Struktur des Buches ... 18

Der Inhalt des Buches ... 19

I Einführung in die Dynamik unbewusster Prozesse ... 23

1 Die unmögliche Aufgabe des Psychotherapeuten ... 25

2 Ein erster Fall: Frau A. ... 29

3 Die Psychotherapie-Richtlinien und der Pluralismus der Theorien ... 32

4 Einige Anmerkungen zur Praxis der psychodynamischen Psychotherapie 39

5 Psychodynamik und Metapsychologie ... 44

6 Aktuelle Herausforderungen des psychodynamischen Verstehens ... 48

7 Warum die Psychodynamik verstehen? ... 51

8 Wie die Psychodynamik verstehen? ... 64

9 Inhalte und Ziele psychodynamischen Verstehens ... 72

II Über die Schulter geschaut: Psychodynamik in der klinischen Praxis ... 75

1 Empathisch begreifen – metapsychologisch verstehen ... 79
Beispiel einer Konfliktpathologie; abgewehrt: Assertion (Selbstbehauptung)

2 Die Migrantin – Gastarbeiterin im Land ihrer Mutter ... 89
Beispiel einer Konfliktpathologie; abgewehrt: Aversion

3 Eine negative Übertragung in der Weihnachtspause ... 99
Autarkie – eine strukturelle Störung mit Ausbildung eines Introjekts

4 »Ein waidwund geprügelter Mann« ... 104
Täter-Opfer-Dynamik – Widerstand: unbewusstes Verharren in der Opfer-Identifikation

5 »Ich merke, dass ich aggressiv bin; das will ich nicht!« ... 109
Eine mehrfach Traumatisierte in unbewusster Identifikation mit dem gewalttätigen mütterlichen Introjekt

6 Sinusrhythmus 119
Eine ungewöhnliche psychosomatische Störung
7 Bloß ein Seitensprung? 131
Die Sehnsucht nach der Nähe, die es nie gab: das Kind einer depressiven Mutter
8 »... und hab mich nie getraut« 145
Die vermiedene Rivalität: Ödipus' Konflikt – oder der des Laios?
9 Unverschämt! 155
Eine neurotische Depression
10 Zwischenleiblich 163
Das subliminal Unbewusste in Aktion
11 »Eigentlich könnten wir Schluss machen« 169
Nur die Reflexion rettet vor dem Agieren
12 Die Dynamik des Psychischen 174
Eine ödipale Fixierung auf dem Boden eines transgenerational erworbenen Traumas

III Glossar: Das Vokabular der psychodynamischen Psychotherapie
Die wichtigsten metapsychologischen Informationen für den eiligen Leser 185

IV Die metapsychologischen Konzepte des Unbewussten in der psychodynamischen Psychotherapie 235
1 Die Methoden der psychodynamischen Psychotherapie 237
2 Die Bedeutung der Psychoanalyse 239
3 Weiterentwicklungen der Metapsychologie 249
4 Die für ein zeitgemäßes Verständnis der Psychodynamik zentralen metapsychologischen Konzepte 253
5 Das Grundkonzept psychodynamischen Verstehens in der Praxis 256
6 Der Beitrag der Bindungstheorie 259
7 Der Beitrag der Theorie der Mentalisierung 266
8 Der rote Faden von Entwicklung und Metapsychologie 270
Symbolisieren, Mentalisieren, Repräsentieren – ein Kontinuum
9 Der Beitrag der psychoanalytischen Selbstpsychologie 286
10 Die Bedeutung der Konflikttheorie 293
11 Der Beitrag der Intersubjektivität 300

V Das Individuum, sein Selbst und sein Ich. Ein komplexes System in Entwicklung 305

1 Das Selbst – ein komplexes System 309
2 Das Selbst und das Ich – Struktur und Elemente 315
2.1 Die Fähigkeit zur Selbstwahrnehmung 318
2.2 Die Fähigkeit zur Kommunikation 319
2.3 Das Regulationsvermögen 322
2.4 Die Bindungsfähigkeit 323
2.5 Das Denkvermögen 324
2.6 Mentalisierung und Phantasietätigkeit 326
2.7 Die Fähigkeit zur Selbst-Objekt-Differenzierung 327
2.8 Die Abwehr 329
2.9 Die Fähigkeit zur Autonomie 330
2.10 Zusammenfassung: Das Selbst und das Ich 332
3 Die psychische Reifungsentwicklung 334
3.1 Die frühkindliche Entwicklung 335
3.2 Separation: Die Herausforderung, die Fähigkeit zur Aversion zu integrieren 338
3.3 Die Entwicklung der Ambivalenzfähigkeit 341
3.4 Die Zeit der ödipalen Entwicklung 343
3.5 Der Ödipuskomplex – einst und heute 349
4 Das Unbewusste 353
4.1 Intrapsychische, interpersonelle und intersubjektive Prozesse 355
4.2 Das bewusste Es 357
4.3 Die implizit-prozedural erworbene Beziehungserfahrung 360
4.4 Das reflexive und das unbewusste Ich 364
4.5 Repräsentanzen – der Andere im Selbst 369
4.6 Unbewusste Ziele der Individuation 373

Schlussbemerkungen 376

Literatur 383

Über den Autor 389

Vorwort

Die Psychodynamik für einen Behandlungsfall zu erstellen gehört für viele Psychotherapeuten am Beginn der Behandlung zur lästigen Pflicht. Denn manch einem fällt es schwer, sein emotionales Verständnis für den Patienten in die Sprache der Metapsychologie zu übersetzen, wie es für die Formulierung der Psychodynamik unverzichtbar ist.

Das habe ich immer wieder von Psychotherapeuten und Kandidaten während der Supervision erfahren. Und daraus entstand die Idee, ein Buch zu verfassen, das sich mit diesem Thema beschäftigt. Mir selbst geht es nämlich so, dass ich das Verständnis der Psychodynamik während der Behandlung meiner Patienten als außerordentlich hilfreich empfinde. Vor diesem Hintergrund entstand der vorliegende Text in seinen Grundzügen.

Als ich mich dann mit dem weitgehend fertiggestellten Buch an meinen Verlag Klett-Cotta wandte und mit meinem Lektor, Herrn Dr. Beyer, darüber sprach, fragte er mich, was das denn eigentlich sei, die Psychodynamik. Wir sprachen ein wenig darüber, bis er mir spiegelte, dass ich offenbar von der *Dynamik des Psychischen* rede, wenn ich ihm zu erklären versuche, was in einer Psychodynamik beschrieben wird. Ohne es zu ahnen, war damit der Titel des Buches, um den wir in der Folge noch eine ganze Zeit ringen sollten, geboren.

Aber es war nicht nur ein Titel gefunden, sondern eine gedankliche Differenzierung war in Worte gekommen, die mir bis dahin noch gar nicht klar geworden war. In der Tat wird ja in der Formulierung der Psychodynamik, wie sie beispielsweise in den Begründungen zum Antrag auf eine Kostenübernahme für den Gutachter der Krankenkassen erstellt werden muss, eine *Dynamik des psychischen Geschehens* über den Zeitlauf des Lebens eines Patienten beschrieben. Aber das, so wurde mir im weiteren Verlauf meiner Arbeit am Text des Buches klar, ist noch etwas anderes als die *Dynamik des Psychischen,* wie sie sich in mikroepisodischen Szenen des Lebens und auch in der Psychotherapie bzw. Psychoanalyse ständig abspielt.

Ich möchte mit diesem Buch beides dem Leser näher bringen, ein Verständnis für die Psychodynamik des Patienten sowie ein Begreifen der *Dynamik des Psychischen,* wie sie in mikroepisodischen Momenten des Lebens und der Psychoanalyse bzw. Psychotherapie abläuft. Und ich will aufzeigen, wie dabei das Unbewusste den Hintergrund des Geschehens bildet. Diesen Zusammenhängen ist dieses Buch gewidmet. In ihm habe ich die Erfahrung von annähernd 40 Jahren psychotherapeutischer und psychoanalytischer Tätigkeit seit dem Beginn meiner Ausbildung zusammengetragen. Vor allem aber habe ich beschrieben, zu welchen Inhalten und Themen sich in dieser Zeit mein Verständnis unseres Faches, der psychodynamischen Psychotherapie, integriert hat, das ja durch eine schwer zu überschauende Pluralität von Theorien gekennzeichnet ist.

Als Psychotherapeut oder Psychoanalytiker können wir nur dann sinnvoll und erfolgreich arbeiten, wenn wir den Mut und die Bereitschaft haben, aus der Vielzahl der Theorien nur das in unser persönliches Gedankengebäude zu übernehmen, von dem wir spüren, dass es zu uns in unserer Subjektivität passt. Die Leser meines Buches sollten diesen Umstand innerlich vor Augen haben, wenn sie sich fragen, ob sich mein Verständnis mit ihrem deckt.

Psychotherapeutisch oder psychoanalytisch zu arbeiten bedeutet, sich sehr persönlich in seiner subjektiven Individualität zur Verfügung zu stellen. Das kommt – oft allerdings unbemerkt – auch in der Auswahl der Theorie, mit der wir arbeiten, zum Ausdruck. Diese Theorie bürgt für Objektivität, soweit die wissenschaftlichen Quellen, aus denen sie herrührt, das gewährleisten. Psychotherapeutische und psychoanalytische Tätigkeit oszilliert stets zwischen den Polen der Subjektivität des Therapeuten und der Objektivität des wissenschaftlichen Feldes, aus dem der Therapeut seine Hintergrundtheorien nimmt. Dieser Zusammenhang gehört unentrinnbar zur psychodynamischen Psychotherapie. Und er hat zur Folge, dass der Leser ein sehr subjektives Buch in Händen hält, das durch anerkannte Theorien unseres Faches fundiert ist.

Ich hätte dieses Buch nicht ohne die Zustimmung, Unterstützung und Hilfe zahlreicher Menschen schreiben können. An erster Stelle sind meine Patienten und Supervisanden zu nennen, von denen ich über die Jahre viel gelernt habe und die bereit und damit einverstanden waren, dass ich Ausschnitte aus unserer gemeinsamen Arbeit hier veröffentliche. Das hat mich sehr erleichtert, und ich bin ihnen dafür außerordentlich dankbar.

Mit großem Engagement und viel Hingabe haben mich vor allem vier Erstleserinnen bzw. Erstleser bei der Abfassung meines Textes unterstützt. Die Psychoanalytikerin Heidede Schneider hat mir das Wissen und die Erfahrung ihres ganzen Berufslebens, in dem sie in so vielen Verästelungen der Freudschen Psychoanalyse engagiert war, zur Verfügung gestellt und mich in meinem Text sorgfältig beraten. Herr Professor Helmut Junker hat mit mir einige Stunden eines Privatseminars abgehalten, in dem er mir sein lebenslang erworbenes Wissen der klassischen Analyse und der modernen Intersubjektivität nahegebracht und auf den Text angewandt hat. Und Herr Dr. Theo Piegler, Psychiater und Psychotherapeut, hat in einer unendlichen Zahl von Stunden die vielen einzelnen Aspekte und Facetten des Textes wissenschaftlich begleitet und mir dort zahllose Anregungen gegeben, wo ich irrte oder Fehler gemacht habe, wo ich unklar war oder wo Inhalte fehlten. Schließlich hat noch meine Frau, Dr. Heidi Klöpper-Naeve, die als Psychoanalytikerin mit mir in einer Gemeinschaftspraxis tätig ist, meine Arbeit auf liebevolle Weise »überwacht«, mich ermahnt, ermutigt, mich entbehrt und bei allem auch noch meine Texte gelesen oder deren Vorbereitung in Diskussionen unterstützt.

Es ist schwer, die dankbaren Gefühle, die ich diesen vier Personen gegenüber vielfältig, aber auch unterschiedlich empfinde, in Worte zu bringen. Alle vier waren auf ihre Weise außerordentlich hilfreich und zuverlässig an meiner Seite, sozusagen meine sichere Bindung im großen Kosmos psychodynamischen und metapsychologischen Denkens, wofür ich tiefe Dankbarkeit empfinde!

Ich danke auch meinem Verlag und insbesondere meinem Lektor, Herrn Dr. Beyer, für die reichhaltige und vertrauensvolle Unterstützung, die ich bei der Herausgabe dieses Buches erfahre. Ich bekomme damit Angebote und Möglichkeiten, die nicht selbstverständlich sind, sondern großzügig gewährt werden. Herzlichen Dank dafür!

Schließlich möchte ich noch Herrn Thomas Reichert erwähnen, der als stiller Leser im Hintergrund mein Manuskript durchgesehen hat. Das hat er mit großer Aufmerksamkeit und Sorgfalt getan und mir dabei zahllose Anregungen gegeben, durch die der Text nicht nur an Klarheit gewonnen hat, sondern auch noch flüssiger lesbar geworden ist. Ich bin ihm für diese Unterstützung außerordentlich dankbar.

Hamburg, am 31. Januar 2014 *Michael Klöpper*

Einleitung

Eine kleine Episode aus dem Behandlungsalltag soll Sie[1] mitnehmen in das umfassende Thema der Psychodynamik, das ich mit diesem Buch aufzuschlagen gedenke. Frau L. hat mich mit dieser Szene überrascht, eine junge Frau, die so jung gar nicht mehr ist und doch immer wieder mal so erscheint. Mit ihrer blumigen Kleidung nimmt sie mich gelegentlich mit in die Gärten der Welt. Mit ihren weiten Röcken und den mit Rüschen besetzten Blusen versetzt sie mich in meiner Phantasie in die Zeit vergangener Jahrhunderte. Und mit ihren prallvollen Rucksäcken und Taschen, die sie häufig dabeihat, zeigt sie mir, wie schwer sie in ihrem Leben zu tragen hat. Sie spricht durch ihre Erscheinung und erzählt dabei doch immer nur einen Teil. So auch in dieser Sitzung, an deren Beginn sie mich mit einem so strahlend jungen Gesicht anschaute, dass mir war, als begegne ich dem Mädchen, das sie vielleicht nie war. Sie sank auf die Couch, lag wie hingeworfen, noch bevor ich saß, und ein so erschöpftes Stöhnen entfuhr ihr, dass ich erschrak. Was war ihr widerfahren?

Nach einem Moment des Schweigens begann sie mir von ihrem aktuellen Problem an der Universität zu erzählen. Es gab Schwierigkeiten mit ihrer Semester-Anmeldung. Ich erinnerte mich der zahlreichen Berichte, die ich im Zusammenhang mit dem Abschluss ihres Bachelor-Studiums bereits gehört hatte. Fast unbemerkt begann ich mich zu langweilen und fand mich rasch in Gedanken wieder, in denen ich mich mit meinen tagesaktuellen Themen befasste. Ich hörte ihr mehr beiläufig zu, wälzte meine Probleme und entdeckte, wie ich das trotz des schlechten Gewissens tat, das ich dabei hatte. Ich sollte doch aufmerksam zuhören, empathisch! Aber selbst als ich von schräg hinten lautlose Tränen über ihre Wange rollen sah, gelang es mir nicht, augenblicklich in die mir vertraute verständnisvoll-konzentrierte Haltung des analytischen Zuhörens zurückzufinden.

---

1 Wenn ich in diesem Buch vom Leser oder Therapeuten in der männlichen Form schreibe, so bitte ich meine Leserinnen um Nachsicht. Sie sind bei dieser Formulierung natürlich stets ebenfalls angesprochen. Die Wahl der männlichen Form ist nur der besseren Lesbarkeit des Textes geschuldet.

Erst als ich das bemerkte, wurde mir klar, dass ich in einer emotionalen Verwicklung verfangen war, die es zu verstehen galt.

Nach und nach konnte ich nun erfassen, dass Frau L. mir eigentlich weniger eine real äußerst ärgerliche Geschichte berichtete als vielmehr eine emotionale Atmosphäre darstellte, welche diese Geschichte im Hintergrund prägte. Es war eine Geschichte von haarsträubender Ignoranz, der sie sich im Erleben ohnmächtig ausgeliefert sah. Real hatte die Verwaltung einen Fehler begangen, der offensichtlich darin bestanden hatte, dass die Sachbearbeiterin Unterlagen unbeachtet gelassen hatte; daraus hatte eine Ablehnung resultiert. Emotional hatte dieses Ereignis meine Patientin in das Gefühlserleben gebracht, der ignoranten Willkür der Verwaltung ohnmächtig ausgeliefert zu sein, chancenlos, ohne jegliche Unterstützung und ohne Aussicht auf eine Änderung. Reales Geschehen und emotionales Erleben standen in dieser Geschichte einander gegenüber, ohne zueinanderzupassen.

Mir fiel auf, dass ich meiner Patientin in meinen Gedanken zunächst ja ebenfalls ignorant begegnet war, ja sogar emotional ignorant, indem ihre Tränen mich emotional kurzzeitig nicht berührt hatten. Als mir das klar wurde, konnte ich mich fragen, ob ich damit nicht in eine spezifische Gegenübertragung geraten war, nämlich den Zustand kognitiver und emotionaler Ignoranz gegenüber Frau L. Schlagartig fiel mir nun die ganze emotionale Beziehungserfahrung ein, die meine Patientin mit ihren Eltern, mit der Mutter ebenso wie mit dem Stiefvater, gemacht hatte: die knüppelharte, emotional ignorante Mutter, die offenbar auf ihr kreativ und intellektuell sehr begabtes Kind neidisch gewesen war, das – im Unterschicht-Milieu aufgewachsen – angesichts seines Potentials stets Demütigung erfuhr; und der jahrelange sexuelle Missbrauch, der erst durch das beherzte Eingreifen der Schule gestoppt werden konnte. Jetzt erst konnte ich begreifen, dass diese Situation, in welche die Universität Frau L. gebracht hatte, ihre gesamte Beziehungserfahrung der Demütigung, des Missbrauchs und der Ohnmacht getriggert hatte, die ihr als Kind und Jugendliche in der Primärfamilie widerfahren waren. Ich suchte nach Worten für diesen Zusammenhang und fragte sie schließlich, ob es nicht sein könne, dass sie sich *jetzt* gegenüber der Universitätsverwaltung so ähnlich fühle, wie sie sich *damals* als Kind gegenüber ihren Eltern gefühlt habe. Sofort fielen ihr einige Szenen ihrer Kindheit ein und die Gefühle, die damit verbunden waren.

Als die Sitzung zu Ende ging und sie sich von der Couch erhob, sah sie mich an, lachte und sagte, sie sei so erleichtert, dass dieser schwere Schmerz, den sie während der Stunde gehabt habe, vorbei sei. Der sei schlagartig verschwunden, als ich sie darauf aufmerksam gemacht habe, dass sie *jetzt* ein Gefühl empfinde, das ins *Damals* gehörte.

Sie mögen meinen, was ich hier berichte, sei doch das normale Geschehen, wie es sich zwar nicht täglich in Psychotherapien und Analysen ereignet, wie es aber doch gerade das Wesen aller psychodynamischen Psychotherapie ist. Es gehe hier doch gerade darum, unbewusste Zusammenhänge aufzulösen und dem bewussten emotionalen Erleben zugänglich zu machen. Sobald es gelinge, einem Patienten dazu zu verhelfen, dass er sicher genug spüren könne, welche Gefühle im Hier und Jetzt begründet sind und welche ihren Ursprung in der Erfahrung des Dort und Damals haben, sei psychodynamische Psychotherapie genau so wirksam wie in diesem Beispiel beschrieben. Was hat das mit der Dynamik des Psychischen zu tun?

Der Einwand trifft zu. Aber er erfasst nicht das Wesen dieser Dynamik, insbesondere auch nicht deren Wirken, das sich im Zuge der Übertragungs-Gegenübertragungsbeziehung des therapeutischen bzw. analytischen Prozesses entfaltet. Es ist meine Absicht, mit diesem Buch für diese Zusammenhänge zu sensibilisieren und in die Mikroprozesse einzuführen, die zu verstehen hilfreich ist, am Beginn einer Behandlung ebenso wie – wie hier dargestellt – in deren Verlauf.

Lassen Sie uns gemeinsam einen Blick auf die geschilderte Episode aus der analytischen Behandlung von Frau L. werfen, um auf diese Weise besser erkennen zu können, welche Vorteile es hat, differenziert und aufmerksam psychodynamisch denken zu können.

Wenn Sie sich meine Schilderung der Begegnung mit Frau L. erneut ansehen, so werden Sie erkennen, dass ich vom ersten Moment an mit ihr verstrickt bin: Phantasien über sie füllen mich augenblicklich aus, sekundenhaft kurz und nur flüchtig, aber eben doch vorhanden. Und das Bild, das in mir von ihr entsteht, entspricht nicht der Realität, die sich gleichzeitig zu entfalten beginnt: Ich blicke in ein jugendlich entspanntes Gesicht, und sie entfaltet – szenisch und im Narrativ – eine schmerzlich-erschöpfende Thematik in einer Beziehung, wie sie sie am selben Tag erlebt hat. Hier zeigt sich die Gleichzeitigkeit einer negativen Übertragung (ich soll nicht wissen, wie sie sich wirklich fühlt, denn sie fürchtet sich vor meiner Reaktion) und der Entfaltung der positiven (libidinös besetzten) Arbeitsbeziehung (endlich kann sie sich hinschmeißen und zeigen, wie sie sich wirklich fühlt). In der negativen Übertragung gleite ich (projektiv identifiziert?) in den Zustand einer negativen Gegenübertragung, indem ich mich als von meiner Patientin gelangweilt und ihren Gefühlen gegenüber ignorant erlebe: Ich werde wie einst die Mutter ihr gegenüber. *Das* alles ist der Ausdruck des Wirkens einer Dynamik des Psychischen, die bis in das Behandlungszimmer hineinreicht.

Erst wenn es gelingt, diese Dimensionen der Psychodynamik im Hier und Jetzt der therapeutischen Beziehung zu entziffern, wird es möglich, kognitiv zu erfassen, wie sich das Dort und Damals unserer Patienten im Moment der Begegnung wieder entfaltet. Oder anders ausgedrückt: Psychodynamisch zu denken und zu verstehen bedeutet, das Wirksamwerden der unbewussten Beziehungserfahrung des Patienten aus der Vergangenheit *mikroepisodisch* in deren Wiederauftauchen in den aktuellen Beziehungen zu erkennen, denen im Alltag ebenso wie in der therapeutischen Beziehung. Hier, in der therapeutischen Beziehung, wird das Unbewusste des Patienten im psychischen Resonanzraum des Therapeuten wirksam und kann – sofern es gelingt – von ihm zum Verstehen seiner Verwicklung in ein gemeinsames, intersubjektives Unbewusstes genutzt werden. Damit dieser mentale Arbeitsprozess, den der Analytiker oder Psychotherapeut zu leisten hat, gelingt, benötigt er die zahlreichen Konzepte der Metapsychologie, welche in der Lage sind, subjektiv-individuelle psychische Prozesse auf die Ebene überindividueller Abstraktion zu heben. Übertragung, szenisches Verstehen und projektive Identifizierung sind einige Beispiele für solche metapsychologischen Konzepte.

Das Beispiel aus der analytischen Behandlung von Frau L soll illustrieren, wie der mentale Arbeitsprozess im Therapeuten abläuft, der ihn zu einem psychodynamischen Verstehen unbewusster Prozesse im Patienten führt. Und es soll verdeutlichen, dass und wie psychodynamisches Verstehen in jeder einzelnen Behandlungsstunde dabei behilflich – wenn nicht unverzichtbar – ist, den Patienten in seinen unbewussten inneren Abläufen erfassen zu können.

Um einem Missverständnis vorzubeugen, sei betont, dass psychodynamisches Denken und Verstehen nicht etwa eine Alternative zum psychoanalytischen oder tiefenpsychologischen Arbeiten darstellt. Vielmehr stellt es, metaphorisch gesprochen, das mentale Werkzeug zur Verfügung, mit dem analytisch, tiefenpsychologisch, eben psychodynamisch an unbewussten Themen gearbeitet wird.

Mit dem vorliegenden Buch verfolge ich das Ziel, Psychotherapeuten und Psychoanalytikern ein mentales Werkzeug an die Hand zu geben, das schrittweise mit der schwierigen Aufgabe vertraut macht, die Dynamik des Unbewussten zu erfassen und Wege zu finden, wie die Psychodynamik im Großen und Ganzen ebenso wie mikroepisodisch im Moment der Begegnung zu verstehen ist. Denn beides benötigt der Therapeut, wenn er sich den unumgänglichen Verstrickungen überlassen will, die für die Arbeit mit den Methoden der psychodynamischen Psychotherapie so charakteristisch sind. Dabei ereignet sich die emotionale Verwicklung des Therapeuten in Dimensionen eines intersubjektiven Unbewussten, das vom ihm nur mittels Distanzierung und Reflexion aufgegriffen, spielerisch verwandelt oder kognitiv gedeutet werden kann. Andernfalls gerät er in eine kollusive Verstrickung mit seinem Patienten, erliegt der Versuchung zum Co-Agieren und wird schlimmstenfalls destruktiv wirksam. Die Lektüre dieses Buches soll den Therapeuten befähigen, besser mit diesen Risiken und Herausforderungen, die seiner Arbeit innewohnen, fertigzuwerden.

Anmerkungen zur Lektüre des Buches

Das Buch *Die Dynamik des Psychischen* stellt ein Thema in den Fokus, das in der Literatur zur psychodynamischen Psychotherapie bislang wenig Beachtung findet. Jedenfalls ist in den einschlägigen Fach- und Lehrbüchern eine umfassende Darstellung der klinischen Arbeit des Psychotherapeuten, welche die Reflexion der individuelle Psychodynamik des Patienten ins Zentrum der Betrachtung stellt, eher selten zu finden. Psychodynamik wird in der Fachliteratur sehr wohl beschrieben, jedoch meist am Rande. Eine Beschreibung dessen, wie das erhobene klinische Material mit dem metapsychologischen Denken des Therapeuten zu einem schlüssigen Verstehen des psychodynamischen Geschehens verknüpft wird, gibt es als *zentrales* Thema in den vorliegenden Büchern selten. Möglicherweise ist der Mangel an solcher Literatur ein Grund dafür, dass sich viele Psychotherapeuten damit schwertun, die unbewusste Dynamik psychischer Prozesse zu erfassen, insbesondere solcher Prozesse, in die sie selbst verwickelt sind.

Die Dynamik unbewusster psychischer Prozesse zu verstehen, stellt eine große Herausforderung dar. Eine Menge sehr verschiedener Aspekte eines oftmals hoch komplexen psychischen Geschehens, das über eine lange Zeit des Lebens entstanden ist, soll dabei in ein kohärentes Verständnis übersetzt werden. Und die individuelle Erfahrung des Patienten sowie das metapsychologische Verstehen des Therapeuten sollen in einen biografisch und theoretisch reflektierten Zusammenhang gebracht werden. Und das alles soll sich schlüssig aus dem Material der Patient-Therapeut-Begegnung herleiten lassen. Die Bewältigung dieser Aufgabe stellt sehr hohe Anforderungen an den Therapeuten. Das Buch *Die Dynamik des Psychischen* soll ihn unterstützen, mit dieser Herausforderung besser fertigzuwerden.

Aufbau und Struktur des Buches

Das Buch verkörpert ein neues Konzept unter den psychotherapeutischen Fachbüchern. Es soll dem Leser mit seinem spezifischen Aufbau zeigen, dass im Therapeuten eine permanente geistig-mentale Vernetzung abläuft, während er psychodynamisch denkt und arbeitet. Und es soll ihn anregen, dieses *Networking* seines Denkens weiterzuentwickeln, komplexer werden zu lassen und auf diese Weise mit noch mehr Lust und Freude bei der Arbeit zu nutzen.

Um die Vernetzung des Denkens zeigen zu können, stellt der inhaltliche und formale Aufbau des Buches selbst ein Netzwerk dar. Daher ist der Text des Buches nicht als ein Kontinuum geschrieben, das durchgehend bis zum Ende gelesen werden muss. Vielmehr stellen die Teile des Buches sowie ihre Kapitel in sich abgeschlossene Einheiten dar, deren Lektüre einzeln, nach Bedarf und Interesse, möglich ist. Das Buch kann also bedarfsorientiert wie ein Nachschlagewerk verwendet werden, es kann aber auch in Ausschnitten oder – mit Ausnahme des Glossars – als Ganzes gelesen werden. Für Leser, die das Buch als Ganzes lesen möchten, hat der spezielle Aufbau des Textes zur Folge, dass immer mal wieder Wiederholungen bereits gelesener Inhalte auftauchen.

In der Mitte des Buches befindet sich ein Glossar, das dem eiligen Leser erlaubt, die wichtigsten Begriffe der psychodynamischen Psychotherapie in prägnanter Form nachzulesen. Darüber hinaus ist das Buch mit einem Markierungssystem ausgestattet. Ein Pfeil (→) weist darauf hin, dass es zu dem jeweiligen Stichwort an einer anderen Stelle weiteres lesenswertes Material gibt. Und der Pfeil macht den Leser darauf aufmerksam, dass es hier die Möglichkeit einer gedanklichen Verknüpfung gibt, die sein Verständnis im betreffenden Kontext vertieft, komplexer werden lässt oder um eine klinische Perspektive in Gestalt eines Fallberichtes erweitert.

Die Markierungen folgen einer Systematik, mit deren Hilfe unterschieden werden kann, ob auf das Glossar (Vokabular der psychodynamischen Psychotherapie), einen Aufsatz im Theorieteil oder auf ein passendes klinisches Beispiel verwiesen wird.

So weist beispielsweise die Markierung »(→) **Begriff**« darauf hin, dass der Leser in Teil **III** des Buches ein **Glossar** findet, worin er eine kurze, prägnante Beschreibung der Wortbedeutung des in Fettdruck gesetzten Begriffes findet.

Die Markierung »(→**IV.6**)« weist darauf hin, dass in Teil **IV** des Buches in Kapitel **6** ein Aufsatz nachzulesen ist, welcher den Kontext, aus dem heraus der Verweis gegeben wird, theoretisch vertieft.

Und die Markierung »(→ **klinB II.4**)« zeigt dem Leser an, dass es zu dem gerade beschriebenen Zusammenhang oder Begriff ein **klinisches Beispiel** gibt, dass in Teil **II** in Kapitel **4** nachgelesen werden kann.

Der Inhalt des Buches

Über die im Buch wegweisende Funktion des Markierungssystems hinaus wird dem Leser damit auch ein Hinweis auf die Vielfalt der Verknüpfungsmöglichkeiten zwischen den verschiedenen Ebenen des Denkens gegeben. In diesem Buch wird psychodynamisches Denken als ein *vernetztes und vernetzendes* Denken aufgefasst. Vernetzendes Denken dient dazu, zahlreiche Aspekte einer Patientengeschichte ständig probeweise miteinander in Bezug zu setzen, bis es gelingt, sie in einen kohärenten Gesamtzusammenhang zu bringen. Dabei werden verschiedene Themenstränge (die biografische Geschichte des Patienten, emotional-affektive Zusammenhänge seines Erlebens, metapsychologische und entwicklungspsychologische Reflexionen des Therapeuten sowie das Verständnis vom Selbst als einem System) so miteinander zu einem kohärenten Ganzen verknüpft, dass der Therapeut die *Dynamik des Unbewussten* schließlich auf dreierlei Weise zu ordnen vermag in:

1) eine zeitlich geordnete *Entstehungsgeschichte des subjektiven Erlebens* des Patienten; das ist seine subjektiv erlebte Lebensgeschichte, erweitert um die Perspektive der Empathie des Therapeuten;
2) eine zeitlich spezifischen Phasen zugeordnete *Reifungsgeschichte des Individuums,* gedacht in entwicklungspsychologisch und metapsychologisch abstrahierenden Dimensionen, die dem Patienten unbewusst innewohnen; und
3) *ein komplexes System, das Selbst* des Patienten, welches als ein gedankliches Abstraktionskonstrukt des Therapeuten entsteht, dem aber die tatsächliche Persönlichkeit, der Patient in seiner Subjektivität, gegenübersteht.

Damit es dem Therapeuten während der Arbeit gelingt, die Psychodynamik seines Patienten zu erschließen und die genannten Ebenen zu vernetzen, bietet das Buch die Möglichkeit, die Vielzahl der zu beachtenden Themen in den verschiedenen Teilen des Buches in knappen Darstellungen zu lesen. **Teil I** gibt eine *Einführung in die Thematik.* Darin wird gezeigt, welche Bedeutung die Beziehung zwischen dem Therapeuten und seinem Patienten vom ersten Moment der Begegnung an hat und wie wichtig die Gegenübertragung als diagnostisches Instrument ist. An einem ersten Fallbeispiel werden die Herausforderungen gezeigt, die zu bewältigen sind, um die Psychodynamik verstehen zu können. Die Vielfalt der metapsychologischen Theorien, mit denen Therapeuten heute konfrontiert sind, wird als Bereicherung und Chance gesehen, die Entwicklungsgeschichte des Patienten aus verschiedenen Perspektiven zu betrachten und sie so differenzierter zu erfassen. Nach einigen Anmerkungen zum Grundsätzlichen der Methode der psychodynamischen Psychotherapie (Beziehung, Übertragung, Abstinenz) wird der Leser auch auf die Herausforderungen aufmerksam gemacht, vor denen die dynamische Methode im Bereich der Wissenschaft und Forschung steht, wenn es darum geht, ihre Wirksamkeit nachzuweisen. Danach wird eingehend dargestellt, warum es so wichtig ist, die Psychodynamik tiefgreifend und differenziert zu verstehen, und auch, wie das am besten gelingen kann. **Teil II** stellt den Schwerpunkt des Buches dar. Hier wird an zahlreichen Beispielen aus meiner *klinischen Praxis* sowie aus meiner Tätigkeit als Supervisor beschrieben, wie der Prozess vonstatten geht, in dessen Verlauf sich das Verstehen der Psychodynamik einstellt. Es werden dabei relativ typische Situationen der anfänglichen Begegnung mit dem Patienten beschrieben, darunter unbewusste Konflikte, defiziente strukturelle Störungen sowie solche, die aus traumatischen Ursachen hervorgegangen sind. Darüber hinaus wird an Beispielen gezeigt, wie das Verständnis der *Dynamik des Psychischen* weiterhilft, wenn im Therapieverlauf schwierige Behandlungssituationen entstehen.

In **Teil III** findet der Leser das *Vokabular der psychodynamischen Psychotherapie.* In diesem *Glossar* kann er nachschlagen, wenn ihm Begriffe nicht geläufig sind oder er sich noch einmal vergewissern möchte, ob sein Wortverständnis ausreichend ist. Es umfasst über 150 Items. Das Glossar ist als zentrales Nachschlagewerk des Buches konzipiert und darum in seiner Mitte, nicht am Ende platziert. Wenn dem Leser die prägnanten Begriffserläuterungen des Glossars nicht genügen, so kann er bei einer Vielzahl der Begriffe von dort dem Markierungssystem folgen und in die Teile IV und V wechseln. In zwei Themenstränge geordnet können dort einzelne Stichworte tiefgreifender und in ihrer jeweiligen theoretischen Verbindung detaillierter nachgelesen werden.

In **Teil IV** finden sich Kurzbeschreibungen der *metapsychologischen Konzepte der psychodynamischen Psychotherapie.* In elf eigenständigen Aufsätzen unterschiedlichen Umfangs werden hier Basisinformationen gegeben, die dem nicht oder zu wenig informierten Leser die Möglichkeit bieten, sich ein Grundwissen zum jeweiligen Thema anzueignen.

In **Teil V** kann der Leser sich vertiefend informieren, um das Konzept des *Selbst* als Grundstruktur der Psyche begreifen zu können und um den System-Charakter des Selbst zu verstehen. Ferner wird hier eine knappe Darstellung davon gegeben, wie das Selbst durch die verschiedenen Phasen der Entwicklung hindurch reift. Schließlich ist hier nachzulesen, aus welchen unterschiedlichen theoretischen Perspektiven heute das Unbewusste beschrieben wird.

Die Theorieteile IV und V geben einen Überblick über die modernen metapsychologischen Konzepte, die vor allem in den vergangenen zwei Jahrzehnten die Grundlagentheorie der psychoanalytischen Konzepte (Trieb- und Objektbeziehungstheorien, Ich- und Selbstpsychologie) ergänzt und erweitert haben. Durch die Lektüre dieser beiden Theorieteile kann der Leser ein Verständnis der aktuellen metapsychologischen Grundlagen der psychodynamischen Psychotherapie und insbesondere des psychodynamischen Verstehens entwickeln.

TEIL I
Einführung in die Dynamik unbewusster Prozesse

KAPITEL 1

Die unmögliche Aufgabe des Psychotherapeuten[2]

An einem kühlen, regnerischen, vor allem stürmischen Junitag im Jahre 2007 trafen sich fünf Analytikerinnen und Psychotherapeuten in der idyllischen Abgeschiedenheit einer kleinen Ferienpension, um sich miteinander über ihr Verständnis der diagnostischen Situation am Beginn einer Psychotherapie auszutauschen. Der Sommersturm, immer wieder dräuende Wolken, fliegende Regenschauer und Schaumkronen auf dem aufgepeitschten See bildeten in der hügeligen Landschaft, welche die Eiszeit hier einst geformt hatte, die Kulisse für das eintägige Gespräch der fünf. Und diese Szenerie bildete zugleich die leise, gelegentlich stürmische Dramatik ab, die ein psychotherapeutisches Erstgespräch durchziehen kann. Der Sommersturm war für die fünf das passende Schauspiel im Hintergrund, das illustrierte, wie hoch die Wogen der Diskussion schlagen können, wenn Therapeuten miteinander darüber sprechen, wie ihr Verhältnis zur Theorie und zur Praxis des täglichen Umgangs mit ihren Patienten ist. Meist blieb der Sturm *vor* dem großen Fenster, hinter dem man um einen geräumigen Tisch versammelt war, um – vom Kamin gewärmt und von den Gastgebern wohlversorgt – der Frage nachzugehen, wie unterschiedlich denn jeder Anwesende die Herausforderungen der Psychotherapie anging.

Um den Tisch gab es einen Sturm der Positionen und der Vielfalt dessen, wie unterschiedlich die Diagnostik und Behandlung von Analytikern und Psychotherapeuten durchgeführt und verstanden wird. Die Annahme einer vermeintlichen Standardsituation, wie sie das Erstinterview mit einem Patienten darstellt, wich bald der Erkenntnis, dass sowohl der theoretische Hintergrund als auch die kon-

2 Die Ähnlichkeit dieser Kapitel-Überschrift mit dem bekannten Freud-Zitat (Freud 1937 c, S. 94) ist beabsichtigt: »Es hat doch beinahe den Anschein, als wäre das Analysieren der dritte jener ›unmöglichen Berufe‹, in denen man des ungenügenden Erfolges von vornherein sicher sein kann. Die beiden anderen, weit länger bekannten sind das Erziehen und das Regieren.« Nur scheint diese Tätigkeit heute aus anderen Gründen unmöglich zu sein.

krete Praxis ihres Handelns von allen recht unterschiedlich verstanden und gehandhabt wurden. Selbst eine Gemeinsamkeit von Annahmen, wie sie zum psychodynamischen Verständnis des Patienten gehören, wollte sich nur langsam einstellen: Psychotherapeuten sind Individualisten und lieben es, Unterschiede zu benennen und bestehen zu lassen. Das prägt die Situation des Pluralismus von Theorie und Praxis, in der sich die psychodynamische Psychotherapie heute befindet.

Mit dem Sturm, dem Regen und den vereinzelt aus grauen Wolken blitzenden Sonnenstrahlen im Hintergrund waren die fünf sich aber schließlich einig: Die diagnostische Situation mit Patienten im Erstinterview stelle in keiner Weise eine standardisierbare Aufgabe dar – und die therapeutische Situation erst recht nicht. Außerdem gebe es auch nicht *eine* verbindliche Theorie, welche Therapeuten dabei unterstützt, eine objektive Psychodynamik zu erstellen oder die Behandlungssituation zu gestalten. Vielmehr befänden sich die beiden Beteiligten, Patient und Therapeut, von ihrem ersten Kontakt an in einer zeitweise stürmischen Begegnung, die durch zwei vollkommen subjektive Innenwelten geprägt sei und die damit zwangsläufig zunächst einmal unberechenbar bleibe.

Wie an diesem Tag der ungewöhnliche Sommersturm die Kulisse der Diskussion bildete, so bilden höchst individuelle lebensgeschichtliche Erfahrungswelten den Hintergrund jeder Therapeutenpersönlichkeit, und diese Erfahrungswelten bestimmen teils bewusst, teils unbewusst dessen Praxis und Theorieauswahl. In dieser Weise durch seine eigene Persönlichkeit geprägt, trifft er, der Analytiker oder Therapeut, auf seine Patienten, deren unbewussten Hintergrund des Erlebens es immer von neuem zu erfassen gilt.

Gleichwohl: So wie der Sturm sich legte, stellte sich auch eine Reihe von Gemeinsamkeiten unter den Psychodynamikern am Tisch ein:

Das Erstinterview dient am Beginn der psychodynamischen Psychotherapie der Aufgabe, dass der Analytiker bzw. Psychotherapeut zu den *unbewussten* Zusammenhängen Zugang findet, welche die Symptomatik des Patienten mitverursacht haben; das ist am Anfang einer Behandlung nur in Form von Hypothesenbildungen möglich. Der Umstand, dass die therapeutische Beziehung von Anfang an eine intersubjektive Begegnung ist, ist ein wesentlicher Grund dafür, dass in der Anfangsphase der Psychotherapie keine sachliche Objektivität wie beispielsweise in der organischen Medizin möglich ist, genau genommen nicht einmal eine Diagnostik! Denn anders als eine durch Symptome charakterisierte Erkrankung ist Unbewusstes nicht zu diagnostizieren. Es ist kaum zu erkennen: Der Therapeut kann im Narrativ seines Patienten zunächst nur wenige Hinweise auf dessen Unbewusstes finden. Vielmehr stellt der verbale Bericht eine durch und durch subjektive Geschichtsschreibung des Patienten dar, die aufgrund von unbewussten Prozessen erst im Laufe des Lebens zu dem geworden ist, was er berichtet, eine Geschichte, welche die reale Lebensgeschichte oftmals kaum abbildet. Damit steht der Therapeut im Erstinterview vor der paradoxen Situation, dass er – im Sinne der Psychotherapie-Richtlinien, wie sie im Versorgungssystem der gesetzlichen Krankenkassen in Deutschland Gültigkeit haben – aufgrund der subjektiven Geschichte des Patienten eine Diagnostik und eine Psychodynamik erfassen und gleichsam objektiv beschreiben soll. Aber das ist mit den im Alltag üblichen Mitteln des Zuhörens und der Wahrnehmung allein nicht möglich, und auch mittels Reflexion vor dem Hintergrund wissenschaftlich anerkannter Theorien wird es nicht wirklich möglich.

Während der Erstinterview-Phase steht der Therapeut also eigentlich vor einer unmöglichen Aufgabe. Sie ähnelt der eines Künstlers, der mit vertrauten Farben und geübter Technik ein Motiv abbilden möchte, dabei aber den Anspruch hat, über die reine Form hinaus auch die Stimmung, Atmosphäre, Bewegung u. Ä., wie sie zu seinem Motiv gehören, ins Bild zu bringen; sein Stil, die gewählte Technik, seine Wahrnehmung und sicher auch seine eigene Stimmung beeinflussen sein Werk. Das Ergebnis wird höchst individuell und subjektiv werden. Vergleichen Sie Bilder Ihnen bekannter Künstler, die diese an verschiedenen Tagen von ein und demselben Motiv gemalt haben, so werden Sie auf eine reiche Vielfalt der Darstellung treffen.

Mit einem ähnlichen Resultat seiner Diagnostik und (→) **Psychodynamik** muss auch der Therapeut rechnen. Um während der ersten Begegnungen mit dem Patienten zu Hypothesen über unbewusste Hintergründe für dessen Beschwerden zu gelangen, ist der Untersucher darauf angewiesen, weit mehr als nur das Narrativ des Patienten zu beachten. Die *gesamte Szene* der Begegnung mit dem Patienten, dessen Mimik, Gestik, Intonation und Assoziationen sowie auch die Stimmung und Atmosphäre im Gespräch gehören zu der (→) **Beziehung**, die der Therapeut vom ersten Moment an mit dem Patienten erlebt. Und über diese Szene hinaus ist er, um zu einem psycho-diagnostischen Verständnis zu gelangen, darauf angewiesen, *sich selbst* genau zu beobachten und wahrzunehmen, wie er z. B. auf den Patienten reagiert und was er selbst denkt, sagt, fühlt oder phantasiert. Um zu einem Verständnis seines Patienten zu gelangen, muss er es zulassen können, selbst zu einem Teil der unbewussten (Beziehungs-) Gestaltung des Patienten zu werden.

Erst wenn es dem Therapeuten gelingt, die Begegnung mit dem Patienten als eine Art *Kunstwerk* (= unbewusstes Werkstück beider) zu betrachten, welches *beide gemeinsam gestalten*, aber auch *erleben* und im Verlauf der Gespräche *weiterentwickeln*, wird es möglich, die unmögliche Aufgabe zu lösen, in der Begegnung der beiden die Botschaften des Unbewussten zu entdecken. Unbewusste Phänomene begleiten den Prozess des Erstinterviews wie auch jeder Therapiesitzung beständig und ähnlich im Hintergrund – wie der Sommersturm die fünf Therapeuten bei ihrem Gespräch begleitet hat, häufig allerdings weniger auffallend.

Der rote Faden: Die schwierige, eigentlich eher unmögliche Aufgabe des Therapeuten besteht vom ersten Kontakt an und während des gesamten psychotherapeutischen Prozesses darin, die Dynamik unbewusster Zusammenhänge mikroepisodisch, d. h. so, wie sie im Moment der Begegnung zutage treten, zu erfassen. Das ist die *Dynamik des Psychischen*, die das bewusste Erleben des Patienten unbewusst im Hintergrund beeinflusst. In diesen Zusammenhängen die einzelnen Facetten erkennen zu könnnen, die schließlich zum psychodynamischen Verstehen führen, kennzeichnet die Schwierigkeit dieser Aufgabe. Das ist fast nur auf dem Wege indirekter Schlussfolgerungen aus einer zutiefst intersubjektiven Begegnung möglich und gelingt mit Hilfe metapsychologischer Hypothesen-Bildungen, die dem Anspruch auf *Objektivität* der Diagnostik, wie er in der somatischen Medizin (zu Recht) besteht, nicht gerecht werden kann. Bei seinem Versuch, die Psychodynamik zu verstehen, muss sich der Therapeut von der ersten Begegnung an nicht viel anders verhalten und einstellen, als er dies auch während der eigentlichen psychotherapeutischen Arbeit macht: Er muss seine gesamte Wahrnehmung vom Patienten *und von sich selbst*, vor allem seine eigene emotionale Reaktion, d. h. seine (→) **Gegenübertragung**, erfassen, reflektieren und auf diese Weise als diagnostisches Instrument nutzen. Damit wird die psychotherapeutische Begegnung zur Herausforderung einer höchst *subjektiven* Einstellung des Therapeuten auf seinen Patienten, fern ab von jeder Standardsituation, von einfach zu befolgenden Regeln und von strukturierten Handlungsanweisungen, wie sie beispielsweise in Manualen zu lesen sind.

Das folgende Fallbeispiel soll illustrieren, was, überpointiert, eine *unmögliche Aufgabe* genannt werden kann.

KAPITEL 2

Ein erster Fall: Frau A.

Eine befreundete Kollegin ruft mich an und bittet mich, eine ehemalige Patientin in Behandlung zu nehmen. Sie hat aus Altersgründen die Kassenzulassung abgegeben und kann Frau A. daher nicht erneut in Therapie nehmen. Die Patientin liege ihr sehr am Herzen; vor einigen Jahren hätten beide erfolgreich miteinander gearbeitet, aber nun sei es wieder zu Problemen gekommen. Mein Vertrauen in die erfahrene und wertgeschätzte Kollegin und ihre fast mütterliche Sorge um die Patientin öffnen in mir gleichsam eine Tür, die eigentlich verschlossen ist, da ich keinen Therapieplatz frei habe.

Am Telefon meldet sich Frau A. mit einer forschen Stimme; sie spricht schnell, ist jedoch zögerlich in der Wortwahl und bittet um einen Termin. Als sie zum verabredeten Zeitpunkt kommt und an der Tür klingelt, steht eine auffällig kleine Frau mit einem ängstlichen, blassen Gesicht vor mir. Sie ergreift zur Begrüßung kraftvoll, fast ruckartig meine Hand, schaut mir für einen sehr kurzen Augenblick in die Augen, um den Blick dann sofort zu Boden zu richten, und verschwindet sogleich, nachdem ich es ihr gezeigt habe, im Wartezimmer. Ich habe den Eindruck, dass sie mich gleichzeitig packt und vor mir wegläuft.

Im Behandlungszimmer nimmt Frau A. augenblicklich im Sessel Platz, in dem sie die Füße hochzieht, das eine Bein mit beiden Armen umschlingt, den Körper dahinter verbirgt und mich mit großen Augen anschaut. Ich blicke in ein Gesicht mit heruntergezogenen Mundwinkeln, das wie das Gesicht eines kleinen Kindes anmutet, kurz bevor es zu weinen beginnt, und ich spüre, wie sich Angst im Raum ausbreitet, als platze ein Ballon und ergieße seinen Inhalt in den Raum. Während wir die Formalien der Praxisverwaltung erledigen, hat sie Gelegenheit, sich im Behandlungszimmer umzuschauen und anzukommen. Ich spreche aus, dass sie dazu die Möglichkeit habe, während ich die Karteikarte ausfülle, die Chipkarte einlese und mir weitere Notizen mache. Dann bitte ich sie, mir davon zu berichten, was sie zu mir führe.

Ihr *Hauptproblem* sei lange gewesen, »dass ich mich jahrelang selbst verletzt habe«. Damit habe sie seit der zurückliegenden Therapie schon lange aufgehört. Sie sei glücklich verheiratet, habe zwei Kinder, die von ihrem Mann versorgt würden, und verdiene das Geld für die Familie. »Ich arbeite und eigentlich läuft alles gut. Aber ich stehe immer unter Druck … und merke, dass ich aggressiv bin *(sie schnauft)* … das will ich nicht! … Ich möchte dahin kommen, dass ich aufwache, glücklich bin, mich über meine Kinder und meinen liebevollen Mann freue und auch darüber, dass ich einen gut bezahlten Job habe.« Und dann an mich gerichtet: »Reicht das?« Ich bin überrascht von dieser Frage und fühle mich erneut weggeschoben, fast wie abgespeist. Zugleich bin ich berührt von dem Konflikt, den Frau A. anzudeuten scheint, nämlich wütend zu werden auf Menschen, mit denen sie sich offenbar gut, vielleicht sogar liebevoll verbunden fühlt. Daher frage ich sie: »Reicht es Ihnen? Sie beschreiben ja, dass Sie unglücklich sind, trotz der Kinder, des Mannes und des Jobs. Mir scheint, Ihre Aggressionen machen Sie unglücklich.« Nach einer kurzen Pause sagt sie: »Ich hab Angst vor den Aggressionen … ich will meine Kinder nicht schlagen!« Ich denke, da ist er, der Konflikt, während sie nach einer weiteren Pause sagt: »Ich hab Angst … vor der Situation hier … ich kenne Sie ja gar nicht … Frau S. hat Sie empfohlen … und … obwohl Sie sympathisch sind … aber mich gleich vor Ihnen ausziehen?« Frau A. spricht in abgebrochenen Sätzen und mit vielen Pausen. Ich frage: »Wieso ausziehen?«, und kann gar nicht so rasch erfassen, welche Botschaft sie mir mit dem Wort »ausziehen« sendet. »Naja, erzählen, was in mir vorgeht, ist schon was von ausziehen.« »Ja, das kann ich gut verstehen. Aber es steht Ihnen frei auszuwählen, was Sie mir erzählen möchten, damit ich mir ein Bild von den Problemen machen kann, die Sie zu mir führen.« Während ich dies sage, denke ich an die beinah panische Angst, die im Raum ist, worin ich für Frau A. ganz offenbar zur Gefahr werde, und denke weiter, dass eine spontane negative Übertragung am Beginn der Behandlung, noch zumal im Erstgespräch, abgebaut werden muss. Andernfalls entfaltet sie sich zum schwer überwindbaren (→) **Widerstand** oder führt gar zur (→) **Regression** des Ich und zum Scheitern der Behandlung. In meiner Intervention stelle ich mich dem (→) **Selbst** der Patientin als (→) **Hilfs-Ich** mit der regulativen Funktion der Realitätswahrnehmung zur Verfügung. Frau A. macht eine längere Pause des Schweigens, in der spürbar ist, dass sie damit beschäftigt ist, ihre Angst zu bewältigen. Das gelingt ihr schließlich und sie beginnt nun recht flüssig und spontan davon zu berichten, wie ihr Leben in der Kindheit verlaufen ist.

Ihre Mutter sei bei ihrer, Frau A.s, Geburt 42 Jahre alt gewesen, und sie sei ein ungewolltes Kind gewesen. Sie habe zwei Schwestern, die 20 und acht Jahre älter gewesen seien als sie. Und ihre Schwester sei mit ihrem Kind zur gleichen Zeit schwanger gewesen wie die Mutter mit ihr, Frau A.; ihre Nichte sei gerade mal drei Monate älter sie. Die Mutter »war boshaft, nicht liebevoll. Sie ist öfter mal abgehauen. Sie ist zum Einkaufen gegangen und einfach nicht wiedergekommen, einmal für mehrere Monate nicht.« Der Vater sei »unberechenbar« gewesen und sein Bruder habe Hausverbot gehabt: »Wenn die beiden zusammen trinken gingen, kam er sturzbesoffen wieder und hatte alles Geld versoffen.« Die Familie habe in einem Altbau gewohnt, mit einem Ofen im Wohnzimmer und der Toilette im Zwischengeschoss. Der Vermieter sei der Spirituosenhändler um die Ecke gewesen und die Miete wurde bei ihm bar bezahlt. Oft habe die Mutter sie »rübergeschickt« um »'n Brief abzugeben: Miete kommt später.« »Das letzte Mal, als sie weggelaufen ist, war ich 12. Sonst hat sie mich immer mitgenommen. Da nicht, und da war sie wochenlang weg. Mein Vater hat gesagt, brauchst nicht warten, die kommt nicht wieder. Meine Eltern sind tot, beide.» Ich: »Fühlen Sie sich befreit dadurch?« »Ja, meinen Vater hab ich nie vermisst. Und ihr Tod war eine richtige Befreiung für mich.« Ich: »Die größere Befreiung?« »Ja, sie war jahrelang ein Pflegefall ... die hat sich einfach ins Bett gelegt und sich bedienen lassen ... das hat sie genossen und uns Töchter unter Druck gesetzt ... in der Schlussphase habe ich beschlossen, sie nicht mehr zu sehen. Da war ich schwanger mit meinem Sohn. Sie ist kurz nach seiner Geburt gestorben. Ihre Reaktion auf die Geburt war: ›Als ob wir nicht schon genug Jungen hätten!‹, und: ›Jetzt hast du erst mal die Schnauze voll davon, nicht. Pass bloß auf, dass du nicht gleich wieder schwanger wirst.‹ Sie hat nie nach seinem Namen gefragt. Und als er mal weinte, sagte sie: ›Die Biester müssen das lernen, geh man nicht gleich hin!‹ Ich war nicht auf ihrer Beerdigung.«

Was hier als ein recht flüssiges Narrativ dargestellt wird, nahm in der Sitzung – durch Pausen in berührtem Schweigen – sehr viel mehr Raum und Zeit ein. Mich füllten im Verlauf des Zuhörens zunehmend Gefühle des Erschreckens, des Entsetzens und der Fassungslosigkeit über das nur schwer vorstellbare Ausmaß emotionaler Vernachlässigung aus. Und es war unschwer zu ahnen, welch enormes Ausmaß an Enttäuschungswut, aber auch an Schmerz, Verletzung und Verzweiflung diese Frau in sich tragen musste. – Ich greife das Beispiel wieder auf.

KAPITEL 3

Die Psychotherapie-Richtlinien und der Pluralismus der Theorien

Der Umstand, dass die psychodynamische Psychotherapie vom ersten Gespräch an aufgrund der kassenärztlichen Rahmenbedingungen und vor dem Hintergrund der Psychotherapie-Richtlinien[3] zu einer diagnostischen Situation wird, scheint dem Psychotherapeuten eine zweite Unmöglichkeit aufzuzwingen, nämlich die einer *Objektivität* in der Formulierung von Diagnose und Psychodynamik. Diese Formulierung ist aber immer mit Unwägbarkeit und Unsicherheit verbunden. Erst wenn sich der Therapeut klarmacht, dass unbewusste Zusammenhänge niemals objektivierbar sind, kann er für dieses Paradoxon eine Lösung finden: Er bildet *Hypothesen,* und er ist ständig bereit, sie zu falsifizieren und zu korrigieren. Bei der Entwicklung von Hypothesen berücksichtigt er wissenschaftlich fundierte Theorien, die ihm für seine abstrahierende Aufgabe der diagnostischen und psychodynamischen Einschätzung die Orientierung im anerkannten wissenschaftlichen Reflexionsrahmen ermöglichen. Nicht Endgültiges, Fertiges, Richtiges oder gar Perfektes ist in der Formulierung von Diagnose und Psychodynamik gefordert, sondern eher Annahmen, die in plausible, dem Patienten unbewusste Zusammenhänge gebracht sind, ein nachvollziehbares psychotherapeutisches Arbeitskonzept erkennen lassen und schlüssig aus dem Narrativ und der Beziehung abgeleitet sind.

Unter diesen Voraussetzungen kann der Therapeut recht gelassen an seine Aufgabe herangehen. Denn er weiß, (1) dass die psychotherapeutische Situation höchst intersubjektiv und keinesfalls objektiv-distanziert zu gestalten ist, (2) dass die unbewussten Zusammenhänge lediglich in Gestalt erster Hypothesen formu-

3 Die psychodynamische Psychotherapie ist in den Psychotherapie-Richtlinien (Rüger et al. 2012) mit den beiden Verfahren der *tiefenpsychologischen* und der *analytischen Psychotherapie* zur Abrechnung im Rahmen der kassenärztlichen Versorgung zugelassen. Der Wissenschaftliche Beirat Psychotherapie hat diese beiden Verfahren 2004 als eine Methode unter dem Oberbegriff *Psychodynamische Psychotherapie* zusammengefasst (Rudolf 2010, S. 17).

liert werden können, (3) dass dabei wissenschaftlich fundierte Theorien einen Orientierungsrahmen für die Reflexion des Therapeuten bereitstellen und (4) dass das Ergebnis seiner Bemühungen stets nur subjektiv sein kann und den Anspruch auf Vollkommenheit und Objektivität verfehlen muss, weil diese gar nicht erreichbar sind.

An dieser Stelle ist eine Reflexion der *Haltung,* mit welcher sich der Therapeut seiner Aufgabe zuwendet, unverzichtbar. Denn die Herausforderung, im Verlauf der Erstgespräche und der Therapiesitzungen Ideen davon zu entwickeln, welche unbewussten Zusammenhänge den Hintergrund für die Beschwerden des Patienten darstellen, erfordert eine spezifische innere Einstellung. Sie besteht darin, dass der Psychotherapeut verschiedene Fähigkeiten und Aktivitäten gleichzeitig bzw. nebeneinander in sich zu aktivieren in der Lage ist, um zu einem zufriedenstellenden Ergebnis seiner Aufgabe zu gelangen. Das Grundprinzip dieser Haltung ist triangulär. Das heißt, der Therapeut hält dreierlei in seiner Wahrnehmung und Reflexion aktiv: (1) das Erleben des Patienten per Empathie, (2) das eigene Erleben per Selbstwahrnehmung und (3) das metapsychologische Verstehen des Wahrgenommenen per Reflexion vor dem Hintergrund wissenschaftlich anerkannter Theorien. Erst durch die Reflexion des gesamten Inhaltes des Gespräches vor dem Hintergrund wissenschaftlicher Theorien und Erkenntnisse unterscheidet sich das Gespräch der beiden Beteiligten vom Alltagsgespräch und wird zum therapeutischen Dialog. Und erst die (→) **Triangulierung** der intrapsychischen Arbeit des Therapeuten (vgl. Kunzke 2011, S. 610), wie er sie in Gestalt der permanenten Reflexion der bei sich selbst und dem Patienten wahrgenommenen emotionalen Innenwelt unter Zurhilfenahme wissenschaftlicher Theorien leistet, löst ein Problem, das sich zwangsläufig aus folgendem Dilemma ergibt: Einerseits soll die therapeutische Situation eine fein differenzierte intersubjektive Begegnung darstellen, während andererseits die gesetzlichen Vorgaben[4] vom Therapeuten ein objektivierendes Verstehen ebendieser Situation fordern.

Ich stelle in diesem Buch die wesentlichen Theorien dar, die der Therapeut bei seiner Reflexion zu beachten hat, wenn er versucht, die Psychodynamik seines Patienten zu verstehen. Im Zentrum psychodynamischen Denkens stehen dabei vor allem vier grundlegende Theorien der Psychoanalyse: die Triebtheorie, die Ich-Psychologie, die Objektbeziehungstheorie[n] sowie die Selbstpsychologie.

4 Im Versorgungssystem der gesetzlichen Krankenkassen können die Kosten für eine Heilbehandlung nur unter der Bedingung übernommen werden, dass der Patient an einer objektivierbaren krankheitswertigen Störung leidet.

Neben diesen originär psychoanalytischen haben sich in den zurückliegenden zwei bis drei Jahrzehnten weitere Theorien mit ihren wissenschaftlichen Forschungsergebnissen etabliert und entscheidend dazu beigetragen, die Entwicklung des Kindes und seiner Psyche grundlegender und differenzierter als bisher möglich zu verstehen. Die Säuglingsforschung, die Bindungstheorie, die Mentalisierungstheorie, die Theorie der psychischen Struktur sowie die psychoanalytische Entwicklungspsychologie gehören dazu. Daneben stehen – zunehmend an Bedeutung gewinnend – die Ergebnisse wissenschaftlicher Forschung in den Bereichen der Neurobiologie, der Traumatherapie und der Epigenetik. Für den Therapeuten stellt der Umgang mit dieser Vielfalt wissenschaftlicher Theorien, die alle zum Verstehen der Psychodynamik beitragen, eine große Herausforderung dar. Das vorliegende Buch soll den Leser dabei unterstützen, die mentale Vernetzung seines Wissens und seines Denkens herzustellen, die m. E. unverzichtbar notwendig ist, wenn es gelingen soll, dem Patienten mit einem zeitgemäßen psychodynamischen Verständnis zu begegnen. Grundsätzlich lassen sich im Pluralismus der zu beachtenden Theorien heute zwei Gruppen erkennen, die sich im Wesentlichen dadurch unterscheiden, dass die einen jene Aspekte des Unbewussten beschreiben, die mit dem Begriff des (→) **implizit-prozeduralen Beziehungswissens** zusammengefasst werden, während die anderen sich mit jenen Aspekten des Unbewussten befassen, die zum expliziten, also sprachlich kommunizierbaren, jedoch verdrängten Beziehungswissen gehören.

Am Beispiel von Frau A. lässt sich zeigen, wie der Therapeut aus dem Material des ersten Gespräches mit seiner Patientin und mit den genannten Theorien im Hinterkopf zu einer ersten psychodynamischen Hypothesenbildung gelangt.

In Bezug auf Frau A. taucht ein entscheidender psychodynamischer Hinweis bereits im Kontakt mit der vorbehandelnden Therapeutin auf, indem diese ihre *Sorge* um die Patientin äußert. Wenn ich diese Sorge in einen Zusammenhang mit meinem Entsetzen über das Ausmaß der emotionalen Vernachlässigung bringe, welche die Patientin als Kind erfuhr, so wird über den Gegensatz zwischen (seitens der Kollegin) angemessen empfundener und (seitens der Patientin) benötigter Sorge und (seitens der konkreten Mutter) real ausgeübter Missachtung der kindlichen Bedürfnisse deutlich, dass emotionale Deprivation in der Psychodynamik dieser Patientin mit Sicherheit eine wesentliche Rolle spielt. Wir wissen aus der Entwicklungspsychologie (→ **V.3**), der Bindungstheorie (→ **IV.6**), der Theorie der psychischen Struktur (→ **V.2**) und seit jüngster Zeit auch aus der Neurobiologie, dass eine emotional angemessene, feinfühlige Beziehung der Mutter zum

Kind eine zentral bedeutsame Grundlage dafür darstellt, dass sich ein reifes Selbst entwickeln kann.

Die (→) **Gegenübertragung** der Sorge der überweisenden Kollegin sowie meine Gegenübertragungsreaktionen (Gewahrwerden der Angst, Gewahrwerden der negativen Übertragung, Gewahrwerden der Notwendigkeit einer Ko-Konstruktion der Angstregulation, Erschrecken und Entsetzen) führen – gemeinsam mit dem Wissen um die Grundlagentheorien – im Fall von Frau A. die Reflexion des Therapeuten zur ersten und zunächst vorläufigen Hypothese einer Psychodynamik: Es begegnet mir in dieser Frau die panische Angst vor einem (oder zwei?) schier vernichtenden (→) **Objekt**, zu dem ich in der spontanen (→) **Übertragungs**bereitschaft während des Erstgesprächs zu werden drohe. Dies drückt sich in der Körperhaltung, welche Frau A. einnimmt, sowie in der gesamten Szene aus, wie sie sich vollkommen spontan und der Patientin unbewusst zwischen uns entfaltet.

Das psychodynamische Verständnis, das sich aus diesem Material unserer ersten Begegnung ergibt, könnte folgendes sein: Die Patientin hat im Zusammenhang einer unbewusst von mir erwarteten Agression Angst vor mir; ich scheine für sie eine Gefahr dergestalt darzustellen, dass sie von mir einen Angriff erwartet. Diese Angst der Patientin könnte aber auch eine Angst vor der eigenen Aggression sein, die sie unbewusst in mich hineinprojiziert. Es ist möglich, dass sie in unbewusster Identifikation mit den Elternobjekten eine destruktive Aggression ähnlichen Ausmaßes wie diese in sich trägt.

Diese Hypothese kann vor dem metapsychologischen Hintergrund der Triebtheorie so verstanden werden, dass sie ihre eigene triebhafte Aggression projektiv abwehrt und auf den Therapeuten externalisiert. Sie kann aber auch objektbeziehungstheoretisch verstanden werden als die Befürchtung der Wiederholung einer Beziehungserfahrung mit den Eltern; dabei erwartet sie mich unbewusst als Aggressor. Und im Verständnis der Theorie der Mentalisierung ließe sich annehmen, dass sie kolonisiert (→**Kolonisation**) ist von der Destruktivität ihrer Primärobjekte; diese Dynamik prädestiniert zur unbewussten (→) **Täter-Opfer-Dynamik**, d.h. sie kann beide Rollen einnehmen, die des Täters ebenso wie die des Opfers. Der Umstand, dass sie darüber klagt, aggressiv zu sein, ohne es zu wollen (»ich will meine Kinder nicht schlagen!«), spricht für die letzte Hypothese (→**IV.8 Abb. 7**). Der Fall von Frau A. wird im klinischen Teil des Buches dargestellt und weitergehend unter dem Aspekt der Kolonisierung diskutiert (→**II.5**).

Es kann nun deutlich werden: Aufgabe der psychodynamischen Hypothesenbildung ist es zu beschreiben, wie die verinnerlichte (= repräsentierte) Erfahrungsgeschichte[5] der für die Entwicklung des (→) **Selbst** prägenden Zeit der Kindheit und Jugend auf unbewusste Weise im Hintergrund des Erlebens wieder auftaucht und verantwortlich ist für das konkrete Empfinden des erwachsenen Patienten in seiner Symptomatik. Diese Erfahrungsgeschichte taucht auch in der therapeutischen Beziehung wieder auf! Sie ist für den Therapeuten zu erkennen, wenn es ihm gelingt, sich darauf einzulassen und wahrzunehmen, was und wie er sich mit dem Patienten fühlt: Überträgt er die auf diese Weise erkannte Beziehungsgestalt, wie sie in der therapeutischen Situation auftaucht, probeweise in die Beziehungserfahrung der Patientin, welche diese im Narrativ bruchstückhaft entfaltet, so kann er daraus Teilaspekte der Psychodynamik der Patientin erschließen. Die Psychodynamik schlägt also eine kausale Brücke des Zusammenhangs zwischen dem *Hier und Jetzt* der Gegenwart und dem *Dort und Damals* der Vergangenheit. Diese Brücke herstellen zu können ist eine zentrale Aufgabe therapeutischer Arbeit in der psychodynamischen Psychotherapie, in der tiefenpsychologischen Arbeit ebenso wie in der analytischen.

Die Psychodynamik soll eine psychische Erkrankung in ihren Ursachen, d.h. in ihrer (→) **Ätiologie,** beschreiben. Für das Verständnis der psychodynamischen Theorien ist es hilfreich, sich vor Augen zu führen, dass grundsätzlich zwischen zwei Gruppen von Theorien unterschieden werden kann. Die eine Gruppe umfasst beobachtbare psychologische Phänomene wie beispielsweise die Bindung oder die Mentalisierung und beschreibt diese in ihrem entwicklungspsychologischen Kontext. Dabei entstehen abstrahierte, von der subjektiven Erfahrung weit entfernte begriffliche Modelle, wenngleich sie aus Erfahrungszusammenhängen abgeleitet sind. Die zweite Gruppe von Theorien beschreibt das Selbst in seinen Bestandteilen und wie es im Laufe der Entwicklung bis zur Reife entsteht. Diese beiden Gruppen von Theorien werden in Teil IV und Teil V beschrieben.

Grundannahmen für das Verständnis der Psychodynamik: Bei seinem Versuch, die Psychodynamik zu verstehen, geht der Therapeut von einer Reihe von komplexen

5 Später im Buch wird darauf hingewiesen werden, dass der Begriff *Erfahrungsgeschichte* nicht einfach als die Geschichte von tatsächlich gemachten Erfahrungen verstanden werden kann. Vielmehr enthält die Erfahrungsgeschichte eines Menschen stets eine Mischung aus Erinnertem, das wirklich geschehen ist, einer nachträglich erfolgten Modifizierung des Erinnerten und einer anschließend in der Fantasie vorgenommenen Verarbeitung des Geschehenen und der daran beteiligten Personen. Auf diese Weise stellt die Erfahrungsgeschichte von Menschen ein subjektives Konstrukt dar, welches neben den geschilderten Ereignissen auch deren nachträgliche subjektive Verarbeitung durch den Erzähler enthält.

Grundannahmen aus, die ihm bei seiner Suche nach den unbewussten, psychopathologisch relevanten Ursachen der Erkrankung eine Orientierung geben:

- Psychopathologie wird überwiegend als Folge einer Störung der psychischen Entwicklung während der Kindheit und Jugend verstanden.
- Psychische Entwicklung erfolgt im permanenten Wechselspiel der Mutter-Kind-Beziehung[6] und ist damit das Ergebnis einer fein differenzierten, kontinuierlichen Begegnung zwischen Subjekten, die in ihrer Wesensart jeweils grundsätzlich einzigartig sind.
- Im Zuge dieser Entwicklung entsteht zweierlei: (1) das (→) **Selbst** des Kindes, das als das hypothetische, übergeordnete funktionale Zentrum der Psyche angesehen und als ein komplexes System verstanden wird; (2) die individuelle Persönlichkeit des Kindes in der Einzigartigkeit seiner Subjekthaftigkeit.
- (→) **Struktur** und (→) **Konflikt** werden als allen Menschen eigene und grundsätzliche unbewusste Phänomene des Selbst angesehen.
- Psychische (→) **Reifung** wird als ein Prozess angesehen, in dessen Zuge sich die psychischen Funktionen (die Struktur des Selbst) sowie die Fähigkeit zur Konfliktbewältigung schrittweise entwickeln und sich der Prozess der (→) **Individuation** vollzieht.
- Motivation wird als unbewusstes Agens Movens des Selbst verstanden. Ihre Bestandteile (die →**motivationale**n **Systeme**) entwickeln sich post partum im Zuge der Reifung des Selbst aus den primären (angeborenen) Affekten des konstitutionellen Selbst und werden nach und nach in das entstehende Selbst integriert.
- Zeitlich parallel zur Reifung der motivationalen Systeme entsteht als weitgehend unbewusstes Ergebnis der Erfahrungen in der Mutter-Kind-Beziehung die duale Triebhaftigkeit, Libido und Aggression (→**Triebtheorie**); sie kann verstanden werden als Niederschlag der ins Unbewusste verdrängten Affekte und motivationalen Bedürfnisse, die im Rahmen der Mutter-Kind-Beziehung keine Integration in das System Selbst erfahren konnten.
- Psychische Reife des Selbst ist ein emergenter, weitgehend stabiler Zustand und wird als ein komplexes Regulationssystem verschiedener miteinander interagierender Subsysteme des Selbst aufgefasst; unter dem Einfluss innerer

6 Der Terminus *Mutter-Kind-Beziehung* ist nicht wörtlich zu verstehen, sondern deskriptiv. Er bringt zum Ausdruck, welche entwicklungspsychologische *Bedeutung* die frühen Beziehungen des Kindes zu seinen Pflegepersonen für die Reifung der Psyche (hier verstanden als das komplexe System des Selbst) haben.

oder äußerer Ereignisse kann dem Gesunden die psychische Reife des Selbst vorübergehend verloren gehen, kann aber auch wiedererlangt werden.

- Psychische Krankheit wird verstanden als (1) Ausdruck einer Reifungsstörung, einer Störung der Regulationsbalance des Selbst und/oder seiner Subsysteme in der Folge gravierender Defizite in der Mutter-Kind-Beziehung, (2) als Folge unbewusster Konflikte und/oder (3) als Folge traumatischer Einwirkungen auf das Selbst.
- Diagnostik wird verstanden als ein schrittweiser Prozess der Analyse der Störung des Selbstsystems, besonders seiner Struktur, seiner unbewussten Konflikte und von deren Entstehungsbedingungen; dabei wird das Selbst stets im Kontext der individuellen Beziehungs- und Entwicklungsgeschichte des Patienten untersucht: Das heißt, die Störung des Selbst wird im psychodynamischen Zusammenhang verstanden.
- Psychodynamische Psychotherapie wird verstanden als ein zweifacher Prozess, und zwar (1) der Klärung und Interpretation bislang unbewusster Zusammenhänge und (2) der Nachreifung des Subjekts und seines Selbst im Rahmen eines dyadisch-intersubjektiven Beziehungsangebotes, das vermittels der spezifischen Haltung des Therapeuten (insbesondere Empathie, Beachtung von Übertragung und Gegenübertragung, Reflexion) eine kontinuierliche Triangulierung erfährt und so doppelt wirksam wird durch
  - eine korrigierend wirksame emotionale Beziehungserfahrung (= implizit-prozeduraler Modus)
  - und eine verbal Bedeutung gebende, kognitive Beziehungserfahrung (= explizit-deklarativer Modus).

KAPITEL 4

Einige Anmerkungen zur Praxis der psychodynamischen Psychotherapie

Grundsätzlich gilt, dass in der psychodynamischen Psychotherapie der Beachtung des Modus der Beziehung, wie der Patient sie unbewusst mit dem Therapeuten gestaltet und erlebt, eine herausragende Bedeutung beigemessen wird. Die Art und Weise, wie der Patient seine Beziehungen gestaltet, wird als imaginärer *psychischer Ort* verstanden, an dem sich die psychische Störung manifestiert. Anders ausgedrückt: Die von einem Patienten geschilderten Beschwerden werden stets unter dem Aspekt untersucht, wie sie im Kontext seines Beziehungserlebens zu begreifen sind.

Hat eine Patientin beispielsweise nächtliche Angst, fühlt sie sich tagsüber am Arbeitsplatz erschöpft und nicht leistungsfähig oder lächelt ein Patient seine Therapeutin während der Sitzung immer und immer wieder an, sodass sich in der Gegenübertragung ein irritierendes Gefühl diffusen Nichtverstehens einstellt, so verstehen Psychodynamiker all diese Zustände des Patienten als den Ausdruck einer ihm unbewussten Störung im Erleben der jeweils aktuellen Beziehung. Freilich handelt es sich dabei nicht um die gegenwärtige reale Beziehung, in der er sich gerade befindet, sondern um *Phantasien* von Beziehungserleben, die dem Patienten nicht bewusst sind. *Vor- oder unbewusste Phantasien* von Beziehungsszenen, die der Patient gleichsam wie einen Film innerpsychisch auf das Geschehen in der aktuellen, realen Beziehung projiziert, stellen im psychodynamischen Verständnis einen wesentlichen Grund für das Entstehen von psychischen Störungen dar.

Eine zentrale Annahme der psychodynamischen Metapsychologie besteht darin, dass sie davon ausgeht, dass solche nicht bewussten Phantasien das Erleben von uns Menschen ständig im Hintergrund begleiten.

Das Erleben und die Verarbeitung von emotionaler Erfahrung in Beziehung stellt den entscheidenden intrapsychischen Prozess dar, aus dem heraus sich die Psyche des Menschen zur Reife hin entwickelt. Diesen Zusammenhang nutzt die psychodynamische Psychotherapie in ihrer Behandlungspraxis konsequent. Sie geht davon aus, dass in der Begegnung zwischen Patient und Therapeut eine Beziehung entsteht, in der emotionales Erleben die zentrale Rolle spielt. Diese Betonung des emotionalen Erlebens im Rahmen der therapeutischen Beziehung stellt der Therapeut dadurch her, (1) dass er die Wahrnehmung seiner selbst wie auch des Patienten auf das Erleben von Gefühlen fokussiert; (2) dass er darauf achtet, dass der Patient sein Gefühlserleben ebenfalls wahrnimmt und dass dieses (3) von ihm auch explizit ausgesprochen wird; (4) dass das Gefühlserleben beider, des Therapeuten wie des Patienten, zum Thema des therapeutischen Dialogs und der gemeinsamen Reflexion wird.

Indem in der psychodynamischen Psychotherapie das emotionale Erleben von Anfang an und konsequent in den Mittelpunkt der Arbeit gestellt wird und indem es ständig reflektierend daraufhin untersucht wird, wie die Gefühle im Beziehungszusammenhang entstanden sind, entsteht im Prozess der therapeutischen Arbeit ein Fokus der Aufmerksamkeit, der mit dem Begriff (→) **Beziehung** beschrieben wird. Die Arbeit in der psychodynamischen Psychotherapie ist *Beziehungsarbeit.* Dabei werden die emotionalen Zusammenhänge, die in ihrer vielfältigen Verursachung auftreten, gemeinsam untersucht.

Was hier in den Begriffen *Beziehung*, *Beziehungsarbeit* oder *untersuchen* noch recht abstrakt klingt, wird im therapeutischen Gespräch ganz lebendig und emotional intensiv. Dann können Patient und Therapeut gemeinsam in Anspannung geraten, ärgerlich oder ängstlich werden, miteinander Schmerz oder Traurigkeit teilen oder auch entspannt, heiter und belustigt sein. Psychotherapie ist ein intensives emotionales Miteinander, an dem beide ständig gefühlsmäßig beteiligt sind. Dabei entsteht eine vom Gefühl geprägte und getragene Beziehung zwischen den beiden Beteiligten, die aus der Sicht des Therapeuten betrachtet mit jedem Patienten unterschiedlich und höchst individuell ist. Keine therapeutische Beziehung ähnelt der anderen. Und gerade diese Individualität der therapeutischen Beziehung trägt etwas Unausgesprochenes und zum Teil Rätselhaftes, Unbewusstes in sich, das – der Beziehung zwischen Mutter und Kind ähnlich – eine eigene therapeutische Wirksamkeit entfaltet, nämlich ein unbewusstes, auf implizitem Wege entstehendes Beziehungswissen. Das ist ein Wissen über die Beziehung zwischen Patient und Therapeut, das für den Patienten eine eigene therapeutische Wirksamkeit entfaltet.

Allerdings verläuft die therapeutische Beziehung nicht einfach reibungslos und so, dass der Patient im Gespräch mit dem Therapeuten einfach korrigierende oder neue Erfahrungen machen kann. Vielmehr kommt es immer wieder zu Störungen im Gespräch der beiden. Die Theorie der Psychoanalyse spricht bei diesen Störungen von (→) **Übertragung**, d.h. es kommt zur Übertragung von unbewussten Beziehungsmustern. Im Moment der Übertragung wandelt sich das emotionale Erleben des Patienten, ohne dass ihm dies bewusst wird. In einem solchen Moment der Übertragung kann der Therapeut beispielsweise vom Patienten plötzlich und unerwartet als feindlich erlebt werden, obgleich er bislang als hilfreich und verständnisvoll empfunden wurde; der Fall von Frau A. (→ **I.2**) gibt ein Beispiel dafür. Eine solche (→) **negative Übertragung** wirkt sich selbstverständlich hinderlich in der therapeutischen Arbeit aus, stellt aber auch eine Chance für den therapeutischen Prozess dar. Daher benötigt das therapeutische Paar in dieser Situation die *Möglichkeit, weiter miteinander zu sprechen*, obwohl die emotionale Atmosphäre zwischen beiden gerade in negative Gefühle gekippt ist, zumindest seitens des Patienten. Das gelingt, indem Therapeuten die Beziehungssituation der negativen Übertragung ausreichend gut vertraut ist und indem es ihnen gelingt, sich ihrerseits nicht von negativen Gefühlen gegenüber dem Patienten beherrschen zu lassen: Der geübte Therapeut verfügt über die Fähigkeit zur emotionalen Distanzierung, indem er den Übertragungscharakter im Erleben des Patienten erkennt und versteht. Das heißt, der Therapeut verhält sich abstinent (→ **Abstinenz**), er verzichtet darauf, den spontanen Handlungsimpulsen, die aus den Gefühlen seiner Gegenübertragung herrühren können, zu folgen. Und es gelingt ferner, dass die beiden im Gespräch bleiben, indem der Patient im Zuge der Therapie die Fähigkeit entwickelt, sich seinerseits von seinem Gefühl dem Therapeuten gegenüber zu distanzieren, es zu verbalisieren und schließlich zu reflektieren: Er entwickelt die Fähigkeit zur therapeutischen (→) **Ich-Spaltung**.

Indem es beiden Beteiligten gelingt, das gefühlsmäßige Erleben des Patienten im Moment der Übertragung ernst zu nehmen und als eine emotionale Wirklichkeit zu akzeptieren und indem beide in der Lage sind, sich davon zu distanzieren und die in der Übertragung auftauchenden Gefühle im Gespräch miteinander zu reflektieren, kommen beide zu einem entscheidenden Teil der psychotherapeutischen Arbeit. Es wird nämlich möglich, dass die Gefühle des Patienten dem Therapeuten gegenüber in ihrer ganzen Wirklichkeit wahr- und ernst genommen werden und dass sie zunächst bleiben dürfen, wie sie sind. Und es wird weiter möglich, für den Patienten wahrscheinlich erstmalig, dass die beiden darüber ins Gespräch kommen. Dabei kann das Gefühlserleben des Patienten in allen Zusammenhängen untersucht und in seinen psychodynamischen Zusammenhängen begriffen werden. So wird es möglich, dass der Patient dem Therapeuten gegenüber Gefühle ausmachen kann, die er so nicht nur ihm gegenüber empfindet, sondern schon immer empfunden hat und ursprünglich gegenüber den Eltern-Personen entwickelt hat. In solchen Mikroprozessen der Bearbeitung der *Dynamik des Psychischen* kann der Patient erkennen, dass er Gefühle, die ursprünglich in die Eltern-Beziehung gehören, auf das Erleben in der Beziehung mit dem Therapeuten *übertragen* hat.

In gleicher Weise, wie in der psychodynamischen Psychotherapie über die Gefühle in der Übertragung gesprochen wird, wird grundsätzlich über *alle* Gefühle gesprochen. In der Regel wird der Patient spontan zunächst über sein Erleben in Beziehungen außerhalb der therapeutischen Beziehung sprechen. In der Besprechung seines emotionalen Erlebens in den alltäglichen Beziehungen entwickelt der Patient nach und nach die Fähigkeit, sich in seiner Emotionalität wahrzunehmen, über seine Gefühle zu sprechen, sich davon zu distanzieren, um so auf sie schauen zu können, als wären sie ein Objekt der Betrachtung. Und zunehmend gelingt es dem Patienten, gemeinsam mit dem Therapeuten darüber nachzudenken. Der Patient entwickelt auf diese Weise die Fähigkeit zum tieferen Empfinden und Wahrnehmen seiner Gefühlswelt, er entdeckt die passende Sprache dafür und er entdeckt, dass Gefühle zum Gegenstand der Reflexion werden können. Mit diesen Fähigkeiten ausgerüstet ist er zunehmend in der Lage, sein Erleben in der Übertragung zuzulassen und es mit dem Therapeuten zu reflektieren. Dabei entsteht ein (→) **Prozess** der psychotherapeutischen Arbeit, den der geübte Therapeut schrittweise initiiert und steuert. Er leitet den Patienten nämlich an, in der immer gleichen Reihenfolge (1) zunächst seine Gefühle wahrzunehmen, sie dann (2) auszusprechen und sie sodann (3) kritisch auf die Ursachen und Zusammenhänge hin zu reflektieren. Damit aktiviert der Therapeut die strukturellen Voraussetzungen, d.h. die notwendigen psychischen Funktionen, über die der Patient verfügen muss, um eine zweite therapeutische Aufgabe zu bewältigen, nämlich zu erfassen, welche unbewussten und unbewältigten Konflikte er in sich trägt.

Unbewältigte unbewusste (→) **Konflikt**e stellen in der Theorie der psychodynamischen Psychotherapie ebenso wie in der Psychoanalyse eine wesentliche Ursache für psychische Störungen dar. Das Konfliktmodell der Psychoanalyse (→**IV.10**) befasst sich mit den unbewussten intrapsychischen Konflikten. Diese unterscheiden sich grundsätzlich von Konflikten, die zwischen einzelnen Personen auftreten, und bedürfen einer längeren Zeit der psychotherapeutischen Bearbeitung, ehe sie bewusst und bewältigt werden können. In der Regel wird es im Prozess der psychotherapeutischen Arbeit erst möglich, unbewusste Konflikte zu entdecken und zu bearbeiten, nachdem in der Psychotherapie die strukturellen Voraussetzungen dafür, wie oben beschrieben, erarbeitet wurden.

Der rote Faden: Die psychodynamische Psychotherapie ist keine Anwendung von Psycho-Techniken im Gespräch, sondern geprägt durch die konsequente Haltung des Therapeuten, die therapeutische Begegnung als eine komplexe intersubjektive Beziehung aufzufassen. Ziel der therapeutischen Arbeit ist es, die verschiedenen Aspekte und Facetten der therapeutischen Beziehung und das Erleben des Patienten in seinen biografischen oder aktuellen Beziehungen zum Gesprächsthema werden zu lassen. Dabei wird besonderer Wert auf das emotionale Erleben gelegt und dieses in seinen aktuellen und biografischen Zusammenhängen reflektiert. Übertragung und Gegenübertragung spielen im therapeutischen Dialog eine besondere Rolle; deren Verständnis und Analyse ermöglicht dem Therapeuten erst, unbewusste Zusammenhänge im Beziehungserleben des Patienten zu erschließen und/oder unbewusste Konflikte zu erkennen.

KAPITEL 5

Psychodynamik und Metapsychologie

Die Begriffe *Psychodynamik* und *Metapsychologie* verwirren häufig, werden miteinander verwechselt oder werden als für das Verständnis unbewusster Prozesse und Zusammenhänge nicht hilfreich angesehen.

Beide Begriffe gehen auf die Theoriebildung durch Sigmund Freud zurück. Sie werden heute allerdings unabhängig davon, ob theoretische Reflexionen sich im Rahmen der von Freud begründeten Psychoanalyse bewegen, benutzt. Die beiden Begriffe beschreiben unterschiedliche Zusammenhänge, die sich, sobald man sie zu differenzieren gelernt hat, als für das Verständnis unbewusster psychischer Vorgänge äußerst hilfreich erweisen.

Der Begriff *dynamisch* »kennzeichnet einen Gesichtspunkt, der die psychischen Phänomene als Resultat des Konfliktes und der Kräfteverbindungen betrachtet, die ein bestimmtes Drängen ausüben und letztlich vom Trieb abstammen« (Laplanche & Pontalis 1982, S. 125).

Freud fasste in seiner (→) **Triebtheorie** das psychische Geschehen als Spiel von Kräften auf, die einerseits von den Trieben, andererseits von den Instanzen ([→] **Es** – [→] **Ich** – [→] **Überich**) ausgehen und notwendigerweise miteinander in Konflikt geraten. (→) **Abwehr** stellt in diesem Zusammenhang eine dynamische Kraft dar, die vom Ich ausgeht und dem Zwecke dient, dem Überich inakzeptable oder dem Ich unbekömmliche Triebabkömmlinge des Es im Unbewussten zu halten. In diesem Sinne bezeichnet der Begriff *Dynamik* die Bewegung oder die Interaktion verschiedener intrapsychischer Kräfte, die unbewusst abläuft.

Heute verwenden wir den Begriff *Psychodynamik* grundsätzlich nicht anders, als er in psychoanalytisch geprägten Termini zu beschreiben ist. Wir gehen weiterhin davon aus, dass es intrapsychisch wirksame Kräfte und Zusammenhänge gibt, welche eine intrapsychische Dynamik oder einen intapsychischen Prozess in Gang setzen, die/der unbewusst bleibt; dabei reflektieren wir das unbewusste psychische Geschehen, die Dynamik des Psychischen, mit Hilfe von metapsychologischen Konzepten, die zwischenzeitlich neben die klassisch psychoanalytischen Modellvorstellungen getreten sind (s.u.). Als solche Wirkkräfte sehen wir neben den unbewussten Trieben die (→) **motivationale**n **Systeme**, Affekte und Phantasien an, die bewusst sein können und dann als intrapsychischer Ablauf (= Prozess) wahrnehmbar sind. Typische unbewusste dynamische Prozesse sind solche der Wiederkehr des Vergangenen in der Gegenwart. Beispielsweise tritt beim sogenannten (→) **Flashback** des psychischen (→) **Trauma**s das traumatische Ereignis schlagartig wieder in Erinnerung, wenn ein banales Geschehen dies *triggert*, d.h. die Erinnerung wachruft. Ein ähnliches Phänomen tritt im Übertragungsgeschehen auf, wenn die Begegnung mit einem Menschen in der Gegenwart aufgrund seiner Ähnlichkeit mit einem Menschen der Vergangenheit in einer Person Gefühle wachruft, die dem Menschen der Vergangenheit gelten, aber diese Gefühle dann so machtvoll in den Vordergrund des Erlebens treten, als seien sie aktuell und gegenwärtig zutreffend.

Verkürzt kann man sagen: *Psychodynamik* beschreibt das Phänomen, (1) dass interpersonelle (Beziehungs-) Erfahrungen der Vergangenheit als szenisch und emotional wirksame Kräfte so wachgerufen werden, dass sie das (Beziehungs-) Erleben in der Gegenwart gravierend verändern; (2) dass dabei intrapsychisch gefühlsmäßig wirksame Kräfte der Vergangenheit auftreten und das Erleben und Handeln der Gegenwart so beeinflussen, als wären diese Gefühle aktuell. Reflektieren wir ein psychisches Phänomen psychodynamisch, so fragen wir danach, wie die Erfahrung der Vergangenheit in der Gegenwart wieder auftritt oder welche unbewussten Kräfte in der spezifischen Situation wirksam sind.

Mit dem Begriff *Metapsychologie* hat Freud einen Ausdruck geschaffen, »womit er die von ihm begründete Psychologie in ihrer ausschließlich theoretischen Dimension bezeichnet. Die Metapsychologie befaßt sich mit der Erarbeitung einer Gesamtheit mehr oder weniger von der Erfahrung entfernter begrifflicher Modelle, wie der Fiktion eines in Instanzen geteilten psychische Apparates, der Triebtheorie, des Verdrängungsvorgangs etc.« (Laplanche & Pontalis 1982, S. 307).

Metapsychologie ist somit im Unterschied zum empathischen und erlebnisnahen psychischen Verständnis ein psychologisches Verstehen auf einer abstrakten Ebene. Es hebt individuelles Erleben und Empfinden auf die Ebene des überindividuellen modellhaften Denkens und der Abstraktion. In diesem Sinne beschreibt der Therapeut ein psychodynamisches Phänomen mit einem metapsychologischen Begriff, wenn er im Bericht eines Patienten erkennt, dass dieser sich seinem Chef gegenüber offensichtlich so fühlt wie einst seinem Vater gegenüber und wenn er dann von einer *Vater-Übertragung* spricht. Es kann nicht nachdrücklich genug hervorgehoben werden, dass der Unterschied zwischen dem empathischen Verständnis für einen Patienten und dem metapsychologischen Verstehen des

Patienten enorm groß ist. Wird dieser Unterschied in der konkreten diagnostischen oder therapeutischen Situation nicht hinlänglich bedacht und beachtet, so kann das für die therapeutische Beziehung gravierende negative Folgen haben!

In der psychodynamischen Psychotherapie wird mit zahlreichen metapsychologischen Theorien gearbeitet. Damit das gelingt, gilt es zunächst anzuerkennen, dass die Theorien in ihrem Pluralismus nicht in Konkurrenz zueinander stehen! Vielmehr ergänzen sie einander. Sie beschreiben teilweise ähnliche Phänomene aus unterschiedlichen Perspektiven und heben auf diese Weise unterschiedliche Aspekte psychischen Erlebens und deren Verarbeitung in den Vordergrund, welche ohne einander komplettierende Theorien unerkannt blieben. Die Vielzahl dieser Theorien anzuwenden dient dem Ziel, die Fülle der Phänomene, die jede Psyche in ihrer individuellen Einzigartigkeit auszeichnen, auf den verschiedenen Ebenen wissenschaftlich anerkannter, überindividueller Verstehensmodelle begreifen, reflektieren und beschreiben zu können. Dazu gehören neben den gängigen Theorien der Freudschen Psychoanalyse (→**IV.2**) so unterschiedliche Konzepte wie die Theorie des Selbst als komplexes System (→**V.1**), die Grundlagen der strukturbezogenen Psychotherapie (→**V.2**), die entwicklungspsychologischen (→**V.3**) und metapsychologischen (→**IV.4**) Konzepte der Reifungsentwicklung, die Beiträge der Bindungstheorie (→**IV.6**), der Theorie der Mentalisierung (→**IV.7**), der Selbstpsychologie (→**IV.9**), der Konflikttheorie (→**IV.10**) und der Intersubjektivität (→**IV.11**).

Für den Therapeuten stellt die Anwendung dieser Vielzahl von Theorien eine große Herausforderung dar. Es gilt, diese Theorien im eigenen Denken so miteinander zu vernetzen, dass ein kohärentes, aber eben auch hoch komplexes Vorstellungsmodell entsteht, und zwar im grundsätzlichen Verständnis der intrapsychischen Abläufe und des Funktionierens der Psyche ebenso wie im psychodynamischen Verstehen des individuellen Subjekts, mit dem der Analytiker bzw. Psychotherapeut im jeweiligen Moment der Begegnung zu tun hat. Um die Komplexität dieser Aufgabe darzustellen, greife ich auf eine Grafik zurück, wie Müller-Pozzi (2008, S. 17) sie ähnlich verwendet.

Die Grafik stellt dar, dass erst die metapsychologische Betrachtung des Individuums aus den unterschiedlichen Perspektiven der vorhandenen wissenschaftlichen Theorien die Möglichkeit eröffnet, den Patienten in seinem subjektiven Geworden-Sein, der dazu gehörigen Geschichte und der Komplexität seiner psychischen Binnenstruktur zu erfassen und psychodynamisch zu verstehen. Und sie soll zeigen, dass die Betrachtung eines Gegenstandes aus unterschiedlichen Blickwinkeln unumgänglich unterschiedliche Aspekte desselben sichtbar macht. Wenn

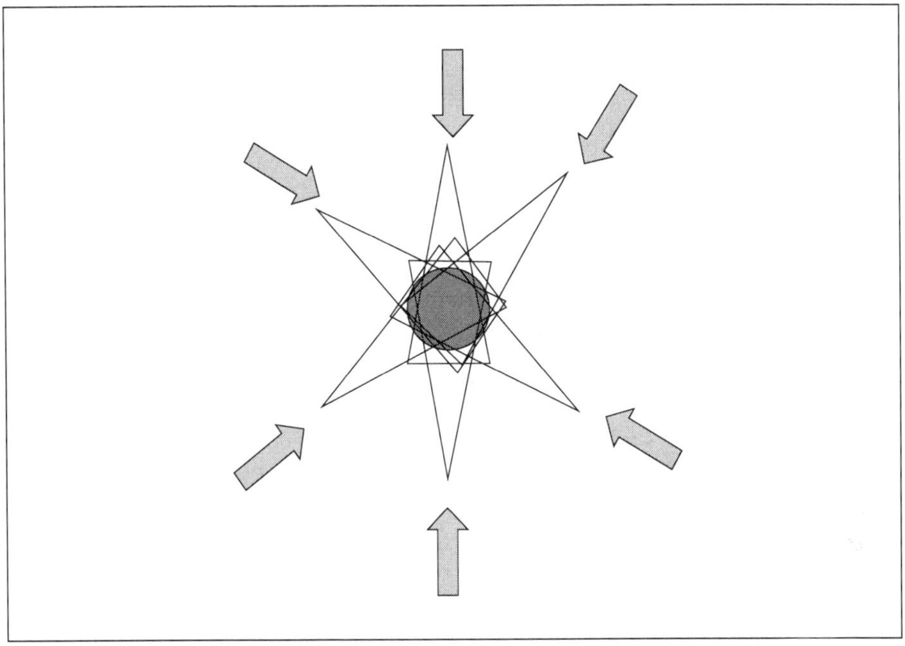

Abbildung 1: Betrachtung des psychischen Geschehens eines Individuums aus unterschiedlichen metapsychologischen Perspektiven

die gemeinsame Intention der Betrachtung aus unterschiedlichen Perspektiven21 die ist, die Psychodynamik zu verstehen, so wird erst das Blicken aus zahlreichen Richtungen ein umfassendes Bild des ins Auge Gefassten ermöglichen. Aus diesem Grund plädiere ich dafür, den Pluralismus der verschiedenen metapsychologischen Theorien, die gegenwärtig im Hintergrund der psychodynamischen Psychotherapie stehen, zu nutzen, um Psychodynamik so umfassend wie möglich zu verstehen.

KAPITEL 6

Aktuelle Herausforderungen des psychodynamischen Verstehens

Psychotherapie muss sich heute mehr denn je der wissenschaftlichen Forschung stellen und den Nachweis ihrer Wirksamkeit erbringen. Zahlreiche Forschungsprojekte in der gesamten Welt stellen die psychodynamische Psychotherapie hinsichtlich ihrer Wirksamkeit auf den Prüfstand (z. B. Fonagy 2010; Orlinsky 2010). Die Wirksamkeitsforschung erlaubt es inzwischen, in erster Annäherung eine Liste der Merkmale zu erstellen, über welche eine Psychotherapie verfügen muss, um sich den Anforderungen wissenschaftlicher Forschung stellen zu können, um aber auch den Anforderungen wissenschaftlich nachgewiesener Wirksamkeitskriterien zu genügen.

Ich denke, dass die real praktizierte Psychotherapie heute nicht umhin kommt, sich dem Vergleich mit wissenschaftlich fundierten Anforderungen zu stellen und zu zeigen, dass sie diesen Anforderungen genügt. Fonagy beschreibt, welches nach dem derzeitigen Stand der Forschung »diese sieben magischen Ingredienzien [der psychodynamischen Psychotherapie, M. K.] sind:

a) eine Fokussierung auf Affekte und Gefühlsäußerungen,
b) die Erforschung von Bemühungen, verstörenden Gedanken und Gefühlen auszuweichen (Abwehrmechanismen),
c) die Identifizierung wiederkehrender Themen und Muster,
d) ein entwicklungsgeschichtlicher Fokus in den Gesprächen über frühere Erfahrungen,
e) Diskussionen über interpersonale Beziehungen,
f) eine häufige Fokussierung auf die therapeutische Beziehung (Übertragung),
g) die Erforschung von Wünschen, Träumen und Phantasien (Triebabkömmlinge)« (Fonagy 2010, S. 43).

Ich gehe davon aus, dass der Therapeut, der die in diesem Buch diskutierten Theorien bei seiner Arbeit beachtet, seinem Patienten eine entwicklungsorientierte psychodynamische Psychotherapie anbietet, welche die sieben von Fonagy aufgezählten *magischen Ingredienzien* enthält.

Versucht der Therapeut, die von Fonagy aufgezählten *Ingredienzien* bei seiner Arbeit zu beachten, so erfordert diese Form seiner mentalen Arbeit eine spezifische Haltung von ihm. Sie ergibt sich, wenn es ihm gelingt, mit seiner Aufmerksamkeit ständig zu oszillieren zwischen empathischem Begreifen des Patienten, seiner Selbstwahrnehmung und der Reflexion des Wahrgenommenen vor dem Hintergrund der wissenschaftlichen Theorien, mit denen er arbeitet. Diese Haltung ermöglicht eine kontinuierliche intersubjektive Einstellung in der diagnostischen und therapeutischen Situation und erlaubt es, beim Prozess der Reflexion die Theorien als ein triangulierendes Drittes zur Orientierung zu nutzen. Allerdings ist es eine idealtypische Annahme, davon auszugehen, dass dem Therapeuten diese Form des therapeutischen Arbeitens immer gelingt. Vielmehr sind Nicht-Begreifen und Suchen nach Zusammenhängen, also das Risiko der Verunsicherung und des Scheiterns, permanente Bestandteile der therapeutischen Arbeit. Das akzeptieren zu können und stets den Weg der Suche nach Bedeutung und Zusammenhang fortsetzen bzw. wieder aufnehmen zu können, gehört zur notwendigen therapeutischen Haltung.

Man kann sich vorstellen, dass ein therapeutischer Prozess idealerweise die Entwicklung eines Selbst bewirkt, dem all die Fähigkeiten gegeben und all die Bedürfnisse in seinem Inneren wahrnehmbar wären, wie sie im Theorieteil dieses Buches beschrieben werden. Aber natürlich wird es das kaum je geben. Wir können uns das Selbst nicht als ein statisches psychisches Gebilde vorstellen, sondern müssen es als ein komplexes, vor allem dynamisches System denken, das es physisch greifbar ja nicht einmal gibt. Was als Ich-Erleben vom Individuum erfassbar ist, ist das Ergebnis einer mentalen Verarbeitung im Netzwerk des zentralen Nervensystem, für das es kein fassbares materielles Korrelat im Sinne eines Selbst gibt. Das (→) **Selbst** (→**IV.4, V.1** und **V.2**) ist lediglich ein theoretisches Konstrukt, geschaffen, um darüber in einen wissenschaftlich begründeten Dialog treten zu können. Für den Therapeuten ist es hilfreich, sich dieses Umstandes stets bewusst zu sein.

Und weiter ist es hilfreich, sich die Grenzen der Wirksamkeit aller Psychotherapie bewusstzumachen. Wir bewirken mit unserer Arbeit im günstigen Fall Veränderungen innerer Balancen der im Selbst als einem System gedachten verschiedenen bewussten und unbewussten Elemente (Affekte, Motivationen, Triebe, Kognitionen, Repräsentanzen usw.) und Strukturen (psychische Funktionen). Roth (2010) nimmt zu dieser Frage Stellung und zeigt auf, dass die neurobiologische Forschung bereits heute nach einer erfolgten Psychotherapie Veränderungen der Störungsmuster nachweisen kann (ebd., S. 179). Allerdings zitiert er auch den Emotions-Neurobiologen LeDoux, der bezweifle, »dass amygdaläre Netzwerke[7] überhaupt umlernen können«. Vielmehr halte dieser es für möglich, »dass im Laufe einer Therapie aufgrund andersartiger, das heißt positiver emotionaler Erfahrungen in der Amygdala ›Ersatzschaltungen‹ angelegt werden, die negative Schaltungen einkapseln und an ihnen vorbei einen eigenen Zugang zur Handlungssteuerung erlangen« (ebd., S. 176). In dieser Äußerung könnte man mit aller Vorsicht ein Verständnis der mittels Psychotherapie erreichbaren Veränderungen erkennen, das der bislang verbreiteten Einschätzung ähnelt, derzufolge in Psychotherapie und Psychoanalyse neue (Beziehungs-) Erfahrungen und Erkenntnisse entstehen, die zunehmend stärker werden als die bisherigen, unbewussten Muster und damit ein emotionales Erleben ermöglichen, welches das alte gleichsam verdrängt. Kurz gesagt: Psychotherapie kann zwar nicht alte Erfahrungen zum Verschwinden bringen, sie kann aber sehr wohl Neues entstehen lassen, das stärker als das Alte wirksam wird.

Gelingt es im Zuge der Behandlung, dem Patienten sein im inneren Gleichgewicht gestörtes emotionales Erleben in eine neue Balance zu bringen, so kann es geschehen, dass er uns von einem Gefühl berichtet, das ihm lange nicht zugänglich war, nämlich von der Entdeckung der *Zufriedenheit*. Geschieht das und wiederholt es sich, dann können wir annehmen, dass die Therapie oder Analyse gelungen ist.

---

7 Das im Mittelhirn gelagerte limbische System mit seinen Speicherkernen, wozu die Amygdala gehört, wird heute als für die Speicherung emotionaler Erfahrung verantwortlich angesehen.

KAPITEL 7

Warum die Psychodynamik verstehen?

Nur wer die Sehnsucht kennt,
weiß, was ich leide!
Allein und abgetrennt
von aller Freude,
seh ich ans Firmament
nach jener Seite.
Ach! Der mich liebt und kennt,
ist in der Weite.
Es schwindelt mir, es brennt
mein Eingeweide.
Nur wer die Sehnsucht kennt,
weiß, was ich leide!
Goethe: Wilhelm Meisters Lehrjahre, Mignons Lied

Das Liebeslied, welches Goethe Mignon in *Wilhelm Meisters Lehrjahre*[8] singen lässt, kann man auch als wunderbare Beschreibung für ein psychosomatisches Leiden lesen. Es *schwindelt* der Liebenden und die *Eingeweide brennen* ihr. Sie muss körperliches Leid ertragen, da ihr die Seele schmerzt. Nüchtern betrachtet lässt sich sagen, dass es Sehnsucht ist, die sie so körperlich erleben lässt. Und wir erfahren auch den Grund der Sehnsucht, denn der sie liebt und kennt, der Geliebte, ist in der Weite. Nur wer diese Sehnsucht kennt, so lässt Goethe uns wissen, »weiß«, was die Sehnende leidet.

8 Zur Einleitung dieses Kapitels mit Goethes *Nur wer die Sehnsucht kennt* hat mich Jens Kuhlenkampf aus Erlangen mit seinem gleichlautenden Vortrag während der Langeooger Psychotherapiewoche 2011 angeregt.

Es scheint, dass Goethe schon vor über 200 Jahren über die Geheimnisse der Psychodynamik psychosomatischer Leidenszustände Bescheid wusste. Und er verrät uns noch ein wenig mehr als nur diesen psychodynamischen Zusammenhang, denn er weist uns darauf hin, dass es schon einer gewissen Selbsterfahrung bedarf um zu *wissen*, was die Sehnende erleidet. Erfahrung im fühlenden Erleben und darüber Bescheid *wissen* zu können gehört für Goethe zusammen. Tief empfundenes Fühlen und ein Denken, das um die komplexen inneren Kontexte *weiß*, bilden hier einen selbstverständlichen Zusammenhang. Der Leser kann mit stiller Bewunderung darauf schauen, mit wie wenigen Federstrichen der Dichter uns diese berührenden Zusammenhänge klar vor Augen führt.

Goethe zeigt uns also den selbstverständlichen Zusammenhang auf, wie er im Nebeneinander von tief empfundenem Fühlen und von Denken in komplexen Zusammenhängen als ein psychodynamisches Verstehen zu finden ist, das *weiß, wie Leiden entsteht*. Psychodynamisches Verstehen – oder besser: der Prozess psychodynamischen Verstehens – ist es ja, das uns in die Lage versetzt zu *wissen, wie Leiden* entsteht. Und um diesen Prozess einer mentalen Arbeit, die schrittweise und langsam das Verständnis psychodynamischer Zusammenhänge entstehen lässt, soll es hier gehen. Denn Psychodynamik ist nichts anderes als die Beschreibung von psychischen Zusammenhängen, die dafür verantwortlich sind, dass bestimmte Phänomene wie beispielsweise Schwindel oder Brennen der Eingeweide entstehen. Dabei zeigen psychodynamische Zusammenhänge auf, wie eines aus dem anderen hervorgeht: Der Verlust des Geliebten führt zur Freudlosigkeit und zur Sehnsucht nach ihm, die unerfüllte Sehnsucht lässt die Sehnsucht weiter anschwellen, und aus der unerfüllten Sehnsucht wird schließlich Leid, das auch körperlich empfunden werden kann. Was wir dabei erkennen, ist eine *Dynamik in der Entwicklung der Gefühle*. Diese Entwicklung kann einerseits empathisch nachempfunden werden, sie kann aber andererseits auch kognitiv erfasst, also gedacht werden. Erst wenn uns *beides* gelingt, verstehen wir die Psychodynamik.

Warum aber ist es für Psychotherapeuten so wichtig, die Psychodynamik zu verstehen? Die Antwort auf die Frage lässt sich am Beispiel von Goethes Mignon ebenfalls zeigen. Stellen Sie sich vor, Mignon melde sich bei Ihnen zum Erstinterview an. Stellen Sie sich weiter vor, zu Ihnen käme eine junge Frau, vielleicht 28 Jahre alt, und schon an der Tür erschrecken Sie beim ersten Anblick: Vor Ihnen steht eine grau und erschöpft aussehende Person mit blassem Teint, ungewaschenen Haaren und halonierten Augen, ein Bild des Jammers, diese Gestalt, der man ansieht, dass sie eigentlich eine schöne Frau ist. Im Behandlungszimmer hören Sie von Schwindel und Bauchschmerzen, von Erschöpfung, Konzentrationsmangel und freudloser Stimmung. Aber es ergibt sich in der Geschichte dieser Frau weiter nichts als eine Lebenssituation, die eben erschöpfend ist. Der Job als Beraterin beim Arbeitsamt ist anstrengend, abends nach der Arbeit ist sie fertig, einfach kaputt, außer Fernsehen ist nichts mehr drin, und auch das ist manchmal zu viel. Und die Wochenenden brauche sie zur Erholung, schon die Wohnung sauber zu machen falle ihr oft schwer. Stellen Sie sich weiter vor, dass die Erschöpfung der jungen Frau Sie ansteckt, Sie sind überrascht, dass Sie plötzlich mit Müdigkeit zu kämpfen haben, und zuzuhören fällt Ihnen zunehmend schwer. Auch Fragen an die Patientin wollen Ihnen nicht so recht einfallen und Sie ertappen sich bei dem Gedanken: »Hoffentlich geht die bald wieder!« (→**projektive Identifikation**)

Sie werden denken, das ist nicht die Mignon aus *Wilhelm Meisters Lehrjahren*, die *weiß, was sie leidet.* Sie haben Recht. Wer *weiß*, der *fühlt und leidet* an seinem Gefühl, *ohne* Symptome von Krankheitswert zu entwickeln. Diejenigen Menschen, die zu uns kommen, wissen *nicht*, was sie leiden, ihnen ist nicht bewusst, was sie so leiden lässt, dass sie krank werden. Wenn sie aber mit Hilfe der Psychotherapie wieder fühlen können, was sie leiden lässt, dann leiden sie so wie Mignon, die weiß, was sie leidet, *ohne* krank zu sein.

Wie hilft dem Therapeuten in dieser Situation psychodynamisches Verstehen? Nehmen wir an, die fiktive 28-Jährige teile das Schicksal mit Mignon, so hätte der Therapeut es leicht. Er würde seine Patientin explorieren und dabei erfahren, was los ist. Er würde hören, dass die junge Frau vor einiger Zeit von ihrem Geliebten verlassen worden ist und dass sie keine Hoffnung habe, dass der Mann zu ihr zurückkehrt. Nehmen wir an, dass der Therapeut *weiß*, was dieses Schicksal bedeutet, dass er also emotional erfahren ist in solchen Dingen, so können wir auch annehmen, dass er *weiß*, was therapeutisch zu tun ist. Er würde der Patientin, welcher der Zugang zu ihren Gefühlen der Liebesenttäuschung verstellt ist, den emotionalen Raum zur Verfügung stellen, in dem sie Schmerz und Trauer ebenso wie Wut und Ärger entdecken, erleben und schließlich in sich integrieren kann. Das emotionale Wissen des Therapeuten um emotionale Prozesse von Verlust, also sein psychodynamisches Verstehen, würde diejenige Lücke füllen, welche in der Patientin dafür verantwortlich ist, dass sie in dem beschriebenen Ausmaß in eine somatisierte Depression abglitt.

Psychodynamisches Verstehen ermöglicht es dem Therapeuten, diejenigen Zusammenhänge zu erfassen, die dem Patienten unbewusst und für die Entstehung seines Leidens ursächlich sind. Und es ermöglicht dem Therapeuten, Schlüsse zu ziehen, welche psychischen Schritte für den Patienten sinnvoll oder notwendig sind, um aus dem krankhaften Zustand herauszufinden. – Hiermit ist eine erste, sehr vereinfachte Formulierung einer Antwort auf unsere Eingangsfrage gefunden. Am Beispiel der imaginierten Mignon in der Sprechstunde eines Psychotherapeuten lässt sich zeigen, dass psychodynamisches Verstehen dazu verhilft, der Patientin ein angemessenes Erleben der Gefühle und Affekte von Enttäuschung, Schmerz und Trauer auf der einen und Ärger sowie Wut auf der anderen Seite zu haben. Eingebettet in die Sicherheit der emotional verlässlichen therapeutischen Beziehung würde sie das dahin führen, wo uns Goethe seine Mignon zeigt: im unvermeidlichen Leiden an der Sehnsucht nach dem unerreichbaren Geliebten.

In der täglichen Arbeit des Psychotherapeuten liegen die Dinge in der Regel nicht so einfach wie in diesem fiktiven Beispiel, das ja auch nur dem Zweck dient, eine erste grundsätzliche Antwort auf die Frage zu geben, warum es unverzichtbar ist, die Psychodynamik zu verstehen.

Ihnen wird bei der Lektüre des Beispiels nicht entgangen sein, dass darin Eindrücke und Empfindungen des Therapeuten beschrieben sind, die mit einer so einfachen Lösung des therapeutischen Problems, wie sie eben skizziert wurde, nicht zusammenpassen. Die Gefühle und Eindrücke des Therapeuten, seine Gegenübertragung, deuten in diesem fiktiven Fall nämlich darauf hin, dass die psychodynamischen Zusammenhänge als komplexer anzunehmen sind, als dass es sich nur um einen somatisierten Liebeskummer handelt. Komplexes Erleben in der Gegenübertragung stellt in der Regel einen Hinweis dar, dass die psychodynamischen Zusammenhänge als ebenfalls komplex und umfangreich gestaltet anzunehmen sind. Ich komme darauf wieder zurück.

Der rote Faden: Die ausformulierte Psychodynamik beschreibt eine *Dynamik in der Entwicklung der Gefühle*. Damit ist nicht nur die Dynamik der Gefühle im Hier und Jetzt des Erlebens gemeint, sondern damit ist vor allem jene Dynamik gemeint, die sich im Laufe des gesamten Lebens entwickelt. Gefühlserfahrung wird im zentralen Nervensystem im Bereich der Kerne des limbischen Systems gespeichert. Vom Beginn seiner Existenz an speichert der Mensch dort seine emotionale Erfahrung. Bereits im ersten Lebensjahr entsteht ein zeitlebens unbewusst bleibendes implizites Wissen über Gefühlserfahrung, die im Kontext der Beziehung zu den frühen Pflegepersonen entstanden ist, das (→) **implizite Beziehungswissen**. Die lebenslange Dynamik der Entwicklung der Gefühle nimmt hier ihren Ausgang. Jede sich an die Säuglingszeit anschließende emotionale Erfahrung, insbesondere eine solche, die in Beziehung mit anderen Menschen gewonnen wird, kann potentiell in die unbewusste intrapsychische Dynamik der

Entwicklung des Gefühlserlebens einfließen. Dies ist der Grundgedanke, welcher der Annahme zugrunde liegt, dass dem bewussten Erleben eine unbewusste Erfahrung innewohnt, die sich im Zuge der *Dynamik der Entwicklung der Gefühle* über die gesamte Lebensspanne bis ins Hier und Jetzt des Gegenwartserlebens gebildet hat. Bei der verbalen Formulierung der Psychodynamik versucht der Psychotherapeut, diese Entwicklung zu rekonstruieren. Die Psychodynamik stellt also den Versuch dar, die Dynamik der Entwicklung der Gefühle, wie sie über die Lebensspanne im Zuge von Beziehungen zu wichtigen Personen entstanden ist, zu rekonstruieren und zu formulieren.

Ein Fallbeispiel: Schauen wir uns die Komplexität der Psychodynamik an einem klinischen Beispiel aus der Praxis ein wenig näher an. Herr N. kommt in die Behandlung, weil er in eine heftige persönliche Krise geraten ist. Er ist als Ballett-Tänzer tätig und hatte für einige Zeit ein Engagement in einer anderen Stadt. Dort hatte er sich in eine Frau verliebt und mit ihr eine innige Verbindung entwickelt, in der er sich emotional in besonderer Weise aufgehoben fühlte. Es sei zwischen den beiden häufig ein Verständnis ohne Worte und darin eine besondere Innigkeit entstanden, die er als so beglückend erlebt habe wie kaum je etwas zuvor. Das Gefühl einer so glückseligen Verbundenheit, das sich meist wortlos und häufig über nur geringen Körperkontakt eingestellt habe, sei für ihn eine emotionale Offenbarung gewesen. Inzwischen sei das Engagement an der Oper beendet und die beiden hätten beschlossen, auch ihren Kontakt miteinander einzustellen. Denn er sei verheiratet und sie lebe in einer Fernbeziehung. Aber so vernünftig und sinnvoll der Entschluss auch sei, die Beziehung nicht fortzusetzen, so schmerzhaft sei die Situation für ihn. Ja, es sei geradezu unerträglich, auf eine Fortsetzung des Gefühlserlebens, wie er es mit ihr erfahren konnte, nunmehr verzichten zu müssen. Er sei selber fassungslos darüber, wie schlecht es ihm jetzt nach der Trennung gehe. Und er leide darunter, dass er darüber mit niemandem sprechen könne, vor allem auch nicht mit seiner Frau, die natürlich spüre, dass es ihm schlecht gehe. Außerdem habe er ihr gegenüber ein schlechtes Gewissen, denn ihre Ehe sei eigentlich wirklich gut. In den Augen vieler Freunde führten sie eine geradezu ideale Ehe, ja viele Männer würden ihn um seine prachtvolle Frau beneiden. Und so sei es auch für ihn, er finde, dass er eine wirklich wundervolle Ehefrau habe. Er verstehe nicht, warum es ihm in diesem Ausmaß schlecht gehe. Darum suche er meine Hilfe auf.

Wenn wir uns in die Beschreibung dieses seelischen Zustandes hineinversetzen, dann tauchen Goethes Zeilen *Nur wer die Sehnsucht kennt, weiß, was ich leide!* wieder auf. Aber ist es hier so wie bei Mignon? Ist von der zehrenden Sehnsucht nach einer Geliebten die Rede? Als ich Herrn N. zuhörte und versuchte, mich empathisch in ihn hineinzuversetzen, glaubte ich zwar eine zehrende Sehnsucht in mir wahrzunehmen, aber sie war verbunden mit der Hoffnung auf einen Zustand, in dem es gelingt, sich wie eins mit dem anderen zu fühlen, einen glückseligen Zustand ohne alle störende Differenz, körperlich aneinandergeschmiegt und ohne auch nur einen Hauch von Sorge. Und als ich begann, über diesen Zustand nachzudenken, wurde mir bald klar, dass er weniger mit einer erotisch geprägten Verliebtheit in eine erwachsene Frau zu tun hatte als vielmehr mit dem Zustand eines Kleinkindes, das sich selbstvergessen und geborgen in den Schoß der Mutter kuschelt. Ich fragte mich, was mir meine Gegenübertragung zum Verständnis meines Patienten sagen wollte, fand aber zunächst noch keine Antwort.

Herr N. kam zu weiteren Sitzungen, und ich erfuhr einige Stunden später, dass er das letzte von fünf Kindern war. Die Mutter hatte vor seiner Geburt eine Totgeburt gehabt, und eigentlich wollte sie keine Kinder mehr. Der Vater war ein grob übergriffiger, strenger und gewalttätiger Mann gewesen, der mit gnadenloser Härte strafen konnte. Beispielsweise hat er ihn als kleinen Jungen einmal am Heiligen Abend wegen eines geringfügigen Vergehens vom Festmahltisch weg im verschneiten Garten mit einem Kleiderbügel verprügelt.

Für mich stellte sich die Frage, ob meine Gegenübertragung mir im Verein mit dem neuen biografischen Wissen genügend Hinweise geben konnte, um eine Hypothese einer ersten schlüssigen Psychodynamik zu entwickeln. Ich dachte, wenn ich den Eindruck meiner Gegenübertragung, dass ich hier von der Sehnsucht eines Kindes nach der Mutter hörte, ernst nähme, dann sollte ich bei den biografischen Angaben darauf achten, was ich über die Beziehung des Kindes zur Mutter erfahren konnte. Bei meiner Reflexion der geschilderten Mutter-Kind-Beziehung fiel mir zunächst die Ignoranz der Mutter gegenüber dem aggressiv-übergriffigen Verhalten des Vaters auf. Und ich fragte mich, ob diese Ignoranz bereits ausreichte, um das Ausmaß der von Herrn N. gegenüber der Geliebten geschilderten Sehnsucht als den unbewussten Ausdruck einer seit der frühen Kindheit bestehen gebliebenen Sehnsucht gegenüber der Mutter verstehen zu können. Ich folgte also der Idee, dass eine in der Kindheit nicht gestillte Sehnsucht an die Mutter unbewusst bis in die Jetztzeit hinein bestehen geblieben war und eine (→) **Verschiebung** auf die geliebte Frau erfahren hatte.

Aber so überzeugend ich meine psychodynamische Idee auch fand, so sehr empfand ich sie doch auch als eine Spekulation, die einer weiteren Untermauerung durch Erinnerungen meines Patienten bedurfte, ehe ich sie als Arbeitshypothese verwenden mochte. Daher entschied ich mich, den Patienten konkret zu fragen, aber auch weitere spontane Äußerungen über die Mutter seiner Kindheit abzuwarten, ehe ich mich entschied, davon auszugehen zu können, dass meine Hypothese zutreffend sei. Im Verlauf der weiteren Sitzungen ergab sich das Bild einer Frau, die kein weiteres Kind mehr wollte und die bei der Geburt meines Patienten eine vollkommen erschöpfte Mutter war. Sie hatte zu diesem Zeitpunkt bereits damit begonnen, ihre Pflichten in der Familie emotional abgestumpft und in der Verfassung eines inneren Rückzugs zu erfüllen. In diesem Zustand, so wurde mir zunehmend klar, war diese Frau nicht mehr in der Lage, dem Säugling angemessen bemutternd und empathisch zur Verfügung zu stehen. Ich vermutete, dass das Kind, das Herr N. einmal war, von einer depressiven Frau aufgezogen worden war. Mit dieser Vermutung war meine zentrale psychodynamische Arbeitshypothese entstanden, die ich nun auch deshalb als wahrscheinlich zutreffend annehmen konnte, weil mein Patient mir gesagt hatte, dass seine Mutter ihm nach der Scheidung von seinem Vater viel über sich und ihre psychische Verfassung in der Ehe erzählt habe.

Mit dem neuen Wissen über die Mutter des Patienten in dessen Kindheit war es mir möglich, eine kohärente psychodynamische Hypothese darüber zu entwickeln, wie die quälende Sehnsucht, mit der Herr N. zu mir in die Sprechstunde gekommen war, verstanden werden konnte:

Die Begegnung mit der geliebten Frau hatte Gefühle von einem verschmelzungsartigen Erleben hervorgerufen, ähnlich wie ich sie in der Gegenübertragung bei mir wahrgenommen hatte. Dieses Erleben war zu verstehen als die Wiederbelebung einst infantiler Wünsche nach der Nähe zu einer Mutter, die den Charakter von sorgloser Geborgenheit und Aufgehobenheit mit dem Empfinden von Verschmelzung hatte und mit entsprechenden Phantasien einherging, welche die Illusion von Realität ermöglichten. Allerdings hatte die reale Mutter des Kindes aufgrund psychischer Belastungen, durch die sie möglicherweise in eine Depression geraten war, nicht die Möglichkeit, dem Kind für diese Bedürfnisse ausreichend wunscherfüllend zur Verfügung zu stehen. Die infantilen Wünsche blieben daher stets unerfüllt, wurden ins Unbewusste verdrängt, blieben damit aber bestehen und somit potentiell psychisch wirksam. Im Zuge der Verliebtheit wurde die infantile Sehnsucht wiederbelebt; diese Annahme konnte aufgrund der Beschreibung des Mannes, wie er sich mit seiner Geliebten gefühlt hatte, als belegt angesehen werden. Allerdings trat damit auch die Erfahrung der Unerfüllbarkeit der Wünsche wieder in das Erleben und – in Verbindung damit – die tiefe Enttäuschung der einstigen Sehnsucht des Kindes. Auf diese Weise war der aktuelle Schmerz des erwachsenen Mannes, der sich entschlossen hatte, seine Geliebte nicht weiter zu sehen, mit der Enttäuschung des Kindes über die Vergeblichkeit seiner Sehnsucht gegenüber der Mutter verbunden. Diese unbewusste Verknüpfung zwischen bewusstem Schmerz des Erwachsenen und wieder ins Erleben zurückgekehrter Enttäuschung des Kindes ließ im Gefühl die Vehemenz des Empfindes entstehen und erklärte die Fassungslosigkeit, mit der Herr N. sich selbst gegenüberstand. – Die Geschichte von Herrn N. und die Entschlüsselung seiner Psychodynamik wird in Kapitel (→) **II.7** ausführlich dargestellt und diskutiert.

In dieser Formulierung der Psychodynamik des psychischen Leids von Herrn N. wird deutlich, dass das Gefühlserleben eine weit in die Kindheit zurückreichende Entwicklungsgeschichte hat. Der Hannoveraner Psychiater und Psychoanalytiker Emrich hat sich 2003 im Rahmen einer Vorlesungsreihe mit diesem Thema auseinandergesetzt, als er über »Identität als Prozess« sprach. Darin verkündete er die »Botschaft …: ›Die Vergangenheit ist nicht vergangen.‹ Die Vergangenheit ist im Jetzt noch enthalten und sie muss nur, um für das Leben fruchtbar gemacht zu werden, aufgeschlossen werden, sie muss eröffnet werden, es muss einen Anfang geben, eine Lichtung, eine Öffnung.« (Emrich 2003, S. 12) Und weiter: »Wollen wir also nun dem uns als Patienten anvertrauten Subjekt helfen, zu sich selbst zu kommen, so müssen wir ihm helfen, die Vergangenheit in der Weise zu vergegenwärtigen, dass sie lebendige Gegenwart wird; nicht nur real, sondern hyperreal, emphatisch-real, und diese Lebendigkeit der gesteigerten Vergangenheit – ihr Reichtum – kommt nun dadurch zustande, dass die Vergangenheit nicht nur als das erscheint, was sie konkret erinnerbar war, sondern auch als das, was sie – subliminal – als das andere ihrer selbst auch war. D. h. auch die ganze Pluripotenz, die ganze Seins-Ambiguität des Vergangenen leuchtet förmlich auf, leuchtet förmlich fundamental in die Gegenwart hinein.« (Ebd., S. 13)

Emrich gibt in diesem Abschnitt eine Antwort auf meine Eingangsfrage, warum das Verstehen der Psychodynamik für den Psychotherapeuten so wichtig ist. Er hebt hervor, welche enorme Wichtigkeit eben gerade jener Inhalt der Vergangenheit hat, der *subliminal* (d. h. gerade eben unterhalb der Wahrnehmungsschwelle liegend) im Gedächtnis gespeichert ist. Erst wenn es gelingt, auch diesen Teil der Psyche, der in den psychoanalytischen Theorien mit dem Begriff (→) **unbewusst** bezeichnet wird, dem Bewusstsein verfügbar zu machen, kann deren *ganze Pluripotenz* in die Gegenwart hineinleuchten. Mit diesen Worten ist schön ausgedrückt, worin die Aufgabe, aber auch das Ziel des psychodynamisch arbeitenden Psychotherapeuten zu sehen ist. Und er beschreibt, was dabei herauskommen kann: »Das Lebendigmachen subliminaler Anteile der Vergangenheit, von Anteilen ungelebten oder nur in Ansätzen gelebten Lebens, stellt die Anwendung der ›Proustschen Methode‹, der Suche nach der verlorenen Zeit, in einer Weise dar, die nicht nur dazu führt, dass Vergangenheit im Hegelschen Sinne das Resultat unter Einschluss des Weges ist, sondern auch unter Einschluss all dessen, woran dieser Weg letztlich vorbeiging« (Emrich 2003, S. 15). Emrich vergleicht hier die psychotherapeutische Arbeit mit einer Suche und wählt dafür die Metapher *Proustsche Methode*, in Anschluss an dessen Werk *Auf der Suche nach der verlorenen Zeit*. Ich denke, wenn es dem Psychotherapeuten gelingt, sich gemeinsam mit seinem Patienten als ein Paar im Dialog zu verstehen, das sich auf eine Suche begibt und dabei nach dem Verlorenen in der Zeit sucht, so ist das eine wunderbare Haltung, die den meisten Patienten wahrscheinlich eine Freiheit zurückgibt, die sie in ihrem Leben nie hatten oder im Proustschen Sinne verloren haben.

Wonach zu suchen Emrich anregt, ist das *Unbewusste*, wie es heute als *Metamorphosen eines Kernkonzeptes* (so der Titel von Heft 9/10, 2013, der Zeitschrift *Psyche*) zu beschreiben ist. Danach steht gegenwärtig der Niederschlag derjenigen Erfahrungen, welche Säuglinge und Kleinkinder in einem Alter machen, das aufgrund der frühkindlichen Amnesie nicht der sprachlich codierbaren Erinnerung zugänglich ist, im Zentrum zeitgenössischer Reflexionen zum Unbewussten. In dieser präverbalen Entwicklungszeit sammeln Kinder in rasantem Tempo und in gigantischem Umfang Beziehungserfahrungen mit ihren Pflegepersonen, generalisieren daraus Beziehungsmuster und -erwartungen und speichern sie als innerseelische Repräsentationen ab. Diese implizit-prozeduralen Repräsentanzen bleiben lebenslang (→) **unbewusst** und prägen das Erleben und Verhalten. Indem sie aber nicht nur Muster der Beziehung enthalten, sondern vor allem auch Erwartungen dessen, wie der Andere reagiert, versorgen die implizit-prozeduralen Repräsentanzen das Subjekt ständig und unbewusst mit Vorstellungen, in denen Reaktionen des Anderen antizipiert werden.

Allerdings wird der Andere dabei in Phantasien und Gefühlen konzipiert, die aus einer Erfahrungswelt stammen, welche *nicht bildhaft* erinnert wird. Hier ist wichtig zu begreifen, dass die unbewussten implizit-prozeduralen Repräsentanzen Beziehungserfahrung in einem *Zwei-Personen-Modus* abspeichern, der als ein intersubjektives Handlungsgeschehen mit den dazugehörigen Gefühlen geprägt ist. Die *Proustsche Methode*, von der Emrich spricht, sucht nach dieser Dimension des frühkindlichen Unbewussten.

Die Arbeit, die den Psychotherapeuten zum Erschließen und schließlich zum Verstehen der Psychodynamik führt, erfordert also eine komplexe mentale Reflexion. Dabei muss er weit mehr im Auge behalten als nur die Perspektiven der ins Unbewusste verdrängten Inhalte aus der Gegenwart und Vergangenheit. Auch die Dimension der grundsätzlich nicht bewusstseinsfähigen frühkindlichen Beziehungserfahrung und deren implizite Repräsentanzen gehören dazu. Bei dieser Arbeit macht er von seiner Fähigkeit zum Fühlen und Denken Gebrauch. Fühlen und Denken stehen in der Theorie und in der Praxis der psychodynamischen Psychotherapie gleichwertig nebeneinander. Damit der Leser nicht in Verwirrung gerät, ist allerdings darauf aufmerksam zu machen, dass der Therapeut stets das Fühlen und Denken von *drei* am psychotherapeutischen Prozess beteiligten Personen zu unterscheiden und zu reflektieren hat: (1) das Erleben des Patienten, (2) das Erleben der professionellen Person, die der Therapeut während der Sitzung ist, und (3) das Erleben seiner selbst als der privaten Person, die der Therapeut gleichzeitig bleibt.

Stellen Sie sich vor, dass Sie zunehmend gefesselt dem Bericht Ihrer Patientin lauschen, die von ihren Erfahrungen als Kind im Zweiten Weltkrieg berichtet, von den Bombenangriffen, der brennenden Stadt und den Nächten im Bunker. Versuchen Sie jetzt wahrzunehmen, welche Gefühle die bloße Vorstellung in Ihnen auslöst, solche Szenen als Kind zu erleben.

Stellen Sie sich vor, Sie wären als Psychotherapeut in Ihrem persönlichen Leben mit einem schwerwiegenden emotionalen Thema beschäftigt (Sie haben sich z.B. gerade verliebt, Ihre Mutter ist schwer erkrankt, Ihr Kind ist zu einem Auslandsaufenthalt fort, Sie haben die Diagnose einer schweren Erkrankung erhalten o.Ä.). Wird dieser Umstand Ihre emotionale Schwingungsfähigkeit, Ihr Empathievermögen oder Ihre Aufmerksamkeit für Ihren Patienten beeinträchtigen?

Stellen Sie sich vor, Sie wären aus persönlichen Gründen in einer beschwingten, ja beglückten Stimmung, voller Zuversicht oder vielleicht Vorfreude auf irgendetwas Schönes (einen Urlaub, ein Konzert, eine Verabredung o.Ä.), als Sie im Gespräch mit einem Patienten feststellten, dass Sie zunehmend in eine unzufriedene, ärgerliche, schließlich wütend-ablehnende, ja aufgebrachte Stimmung diesem gegenüber gerieten, sodass Sie den inneren Kontakt zu Ihren anfänglichen Gefühlen völlig verloren hätten, und dass die wütende Ablehnung Sie gar nicht mehr verlassen wollte. Können Sie verstehen, wie dieser Wandel in Ihnen zustande gekommen ist?

Nehmen Sie diese drei imaginierten Szenen als Beispiele, die zeigen sollen, wie wichtig es für den Psychotherapeuten ist, über die *Fähigkeit zur Gleichzeitigkeit von Fühlen und Denken* zu verfügen. Mit dieser Fähigkeit ist das Vermögen gemeint, eine oszillierende Bewegung zwischen dem fühlenden in sich Wahrnehmen und dem Nachdenken darüber ausführen zu können. Die Beispiele sollen verdeutlichen, dass die Reflexion des Therapeuten stets *drei* Gefühlswelten zu beachten hat: die des Patienten, welche in der Regel durch Empathie erfasst wird (Beispiel 1); die eigenen Gefühle, die aus dem persönlichen Leben in die Welt des professionellen Empfindes hineinreichen (Beispiel 2), und die im Verlauf der Sitzung durch Verwicklung mit dem Patienten gewandelte Gefühlswelt des Therapeuten (Beispiel 3).

Der *Fähigkeit zum Oszillieren zwischen Fühlen und Denken* ist in der Praxis der psychodynamischen Psychotherapie von zentraler Bedeutung. Diese Fähigkeit erfordert, dass der Therapeuten in der Lage ist, beides, das Fühlen sowie das Denken, auf eine Abstraktionsebene zu heben und zu reflektieren. Diese Ebene wird als *Metaebene* bezeichnet. Sie wird von der (→) **Metapsychologie**, einer komplexen Fülle einander teils ergänzender, teils widersprechender theoretischer Texte, ausgiebig und differenziert beschrieben. Hier soll lediglich betont werden, wie eminent wichtig es ist, dass der Therapeut in der Lage ist, sein eigenes wie auch das Fühlen und Denken des Patienten auf der Grundlage eines kohärenten metapsychologischen Denkgebäudes zu reflektieren. Ich persönlich beziehe mich bei meiner Arbeit in der Praxis auf die in diesem Buch vorgelegte Darstellung der metapsychologischen Theorien der psychodynamischen Psychotherapie (→**IV** und **V**).

Meine Darstellung der Metapsychologie der psychodynamischen Psychotherapie erhebt nicht den Anspruch, die aktuell rezipierten Theorien dieser Methode vollständig wiederzugeben. Vielmehr stellt sie denjenigen Ausschnitt aus dem gegenwärtig wissenschaftlich anerkannten Repertoire von Metatheorien dar, mit dem ich arbeite. Damit will ich betonen, dass Psychotherapeuten in der Regel nur mit einer ganz subjektiv getroffenen Auswahl von Theorien arbeiten, die überdies im Zyklus des Arbeitslebens einem fortlaufenden Wandel unterworfen sind. In ihrem Kern erlauben mir die in diesem Buch dargestellten und bei meiner Arbeit verwendeten Metatheorien, das Unbewusste sowohl aus der Perspektive seines dynamischen, grundsätzlich expliziten und symbolisierbaren Gehalts wie auch unter dem Blickwinkel des unbewussten, nicht-verdrängten Gehalts der Erfahrungen aus der frühen Kindheit zu betrachten (Bohleber 2013, S. 810).

Die *Fähigkeit zur Gleichzeitigkeit von Fühlen und Denken* während seiner Arbeit stellt ein spezifisches psychisches Vermögen des Psychotherapeuten dar. In den

Worten der Strukturtheorie (Rudolf 2004, Arbeitskreis OPD 2006) ausgedrückt, handelt es sich dabei um eine (→) **psychische Funktion** des (→) **Selbst** des Therapeuten im Rahmen seiner Fähigkeit zur (→) **Selbst-Objekt-Differenzierung**, welche ein gut integriertes Selbst auszeichnet. *Ein* Inhalt der psychodynamischen Psychotherapie besteht darin, mit dem Patienten daran zu arbeiten, dass er seinerseits die reflexive Fähigkeit zur Selbst-Objekt-Differenzierung erwirbt, sofern er noch nicht darüber verfügt.

Mit den Formulierungen des letzten Absatzes wird eine metapsychologische Beschreibung der (→) **Struktur** des Selbst vorgenommen. Solche Formulierungen setzen eine spezifische professionelle Fertigkeit des Psychotherapeuten voraus, nämlich seine *Fähigkeit zur metapsychologischen Reflexion*; das ist die Fähigkeit, in metapsychologischen Zusammenhängen zu denken. Diese Fähigkeit des Therapeuten stellt eine zentrale Voraussetzung dafür dar, dass er seine Aufgabe als Psychotherapeut ausüben kann. Denn erst diese Fähigkeit zur metapsychologischen Reflexion versetzt ihn in die Lage, während des Gesprächs mit seinem Patienten zu entscheiden, auf welche Inhalte aus dessen Bericht er eingehen will und auf welche nicht. Derartige Entscheidungen können oft erst mit Hilfe metapsychologischer Reflexionen getroffen werden.

Die Fähigkeit des Therapeuten zur metapsychologischen Reflexion ist eine Sonderform der grundsätzlich allen Menschen möglichen *Fähigkeit zur Gleichzeitigkeit von Fühlen und Denken*, wie sie beispielsweise bei einer gut integrierten Struktur einer Persönlichkeit mit einem reifen Selbst zu erkennen ist. Diese Fähigkeit ist eine zentrale und meines Erachtens unverzichtbare professionelle Fertigkeit des Psychotherapeuten. Dabei stellt er seine Reflexion stets in den Kontext mit entwicklungspsychologischen, metapsychologischen und/oder psychoanalytisch fundierten Theorien, die es ihm erst erlauben, subjektives Fühlen und Denken auf der Ebene der metapsychologischen Abstraktion zu hinterfragen. Diese spezifische mentale Arbeit des Therapeuten begleitet die Diagnostik ebenso wie den gesamten therapeutischen Prozess.

Psychodynamisches Verstehen der Entwicklungsgeschichte des Gefühlserlebens eines Patienten und metapsychologisches Verstehen einzelner psychologischer Phänomene, die wir bei einem Patienten beobachten können, sind das Ergebnis von zwei verschiedenen Erkenntnisprozessen in uns Therapeuten, die oft genug zeitgleich und parallel in uns ablaufen, wenn wir mit einem Patienten arbeiten. In der Regel machen wir uns das nicht bewusst, obgleich es von großer Bedeutung ist, sich immer wieder klarzumachen, ob wir gerade den Versuch unternehmen, die Entwicklungsgeschichte des Gefühlserlebens eines Patienten im empathisch-erfassenden Modus zu verstehen, oder ob wir dabei sind, ein psychologisches Phänomen abstrahierend zu reflektieren und metapsychologisch-kognitiv zu verstehen. Im einen Modus schwingen wir emotional mit, im anderen Modus denken wir nach, verhalten uns also kognitiv.

In jedem Fall bietet uns das psychodynamische Verstehen ein machtvolles mentales Werzeug für die Anwendung in der psychotherapeutischen Praxis an, mit dessen Hilfe wir uns auf der imaginären Karte der psychischen Landschaft unseres Patienten orientieren können, einen Standort bestimmen und einen therapeutischen Weg finden können.

KAPITEL 8

Wie die Psychodynamik verstehen?

Als psychodynamisch denkender Therapeut mit Patienten psychotherapeutisch zu arbeiten bedeutet, konsequent und kontinuierlich dem grundlegenden Konzept zu folgen, dass allen Lebensäußerungen im Hier und Jetzt unbewusst und zum Teil prägend Erfahrungen im Dort und Damals hinterlegt sind.

Die Erfahrungen, welche jeder Mensch vom Lebensbeginn an in Beziehung mit seinen wichtigsten Nächsten, insbesondere den Eltern macht, schaffen vor allem im ersten Lebensjahrzehnt eine unbewusste Matrix, welche lebenslang auf alle Äußerungen des Lebens prägend wirkt. Mit dem Begriff *Lebensäußerung* wird in einer metatheoretisch abstrahierten Form beschrieben, was vom Menschen subjektiv und ganz konkret erlebt wird, nämlich seine Gedanken, Gefühle, Phantasien und Handlungen bzw. Handlungsimpulse. Das bedeutet, dass der Psycho dynamiker sich im therapeutischen Gespräch immer wieder fragt, welche Beziehungserfahrung in der Kindheit des Patienten wohl sein Erleben so nachhaltig geprägt hat, dass in unbewusster Konsequenz dasjenige Leiden entstandenen ist, welches ihn heute veranlasst, um eine Psychotherapie nachzusuchen. In den Worten von Wöller und Kruse (2002) formuliert beachtet der Psychodynamiker, dass *»die gegenwärtigen äußeren Objektbeziehungen … das Ergebnis der Aktualisierung einer inneren Objektbeziehung«* (S. 128) darstellen.

Der rote Faden im Denken und Arbeiten des psychodynamischen Psychotherapeuten ist somit, dass er sich auf die Suche nach den unbewussten Ursachen der psychischen Erkrankung begibt. Und diese findet er in nicht erinnerbaren Beziehungserfahrungen der psychisch besonders prägenden Zeit der Kindheit seines Patienten. Im Zentrum der mentalen Arbeit des Therapeuten steht also die Reflexion von dessen Beziehungserfahrung. Und diese Arbeit leistet er im Hintergrund, während er das diagnostische oder therapeutische Gespräch mit dem Patienten führt.

Indem dieses gedankliche Grundkonzept die Basis für das Denken und die Arbeit des Psychodynamikers darstellt, schafft es die Grundlage für die innere Haltung, mit welcher der Therapeut in das Gespräch mit seinem Patienten geht.

Man kann sagen, dass *ein Ziel* der psychodynamischen Psychotherapie darin besteht, dass sich *beide*, Therapeut und Patient, gemeinsam auf den Weg machen, in der Erfahrung der Vergangenheit nach den unbewussten Ursachen zu forschen, welche für die Entwicklung der gegenwärtigen Krankheitssymptomatik verantwortlich sind.[9] Um mit dem Patienten auf diesen Weg zu gelangen, nimmt der Therapeut nach und nach explizit die Haltung des interessierten und neugierigen Forschers ein und lädt den Patienten auf diese Weise dazu ein, dass er seinerseits zum Forscher wird, zum Suchenden in sich selbst. Diese Haltung kennzeichnet die Professionalität, mit welcher der Therapeut in das Gespräch geht. Und indem der Therapeut sich auf diese Haltung einstellt und sich gleichzeitig auch auf eine Exploration *in sich selbst* einschwingt, unterscheidet sich das therapeutische Gespräch vom Alltagsgespräch.

Eine zentrale Besonderheit der psychodynamischen Arbeit besteht darin, dass der Therapeut nicht nur beim Patienten nach Hinweisen auf unbewusste Zusammenhänge sucht, sondern dass er das auch bei sich selbst tut. Diese Suche nimmt er vor, indem er seine emotionale Reaktion und seine Phantasien, wie sie durch den Patienten ausgelöst werden, sorgfältig beobachtet und innerlich sammelt. Metapsychologisch sprechen wir bei allen Gefühlen, Phantasien und Handlungsimpulsen, die der Therapeut in sich als Reaktion auf den Patienten wahrnimmt, von der (→) **Gegenübertragung**. Die spezifische Aufgabe des Therapeuten beim Umgang mit den Inhalten dieser Wahrnehmungen in seinem psychischen Binnenraum besteht darin, dass er sie gleichsam sammelt oder, wie es in der Theorie der Psychoanalyse ausgedrückt wird, dass er sie contained (→) **Containment**. Darüber hinaus ist es wichtig, dass der Therapeut sich von diesen inneren Vorgängen möglichst nicht dazu verleiten lässt, ohne vorherige Reflexion gegenüber dem Patienten zu reagieren. Vielmehr haben sein nach außen gerichtetes Verhalten, seine verbalen Äußerungen und insbesondere seine *spontanen* Reaktionen von (→) **Abstinenz**[10] geprägt zu sein. Diese Regel – dass die spontane Reaktion des Therapeuten infolge seiner Gegenübertragung von Abstinenz geprägt zu sein hat – hat den Sinn sicherzustellen, dass der Therapeut seine Gegenübertragung stets als einen Bestandteil der unbewussten (→) **Inszenierung** des Patienten auffasst und anerkennt. Denn nur wenn es dem Therapeuten gelingt, sich ständig dessen bewusst zu sein, dass er jederzeit vom Patienten in dessen unbewusstes

9 Ein Ausbildungskandidat hat diese Haltung als *Colombo-Methode* bezeichnet.

10 Abstinenz bedeutet in diesem Kontext, dass der Therapeut darauf verzichtet, persönliche Bedürfnisse gegenüber dem Patienten zu befriedigen.

Beziehungssystem verwickelt und zur Übernahme von Rollen verführt werden kann, wird es ihm gelingen, seine Gegenübertragung als ein wichtiges therapeutisches Instrument zu erkennen und zu nutzen, um die unbewusste Psychodynamik des Patienten mit Hilfe seiner Reflexion zu entschlüsseln. Ich komme darauf weiter unten zurück.

Indem ein Teil der psychodynamischen Psychotherapie in der Suche nach den unbewussten Ursachen der Erkrankung besteht, unterscheidet sie sich grundsätzlich nicht von der Behandlung in der somatischen Medizin. Hier wie dort stellt die sorgfältige und fortlaufend wiederholte Ursachenforschung die diagnostische Grundlage für die Therapie dar. Und so wie die somatische Diagnostik auf ein komplexes Netz von Methoden (Laboruntersuchung, Röntgenmethoden, histologische Untersuchung, Endoskopie u.a.m.) und Grundlagenwissenschaften sowie -theorien (Biochemie, Physiologie, Anatomie, Histologie, Pathologie u.a.m.) zugreift, so verwendet auch der Psychodynamiker Methoden (Exploration, szenisches Verstehen, Übertragungs-Gegenübertragungsanalyse, biografisches Verstehen, Empathie) sowie Grundlagenwissenschaften (Entwicklungspsychologie, Neurobiolologie und -psychologie, Psychoanalyse, Bindungstheorie, Psychopathologie, Mentalisierungstheorie u.v.a.m.). Die Anwendung von wissenschaftlich abgesicherten Methoden und Theorien gibt beiden, Therapeuten wie Patienten, die Gewissheit, sich miteinander auf dem Boden anerkannter Heilmethoden zu bewegen.

Psychodynamisches Verstehen als Kern der Ursachenforschung stellt natürlich nicht das einzige Konzept der psychodynamischen Psychotherapie dar. Denn *Therapie* bedeutet ja Veränderung, und eine Erkenntnis von Ursachen bedeutet noch keine Gewähr für den Eintritt von psychischer Veränderung. Allerdings schafft das Erkennen von Ursachen die grundlegenden Voraussetzungen für die therapeutische Arbeit und damit von Veränderungen im Bereich der Psyche.

Wenn, wie ich oben geschrieben habe, die Reflexion der lebenslangen Beziehungserfahrung des Patienten im Zentrum der mentalen Arbeit des Therapeuten steht, die dieser immer wieder im Hintergrund des therapeutischen Gesprächs leistet, so leitet das über zu der Frage, ob in diesem psychodynamischen Hintergrund-Denken eine Struktur erkennbar ist. Nach meiner Erfahrung vollzieht sich das psychodynamische Denken beim Therapeuten mehr oder weniger bewusst auf fünf Ebenen, und das simultan: (1) der Ebene der Erhebung konkreter biografischer Daten, (2) der Ebene des empathischen Mitschwingens und des Erfassens von emotionalen Zusammenhängen, (3) der Ebene der unbewussten Symbolik, Szene und Übertragung, (4) der Ebene der metapsychologischen Reflexion und

(5) der Ebene der Prüfung von Zusammenhängen zwischen dem Hier und Jetzt und dem Dort und Damals, wie sie klinisch vor allem in Wiederholungen deutlich werden.

In der Benennung der fünf Ebenen, auf denen der Psychodynamiker simultan (d. h. mehr oder weniger zeitgleich) die Handlungen und das Narrativ seines Patienten reflektiert, wird deutlich, wie komplex die mentale Arbeit ist, die während des Prozesses psychodynamischen Verstehens abläuft. Wenden wir uns daher diesen einzelnen Ebenen zu. Ich möchte sie am Beispiel der fiktiven 28-jährigen Patientin erläutern, die ich im Zusammenhang mit dem Mignon-Lied von Goethe am Eingang des vorigen Kapitels (→ **I.7**) eingeführt hatte. Sie erinnern sich, dass ich die junge Frau mit einer depressiv-somatisierten Symptomatik beschrieben hatte und dass ich davon ausgegangen war, dass sie sich schwertat, aus ihrer Biographie zu berichten. Ferner hatte ich angenommen, dass im Erstgespräch mit der jungen Frau eine komplexe Gegenübertragung aufgetreten war.

Zur ersten Ebene der Reflexion: Vielen Patienten fällt es gar nicht leicht, ihre eigene Lebensgeschichte so zu erinnern und zu erzählen, dass daraus ein biografisch-historisch kohärentes Bild entsteht. Köhler (1998) und Mertens (1998) haben sich ausführlich mit der Entwicklung des Gedächtnisses und der Fähigkeit, Erinnerungen in ein zeitlich und inhaltlich kohärentes Narrativ zu bringen, beschäftigt. Sie zeigen, dass diese Fähigkeit erst mit dem Ende der Kindheit mit ausreichender Sicherheit erworben wird. Das hat zur Folge, dass wir bei Patienten stets mit Defiziten im Erwerb dieser Fähigkeit rechnen müssen. Erkennt der Therapeut solche Schwierigkeiten, so fällt ihm die Aufgabe zu, Hypothesen über zeitlich und inhaltlich kohärente Abfolgen im Leben des Patienten zu bilden, sie diesem anzubieten und auf diese Weise mit ihm gemeinsam biografische Zusammenhänge zu rekonstruieren.

Auf dieses Phänomen treffen Sie bei den beiden Patienten, die ich am Eingang von Kapitel I.7 vorgestellt habe. Sowohl meine fiktive Mignon-Patientin als auch Herr N. zeigen diese Schwierigkeit, neben ihrer aktuellen Leidensgeschichte auch die Geschichte ihrer Beziehungserfahrung aus der Kindheit heraus kohärent zu erzählen.

Zur zweiten Ebene der Reflexion: Die Fähigkeit zur (→) **Empathie** zählt zu den wichtigsten Fertigkeiten des Therapeuten. Mit Hilfe der Empathie ist es möglich, auch solche emotionalen Zustände des Patienten zu erfassen, die dieser nicht selbst wahrnehmen oder nicht in Worte fassen kann. Im Zuge des Prozesses, der dem psychodynamischen Verstehen gewidmet ist, hat die Fremdwahrnehmung per Empathie für den Psychodynamiker die Bedeutung, erfassen zu können, wie gut der Patient sich selbst im eigenen Haus seiner Emotionen, Affekte, Wünsche und Bedürfnisse auskennt, und beurteilen zu können, ob und wie gut der Patient selbst erkennen kann, dass seine Gefühle aus sinnvollen Zusammenhängen heraus entstehen.

Ihnen wird aufgefallen sein, dass meine fiktive Mignon-Patientin in irritierender Weise leidet. Einerseits ist es nach einiger Exploration gut möglich, per Empathie nachzuvollziehen, dass sie unter dem Verlust ihres Geliebten leidet. Andererseits ist die Dauer und vor allem die Heftigkeit der seelischen wie auch der körperlichen depressiven Erschöpfung mittels Empathie nicht aus denjenigen Zusammenhängen zu erfassen, welche die Patientin angibt, nämlich aus dem Verlust und aufgrund des anstrengenden Arbeitsplatzes. Dieser mittels Empathie erfassbare irritierende Widerspruch zwischen Einfühlbarem (Trauer, Schmerz, Antriebslosigkeit) und dem, was emotional nicht verständlich wird (grauer Teint, halonierte Augen, kraftlose Erschöpfung), regt dazu an, nach weiteren Zusammenhängen als denen zu suchen, welche die Patientin selbst spontan anbietet. Milde Skepsis des Therapeuten ist das Ergebnis der Empathie und sie regt an, dass die *Proustsche Methode* noch weiter angewendet werden muss. Laimböck (2013) spricht in diesem Zusammenhang von »Bruchlinien, an denen die Oberfläche zerreißt«, und betont, es seien »Auffälligkeiten, Unstimmigkeiten und Rätsel in der unbewussten Szene selbst« (S. 888), welche diesen Eindruck der Bruchstelle hervorriefen.

Zur dritten Ebene der Reflexion: Erinnerung ist an eine innere Bilderwelt gebunden und kann mit Worten in eine kohärente Erzählung gebracht werden; (→) **Abwehr** kann allerdings dazu führen, dass die an eine innere Bilderwelt gebundene Erinnerung nicht abrufbar ist. Aber nicht jede Erinnerung ist an eine innere Bilderwelt gebunden. Vielmehr trägt jeder Mensch eine Vielzahl von nicht bewussten Erinnerungen in sich, die nur an *Gefühle und Handlungen* gebunden sind, die sich also spontan nicht als bildhafte Erinnerung einstellen. Während die an eine innere Bilderwelt gebundenen Erinnerungen in der Regel mit bildhaften Phantasien im Bewusstsein auftauchen und als solche mit Worten erzählt werden können (→) **explizit-deklarative Erinnerung**, können die an *Gefühle und Handlungen* gebundenen Erinnerungen (→) **implizit-prozedurale Erinnerung** nur *handelnd* wieder in Szene gesetzt werden: Die Handlung markiert eine Erinnerung; solche (→) **Inszenierung**en geschehen in der Regel unbewusst. Aber sie tragen einen hohen Bedeutungsgehalt in sich, der, sofern er vom Therapeuten erkannt wird, im Prozess des psychodynamischen Verstehens genutzt werden kann.

Ähnlich wie die implizit-prozedural gespeicherten Erfahrungen in Gestalt von Inszenierungen zum Ausdruck gebracht werden können, kann eine durch Abwehr in das Unbewusste verdrängte explizit-deklarative Erinnerung ihren Ausdruck in den Phänomenen der (→) **Übertragung** finden. Beide Phänomene, Inszenierung und Übertragung, sind klinisch oft nicht eindeutig voneinander zu unterscheiden.

Gibt es in der Begegnung mit der Mignon-Patientin Phänomene, von denen sich annehmen lässt, dass darin die Inszenierung einer implizit-prozeduralen Erinnerung verborgen sei? Man wird schon genauer hinschauen müssen und deren Sinngehalt vielleicht erst im Verein mit der Gegenübertragung erkennen können, welche die Patientin ausgelöst hat. Was ein ungeübter Beobachter schlicht für den Ausdruck der Symptomatik halten kann, kann der Psychodynamiker als die unbewusste Inszenierung einer – und so wäre dann die Verknüpfung mit der fünften Reflexionsebene gegeben – defizitären Mutter-Kind-Beziehung in der frühen Lebenszeit (1. Lebensjahr) erkennen, nämlich den körperlichen Ausdruck großer Erschöpfung (grauer Teint, halonierte Augen, Kraftlosigkeit und Erschöpfung), die uns oben bereits aufgefallen war. Eine Symptomatik kann also auch als unbewusste Inszenierung verstanden werden.

Zur vierten Ebene der Reflexion: Häufig erzählen Patienten von Zusammenhängen oder berichten über Phänomene, die nicht gleich verständlich sind und dem Therapeuten möglicherweise rätselhaft bleiben. Zu solch für den Therapeuten Rätselhaftem können Zustände des Patienten, kann aber auch die Gegenübertragung gehören. Versucht sich der Therapeut dem reflexiv zu nähern, um den Bedeutungsgehalt zu erschließen, so kann es hilfreich sein, metapsychologische Konzepte zur Hand zu haben, die ein Verständnis oder zumindest eine erste Hypothese des Verständnisses ermöglichen. Solche Zustände der Irritation, des Nicht-Verstehens oder des Empfindens von Rätselhaftigkeit im Therapeuten bzw. Analytiker sind »nicht nur ein unangenehmes Beiwerk, sondern die Voraussetzung für den kreativen Deutungsakt« (Laimböck 2013, S. 889) im Zuge des Verstehens psychodynamischer Zusammenhänge.

Meine Mignon-Patientin hatte den Therapeuten mit einer unerwarteten Reaktion überrascht, indem er müde wurde und ihm das Zuhören zunehmend schwerfiel; außerdem bemerkte er, dass ihm kaum Fragen einfielen, und schließlich ertappte er sich bei dem Wunsch, dass die Patientin möglichst bald verschwinden möge. Wenn Sie hier an meine Ausführungen über die (→) **Abstinenz** in Bezug auf die (→) **Gegenübertragung** (s. o.) denken, so werden diese wohl besser verständlich. Und ich nehme an, dass an dieser Stelle klar wird, wie notwendig eine Reflexion dieser so offensichtlich gegen die Patientin gerichteten Gefühle und

Phantasien in der Gegenübertragung des Therapeuten ist. Diese Reflexion könnte so aussehen:

Ich hatte bereits angenommen, dass die Symptomatik auch als eine unbewusste Inszenierung verstanden werden kann, und hatte dabei daran gedacht, die Symptomatik als eine Reinszenierung eines Aspektes der Mutter-Kind-Beziehung aus dem ersten Lebensjahr zu verstehen. Dabei würde ich mich von der zunächst noch hypothetischen Idee leiten lassen, dass die junge Frau als Säugling ein vernachlässigtes Kind gewesen ist. Und meine Annahme wäre weiter, dass in der Erwachsenen die infantilen Symptome ihrer körperlichen oder seelischen Vernachlässigung in einem Moment wieder aufsteigen, in dem sie erneut – jetzt von ihrem Geliebten – verlassen wird. So löst ein aktuelles Ereignis eine gravierende implizit-prozedurale Erinnerung an einen Zustand der Frühkindheit wieder aus; eine Art (→) **Flashback** tritt auf. Diese Erinnerung kann nicht anders als prozedural zutage treten und tut es hier in Gestalt einer Symptomatik. Das Erleben im Dort und Damals taucht als Bestandteil des Erlebens im Hier und Jetzt wieder auf. Das hat den Charakter einer Inszenierung, und meine Hypothese wäre in diesem Fall, dass damit *ein Aspekt* der frühen Mutter-Kind-Beziehung zum Ausdruck kommt, während der andere, gleichsam *komplementäre Aspekt* dazu sich in der Gegenübertragung des Therapeuten ausdrückt. Ich würde mich als Therapeut, der von solchen Gegenübertragungsgefühlen heimgesucht wird, fragen, ob ich unter der Wirkung einer (→) **projektiv**en **Identifizierung** in einen (→) **Selbstzustand** geraten bin, der Teil eines unbewussten (→) **zentralen Beziehungsmusters (ZBM)** ist. Mit dieser Frage im Sinn könnte ich mich weiter fragen, ob diese Gegenübertragungsgefühle zur Hypothese einer defizitären Mutter-Kind-Beziehung im Säuglingsalter der Patientin passen. Dann könnten meine Gefühle die Empfindungen einer Mutter widerspiegeln, die ihren Säugling nicht annehmen konnte oder ihn gar abgelehnt hat, wie es beispielsweise bei einer Mutter mit einer postpartalen Depression der Fall sein kann. Imaginiert man als Therapeut die Hypothese weiter, so wäre vorstellbar, dass der Säugling an der Seite seiner postpartal depressiven Mutter seinerseits in eine schwere Depression geraten ist. Und dann wäre nachvollziehbar, dass der Verlust eines Geliebten in der Gegenwart nicht nur die Trauer und den Schmerz der aktuellen Verlassenheit mobilisiert, sondern dass er darüber hinaus die implizit-prozedural gespeicherte Erfahrung aus der frühen Kindheit (Depressivität) mobilisiert und erlebbar werden lässt.

Auf diese Weise kann die Reflexion im Prozess des psychodynamischen Verstehens schrittweise eine Hypothese hervorbringen, die sich als *Arbeitshypothese* eignet. Wichtig ist, sich dabei stets bewusst zu bleiben, dass eine solche Hypothese so lange im therapeutischen Prozess hinterfragt und überprüft werden muss, bis sie durch den Patienten und sein Erleben eine Bestätigung erfährt. Diese Arbeit entspricht der fünften Ebene der Reflexion. Sie beginnt bereits früh in den ersten Gesprächen mit dem Patienten, zieht sich aber durch den gesamten Verlauf der psychodynamischen Psychotherapie.

Die fünfte Ebene der Reflexion des Therapeuten beinhaltet einen mentalen Arbeitsablauf, worin ständig kritisch überprüft wird, was der Patient aus seinen Beziehungen berichtet und was der Therapeut mit dem Patienten erlebt. Dabei steht im Zentrum psychodynamischen Verstehens die Annahme, dass dem täglichen Erleben des Patienten unbewusst die Wiederholung eines Erlebens innewohnt, das sich in seiner Kindheit stets in typischer Weise wiederholt hat und das zu einer Art von innerem Erlebensmuster geworden ist. Solche Erfahrung wird unbewusst als ein prototypisches Muster in Erinnerung behalten und als Beziehungsmuster mental abgespeichert. Solche unbewussten Beziehungsmuster stehen im Mittelpunkt der Aufmerksamkeit des Therapeuten, wenn es ihm darum geht, die Psychodynamik zu verstehen. Und es ist ein Ziel der psychodynamischen Reflexion, in der differenzierten Struktur der Beziehung, wie der Patient sie gestaltet, diejenigen Elemente zu identifizieren, die dazu führen, dass ihm eine vitale Anpassung misslingt. Erst durch die ständige kritische Überprüfung des Beziehungserlebens gelingt es dem Therapeuten im Verlauf der Behandlung, die maladaptierten Beziehungselemente aufzuspüren und mit dem Patienten zu bearbeiten.

Rudolf (2010) beschreibt in ähnlicher Weise, wie das »psychodynamische Handeln« aussieht, das es dem Therapeuten ermöglicht, die Psychodynamik zu verstehen und zu behandeln. Danach fokussiert der Therapeut seine Aufmerksamkeit auf »Affekte und Gefühlsausdruck … interpersonelle Beziehungen … [und die] therapeutische Beziehung«, er untersucht »Vermeidungstendenzen … [und die] lebensgeschichtlichen Erfahrungen«, er identifiziert »repetitive Muster«, und er bringt »Wünsche, Träume [und] Phantasien zur Sprache« (S. 14 f.). Im Verein mit der kontinuierlichen Reflexion gelingt es dem Therapeuten mit diesen Mitteln, die Psychodynamik der psychischen Erkrankung eines Patienten in vielen kleinen Schritten nach und nach zu verstehen.

KAPITEL 9

Inhalte und Ziele psychodynamischen Verstehens

Das Bemühen, den Patienten psychodynamisch zu verstehen, kennzeichnet besonders die Anfangsphase der Psychotherapie und damit die jeder Psychotherapie vorgeschaltete Diagnostik. Die diagnostische Arbeit endet gewöhnlich damit, dass der Therapeut sein psychodynamisches Verständnis für den Patienten formuliert. Das bildet die Grundlage für seine weitere psychotherapeutische Arbeit , indem dieses Verständnis ihm Orientierung ermöglicht, wenn es um die im Verlauf der Behandlung immer wieder schwierige Frage geht, wie eine konkrete Situation des Patienten einzuschätzen bzw. zu verstehen ist. Welches sollten die Inhalte sein, die im Text einer ausformulierten Psychodynamik enthalten sind?

Fassen wir zunächst zusammen: Die Psychodynamik übersetzt (1) das Narrativ konkreter Ereignisse und vom Patienten benannter Zusammenhänge, (2) das emotionale Erleben des Patienten, (3) die Szene bzw. Beziehungsdynamik zwischen Therapeut und Patient sowie (4) die Gegenübertragung des Therapeuten auf die Ebene der metapsychologischen Abstraktionen und bringt diese Inhalte in die Formulierung einer kohärenten Zusammenhangsgeschichte.

Wie gelingt die Formulierung der Psychodynamik? Indem sie eine *Übersetzung auf die Metaebene* ist. Dabei wird (1) der manifeste Erzähltext, (2) das Erleben und Auftreten des Patienten und (3) die konkrete Hier-und-jetzt-Beziehung in der therapeutischen Situation (4) mit Hilfe des Gefühlserlebens des Patienten sowie (5) der Gegenübertragung des Therapeuten *kognitiv* verstanden und übertragen in eine metapsychologisch formulierte Konstruktion unbewusster Lebens- und Entwicklungszusammenhänge. Diese Übersetzung erfolgt per Reflexion und Abstraktionsleistung des Therapeuten. Dabei übersetzt er konkret vom Patienten Erlebtes und Berichtetes in den *latenten Text* unbewusster Zusammenhänge und verwendet dazu die Theorien und die Sprache der Metapsychologie. Dieser Text wird als Hypothese formuliert.

Als Ergebnis dieser Übersetzung gelingt es in der Regel, folgende Inhalte in der Psychodynamik zu beschreiben:

- die biografische Lebensgeschichte als einen lebenslangen entwicklungspsychologischen Prozess, in dem die Schwellenkrisen der Kindheit und Jugend dargestellt werden und in dem gezeigt wird, welche Aufgaben der Entwicklung der Patient bewältigt hat und welche nicht oder nur unzulänglich;
- die Beziehungsdynamik mit den wichtigen Pflegepersonen sowie die dabei entstandenen maladaptiven Beziehungsmuster;
- die unbewussten motivationalen (→) **Konflikt**e sowie Beziehungskonflikte;
- die erkennbaren Defizite in der (→) **Struktur** des Selbst zusammen mit einer Einschätzung des (→) **Strukturniveau**s;
- traumatisch wirksame Beziehungserfahrungen;
- die aktuellen unbewussten Beziehungsmuster, in denen Beziehungserfahrung der Vergangenheit aktualisiert wurde und dadurch zur psychischen Erkrankung führte.

Der Text einer Psychodynamik, in dem diese Inhalte formuliert sind, lässt erkennen, wie sich die lebensgeschichtlichen und emotional-affektiven Zusammenhänge aus dem *Gesamtmaterial* der therapeutischen Begegnung herleiten lassen. Im Text wird erkennbar, wie die unbewusste Erfahrung der Vergangenheit und deren Verarbeitung bzw. Bewältigungsmodi im Hier und Jetzt des aktuellen Erlebens und der Symptomatik wieder auftauchen.

In der Zusammenstellung des ersten Teils dieses Buches soll sichtbar werden, wie schwierig und komplex das Verstehen der Psychodynamik ist. In Teil II werden schrittweise die beim Verstehen der Psychodynamik zu erwartenden Schwierigkeiten anhand von klinischen Beispielen beschrieben und in die Methodik psychodynamischen Denkens und Verstehens eingeführt. Dadurch wird die bislang wohl noch etwas irritierend wirkende Komplexität der hier dargestellten Zusammenhänge aufgelockert, indem sie zunehmend im klinischen Kontext realer Fallgeschichten nachvollziehbar werden. Das Buch bietet stets die Möglichkeit, dass der Leser bei unklaren Begriffen im Glossar nach deren Erklärung blättern und gegebenenfalls im Theorieteil metatheoretische und entwicklungspsychologische Zusammenhänge nachlesen kann. So führt es schrittweise in die Vernetzung des empathischen Nachvollzugs der Gefühlswelt des Patienten mit dem Erleben in der Gegenübertragung und der Reflexion auf der Abstraktionsebene der Metapsychologie ein. Darüber hinaus ist es möglich, aus der Ebene der Theorie auf die Ebene konkreter Patientenbeispiele zurückzuwechseln. Mit dieser Möglichkeit, stets zwischen den verschiedenen Teilen des Buches und damit zwischen den Ebenen der Reflexion des Fallmaterials zu wechseln, lässt sich schrittweise eine Orientierung in dem vielfältig verzweigten Netzwerk emotionaler, kognitiver und imaginativer Inhalte des psychodynamischen Denkens finden.

TEIL II
Über die Schulter geschaut: Psychodynamik in der klinischen Praxis

Die erste Begegnung zwischen dem Patienten und seinem Therapeuten stellt für beide eine große Herausforderung dar. Der Patient ist in der Regel unsicher, denn er hat meist noch nie einem Therapeuten gegenüber gesessen und ihm fehlt jegliche Erfahrung, wie er mit dieser neuen Situation umgehen soll. Er möchte sich bei seinem künftigen Therapeuten gut aufgehoben fühlen, vor allem verstanden, und er hofft auf dessen Hilfe. Der Therapeut weiß um seine Verantwortung für das Gelingen des ersten Kontaktes und um die spannungsreichen Aufgaben, die er zu bewältigen hat, wenn daraus eine therapeutische Beziehung entstehen soll. Aber auch für ihn beginnt mit jedem Patienten von neuem die Begegnung mit der Ungewissheit. Denn zu seinen Aufgaben gehört die Herausforderung, die unbewusste Psychodynamik im Hintergrund des psychischen Leids seines neuen Patienten zu erfassen und zu verstehen.

Der klinische Teil dieses Buches ist der Beschreibung der Aufgabe des Therapeuten gewidmet, wie das Verstehen der unbewussten Psychodynamik des Patienten entwickelt wird, am Beginn der Behandlung ebenso wie in deren Verlauf. Es wird zunächst anhand von verschiedenen Beispielen beschrieben, wie in der Anfangsphase der Psychotherapie eine erste Hypothese zur Psychodynamik der psychischen Störung des Patienten entsteht. Im weiteren Verlauf wird an Fallbeispielen aus laufenden Behandlungen gezeigt, wie das psychodynamische Verstehen dem Therapeuten dabei behilflich ist, Phänomene, die dem Patienten unbewusst sind, zu identifizieren und für die Behandlung nutzbar werden zu lassen. Die Fallbeispiele sind – durch Einzug und Linie auf der linken Seite – anders gestaltet als Kommentare, die zwischen ihnen eingefügt sind. So kann der Leser an der jeweiligen Gestaltung erkennen, ob er eine Kommentierung oder eine Kasuistik liest. Im Laufe des klinischen Teils schreiten die Beispiele zu zunehmend speziellen psychodynamischen Fragestellungen fort.

Mit den in diesem Teil beschriebenen Fallbeispielen wird der überwiegende Teil der (→) **Ätiologie**n dargestellt, aus denen heraus psychische Störungen entstehen und die mit Hilfe der psychodynamischen Psychotherapie behandelt werden können. Im Kern sind es drei ätiologische Zusammenhänge, die psychische Krankheiten zur Folge haben können: (1) *Defizite* in der frühen Mutter-Kind-Beziehung haben häufig strukturelle Störungen des Selbst zur Folge, (2) *unbewältigte Konflikte* der Kindheit können unbewusste Konflikte und neurotische Störungen entstehen lassen und (3) *Traumata* in den Eltern-Kind-Beziehungen haben Störungen der Struktur des Selbst und posttraumatische Belastungsstörungen zur Folge. Darüber hinaus findet man beim Forschen nach den ursächlichen psychodynamischen Zusamenhängen einer psychischen oder psychosomatischen Störung Hinweise darauf, dass psychische Beeinträchtigungen der Eltern transgenerational weitergegeben werden können.

KAPITEL 1

Empathisch begreifen – metapsychologisch verstehen

Beispiel einer Konfliktpathologie; abgewehrt: Assertion (Selbstbehauptung)

Das Telefon klingelt und ich höre die feste Stimme eines norddeutschen Mannes, der sich – in Dialekt und Sprache des Volkes vom Lande – nach einem Termin bei mir erkundigt. Er habe Probleme in seinem Betrieb und komme damit allein nicht mehr zurecht. In mir klingt spontan meine eigene biografische Verbindung zu Dörflern und Handwerkern aus dem Hamburger Umland an, das Plattdeutsch, wie ich es seit meiner Kindheit mit meinen Großeltern zu sprechen gelernt habe, der verfallende Charme und die Rätselhaftigkeit der großen Landgärtnerei meines Onkels, in der ich als Kind so oft mit einer Mischung aus Neugier und gruselndem Schauer gespielt hatte, wo aber stets auch Angst vor Schimpf und Strafe spürbar war.

Zum Termin kommt Herr W., ein groß gewachsener, schlanker 50-Jähriger in sportlicher Alltagskleidung, der mich mit freundlichem Blick begrüßt; in seiner großen Hand scheint meine fast zu verschwinden. Er schaut sich im Behandlungszimmer neugierig um und sitzt dabei ein wenig steif in seinem Sessel, beinahe so, als erwarte er hier etwas Unangenehmes, das nun gleich auf ihn zukomme. Ihm rausche ständig der Kopf, die Ohren, sagt er. Der Hals-Nasen-Ohren-Arzt meine, da könne man nichts machen. Und er habe Schlafstörungen. Morgens zwischen vier und fünf wache er auf, und dann gehe ihm alles durch den Kopf. Jeden Tag. Vor allem sei es die Ablehnung seiner Frau durch seine Schwester und seinen Schwager. Das sei schon seit Jahren so. Und dann das Problem mit seiner Mutter, dieser Streit zwischen den beiden Frauen. Und er stünde so dazwischen. Er würde seine Mutter ja mögen, aber seine Frau hätte am liebsten, dass sie Hausverbot bekäme. Abends fühle er sich oft so unerfüllt, so unbefriedigt. Dann sitze er oft noch lange in seinem Büro, schaue fern oder sei im Internet unterwegs. Soll's das gewesen sein? Und dann wieder, wenn er auf seinem Trecker sitze, wenn er in den Beeten erarbeite, mit seiner Gärtnerei beschäftigt sei, »dann fühle ich mich oft so glücklich, so zufrieden, mit meinen Beruf und damit, was wir geschafft haben«.

Ich bin beim Zuhören gefesselt und gerührt zugleich. In meiner Phantasie taucht die Vorstellung von einer der traditionellen Gärtnereien auf, wie es sie im Hamburger Umland entlang der Elbe zahlreich gibt. Vor meinem inneren Auge sehe ich das flache Marschland sich ausbreiten, die in Spalierreihen stehenden Pflanzen hinter dem Deich. Und ich spüre die durch starre Regeln geprägte Enge landwirtschaftlich tätiger Familien, wie ich sie schon als Jugendlicher kennengelernt habe, wie sie mir als Therapeut aber auch schon so oft von Patienten beschrieben worden ist.

Herr W. schildert mir seine Lebensrealität im Betrieb, den er von den Eltern übernommen hat. Ein Übernahmevertrag bindet ihn, die Eltern lebenslang zu alimentieren. Der Vater, der bis zum Schluss immer noch versucht habe, ihm in die Betriebsführung reinzureden, sei inzwischen verstorben. Die Mutter habe das Recht, lebenslang Produkte aus dem Betrieb zu beziehen. Die Schwester sei abgefunden, aber Zwist, Neid und Ablehnung prägten die Geschwister-Beziehung. Seine Sehnsucht nach Harmonie sei riesig, aber nicht erreichbar. Zu allem Überfluss hätten auch die Spannungen zwischen seiner Frau und seiner Mutter so sehr zugenommen, dass sie dieser am liebsten ein Verbot erteilen würde, den Betrieb noch zu betreten. In dieser Haltung sei seine Frau kompromisslos und unnachgiebig. Unter diesem Konflikt leide er massiv, denn bis heute sei sein Verhältnis zu seiner Mutter doch eigentlich gut. Sie sei schon in der Kindheit seine Vertraute gewesen, sie beide hätten immer gern und viel miteinander gesprochen. Eigentlich führe er einen erfolgreichen Betrieb, dem es wirtschaftlich gut gehe, aber er könne sich daran nicht freuen. Er leide auch sehr darunter, dass er und seine Frau seit Jahren keine körperliche Intimität mehr hätten.

Ich spüre, dass die Spannungen in der Familie Tristesse ins Leben des Mannes bringen, sie sind wie eine dunkle Wolke, die einfach nicht wegzuschieben ist. Quälende Ohnmacht und ohnmächtige Wut beginnen sich in mir zu rühren, wenn ich mich in meiner Phantasie in die Situation von Herrn W. hineinversetze. Die Ohnmacht scheint dabei die Oberhand zu behalten. Und ich kann mir vorstellen, welche Befreiung es ist, sich auf den Trecker zu setzen und davonzubrausen. Raus an den Deich, den Blick auf die Elbe genießen und die Wut zwischen den Spalierreihen oder auf dem Feld an der Erde abarbeiten.

Aber man wird sie nicht los, diese klebende Wut, die eigentlich auch gar nicht spürbar ist, sondern nur so eine Unzufriedenheit, so ein immerwährendes *Das schmeckt mir nicht* hinterlässt.

Im Laufe der ersten Sitzungen erfahre ich immer mehr Einzelheiten aus dem Leben und den aktuellen Lebensumständen:

Herr W. ist das erste von zwei Kindern (eine Schwester ist zwei Jahre jünger) eines Elternpaares, das eine konventionelle Gärtnerei geführt habe. Die Mutter von Herrn W. hatte in den Betrieb eingeheiratet und unter den Demütigungen der herrschsüchtigen Schwiegermutter schwer gelitten. Der Vater war ein rücksichtsloser, zur Gewalttätigkeit neigender Mann, ein dorfbekannter Alkoholiker. Herr W. sei schon als Junge vielseitig interessiert und eher gefühlsbetont gewesen und habe die Nähe zu seiner Mutter und das Gespräch mit ihr gesucht. Diese habe sehr unter der Gewalttätigkeit des Vaters gelitten und sich deswegen schließlich von ihm und damit auch vom Betrieb getrennt. Herr W. habe schon als Junge vielfältige technische Interessen gehabt, habe gern experimentiert und eigentlich nie Gärtner werden wollen. Sein Vater, in der Nazizeit unter rauhesten Bedingungen groß geworden, habe es allerdings nie zugelassen, dass er sich seinen Interessen zuwende: »Wenn der mich irgendwo erwischt hat, hat er mich gleich geschnappt und zur Arbeit eingespannt... Ich hab nie Freizeit gehabt wie meine Klassenkameraden ... und alle Ferien habe ich mit Arbeit verbracht ... verreisen, das gab's bei uns nicht ... und wehren konnte ich mich auch nicht, da gab's gleich was hinter die Löffel ... Widerspruch, so was hat mein Vater nicht geduldet ... und was ich wollte, vielleicht im Sommer mal schwimmen gehen, das hat ihn nicht interessiert.« Nach der Schule hat Herr W. unter dem Druck des Vaters den Beruf des Gärtners ergriffen und den Betrieb schließlich zusammen mit seiner Frau von den Eltern übernommen. Gemeinsam mit seiner Frau habe er die Gärtnerei schrittweise in einen Bio-Betrieb umgewandelt. Das Ehepaar führte eine Aufgabentrennung ein: Die Ehefrau expandierte mit dem Verkauf der Produkte; Herr W. stellte konsequent weiter auf die biologisch-dynamische Wirtschaftsweise um und optimierte den Gemüse-Anbau. Der Vater lebte im Anbau und die Mutter verließ den Hof. Sie besucht regelmäßig den Laden, da zu ihrem vertragsgemäßen Versorgungsanspruch gehört, dass sie sich kostenlos Produkte nehmen kann: Dies lässt die Konflikte in der Familie von Herrn W. beinahe täglich wiederaufleben.

Ich merke beim Zuhören, dass ich in meiner Phantasie bei dem Jungen hängen bleibe, der technisch interessiert war, gern Ingenieur geworden wäre, nicht das Gymnasium in der nahe gelegenen Kleinstadt besuchen durfte und der selbst im heißesten Sommer mit seinen Schulfreunden nicht zum Schwimmen gehen durfte. Mir fällt das rabiate Gehabe eines Bauern aus meiner früheren Nachbarschaft ein, der bekannt dafür war, in betrunkenem Zustand in die Feldmark auf die Jagd zu gehen oder mit Traktor und Anhänger rücksichtslos durch das Dorf zu rasen, sodass man zur Seite springen musste, um sich vor dem Überfahren-Werden zu retten. Und mir geht die Frage durch den Sinn, was für ein Lebensgefühl ein Junge in solch einer Lebenssituation wohl entwickeln mag. Da sind mein verständnisvolles Mitgefühl für ihn und ohnmächtiger Zorn dem Vater gegenüber in mir, aber damit bleibe ich draußen und erfasse noch nicht, wie der Junge sich einst gefühlt haben mag. Natürlich, Angst fällt mir ein, wohl zeitweise panische Angst, wenn der betrunkene Vater in seiner cholerischen Art nicht zu bremsen war; und ständige Vorsicht, den Vater in seiner Unberechenbarkeit nicht zu reizen.

Beim Nachdenken über diesen *Fall* wird mir kognitiv rasch klar, dass ich es hier mit einer schleichenden depressiven Entwicklung zu tun habe, in deren Hintergrund ein unbewältigtes Aggessionsproblem steckt. Aber solche Einfälle sind für mich zu diesem Zeitpunkt des Versuchs, die Psychodynamik zu verstehen, noch kognitive Worthülsen, die zutreffen mögen, denen aber noch ein Bindeglied fehlt, nämlich das zwischen zutreffender Einfühlung und metapsychologischem Verstehen. Erst wenn ich im Bericht eines Patienten empathisch in differenzierter Weise erfassen kann, was genau – wie ich in diesem Fall vermute – die abgewehrte emotionale Dimension ist, dann halte ich den Zeitpunkt für gekommen, in meiner Reflexion auf die Ebene der metapsychologischen Durchdringung des Falles zu wechseln. Um dieses Bindeglied finden zu können, brauche ich die Beschreibung mikroepisodischer Szenen und Momente, die ich mit meiner Phantasie und Empathie so erfassen kann, dass mir spürbar wird, was darin emotional genau vorgeht und woran es dem Patienten dabei mangelt, sodass ihm eine angemessenere Lösung bisher nicht möglich ist.

Dazu kommt es, als Herr W. von einer konflikthaften Situation mit seiner Mutter berichtet. Sie war wieder einmal im Betrieb und hatte wie üblich ihren Bedarf an Gemüse gedeckt. Meist sucht sie dann nach ihm und »klönt« ein wenig mit ihm. Wie so oft hatte sie von seiner Schwester erzählt und von offenen Erbfragen, die nach dem Tod des Vaters aktuell wurden. Erneut sei in ihm das Gefühl aufgebrochen, »ungerecht behandelt« zu werden. Wieder war in ihm jenes diffuse *Das schmeckt mir nicht* aufgetaucht, aber er hatte nichts dazu zu sagen gewusst. Und so hatte seine Mutter ihn stehen lassen. Erst als er seiner Frau am Abend von dieser Begegnung erzählte, als sie kritisch nachfragte und ärgerlich wurde, habe er »Groll« gespürt. Und er habe bemerkt, dass ihm das »Vertrauen« fehle, dass seine Mutter die beiden Geschwister gleich behandele. Allerdings habe er auch bemerkt, dass er ohnmächtig sei, daran etwas zu ändern.

Ich höre mir diese Szene wie immer in der Weise an, dass ich in meiner Phantasie den Versuch unternehme, mich an die Stelle meines Patienten zu imaginieren und mich zu fragen, wie ich mich wohl an seiner Stelle gefühlt hätte. Ich spüre Ärger gegenüber der Mutter, verbunden mit dem Gefühl, dass ich benachteiligt werde. Und ich spüre, dass ich mir das auf gar keinen Fall gefallen lassen will. In mir wächst das Bedürfnis, meine Interessen zu vertreten und mich durchzusetzen. Aber gleichzeitig kommt auch die Ahnung auf, damit möglicherweise keine Chance zu haben. Ich ahne so etwas wie *Ignoranz* auf Seiten der Mutter, eine *Unerreichbarkeit* für mich, meine Gefühle und meine Bedürfnisse. Und Traurigkeit beginnt sich in mir auszubreiten.

Neben diesen aus der Empathie gewonnenen Empfindungen taucht in mir die Erinnerung an den Vater auf, und mir fällt ein, wie ohnmächtig sich Herr W. bereits als Kind gegenüber der Willkür dieses Mannes erlebt hatte. Das erlaubt mir jetzt zu verstehen, dass Herr W. offenbar schon immer gegenüber *beiden* Eltern in die Situation einer Ohnmacht geraten war, in der er spüren musste, dass er in seiner Absicht, sich mit seinen Interessen, Bedürfnissen oder Zielen zu behaupten, chancenlos war. Als mir dieser Zusammenhang klar wird, habe ich den Eindruck, dass ich das Bindeglied gefunden habe, das sich wie ein roter Faden seiner emotionalen Erfahrung bis in die Gegenwart durch sein Leben zieht: Er läuft mit seinem Bedürfnis, sich erfolgreich durchzusetzen, gegen eine Wand von Verständnislosigkeit, Ignoranz oder Willkür, bei seinem Vater ebenso wie bei seiner Mutter! Das bedeutet unter dem Aspekt der Entwicklungspsychologie, dass Herr W. diese Beziehungserfahrung nicht erst mit dem Vater gemacht hat, sondern bereits viel früher schon mit der Mutter. Das assertive Motivationssystem konnte sich in der spiegelnden Obhut der Mutterbeziehung sehr wahrscheinlich nur sehr begrenzt entfalten, denn auch bei ihr lief das Kind oft genug gegen eine Wand von Verständnislosigkeit oder Ignoranz. Auf diese Weise sind Ohnmacht und das mit Wut verknüpfte Streben nach Selbstbehauptung im Laufe seines Lebens zu einer Art emotionalem Amalgam verschmolzen. Den Komplex des wütenden Strebens nach Selbstbehauptung durch ein Verdrängen in das Unbewusste abzuwehren war eine sinnvolle Leistung seines Ich, das sich auf diese Weise vor dem unerträglichen Schmerz der sich immer wiederholenden Ohnmacht schützen konnte. Aber der emotionale Preis, den das Kind und heute der Mann für seine Freiheit vom Schmerz der Ohnmacht zu zahlen hat, besteht darin, dass das so enorm wichtige und unverzichtbare motivationale Bedürfnis (→ **motivationale Systeme**) nach (→) **Assertion** keine Integration in das Selbst fand.

Mit diesen reflexiven Gedanken habe ich die Ebene gewechselt. Ich bin von der Ebene des empathisch-psychodynamischen Begreifens auf die reflexive Ebene des kognitiven metapsychologischen Verstehens gegangen. Denn ich habe mit Hilfe meiner Empathie den für mein emotionales Verständnis notwendigen Zusammenhang entdeckt, der, meinem Patienten unbewusst, den Schlüssel für das Entstehen seiner Depression darstellt. In den Beziehungen zu beiden Elternteilen war es dem Kind nicht möglich gewesen, dasjenige motivationale Bedürfnissystem, das für eine vitale, kraftvolle Lebensgestaltung unverzichtbar ist, in sein Selbst zu integrieren, nämlich die Fähigkeit zur Selbstbehauptung.

Die Entdeckung der abgewehrten Selbstbehauptung birgt noch einen zweiten Zusammenhang, der im Gegensatz zu seiner bewussten Wahrnehmung steht. Herr W. hat stets betont, wie gut und wie wichtig sein Verhältnis zu seiner Mutter sei. Hier wird allerdings deutlich, dass die Mutter ebenso wie der Vater die Integration dieses essenziellen motivationalen Bedürfnissystems in das Selbst verhindert hat. Es sind ihre Ignoranz gegenüber seiner emotionalen Bedürfniswelt, ihre geringe Fähigkeit zum Respekt für die angemessenen narzisstischen Bedürfnisse[11] des Sohnes, die an dieser Stelle sichtbar werden. Oder anders ausgedrückt: Herr W. hat es nie anders kennengelernt, als dass wesentliche Anteile seiner emotionalen Bedürfnisse unbeantwortet blieben, und erlebt eben dieses als ganz selbstverständlich. Ohnmacht zu ertragen gelingt ihm aufgrund der Abwehr aller Regungen, mit denen er sich selbst behaupten könnte, gut. Aus diesem Grund, so ist zu vermuten, konnte es wohl

11 Der Begriff *narzisstische Bedürfnisse* hat hier eine rein deskriptive Funktion und beschreibt solche Bedürfnisse des Kindes, die eine selbstregulative Bedeutung haben. Narzisstische Bedürfnisse regulieren in der Regel das Selbsterleben und das Selbstwertgefühl. Hier geht es konkret um die Kompetenzlust, welche Kleinkinder bereits früh empfinden. Die Säuglingsforschung belegt, dass erste Anzeichen für das Auftauchen von Kompetenzlust bereits im ersten Lebenshalbjahr zu beobachten sind. Kompetenzlust ist der emotional-affektive Vorläufer des motivationalen Bedürfnissystems von Exploration und Assertion. Mit dem Begriff (→) **Kompetenzlust** ist das Erleben von Lust und Freude am Entdecken von Neuem und neuen Zusammenhängen gemeint.

auch geschehen, dass in der Paarbeziehung mit seiner Frau die sexuelle Intimität verloren ging, ohne dass er sich mit seinen sexuellen Bedürfnissen behauptete.

Die verschiedenen Facetten der Psychodynamik werden nun sichtbar:

- In Herrn W. begegnet mir ein Patient, der mir, von ihm unbemerkt, die Möglichkeit bietet, mich in eine Lebenswelt einzuschwingen, die mir nicht gänzlich unvertraut ist. Das ist für den Beginn einer Psychotherapie sehr wertvoll, sichert es doch die Atmosphäre eines emotionalen Miteinander, in der *beide* auf implizite Weise voneinander spüren, dass ein gegenseitiges Sich-gefühlsmäßig-aufeinander-Einschwingen möglich ist. Ohne diese Atmosphäre sollte eine Psychotherapie nicht beginnen und ist ein angemessenes psychodynamisches Verstehen kaum möglich.
- Zwischen Herrn W. und mir etabliert sich rasch der Anflug einer (→) **Übertragung**, in der er Unangenehmes von mir erwartet. Das kann als ein erster Hinweis darauf gewertet werden, wie unbewusste (→) **Erwartung**en in prägenden (→) **Primärbeziehung**en gestaltet sind.
- Im Narrativ taucht rasch die Schilderung einer negativ geprägten Primärbeziehung auf, in der auch sogleich ein Beziehungsmuster sichtbar wird: Der Patient ist gegenüber der Willkür des Vaters mit seinem eigenen Wollen und Streben ohnmächtig. Dieser Zusammenhang verleitet anzunehmen, dass man hier bereits auf ein unbewusst bedeutsames Beziehungsthema trifft.
- Doch die (→) **Gegenübertragung** erlaubt es zu spüren, dass noch nicht alle emotional bedeutsamen Zusammenhänge erfasst sind. Mit der daraus resultierenden milden Skepsis gegenüber den bislang entdeckten Kontexten wird es möglich, nach solchen Beziehungsepisoden zu suchen, welche die per Empathie erfasste Lücke zu schließen vermögen. Dem metapsychologischen Verstehen soll ein empathisches Begreifen psychodynamischer Zusammenhänge vorausgehen.
- Mikroepisodisch angelegtes Suchen lässt einen Zusammenhang in der Mutterbeziehung entdecken, der in dieser Weise dem Patienten bisher unbewusst ist, nun aber Anlass gibt, eine zunehmend sichere psychodynamische Hypothese zu formulieren, worin die Ursache für die Entstehung der Depression des Patienten zu sehen ist. Eine mangelhafte Integration des (→) **motivationalen Bedürfnissystems** (→) **Assertion** hat auf der Ebene der Primärbeziehungen in der Kindheit sowie auf der Ebene der aktuell bedeut-

samen Beziehungen zu gravierenden Mängeln (mangelnde Sexualität in der Beziehung mit der Frau, mangelnde Gerechtigkeit in der Beziehung mit der Mutter) geführt.

- Soweit die unbewussten Zusammenhänge bislang beschrieben sind, entsteht der Eindruck, dass die Unerträglichkeit von Ohnmachtsgefühlen sowie das Unvermögen der Mutter, die Kompetenzlust des Kindes sowie dessen Streben nach Selbstbehauptung zu akzeptieren und zu spiegeln, der Grund für die (→) **Abwehr** des assertiven Bedürfnissystems sind. Tatsächlich aber spielt bei dieser Abwehr noch ein dritter Umstand eine, wenn nicht die bedeutsamste Rolle: das Harmoniebedürfnis des Kindes einst und des Mannes heute. Was in der Alltagssprache als *Erleben* des *Harmoniebedürfnisses* beschrieben wird, verstehen wir metapsychologisch als Ausdruck einer unbewussten Angst, der Angst vor dem Verlust der elterlichen Liebe oder gar des zeitweiligen Verlustes der Beziehung zu den Eltern.
- Wenn in der klinischen Situation ein motivationales Bedürfnissystem aufgrund der Angst vor einer unbewussten Gefahr abgewehrt wird, liegt ein unbewusster (→) **Konflikt** vor. Dem motivationalen Bedürfnis steht eine Gefahr gegenüber, die als so bedrohlich erlebt wird, dass auf das motivationale Bedürfnis verzichtet wird, um die für das Selbst nicht zu bewältigende Gefahr zu bannen. Dieser Vorgang ist unbewusst. Im Fall von Herrn W. besteht die unbewusste Gefahr im Liebes- oder Beziehungsverlust. Hier ist eine konfliktzentrierte Psychotherapie indiziert.

Nach diesen Überlegungen *lässt sich jetzt die Psychodynamik* für die depressive Erkrankung des Herrn W. *formulieren*: Herr W. gerät schleichend in eine depressive Entwicklung, als sich in der Ehebeziehung ein ähnliches Beziehungsmuster etabliert, wie es bereits in der frühesten Mutter-Kind-Beziehung seinen Ausgang nahm. Er wurde in einer Familie groß, in der die elterliche Beziehung durch eine unbewusste Macht-Ohnmacht-Dynamik geprägt war. Sie war – bewusst erlebbar – von Willkür (Vater) und Ignoranz (Mutter) auf der einen Seite sowie von (Alkohol-) Abhängigkeit (Vater) und Unterwerfung (Mutter) auf der anderen Seite geprägt. Auf diese Weise trugen beide Elternteile unbewusst die Täter- wie auch die Opfer-Seite der Dynamik in sich. Insofern war auch die Mutter-Kind-Beziehung von dieser Macht-Ohnmacht-Dynamik geprägt. Ignoranz und Verständnislosigkeit gegenüber der Entwicklung und Entfaltung von Kompetenz und Selbstbehauptung des Kindes konstellierten die Machtposition der Mutter dem Sohn gegenüber, der gegenüber er sich nur ohnmächtig fühlen konnte. In dieser Situation erfuhr das Kind weder Respekt noch ausreichende Spiegelung für seine motivationalen Bedürfnisse im Bereich der Assertion, sodass sein gesamtes (→) **phallisches Potential** zu wenig als (→) **sekundäre Selbstrepräsentanz** gespeichert werden konnte. Darüber hinaus hatte die Fixierung der Mutter in der Macht-Ohnmacht-Dynamik zur Folge, dass das Kind die Mutter in jenen Situationen als machtvolle Bedrohung erlebte, in denen es sich assertiv durchsetzen wollte. Das hatte die unbewusste Angst des Kindes vor dem vorübergehenden Verlust der Beziehung zu ihr zur Folge. Diese Dynamik konnte in der Beziehung zum Vater keine angemessene (→) **Triangulation** erfahren, sondern wurde in der Erfahrung seiner Willkür und seiner cholerisch-destruktiven Ausbrüche noch verstärkt. Auf diese Weise entstand ein unbewusster Konflikt, in dem dem motivationalen Bedürfnis nach Selbstbehauptung (Assertion) die Angst vor dem (vorübergehenden) Beziehungsabbruch seitens der Mutter gegenübersteht. Diesen Konflikt hat das kindliche Selbst bewältigt, indem einerseits eine weitgehende Verdrängung der assertiven Impulse erfolgte und Herr W. andererseits eine Identifikation mit der Bereitschaft zur Unterwerfung seitens der Mutter entwickelte. Zur depressiven Krise des Patienten kommt es, als diese intrapsychische Dynamik (Abwehr der assertiven Impulse und Unterwerfung) in einer zunehmend konflikthaften Situation mit der Ehefrau (ihr sexueller Rückzug) sein Verhalten ihr gegenüber zunehmend blockiert.

Das Beispiel von Herrn W. zeigt, wie das Verständnis der Psychodynamik sich schrittweise aus dem Narrativ des Patienten, der Inszenierung und Gestaltung der Beziehung mit dem Therapeuten sowie der Gegenübertragung entwickeln lässt. Details zu diesem Vorgehen können in Kapitel (→) **I.8** nachgelesen werden. Welche Inhalte bei der Formulierung der Psychodynamik erfasst werden sollten, wird in Kapitel (→) **I.9** beschrieben.

Die beschriebene Psychodynamik stellt eine Indikation zur konfliktzentrierten Psychotherapie dar, der Domäne der tiefenpsychologischen Psychotherapie. Und tatsächlich habe ich diese Form der Psychotherapie mit Herrn W. durchgeführt. Wir trafen uns über weniger als 50 Sitzungen einmal wöchentlich. Nach meiner Vorstellung wäre es sinnvoll und notwendig gewesen, den unbewussten Konflikt in seinen verschiedenen Facetten durchzuarbeiten. Dazu hätte gehört, mit ihm darauf zu schauen, in welcher Weise er – ähnlich wie seine Eltern – mit der Täter- wie auch mit der Opfer-Seite des Beziehungsmuster identifiziert war und wie beide Seiten in ihm angelegt waren. Jedoch war Herr W. dazu nicht bereit. Vielmehr hat er die Therapie zu einem Zeitpunkt beendet, als es ihm gelungen war, mit seiner *Lust an Kompetenz* und *Fähigkeit zur Selbstbehauptung* tiefgreifender in Kontakt zu kommen und dies auch in seinen Beziehungen gestalten zu können. Darüber und damit war er sehr glücklich. Die Inhalte unserer Arbeit haben die beschriebene Psychodynamik als zutreffend bestätigt. Aber die therapeutische Arbeit hat auch an einen Punkt geführt, der hin und wieder im Verlauf von Behandlungen erreicht wird, dass es nämlich zu einer Symptom- und Verhaltensänderung des Patienten kommt, bevor die ursächlichen Zusammenhänge in ihrem unbewussten Inhalt in das Bewusstsein gehoben werden können. An solchen Punkten des therapeutischen Prozesses brechen einige Patienten die Behandlung ab, eine Entscheidung, die es zu respektieren gilt.

Im nächsten Abschnitt ist erneut eine relativ typische diagnostische Situation mit einer Patientin beschrieben.

KAPITEL 2

Die Migrantin – Gastarbeiterin im Land ihrer Mutter

Beispiel einer Konfliktpathologie; abgewehrt: Aversion

Frau Z. ruft mich an und bittet um einen Termin. Als ich ihr sage, dass ich auf absehbare Zeit keinen Therapieplatz frei habe, erzählt sie mir am Telefon, sie habe ein Problem mit ihrer Mutter, darüber würde sie gern mal mit jemandem sprechen, und das würde sicher auch nicht so viel Zeit in Anspruch nehmen; vielleicht könnte ich ihr ja gelegentliche Ausfallsitzungen anbieten. Ich höre dies und frage mich, welche Geschichte wohl in dieser Geschichte verborgen sein mag.

Dabei erinnere ich mich daran, wie häufig ich den Selbstpsychologen Paul Ornstein[12] habe sagen und mahnen hören: »The message contains the message!«

Er wollte uns damit immer wieder darauf hinweisen, nicht allein auf das konkrete Narrativ zu hören, sondern stets die behutsam skeptische Haltung eines Fragenden zu behalten, der daran interessiert ist zu erfassen, welche latente Botschaft hinter der manifest ausgesprochenen steckt. Das ist die selbstpsychologische Perspektive auf jenen Zusammenhang, den wir heute als *Inszenierung* oder *Enactment* bezeichnen.

Bei unserer ersten Begegnung steht eine heiter lachende Frau vor mir. Sie strahlt mich mit einem fröhlichen Gesicht an, das von einer Kurzhaarfrisur

---

12 Paul Ornstein gehört gemeinsam mit seiner Frau Anna zur zweiten Generation der amerikanischen Selbstpsychologen nach Heinz Kohut. Zusammen mit Frank Lachmann, Joe Lichtenberg und Ernest Wolf haben sie in den neunziger Jahren des letzten Jahrhunderts zahlreiche Workshops und Lehrveranstaltungen für deutsche Analytiker und Psychotherapeuten – organisiert von Hans-Peter Hartmann (Heppenheim) und Wolfgang Milch (Gießen) – angeboten und so maßgeblich dazu beigetragen, dass die psychoanalytische Selbstpsychologie in ihrer modernen Prägung im deutschsprachigen Raum (einschließlich Österreich und Schweiz) Verbreitung und Anerkennung finden konnte.

umrahmt ist, und scheint sich offensichtlich zu freuen, dass sie zu mir kommen kann. Meine Stimmung hellt sich augenblicklich auf. Allerdings spüre ich gleichzeitig auch eine leise Skepsis und Zurückhaltung in mir, und die Zurückhaltung nimmt noch eine Spur zu, als wir im Behandlungszimmer angekommen sind und uns setzen. Denn jetzt wird die lachende Freundlichkeit beinah zu einer Welle, die auf mich zurollt, und der Duft ihres Parfums scheint mein Zimmer in einen Blumengarten zu verwandeln. Vor mir sitzt eine Frau mittleren Alters, ein wenig korpulent und in duftigen Farben Ton in Ton gekleidet – eine angenehme Erscheinung. Ohne Umschweife beginnt sie offen, emotional und reflektiert von sich zu sprechen. Es ist spürbar, dass sie es gewohnt ist, so über sich zu reden.

Die Beziehung zu und mit ihrer Mutter, die demnächst 100 Jahre alt werde, belaste sie sehr. »Ich bin die Vertrauteste für sie, weil ich die Jüngste von acht Kindern bin.« Und neben dieser belastenden Beziehung habe sie seit einigen Jahren viele Verluste zu verkraften gehabt. Ein Anflug von Weinen befällt sie, was sie zunächst noch auffangen kann. Dann erzählt sie weiter. Vor einer ganzen Reihe von Jahren, sie war seit langem ohne Partnerschaft gewesen, hatte sie sich verliebt. »Darauf hat meine Mutter total gegnerisch reagiert … Und hat ihn total abgelehnt.« Sie sei damals so wütend gewesen, dass sie sie am liebsten nicht mehr besucht hätte. Sie habe dann über lange Zeit Distanz zu ihrer Mutter gehalten, und erst nach drei Jahren habe die Mutter begonnen, den Mann mal zu grüßen. Inzwischen seien sie, Frau Z., und der Mann verheiratet. »Fakt ist, dass ich in den Jahren viel bei ihr war, immer ein ganzes Wochenende.« Und in dieser Zeit sei auch die Mutter ihres Mannes schwer pflegebedürftig geworden und schließlich verstorben; das sei eine Zeitlang viel Begleitung in einer schwierigen Beziehung gewesen. Und zur gleichen Zeit sei noch ein Freund erkrankt und verstorben. Schließlich sei auch ihre Schwester gestorben, mit der sie sich die Betreuung ihrer Mutter seit Jahren geteilt hatte. Die habe »den Löwenanteil an der Betreuung meiner Mutter« übernommen. (Das Weinen, das ihren Bericht bislang eher still begleitet hatte, nimmt zu.) Die Mutter sei »so eine kleine, vitale, liebenswerte Frau, aber unglaublich selbstbezogen. Sie konnte nie dankbar sein und war immer voller Anklage, dass sie es so schlecht habe … Sie war voller Vorwurf, dass sie nicht bei einem von uns leben kann.« (Sie weint, so scheint mir, wie gegen das Schicksal an.) Sie kommt auf den Tod der Schwester zurück und erzählt, dass sie bei deren Sterben an ihrem Bett gesessen habe; die Schwester sei an einer Hirnmassenblutung verstorben. »Ich bin noch gar nicht dazu gekommen, mich mit dem

Tod zu befassen ... mit ihrem Tod ... weil ich mich immer um meine Mutter kümmern muss. Meine Mutter hat viel über ihren Tod geweint ... Aber eigentlich nicht um meine Schwester, sondern über sich, weil sie ihre Zukunft war.« Einen weiteren Monat später sei ihre Tante, die Schwester ihrer Mutter verstorben: »Das war alles unheimlich schwer für mich zu verarbeiten ... Dann ging es um die Frage, wie es mit ihr weitergeht. Sie wohnte ja noch in ihrer eigenen Wohnung und wollte auf keinen Fall dort raus.« Im Kreis der Geschwister, die bis auf einen Bruder alle weit von der Mutter entfernt wohnten, sei der Beschluss gefallen, dass die Mutter in ein Pflegeheim gehen solle. Schon vorher sei sie nur noch »voller böser Anklage« gewesen.

Während Frau Z. mir all dies erzählt, bin ich zunehmend gefangen von ihrer Geschichte und wie überrollt von den Ereignissen, besonders den Todesfällen darin. Ich bin fassungslos über das Ausmaß an Verlust, Schmerz und Trauer und habe das Gefühl, Frau Z. stecke wie voll davon, sei überladen von den Erlebnissen und Gefühlen, die diese in ihr ausgelöst haben, ohne dass sie sich bislang davon hätte befreien können. Vielleicht ist das die Welle, so denke ich, von der ich gleich zu Anfang den Eindruck hatte, dass sie auf mich zurollt. Aber ich bin auch fassungslos über den Starrsinn und die offenbare Egozentrik der greisen Mutter, die scheinbar ohne jeden Blick für die Anderen nur daran denken kann, wie sie unter Bedingungen versorgt wird, an denen sich nie etwas ändern soll. Dabei wurde sie bereits über viele Jahre von zwei Töchtern versorgt, die stundenlange Anreisen aus fernen Städten dafür in Kauf nahmen. In mir steigt Ärger auf, als ich mir diese Zusammenhänge klarmache. Und ich frage mich, ob meine Patientin wohl Ärger ihrer Mutter gegenüber verspürt. Vielleicht, so denke ich in einer ersten psychodynamischen Reflexion, konnte Frau Z. nie wirklichen Ärger gegenüber ihrer Mutter empfinden. Und so frage ich sie: »Konnten Sie mit ihr böse sein?«

»Ich hab richtig geschimpft, aber das ist mein Problem ... Ich hab ein richtig tiefes Schuldgefühl ... In den Momenten, wo ich mit ihr schimpfe, da ist es weg ... Aber dann kommt das alles wieder. Und jetzt habe ich ein Schuldgefühl, dass ich sie da *(sie meint das Pflegeheim)* nicht wieder raushole, denn ich hatte ihr gesagt, sie solle nur für sechs Wochen da hin.«

Ich: »Kann es sein, dass Sie in einem Konflikt sind zwischen Schuldgefühl, einer Art Bringschuld Ihrer Mutter gegenüber auf der einen Seite, und dass Sie andererseits das Gefühl, aber auch den Eindruck haben, so wie bisher geht es nicht weiter?«

Sie: »Ja! Damit komme ich nicht zurecht. Mein Sohn ist da ganz anders. Er entscheidet und nimmt mir auch Aufgaben ab mit Oma. Aber das löst in keiner Weise das Schuldgefühl.« Nun berichtet sie kurz und prägnant, wie ihr erwachsener Sohn in der Lage ist, sehr realitätsbezogen mit der Großmutter umzugehen, und ihr gegebenenfalls auch Unangenehmes zumuten kann. Und sie schildert weiter, dass der Sohn nicht ihr leibliches Kind sei, sondern der Sohn ihrer Schwester, die kurze Zeit nach dessen Geburt verstorben sei. Noch als Studentin habe sie die Sorge für das Kind übernommen und ihn schließlich großgezogen. Sie habe sich damals einfach für den Säugling verantwortlich gefühlt, denn sonst habe das niemand in der Familie getan. Sie habe damals gehofft, dass ihre Mutter sie bei dieser Aufgabe unterstützen werde; aber das habe sie nicht getan. Und dann, mit einem plötzlichen Ausbruch des Weinens: »Ich glaube, meine Mutter hat die Schnauze mit Kindern so richtig voll gehabt, als ich kam, und das prägt mein Leben.« Es braucht eine Weile, bis das Weinen abebbt. Bevor die Sitzung zu Ende geht, erwähnt sie noch, dass die Mutter ihr selbst einmal erzählt habe, dass sie keine Kinder mehr bekommen wollte, als sie mit ihr schwanger wurde.

Während sie das sagt, denke ich spontan: Ja, das ist vielleicht die Realität, die Frau Z. sieht, die sie aber auch wieder nicht sieht, jedenfalls noch nicht so, dass sie sie im ganzen Umfang der Realität emotional spüren würde. Und weiter vermute ich, dass eben das zum Thema gehört, nämlich die Realität zwar rational-kognitiv zu sehen, sie jedoch noch nicht mit allen dazugehörigen Gefühlen emotional erfassen, wirken lassen und bewältigen zu können. Darin – in der Fähigkeit, Realität ausgewogen emotional und rational-kognitiv wahrzunehmen – scheint es eine Diskrepanz zu geben. Jedenfalls scheint auch die Mutter ihre Wirklichkeit heute, nämlich dass sie sich in die Hände einer professionellen Pflege begeben muss, nicht wahrhaben zu wollen. Und ebenso stehen vermutlich der Frau, die mir gegenübersitzt, noch einige Etappen bevor, auf denen sie manche Realität ins Auge fassen muss, kognitiv wie emotional, die sie bislang verleugnet oder verdrängt. Ich vermute weiter, dass das innere Mutterbild, mit dem sie noch ungetrennt verbunden ist, eher illusionär ist und nicht mit dem realistischen Bild von der offenbar starrsinnigen alten Dame übereinstimmt.

In die nächste Sitzung kommt Frau Z. und äußert, sie sei erleichtert, dass sie sich auf den Weg gemacht habe: »Wenn ich hier reinkomme, dann steigt in mir was ganz Trauriges auf … ein in mir nicht richtig zu Hause sein … Ich habe in den letzten 10 Jahren ungefähr 16 Kilo zugenommen … Da bin ich auch körperlich in mir nicht mehr zu Hause.«

Dann, nach einer kurzen Pause der Besinnung: Wenn sie in den Spiegel blicke und sich anschaue, dann denke sie: »Das bist du gar nicht!«

Ich: »Ist das das Gefühl, sich verloren zu haben?«

Sie: »Ja, schon so etwas ... Ich hab einen liebevollen, lebendigen Freundeskreis, aber ich leb das gar nicht mehr ... Seit ich mich in den letzten 10 Jahren so um meine Mutter kümmere ... Ich hab so vieles, was ich gern lebe, so wenig gelebt.«

Ich: »Haben Sie im Leben Abschied von der Lebendigkeit genommen, und daher kommt Ihre Traurigkeit?«

Sie: »Ich hab so ein Grundgefühl, dass ich gar keine andere Wahl gehabt habe.«

Ich denke an all das, was ich inzwischen von Frau Z. über die Beziehung zwischen ihr und ihrer Mutter erfahren habe. Dass ihre Mutter »die Schnauze voll gehabt« habe, als sie geboren wurde. Wie egozentrisch die Mutter sei, zumindest die alte Dame heute. Und wie offenbar missgünstig die Mutter reagiert hatte, als sich Frau Z. nach langer Partnerlosigkeit endlich mal wieder in einen Mann verliebt hatte. Bedeutet das alles, dass das Kind, das Frau Z. einst war, vielleicht tatsächlich eine Mutter hatte, die vom Mutter-Sein »die Schnauze voll hatte«, die, statt zu versorgen, möglicherweise selbst versorgt werden wollte? Sprechen die vielen Jahre, in denen die alte Dame sich hat von ihren beiden Töchtern versorgen lassen, sowie auch ihre anklagende Forderung nach Versorgung für genau diese Annahme? Und wenn das so war, was mag das für das Kind, das meine Patientin einmal war, bedeutet haben? Kann es sein, dass Parentifizierung die unbewusste Antwort des kindlichen Selbst auf die »Schnauze-voll-Haltung« der Mutter war? Mit diesen Reflexionen im Hinterkopf frage ich sie:

Ich: »Wer oder was hat Ihnen keine andere Wahl gelassen?«

Sie: »Das ist mir immer selbstverständlich gewesen.«

Ich: »Mir kommt das Bild einer Migrantin in den Sinn. Wenn die in einem fremden Land lebt, so geht ihr der innere Kontakt zu dem Land ihrer Herkunft verloren. Sie orientiert sich mit aller Kraft an den Regeln des neuen Landes. In gewisser Weise kommen Sie mir so vor. Es kommt mir vor, als wären sie aus dem Land ›eigenes Leben‹ in das Land ›Leben der Mutter‹ emigriert.«

Sie: »Ich konnte das oft nicht ins Gefühl bringen, was mit mir geschieht ... Aber oft hatte ich das Gefühl, irgendetwas schwemmt über mein ganzes Leben ... Als ich den Sohn meiner Schwester zu mir genommen habe, ist mir was Ähnliches passiert ... Ich hatte Schwierigkeiten, mein eigenes Leben als was Eigenes danebenstellen zu können.«

Die dritte Sitzung eröffnet Frau Z. damit, dass sie auf das Migrationsbild der letzten Stunde zurückkommt. Die Vorstellung, dass sie als Migrantin, als Gastarbeiterin, im Land ihrer Mutter tätig sei, habe sie sehr berührt und ihr »die Wahrheit fühlbar gemacht«. Danach sei sie geradezu erleichtert gewesen und habe gedacht: »Oh, dann wander mal wieder ein!«

Im Verlauf der Sitzung berichtet sie von einem Telefonat mit der Mutter, worin diese sie hysterisch und garstig beschimpft habe. Das erzählt sie fast amüsiert und verständnisvoll und lacht dabei. Ich bin irritiert, fühle ich mich doch, wenn ich mich in ihre Position hineinversetzte, empört, ja entrüstet, und hätte den Impuls, die Mutter und ihre Schimpftirade zurückzuweisen. Frau Z. aber reagiert, als wäre es die selbstverständlichste Sache der Welt, mit einem Lachen. Darauf könne sie mit Humor reagieren. Und als ich sie frage, ob sie denn gar nicht empört sei, meint sie: »Das kommt mir gar nicht!«

An dieser Stelle wird mir klar, dass wir damit vermutlich den zentralen unbewussten Beziehungskonflikt der Patientin aufgespürt haben. Und er ist mir nun auch im Kontext ihres emotionalen Erlebens nachvollziehbar: Ein Kind, das mit der impliziten Botschaft der Mutter aufwächst, sie habe die Schnauze voll davon, Mutter zu sein, kann unmöglich die Bindungsbeziehung mit der Mutter infrage stellen, indem sie ihr gegenüber ihre aversiven Regungen zum Ausdruck bringt. Das Risiko, damit die Bindungsbeziehung zur Mutter zu verlieren, ist viel zu groß. Daher muss das motivationale Bedürfnissystem (→) **Aversion** ins Unbewusste abgewehrt werden. Dazu hat das Selbst des Kindes auf die (→) **Abwehr** mittels (→) **Reaktionsbildung** zurückgegriffen und die Parentifizierung als (→) **zentrales Beziehungsmuster** entwickelt. Hier liegt also ein ins Unbewusste verdrängter (→) **Konflikt** (→**IV.10**) vor, bei dem die Aversion nicht genügend angemessen in das Selbst integriert werden konnte. Aber warum lacht sie dabei?

Mir ist aufgefallen, dass ihr Lachen, das sie selbst als »Humor« bezeichnet, im Kontext der Abwehr ihrer aversiven Empfindungen und Impulse auftaucht. Daher frage ich mich, wie ich das Lachen im emotionalen Kontext begreifen kann. Mir geht noch einmal die Eröffnungsszene durch den Sinn sowie unser Telefonat, und ich erinnere mich, dass sie sich mir gegenüber als jemand präsentiert hat, der nur ganz wenig braucht; gerade eben die wenigen Stunden, die sozusagen wie Brosamen vom Tisch der Reichen fallen, sollten ihr genügen, und im Übrigen brauche sie für das Thema mit ihrer Mutter ohnehin nicht so viel Zeit. Spricht da in unbewusster Weise *(the message behind the message)* das Kind in ihr, das bereits früh und auf implizite Weise (→**implizites Bezie-**

hungswissen) gelernt hat, dass es mit wenig zufrieden sein muss? Und gehören das Lachen und der olfaktorische Blumengarten, womit sie vom ersten Moment an meine Stimmung aufhellte, ebenfalls in diesen Zusammenhang? Bin ich möglicherweise für sie unbewusst vom ersten Moment an auch die Mutter, die bei Stimmung gehalten werden muss, damit es beiden gutgehen kann? Schließlich bin ich ja ebenfalls so einer wie die Mutter, der nicht bereit ist, sie aufzunehmen! Ist es für sie seit den ersten Lebenstagen so »selbstverständlich«, wie sie selber sagt, dass sie auf implizite Weise die Fähigkeit und Bereitschaft entwickelt hat, die Stimmung der Mutter so weit aufzuhellen, dass sie möglichst wenig spürt, wie sehr auch sie selbst »die Schnauze voll hat vom Mutter-sein« für ihre Mutter? Und muss sie seitdem jeden Anderen damit so sehr überfluten, weil sie früh genug gespürt hat, dass die (heute so anklagend fordernde) Mutter jemand ist, der die Schnauze nicht voll genug kriegen kann? Die Inszenierung, mit der Frau Z. mir vom ersten Moment unserer Begegnung an gegenübertritt, scheint für diese Annahme zu sprechen.

Jetzt wird eine erste Hypothese der Psychodynamik möglich:

Nach dem Tod ihrer Schwester geriet Frau Z. vor zwei Jahren zunehmend in eine depressive Krise. Sie hatte bis dahin die Pflege ihrer greisen Mutter gemeinsam mit der Schwester bewältigt, indem beide jeweils regelmäßig aus der fernen Großstadt zur Mutter auf das Dorf gefahren waren. Seit dem Tod der Schwester steht sie allein vor der Aufgabe, die Mutter zu pflegen. Inzwischen ist diese noch pflegebedürftiger geworden. Und sie ist nicht nur pflegebedürftig, sondern fordert zänkisch und vorwurfsvoll ein, dass man sich um sie kümmert, am besten im Haushalt der Tochter. Diese Situation lässt die Patientin in einen unbewussten Konflikt geraten, für den sie keine Lösung hat, und sie lässt sie zunehmend in die depressive Erschöpfung geraten.

Frau Z. war das letzte von acht Kindern dieser Mutter, die mit ihr ungewollt schwanger wurde und das Kind vermutlich nur widerwillig, wenn nicht sogar mit aversiven Gefühlen versorgte. In der unbewussten Szene, mit der Frau Z. unsere Begegnung eröffnet, tauchen drei Elemente auf, welche als die unbewusste Reinszenierung einer Beziehungsdimension verstanden werden können, welche die der frühen Mutter-Kind-Beziehung war: (1) Frau Z. gibt sich bescheiden und mit wenig zufrieden, (2) Frau Z. überflutet mich nahezu mit stimmungsaufhellenden Angeboten, (3) ich reagiere aversiv. Ich verstehe dieses (→) **Enactment** als die Re-Inszenierung und Übertragung einer frühen Mutter-Kind-Beziehung, worin ich in die komplementäre (→) **Gegenübertragung** gerate. Mit diesem Verständnis ist die psychodynamische Hypothese verbunden, dass Frau Z. bereits als Säugling aktiv die Bindung an die Mutter sicherte, indem sie mit Hilfe der (→) **Umkehrstrategie** dafür sorgte, dass die Mutter in eine emotionale Verfassung geriet, aus der heraus sie auf das Kind wohlgesonnen und mit ihm verbunden reagieren konnte. Das war eine unbewusst höchst konstruktive Leistung des Kindes, mit deren Hilfe es Einfluss nehmen konnte auf aversive Empfindungen der Mutter ihm gegenüber.

Allerdings ist der Preis, den Frau Z. dafür bis in die Gegenwart zu zahlen hat, sehr hoch. Ihre eigenen aversiven Gefühle und Impulse gegenüber der Mutter müssen der Abwehr unterliegen. Sie greift dazu unbewusst zum Mittel der (→) **Reaktionsbildung** und ist auf diese Weise in der Lage, der Mutter eben das zur Verfügung zu stellen, was sie bis heute vehement einfordert, nämlich Versorgung.

Umkehrstrategie und Reaktionsbildung prägen bis zur Aufnahme ihrer Therapie bei mir das zentrale Beziehungsmuster von Frau Z. Sie dienen dazu, die Wahrnehmung der Bedürfnisse des Selbst und insbesondere der Aversion abzuwehren, und verhindern auf diese Weise, dass Frau Z. sich angemessen auf die Beziehungen in ihrem Leben einstellen kann. Denn im Hintergrund dieses zentralen Beziehungsmusters steht der unbewältigte Konflikt zwischen Abhängigkeit und Autonomie: Mute ich, Kind, dir, Mutter, meine Abhängigkeits-, d.h. meine Nähe- und Versorgungbedürfnisse zu, so muss ich mit deiner aversiven Schnauze-voll-Reaktion rechnen; und mute ich dir zu auszuhalten, dass ich bin, wie ich sein möchte, so muss ich mit deinen machtvollen Vorwürfen rechnen und damit, dass ich mit meinem Schuldgefühl fertigwerden muss; aber mein Bedürfnis nach einer guten, sicheren (→) **Bindung** an dich ist so groß, dass ich lieber auf beides verzichte.

Zusammenfassend: Vor dem Hintergrund des machtvollen Bindungswunsches hat das kindliche Selbst, das an der Seite einer dem Kind gegenüber aversiven Mutter aufwuchs, auf die Bewältigung einiger Aspekte des unbewussten Konfliktes zwischen Abhängigkeits- und Autonomiewünschen verzichtet und stattdessen das Beziehungsmuster des Helfer-Syndroms auf der Grundlage von Umkehrstrategie und Reaktionsbildung entstehen lassen.

Die beschriebenen psychodynamischen Zusammenhänge rechtfertigen die Indikation für eine analytische Psychotherapie. In diesem speziellen Fall allerdings hatte Frau Z. bereits eine umfangreiche psychotherapeutische Selbsterfahrung hinter sich, war also psychotherapeutisches Arbeiten gewöhnt und recht gut in der Lage, die hier in der Psychodynamik zusammengefassten, bislang noch unbewussten Zusammenhänge schrittweise in das Selbst zu integrieren. Das geschah im Zuge einer tiefenpsychologischen Psychotherapie über knapp zwei Jahre. Dabei zeigte sich, wie wichtig es für Frau Z. zunächst war, die vielfältigen Aspekte der bislang nicht wahrgenommenen schmerzhaften Realität ihrer Mutter erfassen und betrauern zu können. Damit vollzog sie einen Schritt, der ihr im Alltag zum Teil durchaus bereits zur Verfügung stand, aber hinsichtlich ihrer Mutterbeziehung noch nicht, nämlich schmerzlich enttäuschende Wesenszüge der Anderen emotional wahrhaftig erfassen zu können. Und damit entwickelte sie der Mutter gegenüber die Fähigkeit der reifen (→) **Ambivalenz** gegenüber emotionalen Zusammenhängen, wo bis dahin eine Idealisierung vorgeherrscht hatte. Im Zuge der Arbeit an dieser Ambivalenz gelang die Integration ihres aversiven Erlebens mit der zunehmend vitalen Möglichkeit, die entsprechenden Gefühle und Empfindungen zu regulieren, in die Beziehung bringen zu können und für sich selbst zu nutzen. Die anfängliche psychodynamische Hypothese musste im Zuge der Behandlung wohl in Details, nicht aber grundsätzlich korrigiert werden. Frau Z. braucht heute nicht mehr im Land der Anderen als Migrantin tätig zu werden, sondern kann hilfreich aktiv werden, ohne sich selbst dabei aufzugeben.

In einem katamnestischen Gespräch mehr als ein Jahr nach dem Ende ihrer Behandlung hat Frau Z. mir davon berichtet, dass ihre zunehmende Fähigkeit, aversiv zu reagieren, ihr »*ganz neue Räume*«, zu erleben und auf andere reagieren zu können, eröffnet habe. Besonders glücklich sei sie darüber, dass die Möglichkeit, ihre Aversion zu spüren, die Begegnung zwischen ihr und der Mutter verändert habe. Sie müsse heute Gefühle von Ärger oder Zurückweisung, welche eigentlich der Mutter ihrer Kindheit gälten, nicht mehr ausdrücken, sondern könne sie in sich halten. Das ermögliche ihr, der Mutter mit einer Gelassenheit zu begegnen, wie sie sie bisher noch nicht gekannt habe. Und es sei erstaunlich, dass sich das Verhalten der Mutter seitdem verändert habe! Die alte Dame sei weicher und offener geworden, sie erinnere sich in Gegenwart der Tochter an Zusammenhänge ihres Lebens und könne diese weinend betrauern. Das wäre früher nie möglich gewesen und sei für beide, Mutter wie Tochter, sehr beglückend.

Ich denke, dass Frau Z. mit dieser Erfahrung zugleich von einer Dynamik des Psychischen berichtete, die mit dem metapsychologischen Begriff *intersubjektiv* bezeichnet wird: Zwischen der greisen Mutter und ihrer erwachsenen Tochter hat sich intersubjektiv eine Dynamik entfaltet, indem die Veränderung ihrer emotionalen Erlebensfähigkeit auch die Handlung und Haltung von Frau Z. gegenüber ihrer Mutter wandelte; und dieser Wandel der Tochter trägt auf implizite Weise Botschaften in das Beziehungserleben der Mutter, sodass diese selbst in ihrem späten Lebensalter noch in der Lage ist, Veränderungen in sich zuzulassen. Man darf annehmen, dass dabei nicht allein die Veränderung der explizit-verbal ausgetauschten Inhalte eine Rolle spielt, sondern dass dabei vor allem die Veränderung des implizit-prozeduralen Handlungsdialogs auf der Ebene mikroprozessuraler Austauschprozesse wirksam wird.[13]

In den ersten beiden Fallbeispielen sind konflikthafte Entwicklungen in ihrem psychodynamischen Kontext dargestellt worden. Beim nächsten Fall soll es nun darum gehen, an einem Beispiel aus einer laufenden Behandlung zu zeigen, wie ein differenziertes Verständnis der Psychodynamik hilfreich sein kann, wenn der Prozess der Therapie an einen Punkt gerät, an dem er zu haken scheint und der Therapeut nicht weiterweiß. Ähnlich wie in den beiden ersten Fällen handelt es sich dabei um die Arbeit an einem unbewussten (→) **Konflikt** im Bereich der (→) **Aggression**. Die Therapeutin, die mit diesem Fall in die Supervision kam, war in Sorge und fragte sich, ob sie einen behandlungstechnischen Fehler begangen habe. Ihr Patient war in eine (→) **negative Übertragung** geraten, die sie psychodynamisch nicht einordnen konnte. Werfen Sie einen Blick auf diese Behandlungsituation:

---

13 Vgl. Mertens 2013, S. 836 f. Ich denke, dass das, was Mertens an dieser Stelle über die für die analytische Beziehung gültigen Zusammenhänge schreibt, ebenso für andere Beziehungen Gültigkeit hat: »Aufgrund der Postulierung nicht-bewusster Beziehungsregulierungen und Wahrnehmungsvorgänge ist nunmehr ... von einer Intersubjektivität zwischen beiden Beteiligten auszugehen, die im mikroprozessualen Bereich angesiedelt ist und sich in Bruchteilen von Sekunden abspielt ... So haben ... Forschungsergebnisse aufgezeigt, wie subtil Ansteckungsprozesse mimischer und gestischer Äußerungen ablaufen können ...; und das zunehmende Wissen darüber, dass sprachliche Vorgänge nur die oberste Schicht eines viel komplexeren Geschehens sind, in dem menschliche Emotionen und Handlungsabsichten fundamentaler und authentischer zum Ausdruck kommen können als mit Worten, haben ebenfalls das Bewusstsein dafür geschärft, wie viele implizit, aber selbstverständlich auch psychodynamisch unbewusste Botschaften in nahezu jeder« Beziehung ausgedrückt werden können.

KAPITEL 3

Eine negative Übertragung in der Weihnachtspause

Autarkie – eine strukturelle Störung mit Ausbildung eines Introjekts

Herr B. ist das Kind einer Mutter, die einerseits als überwiegend verständnislos und andererseits als stets Rücksichtnahme einfordernd beschrieben wird. Zugleich reagierte sie zumeist streng und abweisend, wenn er sich als Kind selbst weinerlich und bedürftig fühlte, also ihre Rücksichtnahme brauchte. Und ähnlich zurückweisend reagierte sie, wenn das Kind eigenständigen, progressiven Bestrebungen folgte. Er hatte auf diese Erfahrungen mit der Mutter reagiert, indem er heimlich und früh selbständig und unabhängig wurde. Vor allem aber hatte er sich angewöhnt, nach außen hin vollkommen bedürfnislos zu erscheinen. So wurde ein gut funktionierender, leistungsfähiger Mann aus ihm.

In der Sitzung vor Weihnachten schildert er seiner Therapeutin zweierlei: Er fahre in der Weihnachtspause in seinen Heimatort und besuche dort die Mutter und seine Geschwister, die alle von Hartz IV lebten und ständig zum Ausdruck brächten, wie schlecht es ihnen ginge und wie hilfsbedürftig sie seien. Er erwarte anstrengende Ferien. Er berichtet dies mit einer leisen, fast zittrigen Stimme und erscheint der Therapeutin dabei als dünnhäutig und verletzlich. In ihr entsteht das Bedürfnis, ihn vor den machtvollen Versorgungsansprüchen der Familie zu schützen, so wie man ein Kind schützt, das sich überfordert. Fast übergangslos berichtet Herr B. dann davon, dass er nach den Weihnachtsferien eine erste Zwischenprüfung für sein Studium vor sich habe und dass er sich sorge, wie er das schaffen solle, denn es fehle ihm noch eine Bescheinigung zum Semesterabschluss, welche die Voraussetzung für die Prüfung sei. Im Bewusstsein, wie rigoros und ohne Rücksicht auf seine Kräfte ihr Patient mit sich umgeht, und in der therapeutischen Vorstellung, mit ihm an einer besseren Wahrnehmung seiner Gefühlswelt arbeiten zu wollen, entschließt sich die Therapeutin, ihre Gegenübertragung (ihn schützen zu wollen wie ein Kind, das sich überfordert) ernst zu nehmen. Sie spiegelt ihm, dass er sich offenbar sehr unter Druck setze, alle vermeintlichen und tatsächlichen Forderungen, mit denen er sich konfrontiert sieht, zu erfüllen. Und sie wirft die Frage auf, ob er nicht die Freiheit habe, manche Forderungen nicht zu erfüllen oder auch einfach nur zeitlich auf später zu verschieben. Dabei denkt sie an seine bislang noch so wenig integrierte aversive Aggression.

Nach der Weihnachtspause kommt Herr B. in nachdenklich angespannter Stimmung in die Sitzung und entschuldigt sich dafür, dass er die Therapeutin in der letzten Sitzung mit dem Bericht über die bevorstehenden Herausforderungen in seiner Familie während der Weihnachtspause über Gebühr belastet habe. Er habe aber nicht nur ein schlechtes Gewissen gegenüber der Therapeutin gehabt, sondern er sei im Verlauf der folgenden Tage auch unglaublich wütend auf sie geworden. Denn er habe das Gefühl gehabt, von ihr nicht richtig verstanden worden zu sein, ja mehr noch, er habe sich von ihr daran gehindert gefühlt, die anstehende Zwischenprüfung in Angriff zu nehmen. Er ist ernsthaft wütend und die Therapeutin ist erschüttert und betroffen. Sie spürt in sich eine Tendenz, sich vorzuwerfen, dass sie ihren Patienten nicht verstanden habe. Und sie bemerkt, dass diese Gefühle sie über eine längere Zeit beunruhigen.

Die hier beschriebene Situation mit Herrn B. ist ein in der psychodynamischen Psychotherapie häufig auftretendes, typisches Beispiel dafür, wie eine negative Übertragung im Verlauf der Behandlung auftritt. Es zeigt in knapper Zusammenfassung den Ablauf des Inhalts von zwei aufeinanderfolgenden Sitzungen, getrennt durch die Weihnachtspause, und beschreibt die Gegenübertragung, mit der die Therapeutin reagierte. Vor allem wird deutlich, wie sie die Gegenübertragung als Entscheidungshilfe für Ihre Intervention während der ersten Sitzung nutzte.

Man kann grundsätzlich sagen, dass Interventionen des Therapeuten stets zwei Aspekte zum Ausgangspunkt haben sollten, nämlich das emotional-interaktionelle Geschehen in der therapeutischen Dyade sowie die psychodynamische Reflexion dieses Geschehens. Indem der Therapeut diese beiden Aspekte vor dem inneren Auge behält, vollzieht er in sich die therapeutische (→) **Ich-Spaltung**, welche die unverzichtbare Grundlage seines therapeutischen Handelns bildet. Gehen wir nun, diese Zusammenhänge voraussetzend, der Frage nach, wie das Fallbeispiel von Herrn B. in der psychodynamischen Reflexion des Geschehens während der beiden Sitzungen zu verstehen ist.

Die Therapeutin hatte sich vor Weihnachten auf die Seite des Abgewehrten gestellt, indem sie die bedürftige, passiv-rezeptive Seite des Kindes in ihrem Patienten schützen wollte. Dabei hatte sie sich von der psychodynamischen Hypothese leiten lassen, dass das Kind, das ihr Patient einmal war, sich bei seiner strengen und abweisenden Mutter kaum je traurig, allgemein schwach sowie trost- und schutzbedürftig zeigen konnte. Als Abwehr seiner Bedürftigkeit hatte das Kind (→) **Autarkie** und eine stets nach vorn blickende Selbständigkeit entwickelt. Auf die fürsorgliche Haltung der Therapeutin hatte der Patient nach Weihnachten mit einer Entschuldigung reagiert, die unbewusst der Mutter galt, die für das bedürftige Kind nur wenig Empathie aufbrachte und sich von ihm eher belastet gefühlt hatte. Im zweiten Schritt hatte er mit jener Wut auf die Therapeutin reagiert, die unbewusst demjenigen Mutteranteil galt, der auf die Entfaltung des progressiven und selbstbehauptenden Potentials des Jungen stets negativ reagiert hatte.

Der rote Faden: In diesem Verständnis ist die Therapeutin mit zwei Facetten einer negativen Übertragung konfrontiert:

- mit dem Schuldgefühl des Jungen der Mutter gegenüber, weil er sie mit seinem Kummer und seiner Sorge belastet, statt sie zu bemuttern,
- und mit der Enttäuschungswut auf die Mutter, die seine (→) **Autonomie** und (→) **Individuation** nicht bzw. zu wenig gefördert hat.

Darüber hinaus ist noch ein dritter Aspekt zu vermuten, nämlich ein negatives mütterliches (→) **Introjekt**, das in der negativen Übertragung wirksam wird. Das heißt, unbewusst ist der Patient mit demjenigen Anteil der Mutter identifiziert, welcher einst die passiv-rezeptiven Bedürfnisse des Kindes vehement abgelehnt hatte.

Diese drei Aspekte gehören zu einem unbewussten und zentralen Beziehungsmuster der Mutter-Kind-Beziehung, das bis ins Erwachsenenalter hinein wirksam ist. Danach darf das Kind keine Entwicklung zur Autonomie und Individuation vollziehen, weil es dadurch den impliziten Beziehungsvertrag mit der Mutter verletzt, welcher darin besteht, dass das Kind die Mutter zu beeltern hat. Zu diesem Vertrag gehört auch, dass das Kind keinen Anspruch darauf hat, von der Mutter bemuttert zu werden, wenn es sich selbst schwach oder bedürftig fühlt.

Im Fallbeispiel von Herrn B. wurde die negative Übertragung dadurch ausgelöst, dass die Therapeutin in empathischer Weise einen Aspekt des Abgewehrten angesprochen hatte. Sie hatte beabsichtigt, dem Patienten auf diese Weise einen Zugang zu seinen passiv-rezeptiven Wünschen und Bedürfnissen zu ermöglichen. Aber sie hatte nicht mit der Macht des introjizierten mütterlichen Anteils gerechnet, ihn vielleicht nicht einmal gesehen. Versucht man hingegen in einer Situation wie dieser, in der psychodynamisch verständlich wird, dass gleichzeitig drei verschiedene abgewehrte Aspekte intrapsychisch wirksam sind, abzuschätzen, welche Wirkmacht welchem Aspekt zukommt, so ist wichtig zu sehen, dass das Introjekt psychodynamisch oft am stärksten wirksam ist.

Die Introjektion stellt ein In-sich-herein-Nehmen eines Teilaspektes eines anderen Menschen dar, der in der Regel unverzichtbar geliebt wird, dessen introjizierter Teilaspekt sich jedoch unversöhnlich negativ (»böse«) gegen einen Teilaspekt des introjizierenden (→) **Selbst** richtet. Im Beispiel von Herrn B. richtet sich die Mutter mit ihrer Strenge gegen die Autonomie- und Individuationsbestrebungen des Sohnes. Die Introjektion stellt einen sehr komplexen psychischen Mechanismus dar, der – so könnte man salopp sagen – dem Introjizierenden nichts als Scherereien bringt. Bildlich gesprochen sind Kannibalen besser dran: Sie fressen ihren Feind auf, verdauen ihn gründlich und sind ihn damit los. Das introjizierende Selbst hingegen verfügt nicht über einen solchen Verdauungsmechanismus für das in sich Hineingenommene. Es nimmt den introjizierten Teilaspekt des Anderen ja eben auch nicht wie der Kanibale oral auf; sondern dessen Aufnahme in das Selbst erfolgt psychisch im Zuge der Bildung von (→) **sekundären Selbstrepräsentanzen** (→**IV.8, Abb. 5**) dadurch, dass das Kind nicht angemessen und markiert gespiegelt wird. Bei der nicht angemessenen Spiegelung entsteht eine (→) **Kolonisation** des kindlichen Selbst mit dem ablehnenden (»bösen«) Anteil des Anderen (→**IV.8, Abb. 6**). Dieser in das Selbst aufgenommene Objektanteil wird zum (→) **ich-syntonen** Bestandteil des Selbst und wird als ich-haft (= ich bin so) erlebt.

Seine herausragende Macht erhält das Introjekt dadurch, dass es in der Regel die »bösen« Teilaspekte eines geliebten (im Sinne der →**Triebtheorie** *libidinös* begehrten) und damit unverzichtbaren anderen Menschen (Mutter oder Vater) sind, die introjiziert werden. Die Introjektion bringt den Introjizierenden in das Dilemma, dass es eben der geliebte, begehrte Mensch ist, den er introjiziert, wenn auch nur einen Teilaspekt von ihm. Fatalerweise ist es jedoch derjenigen Teil, der sich »böse« gegen ihn wendet. Es ist die Macht der Sehnsucht (die unbewusste Libido) nach der Verbindung mit dem geliebten Anderen

(Mutter oder Vater), die sich der bewussten Erschließung dieses unbewussten Zusammenhangs entschieden in den Weg stellt.

Die therapeutische Erschließung des unbewusst Bedeutsamen geschieht im Fall der Wirksamkeit eines Introjekts dadurch, dass es dem Introjizierenden im Verlauf der Psychotherapie mit Hilfe seiner Selbstwahrnehmung und Selbstreflexion zunehmend gelingt zu erkennen, dass er selbst genauso »böse« auf Andere reagiert, wie einst für ihn bedeutsame Andere (Mutter oder Vater) auf ihn reagiert haben. Dabei übernimmt der Therapeut im Wesentlichen zwei Aufgaben: Im spiegelnden Modus regt er die Selbstwahrnehmung an, im fragenden Modus regt er die Suche des Patienten nach ihm bislang unbewussten emotionalen Zusammenhängen und damit auch die Selbstreflexion des Patienten an. Diese Zusammenhänge werden in späteren Fallbeispielen wieder aufgenommen.

Auch im folgenden Beispiel geht es um die unbewusste Hereinnahme eines Objektanteils in das Selbst. Klinisch-phänomenologisch verbirgt sich diese Dynamik ähnlich wie im Fall von Frau Z. (→ **II.2**) hinter einem verwirrenden Narrativ und einer machtvollen Beziehungsverwicklung. Aber nicht immer gelingt es so gut wie im Fall von Frau Z., dass der Therapeut die *Botschaft hinter der Botschaft* (*the message behind the message*) erfassen kann. Dann ist er in besonderer Weise gefordert, nach einem geeigneten psychodynamischen Verständnis auf die Suche zu gehen.

KAPITEL 4

»Ein waidwund geprügelter Mann«

Täter-Opfer-Dynamik – Widerstand: unbewusstes Verharren in der Opfer-Identifikation

Mein Kollege, Herr N., stellt mir in der Supervision Herrn T. vor, einen beinahe fünfzigjährigen Mann, den er bereits vor zehn Jahren kennengelernt hat, als er wegen einer Depression in die Klinik kam, in welcher der Kollege zu dieser Zeit noch beschäftigt war. Damals hatte sich seine Ehefrau von Herrn T. getrennt, worauf er mit einem Suizidversuch reagiert hatte.

Bei seinem neuerlichen Kontakt mit Herrn N. hatte Herr T. bereits am Telefon gesagt, er sei aktuell wieder in einer Trennung, nun von seiner zweiten Partnerin. Mein Supervisand eröffnet seinen Bericht beinah entschuldigend mit der Bemerkung, er habe sich von dem Patienten verleiten lassen, während der Vorgespräche keine biografische Anamnese aufzunehmen. Ihm blieb, so sein Eindruck, kein Raum, Nachfragen zu stellen. Sein erster, vor allem nachdrücklicher Eindruck sei nämlich der gewesen, er säße »einem waidwund geprügelten Mann« gegenüber, der total erschöpft sei. Und das, obgleich Herr T. eigentlich ein kräftiger, großer Mann sei, der seine persönlichen Sachen häufig in einem »FC-St.-Pauli-Totenkopf-Beutel« bei sich trage.

Der Mann habe sich sogleich und die ganzen Stunden über richtig ausgeschüttet. Und zwar mit dem, was er seit der Trennung täglich mit seiner Partnerin im Internet chatte. Da sei gar nicht dazwischenzukommen gewesen, und den Chat habe er teilweise sogar ausgedruckt dabeigehabt und ihn gebeten, das zu lesen. Ich würde gar nicht glauben, wie schwer das gewesen sei, mit dem Mann in ein anamnestisches Gespräch zu kommen.

Ich versuche mir beim Zuhören die Szene zwischen den beiden vorzustellen, sehe in meiner Phantasie einen eindringlich und geradezu überflutend auf Herrn N. einredenden Patienten vor mir, dem Herr N. zunächst – wie es seine Art ist – empathisch und geduldig zuhört. Dabei scheint er gar nicht bemerkt zu haben, dass Herr T. ihn mit seinem Mitteilungsdrang gleichsam überrollt hat und dass sich darin eine Wirkmacht entfaltet hat, mit der Herr T. seinen Therapeuten vom ersten Moment an so sehr dominiert hat, dass dieser, wie ich vermute, in die Rolle einer passiven Unterwerfung geraten ist. Auf diese Weise ist ihm möglicherweise die Fähigkeit zur (→) **Ich-Spaltung** verloren gegangen, welche die Voraussetzung dafür ist, dass ein Therapeut empathisch zuhören und gleichzeitig das Gehörte kritisch reflektieren kann.

Herr N. berichtet weiter, dass er erfahren habe, dass das Paar sich bereits vor ein paar Jahren auf dem Grundstück seiner Eltern ein Haus gebaut habe. Das werde jetzt verkauft. Herrn T.s Partnerin habe sich inzwischen mit ihren Söhnen zusammen eine Wohnung genommen. Daraufhin sei Herr T. umgehend in ihre Nähe gezogen. Die beiden würden noch wie eh und je leben, täglich zusammen essen, auch miteinander Sex haben, befriedigend, wie Herr T. hervorhebe, und sie würden auch weiterhin in einem Bett schlafen. Die beiden hätten sich wegen ihrer Art der Kindererziehung immer wieder gestritten, und deswegen sei sie schließlich ausgezogen. Aber sie hätten jetzt miteinander Sex wie noch nie, und zu seiner Überraschung entdecke er jetzt auch Gefühle für ihre Söhne.

Mir fällt bei dieser Schilderung auf, mit welchem Nachdruck der Patient offenbar zu verhindern sucht, dass es zur Trennung kommt: Er stellt seiner Partnerin, die versucht, Abstand zu ihm herzustellen, geradezu nach. So war es dem Therapeuten in seiner ersten Begegnung mit seinem Patienten ja auch ergangen, nämlich dass ihm die Distanzierung von seinem Patienten und die Ich-Spaltung misslangen.

Herr N. meint weiter, er habe den Eindruck, dass der Entschluss zur Trennung offenbar einen Raum für das Erleben von Verbundenheit und Beziehung öffne, wie es in der Beziehung bisher nicht möglich gewesen sei. Und er habe weiter den Eindruck, sein Patient sei wie ein renitenter Jugendlicher. Er habe Zweifel, ob sich sein Erleben hielte, wenn es für die beiden ein Zurück von der Trennung gäbe. Und aktuell käme für den Therapeuten ein depressiv-ängstliches Element beunruhigend hinzu: Winter und Weihnachten. Bisher habe der Patient nämlich Weihnachten mit ihren Eltern als so schön wie noch nie in seinem Leben erlebt. Aber jetzt stehe für ihn auch fest, wenn er Weihnachten allein erlebe, dann bringe er sich um. Wenn das einträte, dann würde er seiner Partnerin sein Tagebuch schicken und sie könne darin lesen, wie es ihm ergangen sei.

Ich bin an dieser Stelle beeindruckt von dem Macht- und Rache-Potential des Patienten und ärgere mich gleichzeitig über sein Agieren: Er kann offenbar nicht über sich reflektieren. Mein Supervisand meint: »Ich habe Zweifel, ob ich das will, unter diesen Bedingungen mit ihm in einen Zug zu steigen und Psychotherapie zu machen, wenn er unterwegs aus dem Zug springen will.« Aber was solle er machen? Der Mann habe ja schon mal in einer ähnlichen Situation einen Suizidversuch begangen, da könne er doch nicht *nicht* reagieren. Während ich ihm zuhöre, frage ich mich, welche Geschichte wohl hinter dieser Geschichte stehen mag, wenn ich das Narrativ nicht als Konkretum höre, sondern als einen impliziten Hinweis verstehe, als eine Metapher für einen explizit noch nicht erzählten unbewussten Zusammenhang. Als ich das ausspreche, ergänzt mein Kollege den Bericht von Herrn T. um die wenigen Facetten, die er aus dessen Biografie kennt: Der Vater sei ein brutaler, prügelnder Mann gewesen, der seine Mutter zeitweise schwer verletzt habe. Und über die erste Ehe des Patienten wisse er, dass der Patient keinen Kontakt mehr zu den beiden Kindern aus dieser Beziehung habe, sondern dass er sie zurückweise, weil sie nur an seinem Geld Interesse hätten.

»Was sagt uns das Wissen, dass er auf die erste Trennung mit einem Suizidversuch reagiert hat?« Mit dieser Frage beginne ich eine Reflexion der gehörten Geschichte in der Absicht, sie in ihren im Narrativ dargestellten Zusammenhängen zunächst zu dekonstruieren, um sie sodann in einem zweiten Schritt in neuen Zusammenhängen zu rekonstruieren. Ich denke, er sagt mit seiner Geschichte agierend und implizit: »Ich bin das ratlos zurückbleibende und zurückgelassene Opfer der Trennung und kann die Verzweiflung darüber nur bewältigen, indem *ich* diese (schlechte) Welt verlasse.« Und genauso beabsichtigt er auch, auf die aktuelle Trennung zu reagieren, sollte sie nicht rückgängig zu machen sein. Sein Tagebuch soll dann als Zeuge dessen dienen, wie schlecht die Welt = seine Partnerin mit ihm umgegangen ist und wie sehr er darunter gelitten hat, = Opfer dieser schlechten Welt geworden ist. Offenbar ist die Partnerin in der unbewussten Geschichte die Täterin.

Auf diese Weise beabsichtigt er unbewusst, einen ihm vertrauten Modus fortzusetzen, nämlich den, sich der möglichen Reflexion seiner eigenen aktiven Beteiligung an dem bisherigen Beziehungsgeschehen zu entziehen. Und er vermeidet auf diese Weise, die Verantwortung für sich und sein Handeln in der Vergangenheit zu übernehmen. Das verstehe ich als die Fortsetzung eines unbewussten (→) **Beziehungsmuster**s, dass er in der Primärfamilie erworben hat. Dieser Hypothese liegt die Annahme zugrunde, dass Herr T. unbewusst in einer (→) **Täter-Opfer-Dynamik** gefangen ist und dass er bewusst ausschließlich in seinem Opfer-Sein gesehen und bedauert werden will. Und er setzt alles daran, dass das gelingt: Mit der Hypothese dieser Dynamik lässt sich die Inszenierung seiner Eingangsbegegnung mit dem Therapeuten verstehen, der ihn sogleich als ein »waidwund geprügeltes« Opfer angenommen hat. Darin ist er, ihm selbst beinahe bewusst, mit der Mutter als dem geprügelten Opfer seines *»waidwund«* prügelnden Vaters identifiziert. Aufgewachsen in einer Familie, in der Gewalt offenbar nur agiert und nie reflektiert werden konnte, trägt der Patient die Dynamik der Beziehung seiner Eltern in Form einer unbewussten Identifikation mit der Opferposition der Mutter in sich und lebt diese offenbar überwiegend in der passiven Position agierend. Gelingt ihm das nicht, so lebt in ihm unbewusst eine verfolgende Form der Täter-Seite auf, mit der er den anderen zu zwingen trachtet, ihn in seinem Opfer-Sein zu sehen. Beides, die Identifikation mit dem Opfer ebenso wie die verfolgende Form der Täter-Seite, ist zu verstehen als Ausdruck einer Abwehr gegenüber dem Bewusstwerden der Identifikation mit den Täter-Aspekten des destruktiven Vaters; in dieser Identifikation ist das aggressive Potential des Patienten in seiner destruktiven Form zugleich gebunden und blockiert.

Gibt es für Patienten wie Herrn T. einen Schritt heraus aus dieser Täter-Opfer-Dynamik? Ich denke, ja! Er kann über eine Verbesserung und Differenzierung der Selbstwahrnehmung, über Selbstreflexion und Verantwortungsübernahme führen. Das hätte zur Folge, dass Herr T. mit Gefühlen in Kontakt käme, die aus beiden Seiten der Dynamik resultieren:

- mit dem Schmerz, der Ohnmacht und der Demütigung aus dem Opfer-Sein in der Primärfamilie und
- mit der Wut, dem Hass und den Vernichtungsimpulsen sowie den Schuld- und Schamgefühlen aufgrund des Täter-Seins in der Sekundärfamilie
- sowie der Entdeckung, dass und wie diese aktuellen Gefühle, Affekte und Handlungsimpulse in den Beziehungserfahrungen seiner Primärfamlie gegründet sind.

Allem Anschein nach besteht bei Herrn T. bislang nur wenig Bereitschaft, aus dieser Dynamik auszusteigen. Vielmehr dominiert das Begehren, vom Therapeuten in der Opfer-Rolle Trost zu erfahren. Der Patient befindet sich im (→) **Widerstand**. Vermutlich spürt der Therapeut dieses Begehren und reagiert darauf ablehnend. Er hat die Dimension des Widerstands bisher reflexiv noch nicht erfassen können.

In einer solchen Situation sollte der Therapeut versuchen, einen Weg zu finden, sich aus der Verstrickung in die Dynamik als empathischer Tröster zu befreien. Und er sollte dem Patienten aufzeigen, dass er, der Therapeut, gar keine Möglichkeit habe, aber auch nicht das Ziel verfolge, den Suizid des Patienten um jeden Preis zu verhindern. Vielmehr liege die Möglichkeit des Suizid ganz und gar in der Verantwortung des Patienten. Und das würde bedeuten, dass nur er allein verhindern könne, dass er sich das Leben nehme. Aber die Therapie sollte explizit angeboten werden als Beginn einer *gemeinsamen* (!) Suche nach den Hintergründen und Zusammenhängen, die den Patienten dazu bringen, seine Lebensbeziehungen stets nach einem offenbar gleichen Muster zu gestalten und dabei möglicherweise auch suizidal zu werden. – Im Zuge dieser Art von Suche und analytischen Reflexion des Beziehungserlebens kann es zu einem späteren Zeitpunkt der Psychotherapie/-analyse möglich werden, dass der Patient seinen Suizidversuch als agierte Rache erkennt, die er gegen sich selbst richtet, um nicht zu entdecken, in welche Zusammenhänge seiner Primärbeziehungen dieser Racheimpuls eigentlich gehört. Das ist freilich ein weiter Weg und lohnend für beide, wenn er gelingt.

Einen Schritt hinaus über den Widerstand gegenüber ihrer Aggression ist die Patientin, von der ich jetzt berichte. In diesem Beispiel wird eine komplexe Dynamik dargestellt, in der die gravierenden Folgen für die (→) **Struktur** des (→) **Selbst** verständlich werden, die auftreten, wenn ein Kind in einer Familie aufwachsen muss, deren Beziehungsmuster durch Missbrauch und Misshandlung geprägt sind.

KAPITEL 5

»Ich merke, dass ich aggressiv bin; das will ich nicht!«

Eine mehrfach Traumatisierte in unbewusster Identifikation mit dem gewalttätigen mütterlichen Introjekt

Eine befreundete Kollegin ruft mich an und bittet mich, eine ehemalige Patientin in Behandlung zu nehmen. Sie hat aus Altersgründen die Kassenzulassung abgegeben und kann Frau A. daher nicht erneut in Therapie nehmen. Die Patientin liege ihr sehr am Herzen; vor einigen Jahren hätten die beiden erfolgreich miteinander gearbeitet, aber nun sei es wieder zu Problemen gekommen. Mein Vertrauen in die erfahrene und wertgeschätzte Kollegin und ihre fast mütterliche Sorge um die Patientin öffnen in mir gleichsam eine Tür, die eigentlich verschlossen ist, da ich keinen Therapieplatz frei habe.

Am Telefon meldet sich Frau A. auch sogleich. Mit forscher Stimme, einer schnellen Sprechweise, jedoch zögerlich in der Wortwahl bittet sie um einen Termin. Ich bin neugierig und gespannt darauf, zu erfahren, was für ein Mensch wohl auf der anderen Seite der Leitung sitzt. Als sie zum Termin kommt und an der Tür klingelt, steht eine auffällig kleine Frau mit einem ängstlichen, blassen Gesicht vor mir. Sie ergreift zur Begrüßung kraftvoll, fast ruckartig meine Hand, schaut mir für einen sehr kurzen Augenblick in die Augen, um den Blick dann sofort zu Boden zu richten, und verschwindet sogleich, nachdem ich es ihr gezeigt habe, im Wartezimmer. Ich habe den Eindruck, dass sie mich gleichsam in einem Atemzug packt und vor mir wegläuft.

Im Behandlungszimmer nimmt sie augenblicklich im Sessel Platz, indem sie die Füße hochzieht, das eine Bein mit beiden Armen umschlingt, den Körper dahinter verbirgt und mich mit großen Augen anschaut. Ich blicke in ein Gesicht mit heruntergezogenen Mundwinkeln, das wie das Gesicht eines kleinen Kindes wirkt, kurz bevor es zu weinen beginnt, und ich spüre, wie sich

Angst im Raum ausbreitet, so als platze ein Ballon und ergieße seinen Inhalt in das Zimmer. Während wir die Formalien der Praxisverwaltung erledigen, blickt sie mich ängstlich und gespannt an. Ich sage, dass sie die Gelegenheit habe, erst einmal anzukommen und sich umzuschauen, während ich die Karteikarte ausfülle und die Chipkarte einlese. Dann bitte ich sie, mir davon zu berichten, was sie zu mir führt.

Ihr »Hauptproblem« sei lange gewesen, »dass ich mich jahrelang selbst verletzt habe«. Damit habe sie seit der zurückliegenden Therapie aufgehört. Sie sei glücklich verheiratet, habe zwei Kinder, die von ihrem Mann versorgt würden, und verdiene das Geld für die Familie. Das ungewöhnliche Arrangement überrascht mich. »Ich arbeite und eigentlich läuft alles gut. Aber ich stehe immer unter Druck … und merke, dass ich aggressiv bin *(sie schnauft)* … das will ich nicht! … Ich möchte dahin kommen, dass ich aufwache, glücklich bin, mich über meine Kinder und meinen liebevollen Mann freue und auch darüber, dass ich einen gut bezahlten Job habe.« Und dann, an mich gerichtet: »Reicht das?« Ich bin überrascht von dieser Frage und fühle mich erneut weggeschoben, fast wie abgespeist. Zugleich bin ich berührt von dem Konflikt, den Frau A. anzudeuten scheint, nämlich wütend zu werden auf Menschen, mit denen sie sich offenbar gut, vielleicht sogar liebevoll verbunden fühlt. Daher frage ich sie: »Reicht es Ihnen? Sie beschreiben ja, dass Sie unglücklich sind, trotz der Kinder, des Mannes und des Jobs. Mir scheint, Ihre Aggressionen machen Sie unglücklich.« Nach einer kurzen Pause sagt sie: »Ich hab Angst vor den Aggressionen … ich will meine Kinder nicht schlagen!« Ich bin erschrocken, gerührt und entsetzt in einem und denke, da ist er ja schon, der Konflikt, während sie nach einer weiteren Pause sagt: »Ich hab Angst … vor der Situation hier … ich kenne Sie ja gar nicht … Frau S. hat Sie empfohlen … und … obwohl Sie sympathisch sind … aber mich gleich vor Ihnen ausziehen?« Frau A. spricht in abgebrochenen Sätzen und mit vielen Pausen. Ich habe das Gefühl, dass ich mich erst einmal auf diese Unterbrechungen einstellen muss, die mir vorkommen, als sagten sie etwas, aber ich weiß nicht, was. Ich frage: »Wieso ausziehen?«, und kann gar nicht so rasch erfassen, welche Botschaft sie mir mit dem Wort »ausziehen« sendet. »Naja, erzählen, was in mir vorgeht, ist schon was von ausziehen.« »Ja, das kann ich gut verstehen. Aber es steht Ihnen frei auszuwählen, was Sie mir erzählen möchten, damit ich mir ein Bild von den Problemen machen kann, die Sie zu mir führen.« Während ich dies sage, denke ich an die beinah panische Angst, die im Raum ist, worin ich für Frau A. ganz offenbar zur Gefahr werde. Die Gedanken kommen in mir ins Rattern und ich denke weiter, dass eine spontane negative (→) **Übertragung** am Beginn der Behandlung, noch zumal im Erstgespräch, abgebaut werden muss. Andernfalls entfaltet sie sich zum schwer überwindbaren (→) **Widerstand** oder führt gar zur Regression des Ich und zum Scheitern der Behandlung. Ich denke, ich sollte mich dem Selbst der Patientin als Hilfs-Ich zur Verfügung stellen, z.B. mit der regulativen Funktion der Realitätswahrnehmung. Frau A. macht eine längere Pause des Schweigens, in der spürbar ist, dass sie damit beschäftigt ist, ihre Angst zu bewältigen. Das gelingt ihr schließlich und sie beginnt nun recht flüssig und spontan davon zu berichten, wie ihr Leben in der Kindheit verlaufen ist. Wir scheinen die ersten Klippen der Begegnung umschifft zu haben.

Ihre Mutter sei bei ihrer Geburt 42 Jahre alt gewesen und sie sei ein ungewolltes Kind gewesen. Sie habe zwei Schwestern, die zwanzig und acht Jahre älter wären als sie. Und ihre Schwester sei zur gleichen Zeit wie die Mutter schwanger gewesen; ihre Nichte sei gerade mal drei Monate älter als sie, Frau A. Die Mutter »war boshaft, nicht liebevoll. Sie ist öfter mal abgehauen. Sie ist zum Einkaufen gegangen und einfach nicht wiedergekommen, einmal für mehrere Monate nicht.« Der Vater sei »unberechenbar« gewesen und sein Bruder habe Hausverbot gehabt: »Wenn die beiden zusammen trinken gingen, kam er sturzbesoffen wieder und hatte alles Geld versoffen.« Die Familie habe im Altbau gewohnt, mit einem Ofen im Wohnzimmer und der Toilette im Zwischengeschoss. Der Vermieter sei der Spirituosenhändler um die Ecke gewesen und die Miete wurde bei ihm bar bezahlt. Oft habe die Mutter sie »rübergeschickt«, um »'n Brief abzugeben: Miete kommt später.« »Das letzte Mal, als sie weggelaufen ist, war ich zwölf. Sonst hat sie mich immer mitgenommen. Da nicht, und da war sie wochenlang weg. Mein Vater hat gesagt, brauchst nicht warten, die kommt nicht wieder. Meine Eltern sind tot, beide.« Ich: »Fühlen Sie sich befreit dadurch?« Sie: »Ja, meinen Vater hab ich nie vermisst. Und ihr Tod war eine richtige Befreiung für mich.« »Die größere Befreiung?« »Ja, sie war jahrelang ein Pflegefall … die hat sich einfach ins Bett gelegt und sich bedienen lassen … das hat sie genossen und uns Töchter unter Druck gesetzt … in der Schlussphase habe ich beschlossen, sie nicht mehr zu sehen. Da war ich schwanger mit meinem Sohn. Sie ist kurz nach seiner Geburt gestorben. Ihre Reaktion auf die Geburt war: ›Als ob wir nicht schon genug Jungs hätten!‹, und: ›Jetzt hast du erst mal die Schnauze voll davon, nicht. Pass bloß auf, dass du nicht gleich wieder schwanger wirst.‹ Sie hat nie nach seinem Namen gefragt. Und als er mal weinte, sagte sie: ›Die Biester müssen das lernen, geh man nicht gleich hin!‹ Ich war nicht auf ihrer Beerdigung.«

Was hier als ein recht flüssiges Narrativ dargestellt wird, nimmt in der Sitzung durch Pausen in berührtem, besinnlich-nachdenklichem Schweigen mehr Raum und Zeit ein, so als wüsste sie nicht weiter. Mich füllen im Verlauf des Zuhörens zunehmend Gefühle des Erschreckens, des Entsetzens und der Fassungslosigkeit über das nur schwer vorstellbare Ausmaß emotionaler Vernachlässigung aus. Und es steigen Phantasien in mir auf, in denen ich eine verhärmte, ungepflegte Frau mit einer Zigarette in der Hand mit harter Stimme sprechen, ja manchmal schreien höre: Die Mutter von Frau A., die einfach weggelaufen ist und ihr Kind allein zurückgelassen hat. Ich glaube, den Kiosk an der Ecke sehen zu können, Schnaps, Zeitungen und Zigarettenqualm. Und von der Etagentreppe geht eine beschämende Ärmlichkeit aus, die sich in das Gefühl eingräbt. Hier mag man niemanden hinter die Gardinen gucken lassen. Aber das tut wohl auch keiner. Es ist unschwer zu erahnen, welch enormes Ausmaß an Enttäuschungswut, vor allem aber auch an Schmerz, Verletzung und Verzweiflung das Kind, das diese Frau einmal war, bereits früh in sich getragen haben muss.

Nach der Sitzung komme ich zum Nachdenken: Der Kontakt zu ihr kam über die mit mir befreundete Kollegin zustande; Frau A. hatte sich erneut mit der Bitte um Hilfe an sie gewandt. Meine Kollegin hatte nicht etwa zu ihr gesagt: »Tut mir leid, Frau A., ich habe meine Kassenzulassung abgegeben. Ich empfehle Ihnen Herrn Dr. K. Bei dem sind Sie gut aufgehoben.« Sondern sie hatte sich von ihrer Ex-Patientin so verstricken lassen, dass sie sich selbst an mich wandte, mir ihre »*Sorge*« um die Patientin mitteilte und mich auf diese Weise bereits am Telefon meinerseits in die Geschichte dieses *Sorgenkindes* verstrickte.

Eine solche Geschichte kann man mit den Worten abtun, diese Kollegin habe sich völlig unprofessionell verhalten, sie habe die Probleme der Patientin mitagiert und ihr die Verantwortung für sich selbst abgenommen, indem sie bei mir angerufen habe. Man kann diese Vorgeschichte des ersten Kontaktes mit der Patientin aber auch *containen*, d.h. innerlich vorerst *ohne Interpretation* aufbewahren, um sie gegebenenfalls später in einen Zusammenhang zu stellen, der dann eine unbewusste Bedeutung ergibt (→ **Containment**).

Im Verlauf des ersten Gespräches mit der Patientin habe ich schließlich Episoden geschildert bekommen, welche die Mutter in ihrer mütterlichen Umsorgung des Kindes beschreiben. Dem habe ich zunehmend fassungslos, entsetzt und auch wütend zugehört: Ich war entsetzt über die grobe emotionale Ignoranz der Mutter, über deren Härte, den emotionalen Missbrauch des Kindes und die Sorg- sowie Verantwortungslosigkeit, mit der sie ihre Tochter allein ließ.

Sorglosigkeit auf der Seite der Mutter und *Sorge* um die Patientin auf der Seite der Analytikerin stehen in diesem Fall einander gegenüber und korrespondieren mit meiner Gegenübertragung von Entsetzen, Empörung und zunehmender Wut. Reflektiere ich das und frage mich, welche Zusammenhänge ich dem entnehmen kann, so gelange ich zu der Hypothese, dass diese Patientin das, was sie bei ihrer ersten Analytikerin ausgelöst hat, *Sorge*, zu Hause nie erfahren hat. Das lässt sich als unbewusste Inszenierung verstehen: Sie ist, als sie in Schwierigkeiten geriet und Hilfe benötigte, an diejenige Stelle gegangen, an der sie *Sorge um sie* und um ihretwillen kennengelernt hat. Und die Analytikerin hat in diesem intersubjektiven Zusammenhang angemessen reagiert, indem sie ihre ehemalige Patientin an einen ihr als zuverlässig erscheinenden Kollegen verwies und dafür Sorge trug, dass sie dort auch Aufnahme finden werde.

Aber die Inszenierung enthält weiteres unbewusstes Material. Frau A. eröffnet die Sitzung, indem sie Angst in den Raum trägt, sich in einer Schutzposition vor mich setzt und berichtet, dass sie aggressiv sei, ohne es zu wollen: Früher habe sie sich selbst verletzt, heute schlage sie ihre Kinder. Vermutlich gehören destruktive Aggression und Angst, die sie in ihrem Inneren fühlt und als vernichtenden Hass und panische Angst vor Vernichtung erlebt, in einen Kontext, um den sich jemand *sorgen* soll, einst meine Kollegin und jetzt ich. Ich frage mich, ob die Botschaft in der Inszenierung der *Sorge* die Frage ist: Kannst du mir dabei helfen, dass ich meinen Hass und meine Angst besser regulieren kann? Bist du, anders als ich es gewohnt bin, in der Lage, dir *Sorgen* zu machen darüber, dass ich so vernichtend werde, wenn ich wütend bin? Kannst du mich als ein *Sorgenkind* annehmen, als ein Kind, um dessen Hass man sich *Sorgen* machen muss?

Und noch etwas anderes ist im Hintergrund, das eher diffus spürbar wird. Mich erreicht ihre Angst, und ich spüre eher intuitiv, vielleicht implizit, dass ich mich mit meiner Wahrnehmung und meinem Gefühl wie ein Hilfs-Ich zur Verfügung stellen muss. Das tue ich bereits spontan, als Frau A im Behandlungszimmer Platz nimmt. Und ich tue es ein zweites Mal, als sie andeutet, welche Angst sie vor dem Erzählen hat. Ich spüre diese Angst, ich nehme wahr, dass ich darauf mit ratternden Gedanken reagiere, und ich bin irritiert über ihr Wort *ausziehen*, das doch eigentlich so eindeutig ist. In meiner Hilfs-Ich-Funktion stelle ich ihr mein Angst-Management zur Verfügung, indem ich ihr anbiete, sie brauche doch nur zu erzählen, woran sie denken wolle. Ich reagiere in dieser Weise, ohne dass ich bereits begreifen kann, welche Geschichte diese Geschichte enthält.

Im Rückblick lässt sich erkennen, dass ich verwickelt reagiert habe. Vielleicht könnte man meine Reaktion mit dem Begriff der amerikanischen Säuglingsforscher und Psychoanalytiker Beebe und Lachmann (2004) als *co-constructed* bezeichnen – freilich als eine unbewusst gemeinsam geschaffene Beziehungssituation, die durch zweierlei gekennzeichnet ist: die Regulation der Angst auf ein erträgliches Level und die von beiden Seiten akzeptierte Verleugnung unliebsamer Inhalte. Später sollte sich zeigen, dass der Umstand, dass wir beide in der Lage waren, dieses Arrangement unserer Beziehung entstehen zu lassen, die unverzichtbare Voraussetzung dafür war, dass Frau A. sich auf eine therapeutische Beziehung mit mir einlassen konnte. In der Situation selbst spürte ich nur in diffuser Weise, dass ich beruhigend wirksam sein und Frau A. dabei unterstützen sollte, das Ausmaß ihrer Angst in Grenzen zu halten. Diese Anregung, die meiner Empathie entstammte, habe ich akzeptiert. Und ich war mir sicher, dass sich die psychodynamischen Zusammenhänge, die ich dafür als ursächlich vermutete, aber noch nicht kannte, in der Zukunft noch ergeben würden. Und so war es auch.

Noch während der Vorgesprächsphase entstand in einer Sitzung eine Situation, wie sie mir im Rückblick auf meine beinahe vierzigjährige Tätigkeit in der Psychotherapie als einmalig und ganz besonders erscheint. Frau A. offenbarte mir, dass ihr seit der letzten Sitzung »ganz viel hochgekommen ist, wie Bild-Zeitungsartikel«. Da sei die Situation, die sie am Arbeitsplatz miterlebt habe, als ein vorgesetzter Kollege dabei entdeckt wurde, dass er Kinderpornos auf seinen Dienstrechner geladen hatte. »Das war ein Kollege von mir!« Es packe sie eine wahnsinnige, ja unerträgliche Angst, wenn sie sich diese Zusammenhänge in deren ganzer Bedeutung klarmache. Sie könne sich nicht darauf einlassen, das in ihrer Phantasie aufkommen zu lassen. Das mache sie panisch!

Sie sagte: »Das treten wir in die Tonne! Weg damit!« Mit diesem Satz war der Anfang gemacht für eine Bewegung, die sich geradezu als Befreiungsbewegung herausstellen sollte. Ich begann zu ahnen, was sie mit *Bild-Zeitungsartikel* meinte. Horrorgeschichten! Sie trage Horrorgeschichten in sich, die sie alle erlebt habe und die wieder zu erinnern für sie unerträglich sei. Seit dem letzten Gespräch mit mir seien die Erinnerungen daran wieder aufgetaucht, unerträglich wirklichkeitsgetreue Erinnerungen mit mächtigen Gefühlen, die sie nicht in sich haben wolle. Ob und wie ich ihr dabei helfen könne, diese Erinnerungen zum Verschwinden zu bringen? Ich: »Wir können's ja mal versuchen. Ich weiß nicht, ob es geht. Aber Sie haben ja eben schon angefangen. Den Kollegen haben Sie in die Tonne getreten. Wenn er dort sicher untergebracht ist, wenn er dort weg ist, ist ja gut. Wir können ja schauen, ob wir für die andern Ereignisse, die Sie auf sichere Weise vergessen möchten, andere Orte finden, wo sie sicher weg sind.« Mit diesem Satz von mir begann eine Imaginationsarbeit, welche die ganze Sitzung in Anspruch nahm. Im Wesentlichen ließen wir gemeinsam in der Phantasie Orte entstehen, an denen neben dem Vater und der Mutter die Schwestern sowie deren Ehemänner vergraben, versenkt oder anderweitig untergebracht wurden. Ich erfuhr nicht wirklich, welche Taten diese Personen an dem Mädchen, dass Frau A. einmal gewesen war, begangen hatten. Aber die Eröffnung mit der Kinderpornographie des Mitarbeiters und zahlreiche Andeutungen, die Frau A. während dieser Arbeit machte – »das Schwein!« oder »das gehört in die Abteilung Tragödie« –, ließen mich ahnen, dass die *Bild-Zeitungsartikel* nur Misshandlung und Missbrauch beinhalten konnten. Nach dieser Sitzung verließ Frau A. mich mit einem gelösten Gesichtsausdruck, einem direkten, beinah herausfordernd wirkenden Blick, lächelnd und mit aufrechtem Gang. Und ich dachte, so verlässt ein Torero die Arena, stolz, den Stier erledigt haben. Sie schien mir nicht weniger stolz zu sein.

Was erfahren wir über die Psychodynamik des unbewussten Beziehungsgeschehens? Fassen wir zusammen, welche psychodynamisch relevanten Details wir bislang in Erfahrung gebracht haben:

- Eine Frau bittet um eine zweite psychotherapeutische Behandlung. Ihre erste Therapie hatte sie wegen selbstverletzendem Verhalten gemacht; die Narben davon sind auf Armen und Beinen immer noch zu sehen. Sie klagt über aggressive Ausbrüche ihren Kindern gegenüber, wofür sie sich gleichermaßen schämt und weshalb sie Schuldgefühle hat. Sie geht einem Beruf nach, mit dem sie als Alleinverdienerin ihre Familie ernährt; die beiden Kinder versorgt der Ehemann.
- Mir begegnet sie mit einem Ausmaß an Angst, das offenbar rasch ihre Fähigkeit zur Selbstregulation übersteigt. Ebenso rasch entsteht zwischen uns beiden eine zweite Dimension von Beziehung, in der es uns gemeinsam gelingt, den Level ihrer Angst zu verringern. Darin fühle ich mich verwickelt, verstehe die Zusammenhänge nicht und glaube doch, das Richtige zu tun.

- In ihrem Narrativ entsteht die Geschichte einer Mutter-Kind-Beziehung, die geprägt ist von Ignoranz, Vernachlässigung, Demütigung und realem Verlassen-Werden seitens der Mutter. Frau A. wurde als letztes Kind der Mutter zeitgleich mit dem ersten Kind ihrer eigenen Schwester geboren. Die Erzählung von ihrer Kindheit ist durch zahllose Unterbrechungen der Sätze und lange besinnlich-nachdenkliche Pausen geprägt, so als wüsste sie nicht weiter. Angst, Verzweiflung und Hass, aber auch Beschämung und bis zur Ohnmacht reichende Hilflosigkeit steigen in der Empathie als Selbstzustände des Kindes auf, wenn ich mich an ihre Stelle imaginiere.
- Die Begegnung mit mir lässt gefühls- und affektbeladene Erinnerungsbilder von so machtvoller Wirkung in ihr entstehen, dass in mir die Vorstellung auftaucht, sie habe Flashbacks von Erfahrungen erlebt, deren bloßes wiedererinnerndes Erzählen eben diese Flashbacks von neuem auslöst. Wir kreieren während einer probatorischen Sitzung einen therapeutischen Prozess, worin wir die Inhalte dieser Erinnerungsbilder – ähnlich der Technik in der Traumatherapie – an einem imaginierten Ort sicher verbergen. Die Patientin verlässt diese Sitzung in einer beinahe triumphalen Pose.

Aus diesem Material lässt sich nun **ein roter Faden der Psychodynamik-Hypothese** formulieren: Frau A. wuchs als vermutlich unbeabsichtigt gezeugtes Kind von Eltern auf, die kaum zu einer angemessenen Beelterung in der Lage waren. Vernachlässigung, Verantwortungslosigkeit, Ignoranz und emotionaler Missbrauch des Kindes (z.B. als Bote beim Vermieter) prägten die frühe Kindheit. Später trat reales Verlassen-Werden durch die Mutter hinzu. In dieser Zeit, die als schwerwiegender Mangel der elterlichen Fürsorge aufgefasst werden muss, konnte sich die psychische (→) **Struktur** des kindlichen Selbst nur mit gravierenden (→) **Defizit**en entwickeln, sodass eine (→) **strukturelle Störung** des (→) **Selbst** daraus hervorging. In deren Mittelpunkt steht bis in die Gegenwart eine Störung der (→) **Regulation** für (→) **Affekt** und Antrieb (erkennbar in der Eröffnungsszene des ersten Kontaktes mit mir sowie in den Affektdurchbrüchen gegenüber den Kindern), des narrativen Denkens und der Kommunikation. Darüber hinaus entstand eine Störung der (→) **Bindung**sfähigkeit, die sich vermutlich als unsicher-vermeidender Bindungsstil entwickelt hat aufgrund wiederholter realer Verlassenheits- (→) **Trauma**tisierung. Es ergeben sich ferner Zeichen für ein (→) **Flashback**-Erleben, ein Hinweis auf eine zurückliegende Traumatisierung. Diese wird hier narrativ im Zusammenhang mit dem Missbrauch kinder-pornographischen Materials dargeboten. Das legt den Verdacht auf das Vorliegen eines sexuellen Missbrauchs nahe. Die von der Patientin beklagte Aggressivität gegenüber den eigenen Kindern stellt vermutlich nicht allein ein Problem der Affektregulation dar, sondern ist im Zusammenhang ihrer vielfachen Traumatisierung (durch die emotional missbräuchliche und demütigende Mutter ebenso wie durch den sexuell missbrauchenden Vater) auch als Problem einer mangelnden (→) **Selbst-Objekt-Differenzierung** zu verstehen. Dabei ist es im Zuge einer (→) **Kolonisation** mit den Täterselbsten zur Bildung eines destruktiven (→) **Introjekt**s gekommen, das sowohl Züge der Mutter wie auch des Vaters trägt. Hierfür gibt es in der diagnostischen Situation dezente Hinweise, wenn man den triumphalen Abgang der Patientin und meine (→) **Gegenübertragung**sphantasie (Torero) als Hinweis darauf interpretiert: In der der Patientin unbewussten (→) **Übertragung** dieser Stunde bin ich nicht nur ihr therapeutischer Partner, der ihr dabei behilflich ist, die Inhalte des Flashback an einem sicheren Ort zu verwahren; vielmehr bin ich auch der missbrauchte Therapeut, den sie in der Aktion der Stunde triumphal benutzt. In diesem ihr vollkommen unbewussten Triumph schwingt, so scheint mir, ein Rache-Hass mit, wie er nicht nur der des sich rächenden Opfers ist – so verständlich auch immer diese Perspektive allein wäre –, sondern auch der des Täters, mit dem die Patientin bis dahin nachhaltig per Kolonisation identifiziert ist.

Jede Psychodynamik-Hypothese muss sich im Zuge der realen Psychotherapie bestätigen lassen. Andernfalls muss sie korrigiert werden.

Die Behandlung von Frau A. wurde über 100 Sitzungen einmal wöchentlich als tiefenpsychologische Psychotherapie durchgeführt. Dabei stellte sich heraus, dass Frau A. tatsächlich, wie in der anfänglichen Psychodynamik-Hypothese vermutet, wiederholt sexuell missbraucht worden war, erstmals im Alter von zwölf Jahren durch ihren Vater. Die Behandlung fokussierte auf den Komplex von Hass und Rache, auf die Differenzierung und Regulation ihres aggressiven Erlebens sowie auf ihre erfreulich breite, vielfältige Kompetenz im beruflichen und sozialen Leben. Im Verlauf dieser Arbeit gelang es nicht nur ihr, den Komplex Aggression-Destruktion besser zu bewältigen, damit umzugehen und ihre Impulse zunehmend sicher zu steuern, sondern auch ihrem Sohn gelang ein angemessenerer Umgang mit dem Wutaffekt und die soziale Integration in seine Peer-Group. Parallel zu ihrer Behandlung bei mir war er nämlich wegen seiner heftigen Wutausbrüche, unter denen er zunehmend litt, in kindertherapeutische Behandlung gegangen. Ich hatte seine Symptomatik stets so verstanden, dass ich ihn als Symptomträger eines Familiensystems gesehen hatte, in dem meine Patientin als die unbewusste Verursacherin der Destruktivität angesehen werden musste. Diese Familie ist ein klinisches Beispiel für die (→) **transgenerationale Weitergabe** psychischer Störungen über drei Generationen: Destruktive Gewalt bzw. unkontrollierbare Wutausbrüche finden sich bei der Mutter der Patientin, ihr selbst sowie ihrem Sohn.

Frau A. hatte es im Zuge der Behandlung ganz offensichtlich gutgetan und geholfen, dass wir lange und ausführlich über alle Situationen gesprochen hatten, in denen sie aggressiv empfunden oder reagiert hatte. Im Zentrum dieser Arbeit stand eine sorgfältige, mikroepisodisch genaue Untersuchung ihrer aggressiven Empfindungen, Reaktionen und Impulse. Dabei habe ich auf die differenzierte Beschreibung ihrer Gefühle ebenso großen Wert gelegt wie auf die Beschreibung von deren Intensität. Im Verlauf der Behandlung gelang es ihr immer besser, ihr Erleben und ihre Reaktionen zu entschleunigen, während unserer Sitzungen ebenso wie im täglichen Leben. Der Umgang mit ihren Kindern, bislang häufig von Spannungen und Impulsdurchbrüchen geprägt, wurde im Laufe unserer Arbeit zunehmend ruhig.

Metapsychologisch formuliert kann man sagen: Statt wie bisher in Identifikation mit dem mütterlichen (→) **Introjekt** zu reagieren, gelang Frau A. der innere Zugang zu ihrem (→) **konstitutionellen Selbst** zunehmend besser. Die Fähigkeit zur Selbstwahrnehmung, Selbstregulation und Selbstreflexion hat sich im Zuge der tiefenpsychologischen Psychotherapie deutlich gebessert. Das ermöglichte ihr die innere Abgrenzung von den destruktiven Impulsen, die sie per (→) **Kolonisation** von der Mutter in ihre Selbstorganisiation übernommen hatte, die bis dahin ihr Aggressionserleben dominiert hatten und die Impulsdurchbrüche zur Folge gehabt hatten. Die damit einhergehende Verbesserung ihrer Fähigkeit zur (→) **Selbst-Objekt-Differenzierung** hatte auch eine zunehmende Differenzierung des (→) **Überich** zur Folge. Diese gravierenden strukturellen Veränderungen (→ **Struktur**) ermöglichten dem (→) **Ich** der Patienten eine deutliche Veränderung der Selbststeuerung. – Ein katamnestisches Gespräch mit der Patientin ergab, dass das Ergebnis der Behandlung auch nach mehr als drei Jahren stabil war.

Welche Bedeutung die therapeutische Auseinandersetzung mit dem Affekterleben für das Wohlbefinden des Patienten hat, soll auch der Fall von Herrn R. zeigen. Er nahm bereits früh eine überraschende Wende und zeigt zugleich, wie Veränderungsschritte in den psychodynamischen Psychotherapien zustande kommen.

KAPITEL 6

Sinusrhythmus

Eine ungewöhnliche psychosomatische Störung

Bevor Herr R. den Weg zu mir fand, wandte er sich an den Kindertherapeuten, bei dem sein Sohn einst in Behandlung gewesen war. Zu ihm hatte er einen vertrauensvollen Kontakt, und dieser Kollege vermittelte ihn zu mir. Das war die erste Geschichte, die ich von Herrn R. am Telefon erfuhr.

Bei unserem ersten Treffen steht ein großer, sportlich-leger gekleideter Mann vor mir, schaut mich beinahe ein wenig verlegen an, begrüßt mich mit einem Diener und spricht mich – was eher selten vorkommt und mir wohl deswegen auffällt – mit meinem akademischen Titel an. So treffen wir beiden annähernd gleichaltrigen Herren aufeinander wie ein Schüler und sein Lehrer, der eine fast ein wenig unterwürfig, der andere freundlich, abwartend und neugierig. Herr R. hängt seine Jacke nicht an die Garderobe, sondern nimmt sie mit ins Behandlungszimmer und legt sie neben seinem Sessel auf den Boden. Dann erzählt er mir allerlei aus seinem erfolgreichen Berufsleben, von seinem Studium und schließlich davon, dass er seit drei Monaten an einer Magen-Darm-Verstimmung leide, dass er während dieser Erkrankung Gewicht verloren habe und dass er in Zeiten körperlicher Erkrankung stets – »worst-case« – fürchte, dass er an einer Krebserkrankung oder ähnlich Aussichtslosem leide. Aber das »Sono« habe keinen Befund ergeben und sein Hausarzt habe gemeint: »Sie und Ihre Kinder sind doch jetzt aus dem Gröbsten raus, also selbst wenn Sie jetzt sterben ... *(und dann an mich gewandt:)* Wissen Sie, bei allen medizinischen Eingriffen denke ich immer gleich an das Schlimmste ... Ich habe vor allem Angst, Magenspiegelung, Coloskopien ... Immer Panik, aber ohne Phantasien, und doch wieder mit vielen Gefahrenmomenten im Blick ... Damals hatte ich dann 'n Infekt. Nachts um 3:00 Uhr wach ich mit Todesängsten auf, kriege Streit mit meiner Frau, will ins Krankenhaus. Sie will das nicht. Ich fahr schließlich allein mit'm Taxi ins Krankenhaus. Und dort habe ich dann Vorhofflimmern, spring' aber spontan zurück in den Sinusrhythmus.« Und aktuell sei es das Gleiche, er habe zu einer Magenspiegelung gehen sollen, und dabei sei eine Tachycardie von 170 pro Minute festgestellt worden. Außerdem habe man bemerkt, dass er ein Vorhofflimmern und eine Arrhythmie habe. Daraufhin sei er stationär aufgenommen worden und es sei eine Kardioversion (Wiederherstellung des normalen Herzrhythmus) vorgeschlagen worden. »Das ist ja wie beim Fliegen. Gefühle! Nicht zu kontrollieren! Na, ich werde schon meine Todesängste gehabt haben.«

Ich habe bis dahin gebannt zugehört und versucht, mich in die verschiedenen Situationen, in die er mich in seiner Erzählung mitnahm, hineinzuversetzen. Nun fällt mir zum ersten Mal auf, dass er mit einem leisen Zynismus über sich und seine Gefühle spricht. Gleichzeitig erzählt er weiter, nun fast weinend, wie die Ärzte über ihn diskutierten, während er ja »bei Bewusstsein!« war. Während dieser Diskussion sei die Kardioversion »abgeblasen« worden, denn in einem Herzohr sei ein Thrombus gefunden worden und er sei auf Marcumar eingestellt worden. »Und das bei dem Typ, der ich bin!«

Mir erscheint es so, als sage er mir, er sei ein Typ, der schnell emotional reagiere. Allerdings kann ich bislang noch nicht erfassen, wieso er so reagiert, so ängstlich und so unsicher. Immer wieder ist er dem Weinen nahe und wirkt auf mich dabei verlegen.

»Ich habe schon gedacht, dass ich sterben könnte ... Und als ich nach Hause kam, war ich wie in Watte gepackt. Alles war so unwirklich. Und immer, wenn einer kam, musste ich heulen. Jedem hab ich meine Geschichte erzählt, bis ich's nicht mehr hören konnte ... *(Er weint jetzt)* ... Ich häng ja so am Leben! *(Er schnieft und blickt mich erneut verlegen an. In mir taucht der Eindruck auf, er könnte ein Schuldgefühl haben.)* Gut, dass Sie Schweigepflicht haben! *(Er lächelt verlegen.)*« Nach der Entlassung aus dem Krankenhaus habe er sich an einen befreundeten Kardiologen in Berlin gewandt, um zu fragen, ob er Therapie brauche. Der habe ihn beruhigt. Auf der Rückfahrt sei ihm wieder eingefallen, wie er seine Frau einmal in einer peinlichen Situation belogen habe; er habe ihr nie etwas davon gesagt. Dabei schaut er mich erneut mit einem verlegenen Blick an und kämpft tapfer – mit einem Lachen im Gesicht – gegen Gefühle an, die ich noch nicht erfassen kann. Suizid sei ihm durch den Sinn gegangen, überhaupt sei er damals ständig am Denken gewesen.

»Der Hauptgrund, hier zu sitzen, ist, dass ich seit meinem 12., 13. Lebensjahr anfallsweise Herzrasen habe ... Vor allem beim Sport ... Da kam ich immer nicht raus *(aus der Tachycardie)* ... schon als Kind war meine Mutter mit mir beim Internisten, aber die EKGs haben stets ergeben, dass das alles nicht so schlimm ist. Nur, ich bin zum Herzfühler geworden. Mein Griff zum Puls gehörte zu meinem Leben. Ich seh meine Mutter heute noch stehen vor dem Widerspruchsausschuss bei der Bundeswehr. Sie wollte nicht, dass ich zum Wehrdienst muss. Hyperkinetisches Herzsyndrom hieß das damals. Das hat mich beruhigt. Ich hatte endlich eine ungefährliche Diagnose.«

Die Sitzung geht zu Ende und ich sage Herrn R., dass ich davon ausgehe, dass er *zwei* Ängste habe. Die eine sei eine ganz angemessene Angst, womit er auf das Auftreten von Krankheit reagiere. Er habe also Angst vor einer realen Gefahr, die in einer Bedrohung seiner Gesundheit bestehe. Die andere, zunächst als unangemessen erscheinende Angst sei eine, die ihn bereits das Leben lang begleite, von der aber die Gefahr,[14] die ihr zugrunde liege, noch ganz unbekannt sei. Damit habe er im Kern auch zwei Krankheiten, nämlich die Herzkrankheit und eine Angstkrankheit, eine Panikstörung. Und ich denke im Stillen für mich, dass mir die unbewusste Dimension dieser Panikstörung noch ganz unklar ist. In mir taucht die Frage auf, ob er sich wohl der Arbeit an dieser unbewussten Dimension seiner psychischen Erkrankung stellen will. Denn er hat ja offenbar bislang eine relativ stabile Abwehr gegenüber seiner Panik entwickelt, vermutlich eine kontraphobische Abwehr, die in der akuten Situation der nun entdeckten Herzrhythmusstörung zusammengebrochen ist. Möchte er eine erneute Stabilisierung dieser Abwehr oder möchte er sich jetzt mit den psychischen Hintergründen seiner Panik auseinandersetzen? Danach gefragt, ist Herr R. jedoch ganz klar: Er will sich jetzt mit diesen Zusammenhängen auseinandersetzen.

---

14 Ich halte es für sinnvoll und hilfreich, Angstpatienten so früh wie möglich damit vertraut zu machen, dass Angst kein isoliertes psychisches Phänomen, sondern eine in der Regel passende affektive Antwort auf einen Umstand ist, welcher den Affekt Angst auslöst. Jeder Angst, so pflege ich Angstpatienten zu vermitteln, liegt eine Gefahr zugrunde, ohne die keine Angst auftritt. Damit biete ich einen Denk-Zusammenhang an, der einen kognitiven Gegensatz darstellt zu dem Gefühl, der Angst ausgeliefert zu sein. Dieses Gefühl füllt die meisten Angstpatienten vollkommen aus und hindert sie daran, neben dem fühlenden Modus des Selbsterlebens auch den reflexiven Modus aktivieren zu können. In der Regel erleichtert es Patienten, wenn sie entdecken, dass Angst, insbesondere Panik erzeugende Angst, reflektiert werden kann und dass die Fähigkeit zur Reflexion ihnen die Möglichkeit eröffnet, sich von dem Zustand der Angst ein wenig zu distanzieren. Sie wechseln auf diese Weise aus dem Selbstzustand passiven Erduldens in einen Zustand vermehrter Aktivität, der dadurch entsteht, dass sie ihre Fähigkeit zur Mentalisierung aktivieren. – **Der rote Faden:** Die Fähigkeit zur (→) **Mentalisierung** eröffnet dem Patienten die Möglichkeit, sich von einem schwer erträglichen affektiven Zustand zu distanzieren und durch die Aufnahme der Reflexion dieses Selbsterlebens vom passiv erduldenden in einen aktiv gestaltenden Selbstzustand zu wechseln. Interventionen dieser Art sind originär psychodynamische.

Die Begegnung zwischen Herrn R. und mir bleibt in der nächsten und auch in den folgenden Sitzungen immer die gleiche. Ich bin der *Herr Dr. Klöpper*, dem er – selber sehr erfolgreich in einem akademischen Beruf tätig – fast ein wenig devot, jedenfalls betont respektvoll gegenübertritt und dem er immer wieder mit einem freundlichen Lächeln begegnet, fast so, als wolle er ihn besänftigen. Wenn ich nur diesen Aspekt unserer Begegnung auf mich wirken lasse, so entsteht in mir der Eindruck, als sei ich eine ständige bedrohliche Gefahr, auf die gut aufgepasst werden muss. Aber es bleibt mir weiterhin verborgen, welches wohl die Gefahr sein könnte, die in seinem unbewussten Erleben von mir ausgeht.

Seine Eltern hätten ihm bereits früh eingeschärft: »Pass auf dich auf, schon dich, übernimm dich nicht … und melde dich, wenn du angekommen bist.« Er habe lange zu Hause gelebt, »bis 24, aus finanziellen Gründen. Mein Bruder ist früher ausgezogen. Und wenn ich über meine Eltern kritisch gesprochen hab, hab ich sie immer verteidigt[15] … Ich habe immer gedacht, weil mein Bruder von einem Spielkameraden von einer zweieinhalb Meter hohen Mauern gestürzt wurde und weil mein Vater ihn wie tot am Boden liegend mit Blut am Kopf gefunden hat *(habe sich seine Angst entwickelt, scheint er sagen zu wollen)* … Und weil ich mit'm Leistenbruch geboren wurde und nie schwer tragen durfte … Einmal habe ich als Sechsjähriger Andrea das Dreirad in den Keller getragen. Ich erinnere noch, wie ich Schmerzen hatte und ein schlechtes Gewissen *(er beginnt zu weinen)*, so bin ich nach oben gelaufen und mein Vater hat mich gleich an den Beinen gepackt, Kopf über, und geschüttelt, damit der Bruch wieder reinrutscht. Mit diesen beiden Ereignissen verbinde ich meine Angst. Genauso habe ich bei Gewitter Angst. Ich erinnere noch: Zelturlaub und Gewitter am Lago Maggiore. Da hatte meine Mutter immer Angst. Und dann dies Herzrasen, in der Schule nach dem Sport, beim 75 m-Lauf, und das Herz kam nicht runter. Wir sind dann zum Internisten, Belastungs-EKG. Schließlich kannte ich das. Meine Klassenkameraden auch. Zum Beispiel beim Fußball legte ich mich einfach 5 Minuten an den Rand und war dann wieder im normalen Rhythmus. Aber bei der Musterung wurde ich für tauglich erklärt. Ich kam vor den Widerspruchsausschuss und meine Mutter hat für mich plädiert. Wir haben Angst, hat sie gesagt, dass unser Klaus auf dem Truppenübungsplatz tot umfällt. Ich wollte ja zur Bundeswehr, weil das 0,5 Punkte für

15 Der offenkundige Widerspruch in dem Satz weist auf seine unbewusste affektive Widersprüchlichkeit hin und kann für das psychodynamische Verständnis genutzt werden.

den NC gibt. Ich wurde dann tauglich gemustert, und mein Vater hat gesagt: ›Du wirst Sanitäter, da bist du am sichersten, sicherer als als Zivilist.‹ Aber meine Mutter war immer besorgt, hatte Angst, dass ich sterben könnte.«

Welche psychodynamischen Schlüsse lassen sich aus dieser spontanen biografischen Anamnese ziehen? Der Bericht erfolgt in der Atmosphäre eines milden Alarms. Zunächst bin ich alarmiert in dem Gefühl, dass ich für meinen Patienten eine Bedrohung sei, die er besänftigen müsse. Und aus diesem Zusammenhang heraus beginnt er zu berichten, dass er bereits früh gelernt hat, seine Eltern in deren Erleben und Gefühl von Beunruhigung, ja konkreter Angst beruhigen zu müssen. Auf den ersten Blick scheint es auch tatsächlich Gründe für die Beunruhigung der Eltern gegeben zu haben, denn das Kind hatte eine Störung am Herzen, ein hyperkinetisches Syndrom.[16] Auf den zweiten Blick allerdings wird deutlich, dass Herr R. mit überaus ängstlichen Eltern groß wurde, die beide immer wieder situativ unangemessen oder überzogen mit Angst reagierten, statt situativ angemessene Bewältigungsstrategien zu entwickeln. Mit diesen Eltern konnte das Kind offensichtlich keine angemessene Regulation und Beruhigung seiner Ängste erfahren, sondern war stattdessen in Situationen seiner eigenen Angst zusätzlich mit den Ängsten der Eltern konfrontiert. Wenn man in diesem Zusammenhang an das Konzept der (→) **Kolonisierung** denkt, so kann mit dessen Hilfe die Hypothese entstehen, dass und wie das kindliche Selbst bereits früh die Anlagen für seine spätere Panikstörung im Rahmen der Mutter-Kind-Beziehung erwarb, ohne dass diese angemessen in der (→) **Triangulation** mit dem ebenfalls übermäßig ängstlich anmutenden Vater korrigiert werden konnte.

Eine Kolonisierung entsteht, wenn Eltern den Affekt ihres Kindes nicht angemessen identifizieren und markiert spiegeln (→**Spiegelung**), sondern beim Gewahrwerden des kindlichen Affektes mit ihrem eigenen Affekt reagieren. Dann nimmt das Kind im Gesicht der Mutter nicht seinen eigenen (gespiegelten) Affekt wahr, sondern den der Mutter. Das ist für die Entwicklung der Fähigkeit des Kindes, seine Affekte wahrnehmen und identifizieren zu lernen, katastrophal, sofern solche Patzer der Mutter häufig oder gar regelmäßig auf-

16 Das hyperkinetische Herzsyndrom ist eine bereits seit den dreißiger Jahren des letzten Jahrhunderts bekannte Herzerkrankung, auch als WPW-Syndrom bekannt (Wolf-Parkinson-White-Syndrom, benannt nach deren Entdeckern), das spontan remittieren kann, das ohne spontane Remission aber auch pharmakologisch behandelt werden kann, z. B. mit Betablockern. Dessen Einschätzung als relativ ungefährliche Anomalie ohne unbedingten Krankheitswert war bereits in den fünfziger Jahren des letzten Jahrhunderts möglich.

treten (→**IV.8, Abb. 6**). Im Fall von Herrn R. dachte ich bei der Schilderung seiner Eltern, besonders aber seiner überaus ängstlichen Mutter, an das Konzept der Kolonisierung: Ich nahm an, dass das Kind im Gesicht der Mutter nicht seine eigene Angst, sondern die der Mutter erblickte, immer und immer wieder. Das kann, so meine Annahme, dazu geführt haben, dass das Kind nicht die Fähigkeit entwickeln konnte, mit seiner Angst angemessen umzugehen. Vielmehr hat es das Erleben und die Umgehensweise der Mutter mit ihrer Angst übernommen und repräsentiert. **Der rote Faden:** Die Angst von Herrn R. und seine Art, damit umzugehen, zeigt nicht allein sein eigenes Selbsterleben, sondern auch das seiner Mutter, vermutlich auch das des Vaters.

Auf diese Weise wird auch meine Gegenübertragung verständlich. Offenbar werde ich unbewusst von Herrn R. weniger als Gegenüber, von dem Beruhigung ausgehen kann, erlebt, als vielmehr so, wie er einst einst seine Mutter erlebt hat: als eine Geängstigte, die selber Beruhigung benötigt, jedenfalls nicht noch zusätzlich durch das beunruhigt werden darf, was ihn erregt. Allerdings wird mit diesem Verständnis nur ein Teil meiner Gegenübertragung verständlich. Unklar bleibt, weshalb oder wodurch ich, meinem Patienten unbewusst, so bedrohlich erscheine, dass er sich mir gegenüber so devot verhalten muss. Dieser Zusammenhang sollte erst sehr viel später im Zuge der Behandlung verständlich werden (s. u.).

Unsere nächste Sitzung ist ganz von der Kardioversion ausgefüllt, die nicht durchgeführt wurde, weil er immer noch einen Thrombus im Herzohr hatte. In dieser Sitzung ist Herr R. geradezu hypochondrisch auf die Körperereignisse fixiert und ängstlich mit Phantasien über seinen Körper beschäftigt, die ihn so machtvoll binden, dass es ihm unmöglich ist, sich mit irgendeiner psychischen Dimension seiner Ängste auseinanderzusetzen. Von all meinen Fragen zur Biografie, von wie auch immer gearteten Lebenszusammenhängen, wechselt er binnen kurzem auf die somatische Ebene und gerät in »Ängste«, die sein Leben bedrohen. Dabei ist er immer wieder vom Weinen gerührt, versinkt fast in ein geschütteltes Weinen, um schnell wieder daraus aufzutauchen und mich um Erklärungen für seine Befindlichkeit zu bitten. Beim Zuhören wird mir deutlich, dass es Phantasien im (→) **Als-ob-Modus** der Mentalisierung sind, die ihn so machtvoll mit dem Gefühl von Realität packen, dass er sich spontan nicht davon distanzieren kann. Und er erlebt eine verzweifelte Traurigkeit, die sich in seine Ängste mischt, für die ich zunächst keinen Grund erkennen kann. In diesem Zustand leidet er furchtbar.

Auch in der anschließenden Sitzung ist Herr R. von seiner Tachyarrhythmie gequält. Eine stete innere Unruhe setzt ihm zwischen den Sitzungen zu und lässt ihn nicht einschlafen. Er wartet auf die Kardioversion, von der er sich eine Erlösung von seiner Qual erhofft. Doch muss er wegen des Thrombus im Herzen weiter warten und wird von einem Termin zum nächsten vertröstet. Während er von diesen Zusammenhängen erzählt, auch von seiner Schwierigkeit, in den Schlaf zu finden, wird er immer wieder von seiner aus der Tiefe aufsteigenden Weinerlichkeit eingeholt. Während ich ihn so weinend vor mir sitzen sehe, steigt in mir das Bild eines beschämten, blamierten Jungen auf, der versucht, sein Gefühl tapfer auszuhalten. Parallel zu diesen Themen erzählt er erstmalig von seiner explosiven Wut, die ihn zeitweise »cholerisch« reagieren lasse. Dann sei er wie sein Vater, der häufiger machtvolle cholerische Ausbrüche gehabt habe; der habe sich dann stets in sein Zimmer zurückgezogen, von wo aus man ihn habe weiter wüten hören können. Als wir über diese Zusammenhänge ins Gespräch kommen, gleitet ihm immer mal wieder der Anflug eines Lächelns über das Gesicht, dass mir spöttisch erscheint und von dem ich überrascht bemerke, dass es auf mich so ansteckend wirkt, als sollte ich mit ihm in den Spott über das verfallen, worüber wir gerade sprechen. Ich frage mich, ob im spöttischen Lächeln und meiner Reaktion eine unbewusste (→) **Inszenierung** einer Erfahrung stecken könnte, worin er selbst einmal Ziel des Spottes gewesen ist. Ich spiegele ihm, dass mir sein Lächeln spöttisch erscheine, und frage ihn, ob ihm das etwas sage.

In der nächsten Sitzung kommt Herr R. auf den Spott zurück, über den wir in der Sitzung davor gesprochen haben. In dieser Stunde beginne ich zu spüren, dass sich hinter seinem feinen spöttischen Lächeln, das sich auch in dieser Sitzung wieder auf seinem Gesicht zeigt, Scham verbirgt, so als sei er selber Ziel des Spottes. Ich frage mich, ob er unbewusst mit einem Spott identifiziert ist, der ihn dazu gebracht hat, sich zu schämen. Ich spreche meine Vermutung in Form einer Frage aus. Darauf bricht er in ein Weinen aus, das mir – anders als sonst – so erscheint, als berge es eine Mischung aus Erleichterung und einem Schmerz, den auszudrücken befreiend wirkt. Er erzählt einige als schamhaft erlebte Situationen, darunter ausführlich die Situation, wie er als Viertklässler die Aufnahmeprüfung zum Gymnasium nicht bestanden habe. Und er kommt nun darauf zu sprechen, dass er sich den »Doktoren Ärzten« gegenüber immer unterlegen fühle. Aber ihm sei nie klar gewesen, dass das Gefühl, dass er dabei in sich trage, »Scham« sei. Das Wort habe bislang gar nicht zu seinem Vokabular gehört. Ja, er habe das Gefühl bislang nicht einmal gekannt. Aber es stimme, er trage häufig einen Zustand in sich, der müsse wohl

Scham sein. Das habe er bis jetzt in dieser Weise nicht mit eigenen Worten sagen können.

Überraschenderweise meldet sich Herr R. am Tag darauf bei mir am Telefon. Er berichtet, dass er seit gestern im Sinusrhythmus sei. Er habe es bereits in der Sitzung bei mir gespürt, dass sein Herz umgesprungen sei, als wir über »Scham« gesprochen hätten. Aber er habe es zunächst gar nicht glauben mögen. Tatsache sei, dass er im Sinusrhythmus sei, dass dies am selben Tag im EKG festgestellt worden sei und dass die Kardioversion daraufhin abgesagt worden sei. – Herr R. ist seit diesem Ereignis im Oktober 2010 bis heute, also seit über drei Jahren, kontinuierlich im Sinusrhythmus. Offenbar hat die Entdeckung seiner Scham zur Heilung seiner Herzrhythmusstörung geführt. Es war ein komplexes intersubjektives Geschehen, welches diese Veränderung bewirkt hat: Sein Spüren des Affektes im Kontext damit zu erkennen, dass es Scham ist, was er fühlt, und im Kontext damit zu erleben, dass ich und wie ich mit diesem Fühlzustand umgehe, hat einen Sekundäraffekt ausgelöst, Erleichterung, körperlich und seelisch spürbar. Diese erleichternde Erfahrung im Rahmen der therapeutischen Beziehung hat eine heilende Wirkung entfaltet.

Können wir im Narrativ von Herrn R. Hinweise finden, die mit ausreichender Sicherheit als psychodynamisch verständlich erscheinen lassen, wie es im Laufe seiner Lebensgeschichte dazu kommen konnte, dass das Erleben von Scham keine Integration in das Selbst fand? Ich habe den Eindruck, dass lediglich die Erwähnung des Vaters als Choleriker einen Hinweis dafür geben könnte. Herr R. ist ein Kind der Nachkriegszeit und wurde mit Eltern groß, die ihre wesentliche soziale Prägung in der Zeit des Dritten Reiches erfahren haben. Beschämung und Demütigung gehörten in dieser Zeit zur allgegenwärtigen Erfahrung der Menschen und wurden von vielen verinnerlicht, indem sie nicht nur zu passiven Empfängern von Beschämung und Demütigung wurden, sondern indem sie diese auch weitergegeben haben, beispielsweise als erziehende Eltern. Es ist denkbar, dass der cholerische Vater Herrn R. als Kind tendenziell auch beschämend und demütigend begegnet ist. Allerdings ist diese Vermutung so lange noch als Spekulation anzusehen, wie die Anamnese dafür keine ausreichend eindeutigen Hinweise gibt. Insofern gibt es zu dem Zeitpunkt der Gespräche, als es mir per Empathie gelungen ist zu erfassen, dass Herr R. ein unbewältigtes Scham-Problem in sich trägt, im Narrativ noch keine belastbaren Daten, aus welchen eine entsprechende Psychodynamik abgeleitet werden kann. Das sollte erst sehr viel später im Therapieverlauf auftauchen, was ich zu dieser Zeit nicht einmal ahnen konnte.

Zu diesem Zeitpunkt der Behandlung dachte ich: Wenn ich die (→) **Inszenierung** der Beziehung während der Erstgesprächssituation zum Verständnis der Psychodynamik heranziehe, dann finde ich jene Daten, die im Narrativ noch fehlen, um eine kohärente Geschichte der Beziehungserfahrung eines Patienten rekonstruieren zu können (→ **I.2**).[17] Bei der Inszenierung wird (→) **implizites Beziehungswissen** handlungsdialogisch kommuniziert und muss dechiffriert werden, um das Narrativ damit zu ergänzen. Schauen wir aus dieser Perspektive auf meinen Kontakt mit Herrn R., so ergibt sich bereits in der Eingangsszene ein Bild, bei dem man den Eindruck haben kann, einen Blick in die Vergangenheit gesellschaftlicher Umgangsformen zu werfen. Und wir erkennen, dass sich dieses Verhalten von Herrn R. wie ein Muster durch unsere ganze Beziehung zieht. Darin begegnen sich zwei erwachsene Männer, aber diese Begegnung mutet an wie das Aufeinander-Treffen von zwei Ungleichen. Nur Nuancen deuten dies an. Wirklich erkennbar wird die Ungleichheit erst durch die Wahrnehmung meiner Gegenübertragung. Darin taucht nämlich neben dem direkt mit Herrn R. Erlebten etwas auf, das zu mir und meiner Lebenserfahrung gehört: Erinnerungen und in Erzählungen Gehörtes. Die Art, wie Herr R mich in dieser Szene begrüßt und wie ich mich dabei fühle, erinnert mich an preußische Umgangsformen und daran, dass ein solcher Umgang in der Zeit der Diktatur des Dritten Reiches noch viel stärker als im Preußenstaat etabliert war. Diese Art des Umgangs miteinander prägte, wenn auch in deutlich abgemilderter Form, sogar noch in den fünfziger Jahren des letzten Jahrhunderts den Umgang der Menschen miteinander; das habe ich in meiner Kindheit erlebt. Aber zu dieser Zeit hatten hierarchische Umgangsformen nicht mehr jene Bedeutung, die sie seit der Machtergreifung der Nationalsozialisten hatten. Die Haltung der devoten Unterwerfung wird in Diktaturen von vielen Menschen in der Hoffnung eingenommen, sich damit vor Verfolgung und Tod schützen zu können. Mir wurde klar: Meine Gegenübertragungsphantasien hatten mich in eine Zeit geführt, die ich überwiegend aus den Erzählungen meiner Elterngeneration kenne.

Über den Vater von Herrn R. hatte ich erfahren, dass er als Soldat Kriegsteilnehmer war, aber auch, dass er Heimatvertriebener war und dass seine Familie

---

17 Psychodynamisches Denken vollzieht sich simultan auf fünf Ebenen: (1) der Ebene der Erhebung konkreter biografischer Daten, (2) der Ebene des empathischen Mitschwingens, (3) der Ebene der unbewussten Symbolik und Szene, (4) der Ebene der metapsychologischen Reflexion und (5) der Ebene der Prüfung von Zusammenhängen zwischen dem Hier und Jetzt und dem Dort und Damals (→ **I.8**).

kurz vor Ende des Krieges alles verloren hatte: Heimat, persönlichen Besitz und die Menschen ihrer Lebenswelt. Selbst wenn so ein Fakt nur im Nebensatz erwähnt wird, darf man annehmen, dass derartige Erfahrungen der Elterngeneration von Patienten Einfluss auf sie als Kinder genommen haben. In Kindern lebt die traumatische Erfahrung der Eltern sowie auch deren Versuch der Bewältigung dieser Erfahrungen unbemerkt weiter. Ich fragte mich: Sagen mir meine Einfälle, dass ich im Erleben der Elterngeneration von Herrn R. nach weiteren psychodynamischen Zusammenhängen suchen muss?

Und was hat Scham mit diesen Zusammenhängen zu tun? Zur Beantwortung dieser Frage finden wir im Narrativ von Herrn R. nichts. Aber es gibt gesichertes historisches Wissen, das wir ersatzweise nutzen können, um an diesem Punkt weiterzukommen. Dieses Wissen fällt mir ein, wenn ich mit Herrn R. zusammen bin. Kriegsteilnahme und Heimatverlust können schwere Traumata für die Betroffenen darstellen; deren psychische Folgen können transgenerational weitergegeben werden, was zur Folge haben kann, dass die ursächlichen Zusammenhänge dem Bewusstsein nicht zugänglich sind (Bohleber 2000b). Der Verlust von Heimat und die Vertreibung aus der Heimat gehen mit äußerst demütigenden Erfahrungen der Stigmatisierung einher, die als so intensiv beschämend erlebt werden, dass das Ich der Betroffenen in der Regel intensive Anstrengungen unternimmt, das Erleben dieses Affektes abzuwehren. Abspaltung der Scham ins Unbewusste ist häufig die Folge, allerdings einhergehend mit der Gefahr, von der Scham überflutet zu werden, sobald diese Abwehr misslingt. Aufgrund dieser Abwehr gehört das Erleben von Scham aber nicht mehr zur täglichen Affektausstattung des Traumatisierten. Und genauso hat Herr R. sich verblüfft beschrieben, als ich ihm Scham spiegelte: Das Gefühl kenne er gar nicht. Scham hatte bis dahin nicht zu seiner bewussten Affektausstattung gehört. Es ist anzunehmen, dass das ins Unbewusste abgespaltene Schamerleben eine (→) **Konversion** erfuhr und seinen Ausdruck als somatische Symptomatik in der Tachyarrhythmie fand.

Es ist mit großer Wahrscheinlichkeit anzunehmen, dass der Vater von Herrn R. sehr unter seinem Schicksal als Heimatvertriebener gelitten hat.[18] Vermutlich hat er seine Familie unbewusst mit seiner Abspaltung von Scham geprägt. Auf diese Weise kann Herr R. als Kind diese Konstellation der Abwehr implizit aufgenommen und unbewusst in sein Selbst übernommen haben.

---

18 Später, im weiteren Verlauf unserer therapeutischen Arbeit, erfuhr ich, dass den Vater sein Schicksal als Heimatvertriebener lebenslang intensiv beschäftigt hat.

Der rote Faden wird sichtbar: Eine (→) **transgenerationale Weitergabe** kriegstraumatischer Erfahrungen seines Vaters (vor allem wohl die Ohnmacht des Heimatverlustes sowie damit einhergehende Demütigungen) bzw. dessen unbewusster Modus der Verarbeitung dieser Erfahrungen kann als psychodynamisch wirksam und verantwortlich dafür angenommen werden, dass nicht nur der vom Vater abgewehrte Affekt der Scham, sondern auch dessen Abwehrhaltung (devote Anpassung/subtile Unterwerfung) zu derjenigen Wesensart von Herrn R. wurden, die mir in unseren Sitzungen kontinuierlich begegnete. Diesen unbewussten Kontext nahm ich als grundlegende Hypothese für meine anschließende psychodynamische Therapie mit Herrn R.

Das Fallbeispiel von Herrn R. zeigt, welche Folgen das Bewusst-Werden eines Affektes haben kann, und ermöglicht eine Vertiefung und Erweiterung des Verständnisses davon, wie die Psychodynamik rekonstruiert werden kann. Beides ist für den Psychodynamiker von großer Bedeutung. Mit diesem Hinweis beziehe ich mich auf hin und wieder polemisch gestellte Fragen wie die, warum dieser ganze Aufwand betrieben werden müsse, die Psychodynamik einer psychischen Störung so differenziert und im Detail zu verstehen, wo es heute doch Methoden und Handbücher gebe, die eine Psychotherapie mit weniger Aufwand ermöglichten. Und weiter geht es bei derartigen Zweifeln um die Frage, ob der Therapeut auch noch das Leben der Eltern studieren müsse, um begreifen zu können, was mit dem Patienten los ist.

Erst die umfassende Beachtung von Narrativ, Empathie und Gegenübertragung sowie die zunehmende Übung, damit während der therapeutischen Arbeit umzugehen, ermöglicht dem Therapeuten die Entwicklung einer Sensibilität, die mit keiner Behandlungstechnik oder -methodik zu erreichen ist. Das Beispiel von Herrn R. im Besonderen, aber auch die vorhergehenden Beispiele von Herrn W., Frau Z. und Frau A. zeigen, wie wichtig es für den Therapeuten ist, seine Empfänglichkeit für abgewehrte oder nicht in das Selbst integrierte Gefühlszusammenhänge entwickeln zu können. Sensibilität in diesem umfassenden Sinne und die Reflexion emotionaler Zusammenhänge ergänzen einander zum psychodynamischen Verstehen. Und erst die differenziert erfassten psychodynamischen Kontexte ermöglichen eine gezielte Bearbeitung des unbewussten Gefühls- und Affekterlebens des Patienten, das im Hintergrund einer Vielzahl von psychogenen Erkrankungen steht.

Ich gehe davon aus, dass Psychotherapeuten in der Zukunft mehr und besser als bisher über die Fähigkeit verfügen müssen, zielgerichtet und schnell mit ihren Patienten zu arbeiten. Das heißt, dass sie in weniger Zeit als heute noch möglich mehr erreichen müssen. Aber sie werden nur wenig erreichen, wenn sie nicht die Fähigkeit entwickeln, Sensibilität mit psychodynamischem Denken zu verknüpfen. Das Beispiel von Herrn R. zeigt m. E. in besonderer Weise, wie die Handhabung der (→) **Gegenübertragung** (in dem umfassenden Sinne wie im Glossar beschrieben) unverzichtbar ist, um emotional zielgerichtet arbeiten zu können. Es gehört heute zum *common sense* psychodynamischer Psychotherapie, dass es die Erweiterung und Differenzierung seiner emotionalen Fähigkeiten ist, welche dem Patienten Reifungsschritte in der Behandlung ermöglicht. Und korrespondierend ist es die Sensibilität des Therapeuten, welche ihm ermöglicht, sozusagen *mit dem Finger am Puls seines Patienten* zu erspüren, was mit ihm emotional los ist. Mit diesem Zusammenhang soll hervorgehoben werden, wie bedeutsam das empathische Erfassen des Selbstzustandes des Patienten als erster Schritt auf dem Weg zum Verstehen der Psychodynamik ist. Diese Fähigkeit ist nicht durch psychotherapeutische Technik oder das Befolgen von Manualen zu erreichen.

Der zweite Aspekt, den die Fallgeschichte von Herrn R. beleuchtet, ist der Umstand, dass psychodynamisch wirksame Zusammenhänge über die Generationsgrenzen hinweg weitergegeben werden können. Damit ist gemeint, dass nicht allein solche Beziehungserfahrungen, die der Patient selbst gemacht hat, in die psychodynamische Reflexion einbezogen werden müssen, sondern auch solche, welche die Eltern gemacht haben. Im Fall von Herrn R. war es die Vertreibung des Vaters und seiner Primärfamilie. Doch nicht allein die deutsche Geschichte hält für viele Menschen Traumatisches bereit, was ihr Leben und das der Generationen danach beeinträchtigt. Heute sind es vor allem die Schicksale der Menschen mit Migrationshintergrund, die nicht nur daraufhin untersucht werden dürfen, welche Erfahrungen sie selbst gemacht haben, sondern auch daraufhin zu betrachten sind, welche Erfahrungen deren Familien bereits in ihrem Herkunftsland gemacht haben. Bleiben diese Zusammenhänge außer Acht, so besteht das Risiko, dass der Therapeut psychodynamisch wirksame Ursachen übersieht, die in der transgenerationalen Weitergabe gründen.

Und nicht nur Traumata und schwere Schicksalsschläge der Elterngeneration werden von einer Generation auf die andere weitergegeben. Sondern es können auch Krankheiten sein, unter denen Eltern in der Frühkindheit eines Patienten gelitten haben, die dazu führen, dass die Entwicklung eines Kindes schweren Schaden nimmt. Die folgende Fallgeschichte stellt diese psychodynamischen Zusammenhänge in den Mittelpunkt.

KAPITEL 7

Bloß ein Seitensprung?

Die Sehnsucht nach der Nähe, die es nie gab: das Kind einer depressiven Mutter

Herr N. meldet sich telefonisch aus einer anderen Stadt. Da er beruflich öffentlich aufzutreten habe, wolle er nicht bei sich zu Hause um therapeutische Hilfe nachsuchen.

Als wir uns begegnen, steht ein sportlich-schlanker Typ vor mir. Mit seinem markanten Gesicht, seinem geraden Blick und seinem unprätentiösen Auftreten ist er mir sofort sympathisch. Und so beginnt er auch die Sitzung, gerade heraus und auf den Punkt kommend. Er habe bereits eine längere Therapie hinter sich und darin den sexuellen Missbrauch durch seinen Vater bearbeitet. Es sei weiterhin immer mal wieder schwierig, damit fertigzuwerden, wenn die Erfahrungen dieser Vergangenheit in ihm aufstiegen; aber er habe gelernt, damit umzugehen, und das gelinge ihm recht gut. Deswegen sei er jetzt auch gar nicht hier, sondern wegen eines anderen Problems, mit dem er einfach nicht fertigwerden könne. Ich müsse wissen, dass er professioneller Ballett-Tänzer sei, fest engagiert an der Oper seiner Stadt. Hin und wieder sei er zu Gastspielen verpflichtet und dann schon mal längere Zeit von zu Hause weg. Er sei verheiratet. Seine Frau sei Künstlerin wie er, eine tolle Frau, um die ihn seine Freunde beneideten. Bei seinem letzten Gastspiel sei es ihm allerdings passiert, dass er sich auf O. eingelassen habe, eine Tänzerin aus dem dortigen Ensemble. Es sei einfach großartig gewesen mit dieser Frau! Deren emotionale Schwingungsfähigkeit und Sensibilität seien so unglaublich wunderbar, und die beiden würden sich ohne jedes Wort verstehen, ihre beiden Körper würden miteinander sprechen und ihre Seelen einander verstehen, wenn sie tanzten, das sei nicht in Worte zu bringen. Und selbst wenn sie einander nicht sähen, bei Proben beispielsweise, könne er sie spüren und wisse, was in ihr vorgehe. Natürlich hätten sie auch Sex miteinander gehabt, aber das sei weniger bedeutsam gewesen als diese *Momente der*

Begegnung,[19] in denen es diesen wortlosen Tanz gegeben habe, der ihn emotional in einer bislang nicht gekannten Weise auszufüllen und zu beglücken vermöge, einfach großartig!

Herr N. erzählt mir dies alles in einer Weise, dass ich das Gefühl habe zu fühlen, was er fühlt. Seine Worte malen eine emotionale Welt beglückenden Miteinander-Schwingens, in die empathisch einzusteigen für mich eine große Leichtigkeit bekommt und das Gefühl von Schweben entstehen lässt. Und in seinem Schmerz und seiner Trauer um das Verlorene ist keine Dramatik, sondern einfach die Wahrhaftigkeit des Empfundenen. Schmerzlich ohnmächtig hingegen fühlt sich die Gewissheit der Zukunft an, dass dort das Zurück-Liegende nicht mehr zu finden sein wird.

Sein Problem sei nicht, dass er sich nun von seiner Frau trennen wolle oder auch dass O. ihrerseits eine Beziehung habe und dass beiden immer klar gewesen sei, dass sie füreinander nur eine Affäre seien, ein Gastspiel im Leben des Anderen. Nein, sein Problem sei, dass er einem Gefühlszustand begegnet sei und dass er jetzt, danach, nicht mehr erleben und fühlen könne, was ihn im Beisammensein mit O. so ausgefüllt, so beglückt habe wie nie eine Begegnung zuvor. Er könne es schier nicht ertragen, nicht zu wissen, wie er dieses Fühlen je in sich wiederfinden solle. Herr N. beschreibt eine zutiefst (→) **intersubjektiv**e Beziehungserfahrung mit wiederholten (→) **Moment**s **of Meeting**.

So weit die Geschichte, mit der Herr N. die Behandlung bei mir begann. Er hat sich seit diesem Beginn viel mit seiner Erfahrung mit O. befasst. Er konnte sich von ihr distanzieren und damit beginnen, ihren Verlust in der Ferne eines *Irgendwann begegnen wir einander sicher wieder* zu verschmerzen, und er konnte wieder hier und jetzt leben. Aber mit dem Beginn dieses Abschieds hatte in der Therapie eine Suche nach einem noch nicht zu benennenden Etwas begonnen, auf das wir, das therapeutische Paar, beide zusteuerten wie Wanderer in der Wüste auf der Suche nach dem Weg.

In der nun zu beschreibenden Sitzung beschäftigt ihn zunächst unterschwellig und dann explizit ausgesprochen die Frage, was er denn eigentlich hier wolle. Irgendwie habe er das Ziel aus den Augen verloren.

In den vergangenen Sitzungen hat ihn zunehmend seine Mutter beschäftigt. Ihm war die Familienaufstellung eingefallen, die er etwa 2001 gemacht hatte,

---

19 Was der Patient hier in seine eigene Sprache gebracht hat, ist wortgetreu die deutsche Übersetzung des *Moment of Meeting,* eines Begriffes, den die *Process of Change Study Group* (1998) eingeführt hat (→ **Moment of Meeting**).

und ihm war aufgefallen, dass sich die Beziehung zu seiner Mutter deutlich gebessert hatte. Die alte Dame, die sie heute sei, eine nach einer zweiten Ehe wohlhabende Witwe, sei eine ganz andere Frau als die Mutter seiner Kindheit. Sie sei weicher und auch verständnisvoller geworden, und es beschäftige sie selbst auch die Frage, was für eine Mutter sie für ihren Sohn gewesen sei.

In den zurückliegenden Sitzungen hat ihn aber auch immer wieder die Beziehung zu seiner Frau beschäftigt, die er als liebevolle, verständnisvolle, tolle Ehefrau beschreibt. Aber an ihrer Seite und im Zusammensein mit Freunden befalle ihn immer wieder eine merkwürdige Stimmung, in der er sich einerseits nicht dazugehörig fühlen könne, andererseits nur wie in einer Rolle funktioniere.

Dem gegenüber steht die in der jüngeren Vergangenheit ja gar nicht mehr gelebte Beziehung zu O., von der er sich so beglückend geliebt, verstanden und angenommen gefühlt habe.

In dieser Sitzung meint er sich schließlich zu erinnern, dass er in der Beziehung mit seiner Mutter, solange er denken könne, das Lebensgrundgefühl gehabt habe, nicht dazuzugehören. Und ihm fällt weiter ein, dass seine Mutter wohl in einer tiefen Trauer darüber war, dass das Kind, das vor ihm zur Welt kam, seine Schwester, bereits nach drei Wochen verstorben war. Sie habe ihm inzwischen erzählt, dass sie sich immer ein Mädchen gewünscht habe. Vielleicht sei es der Mutter ja nicht gelungen, ihm als männlichem Säugling mit beglückender Freude über seine Existenz zu begegnen.

Ich denke beim Zuhören, dass das Kind, das Herr N. war, diese Trauer der Mutter schon in den ersten Lebensmonaten empfunden und schließlich als die Erfahrung verarbeitet haben muss, ungewollt und eigentlich nicht dazugehörig zu sein. Und mich befällt eine stille Traurigkeit bei der Vorstellung, wie sich ein Säugling wohl fühlt, der nie die Erfahrung macht, in ein heiteres und beglücktes Gesicht seiner Mutter zu blicken und zu spüren, dass sie mit ihm zutiefst glücklich ist. Zugleich bin ich ein wenig erleichtert, weil ich denke, dass er jetzt hoffentlich Anschluss an die früheste seelische Wunde findet, die bis heute noch nicht verheilt ist und die ja wohl für dieses quälend unerträgliche Gefühl der Leere verantwortlich ist, das mit Worten so wenig zu beschreiben ist.

In die nächste Sitzung kommt Herr N. traurig, ja verzweifelt. Er habe das Empfinden, dass er das Gefühl für seine Frau verloren habe. Er sei vollkommen verzweifelt darüber, denn er wisse, dass er eigentlich eine ganz tolle Frau habe, um die ihn auch viele Kollegen und Bekannte beneiden würden. Während er schluchzend weint, berichtet er, dass er häufig in Gegenwart seiner Frau Langeweile empfinde. Er wisse nicht, wie er aus diesem Zustand herausfinden solle. Er könne sich darin selbst nicht verstehen. Eigentlich wisse er, dass er die Beziehung zu ihr nicht aufgeben sollte. Aber das Verlangen, die Sehnsucht danach, so intensive Gefühle zu einer Frau haben zu können wie zu O., erscheine ihm als unwiderstehlich.

Ich denke an die letzte Sitzung und frage mich, ob er sich seiner Frau gegenüber möglicherweise ähnlich fühlt wie einst seiner Mutter gegenüber. Die Wiederkehr von Gefühlen des Säugling gegenüber der Mutter, nur jetzt so, als ob diese Gefühle die Ehefrau meinten? Aber ich denke auch an das Schicksal so vieler Ehen, die nach einer Reihe von Jahren zunehmend in unausweichliche emotionale Krisen geraten. Das verflixte siebte Jahr? Ist es einfach nur so etwas? Und dann die O. im Hinterkopf? Ist es so einfach wie schwer zugleich?

Wir erarbeiten, dass es zur Alltagserfahrung einer langjährigen Partnerschaft gehört, dass Gefühle füreinander nicht kontinuierlich und beständig sind, sondern vielmehr wellenförmigen Schwankungen unterworfen sind, auch, dass Zeiten von scheinbarer Gefühllosigkeit auftreten. Allerdings erscheine er mir seiner Frau gegenüber nicht als gefühllos, anders könne ich mir seine Traurigkeit nicht erklären; die scheine mir zum Ausdruck zu bringen, dass er sehr wohl emotional intensiv mit ihr verbunden sei.

Ferner sprechen wir darüber, dass in seinem Empfinden seiner Frau gegenüber vermutlich ein Übertragungserleben auftritt, dass aus einer Beziehungserfahrung mit der Mutter herrührt. Ich sage, ich sei mir sicher, dass es in seiner Kindheit und Jugend Zeiten gegeben habe, in denen er keine Gefühle für seine Mutter hatte. – Herr N reagiert auf meine Deutung seines heutigen Selbstzustandes als Wiederholung eines infantilen Selbstzustandes kaum erleichtert.

Ich erinnere mich, dass er seine Mutter als eine Frau beschrieben hat, die zeitweise ohne jedes Gefühl für ihre Kinder, insbesondere für ihn gewesen ist. Dabei denke ich an die Theorie der Kolonisierung und deute Herrn N. seinen Selbstzustand als eine unbewusste Identifizierung mit dem Gefühlszustand seiner Mutter, in dem er sie häufig erlebt hat. Und ich füge dem einige Episoden an (sexueller Missbrauch durch den Vater in Anwesenheit der Mutter, die das Ereignis ignoriert; Prügel durch den Vater mit einer Reitgerte am Heiligabend, ebenfalls von der Mutter ignoriert). Darauf reagiert er spürbar erleichtert, aber gleichzeitig auch irritiert. Ja, einerseits könne er sich vorstellen, dass er zeitweise tatsächlich wie die Mutter seiner Kindheit reagiere, ohne ein Gefühl zu haben; andererseits sei er vollkommen ratlos, wie er damit fertigwerden solle.

In den folgenden Sitzungen beschäftigt sich Herr N. weiter mit der Beziehung zu seiner Ehefrau. Es belaste ihn sehr, dass er sie heute im Unterschied zu früher so wenig kreativ und weniger aktiv erlebe. Als er sie kennenlernte, sei sie eine aktive Künstlerin gewesen und habe ihn mit ihrer Vitalität und Kreativität fasziniert. Diese Eigenschaften habe sie heute beinah völlig verloren. Sie sei zwar weiterhin eine liebenswerte Frau. Aber die Bekannten und Freunde, die das hervorhöben, würden ja auch nicht sehen, wie sehr sie sich verändert habe. Sie habe heute keinerlei Interesse mehr daran, ihrer Kunst nachzugehen, obgleich sie begnadet begabt sei, mit einem großen natürlichen Talent. Und das, woran er Interesse habe – sich mit ihr in Musik und Theater wieder so entzündet zu fühlen wie einst –, sei für sie vollkommen uninteressant geworden. Sie sei im Großen und Ganzen mit ihrem Leben und ihrer derzeitigen Berufstätigkeit zufrieden; weitere Höhepunkte brauche sie nicht. Allerdings leide sie sehr unter ihrer Kinderlosigkeit. Sie sei die geborene Mutter, und der Umstand, dass sie nicht schwanger werden könne, sei für sie nur schwer zu verkraften.

Er habe für sich bei der Lektüre von Büchern über Hochsensible herausgefunden, dass er ein *sensation-seeker* sei. Er beschreibt mit diesem Wort eine Eigenschaft, die ihn immer wieder dazu treibe, emotional intensiv aufwühlende und hoch befriedigende Begegnungen mit anderen Menschen zu suchen. Ohne solche hoch erregenden und äußerst befriedigenden Erfahrungen mit anderen Menschen, wie er sie hin und wieder auch beim Ballett machen könne, könne er sich eigentlich gar nicht vorstellen zu leben. Er beschreibt seine Suche nach solchen Momenten der Begegnung, die vielleicht – so geht mir an dieser Stelle assoziativ durch den Sinn – im Sinne von Daniel Stern (1992) *moments of meeting* sind, als wäre das eine Sucht. Ja, er sei recht verzweifelt darüber, dass er so suchtartig nach solchen Momenten der Begegnung suche, denn er fühle sich geradezu davon abhängig bzw. darauf angewiesen.

In die nächste Sitzung kommt er traurig-bedrückt und niedergeschlagen, fast verzweifelt. Momente, in denen er sich leer, verzweifelt und nichtig fühle, würden wieder zunehmen, und in der Beziehung mit seiner Frau gelinge es ihm nicht, aus diesen Zuständen herauszukommen. Weinend sagt er, dass er sich dann »unerträglich einsam« fühle. Es ist in der Gegenübertragung leicht nachzuvollziehen, dass diese Zustände tatsächlich schier unerträglich für ihn sind. Ich denke an das Kind der Mutter, die der verstorbenen Tochter nachtrauert. Er sagt, er fühle sich dann »ohne Halt, Heimat und einen Kern« und finde nur schwer raus aus diesen Zuständen, selbst wenn er im Kontakt mit seiner Frau oder lieben Freunden sei.

Ich habe den Eindruck, dass er mit diesen Zuständen solche der Regression beschreibt, in denen er emotional, einem Flashback ähnlich, in Zustände der Kindheit zurückfällt, beispielsweise nach dem Missbrauch durch den Vater, wenn seine Mutter ihm regelhaft nicht tröstend, verständnisvoll und haltgebend zur Verfügung stand, oder eben auch noch früher in der Säuglingszeit, an die er keine explizite Erinnerung haben kann. Und ich denke, dass es ihm in solchen Augenblicken nicht gelingt, vermutlich nicht gelingen kann, einen Gefühlszugang zu dem erwachsenen Selbstverständnis zu finden, sozusagen seinem erwachsenen Kern, den er sich als Tänzer in der Begegnung und zusammen mit seinem Ensemble aufgebaut hat. Jedenfalls hat er mir wiederholt Beispiele davon berichtet, wie er beim Tanzen in der Lage ist, sich selbst als mit Anderen auf zutiefst beglückende Weise in Kontakt zu erleben. Ich weiß, dass solche moments of meeting lange in ihm nachklingen können. Aber in Momenten wie diesem gelingt ihm das nicht.

Ich spreche diese Zusammenhänge an und wir arbeiten nun daran, wie es ihm gelingen kann, mit dem Kern seines Selbsterlebens als Tänzer und Künstler in Verbindung zu bleiben, besonders dann, wenn er in den regressiven Selbstzustand gerät, der sich durch das Gefühl des Verlustes von Halt, Heimat und Kern-Empfinden auszeichnet. Dazu gebe ich ihm einen fossilen Stein aus meiner Sammlung in die Hand und fordere ihn auf, diesen wahrzunehmen, während er gleichzeitig das ihn verzweifelt machende Gefühl der Leere in sich spürt. Von der Intervention überrascht folgt er der Anregung und fragt mich, was das solle. Ich sage ihm, dass ich ihn auf diese Weise auffordern wolle, zu prüfen, ob es ihm gelingen könne, zwei Empfindungen *gleichzeitig* in sich Raum zu geben, dem Gefühl der Leere und dem Gefühl des Steins in seiner Hand. Er prüft sich und meint, dass er das könne.

Nach einer kurzen Pause frage ich ihn, ob es ihm möglich sei, den Stein so zu fühlen, als ob er der Kern dessen wäre, was er als Erwachsener, als Mann und als Tänzer in sich trage, nämlich das gute Gefühl, dass es ihm mache, wenn er mit Anderen tanze, probe und sich vital fühle. Er meint, das könne er sich vorstellen. Er bleibt einige Zeit schweigend im Kontakt mit sich, dem Stein und – wie ich annehme – dem Empfinden von sich selbst als der Mann, der er heute ist, aber auch als der Mann, der dem Gefühl mit O. nachtrauert und Leere empfindet. Nach einiger Zeit fordere ich ihn auf, den Stein in seiner Hand zu öffnen. Er blickt mich ratlos an, untersucht den Stein und findet heraus, dass er entlang einer bislang nicht bemerkten Bruchlinie in zwei Teile zu teilen ist. In dem auf diese Weise geöffneten Stein entdeckt er den fossilen Abdruck eines

Ammoniten und bricht in ein gerührtes, bewunderndes Erstaunen aus: »Oh, ist das schön!« Ich sehe ihn berührt und hoffe, dass er erkennt, welche Ähnlichkeit zwischen seinem eigenen inneren Kern und dem Stein besteht, nämlich welche Pracht beide in sich tragen. Er ist tatsächlich zu Tränen gerührt. Und ich denke, hoffe, dass dieses ein *moment of meeting* zwischen uns beiden sein könnte, worin er seinem Kern begegnet.

Ich möchte mich jetzt der Frage zuwenden, was diese Behandlungssequenz mit dem Thema *Psychodynamik verstehen* zu tun hat. Ihnen ist sicher aufgefallen, dass Herrn N. im Verlauf der Sitzungen assoziativ biografisches Material in den Sinn kommt. Dieses Material war in dieser Klarheit vorher noch nicht aufgetaucht. Es war mir bis dahin zwar bekannt gewesen, dass mein Patient als Kind und Jugendlicher lange das Opfer eines sexuellen Missbrauchs und auch demütigender Misshandlungen durch den Vater war. Er hatte mir glaubhaft versichert, dass diese Erfahrungen in einer langen ersten Psychotherapie gut bearbeitet werden konnten und dass es ihm in der Regel auf gute Weise gelinge, mit der Wiederkehr der Gefühle daraus fertigzuwerden. Aber ihm war auch zunehmend klar geworden, dass es Erfahrungen aus seiner Mutterbeziehung geben müsse, die ihn so beeinträchtigten, dass er sich erneut in Psychotherapie begeben müsse. In den Sitzungen dieser mit einer Wochenstunde durchgeführten Psychotherapie war er wechselnd mal mehr mit seinen Erfahrungen mit O., mal mehr mit denen mit seiner Frau und dann wieder mit seinen Erinnerungen und Gefühlen gegenüber seiner Mutter beschäftigt. Darin tauchte ein Moment auf, wie er in Psychotherapien häufig zu beobachten ist, nämlich dass das psychodynamisch tatsächlich relevante Thema erst im Verlauf der therapeutischen Arbeit schrittweise in Erscheinung tritt.

Aber: Der Punkt, um den es hier geht und um dessen willen ich diesen Fall vorstelle, ist der, dass ich zu Beginn der hier vorgestellten Behandlungssequenz noch keine wirklich schlüssige Psychodynamik formulieren konnte. Ich begann die Behandlung als Probetherapie und in der Vorstellung, dass sich während der weiteren Behandlungsstunden genügend Material zum psychodynamischen Verstehen ergeben würde. Das geschah dann tatsächlich im Verlauf der vorgestellten Sequenz. In eine solche Situation, nämlich dass es während der probatorischen Sitzungen noch nicht möglich ist, die Psychodynamik mit ausreichender Sicherheit zu verstehen, geraten Therapeuten in ihrer täglichen Praxis häufiger.

Verfolgen Sie mit mir noch einmal den Weg, den Herr N. und ich gegangen sind, von vorn, nunmehr nicht empathisch mitgehend, sondern aus der dritten Perspektive, d.h. wie von außen betrachtet und metapsychologisch reflektierend.

Mein Patient hatte sich auf eine Affäre eingelassen, war nach deren Ende unglücklich, wurde damit nicht alleine fertig und suchte daher therapeutische Hilfe. Er war, so könnte man meinen, in einen Aktualkonflikt geraten: auf der einen Seite überschwänglich verliebt, aber auf der anderen Seite nicht gewillt, sich von seiner Frau zu trennen. Ohne von einem Menschen in einer solchen emotionalen Verfassung mehr zu wissen, könnte man eine Beratung für ein ausreichendes Behandlungsangebot halten. Als Psychodynamiker allerdings gibt man sich nicht mit dieser Oberfläche zufrieden, sondern geht der Frage nach, welche unbewussten Determinanten wohl den emotional-konflikthaften Selbstzustand des Patienten bestimmen mögen. Bei dieser Frage sind drei Aspekte dessen, was früh bekannt wurde, potentiell hilfreich: die Art des geschilderten emotionalen Zustandes, die Gegenübertragung und der Umstand, dass ein von einem Mann sexuell Missbrauchter erneut bei einem Mann um therapeutische Hilfe nachsucht. Ich will diese drei Aspekte einzeln reflektieren.

Herr N. schildert eine etwas ungewöhnliche Affäre. Sie kommt, wie er es schildert, nicht aufgrund einer erotischen Anziehung zustande, nicht aufgrund anregender Gespräche, sondern im Rahmen eines professionellen Kontaktes zwischen Tänzern. Diese sind es, so sollte man annehmen, gewohnt, miteinander im körpersprachlichen Austausch zu sein. Körpersprache ist schließlich ihr Medium. Aber eben über diesen sinnlichen Austausch entstand ein persönlicher Kontakt, ein Miteinander, wodurch eine noch intensivere Verbindung entstand als durch den erotisch-sexuellen Austausch, der dem primären Kontakt in körperlich-sinnlicher Kommunikation folgte. Was war da geschehen? Letztlich doch nur eine Variante des einander erotisch-sexuellen Verfallen-Seins? Oder gibt es da noch etwas Anderes? Diese Frage musste zunächst unbeantwortet bleiben.

Dann ist da meine Gegenübertragung. Ich habe das Gefühl *Ich fühl, was du fühlst*. Eine Art *Ich bin wie du* kam rasch zustande. Jedenfalls hatte ich das Gefühl, die von ihm mit Worten gemalte Welt seines Fühlens flöge mir gleichsam zu. Und das geschah mit einer Leichtigkeit, dass in mir beinahe ein Empfinden wie ein Schweben entstand. Das war doch bereits im Kleinen bei unserer ersten Begegnung entstanden, als er mir sofort sympathisch war! Was ist das für eine Form rascher Verbundenheit? Latente Homosexualität? Kenn ich das? Aber da ist noch etwas Anderes in der Gegenübertragung, eine stille, klare, undramatische Traurigkeit, die mir als so wahrhaftig erscheint, so stimmig. Und außerdem diese schmerzliche Ohnmacht in der Gewissheit, dass etwas Emotionales geschehen ist, das so nie wiederkehren wird. Passt das zur Homosexualität?

Schließlich gibt es als drittes Phänomen den Umstand, dass dieser von einem Mann sexuell missbrauchte Mann einen Mann als Helfer in seiner inneren Not aufsucht. Das passt nicht! Oder passt es doch? Und wenn ja, warum? Kann es sein, dass dieser Mann Gründe in sich trägt, dass er sich in Momenten, da es ihm schlechtgeht, besser nicht an eine Frau wendet? Und wenn ja, welche könnten das sein? Mir scheint, diese Frage, die ich mir stelle, führt mich weiter.

Reflektieren heißt Fragen stellen und nach deren Antworten suchen. Und das so lange, bis der Eindruck entsteht, dass mit Hilfe von Fragen und Antworten eine zusammenhängende Geschichte entstanden ist, die zu den erhobenen Daten wirklich passt. Psychodynamisches Verstehen braucht diese Art von Reflexion. So taucht hier die Frage auf, ob sich in der Anfangssituation mit Herrn N. eine zusammenhängende Geschichte finden lässt. Meine Anfangshypothese war folgende:

Ich verstehe die in der Begegnung mit O. ausgelöste Sehnsucht als die nach einem Verschmelzungserleben. Und ich vermute, dass Herr N. dazu eine latente Bereitschaft in sich trägt, weil seine frühe Mutter-Kind-Bindung nicht als eine **sichere Bindung** (→IV.6) zustande kam. Ich weiß zu diesem Zeitpunkt noch nicht, warum das so war. Aber ich halte meine Gegenübertragungsreaktionen für einen Hinweis darauf, dass Herr N. eine unbewusste und latente Bereitschaft in sich trägt, zu emotionalen Verschmelzungserfahrungen (→**Nähe**, →**V.3.1**) zu verführen. Das ist, wie ich annehme, die Folge davon, dass das Kind mit einem narzisstischen Defizit groß wurde. Der *Glanz im Auge der Mutter* (Kohut) fehlte, sodass das Kind seine Sehnsucht nach beglückenden und verschmelzenden Beziehungserfahrungen unbewusst auf den Vater verschoben hat. Aber auch bei ihm blieb das Kind mit seiner Sehnsucht ungestillt.[20] Die Erfahrungen mit Mutter und Vater führten dazu, dass es sich

20 Im Gegenteil, der Vater hatte ihn sexuell missbraucht. Man kann spekulieren, dass das Kind möglicherweise vollkommen unbewusst seinen Beitrag zu diesem Missbrauch leistete, weil es diese Verschmelzungssehnsucht in sich trug und auf deren Befriedigung beim Vater hoffte: Das aber ist eine Spekulation, für die es vermutlich nie eine Bestätigung geben wird. Und solange es eine solche Bestätigung nicht gibt, ist eine derartige Spekulation auch nicht bei der Formulierung der Psychodynamik zu verwenden.

nicht in kindgemäßer Weise von diesen Bedürfnissen nach einem Verschmelzungserleben verabschieden konnte. Dies sind die unbewussten Zusammenhänge, welche den Hintergrund dafür bilden, dass Herr N. lebenslang eine latente Sehnsucht nach solcherart beglückenden Erfahrungen in sich trägt. In Begegnungen mit Menschen, die ihrerseits ein entsprechendes unbewusstes Entgegenkommen, vielleicht eine korrespondierende Sehnsucht in sich tragen, kommuniziert sich diese von beiden geteilte Sehnsucht in impliziter Weise, häufig körpersprachlich in Tanz oder Musik, und kann dann flashbackartig aktualisiert werden. Das ist vermutlich in der Begegnung mit O. geschehen. Der aufwühlend beglückenden Erfahrung folgte nach deren Ende allerdings kein gelingender Abschied von der geteilten Gefühlswelt, sondern die Sehnsucht nach deren Fortsetzung und eine zunehmende Verwirrung. Seinem unbewussten Muster folgend, dass in Momenten der Verunsicherung bei der Mutter keine sichere Bindung zu erwarten ist, wendet sich Herr N. mit seiner emotionalen Verwirrung vermutlich eher an einen Mann als an eine Frau.

In dieser Psychodynamik sind das Narrativ, die Szene und die Gegenübertragung mit metapsychologischem Wissen über die narzisstische Entwicklung zu einer kohärenten Geschichte zusammengefügt. Aber sie enthält zu diesem Zeitpunkt noch zahlreiche Unsicherheiten und hat lediglich den Status einer Hypothese. Das ist am Beginn der psychotherapeutischen Arbeit gerade bei Menschen, die in einer krisenhaften Situation um Hilfe bitten, häufig der Fall. In solchen Behandlungssituationen ist es selbstverständlich besonders wichtig, den Inhalt der weiteren Sitzungen ständig daraufhin zu beobachten, ob und wie weiteres anamnestisches Material aufkommt, das Anlass gibt, die entwickelte psychodynamische Hypothese zu korrigieren oder auch zu erkennen, wie darin eine Bestätigung der Anfangshypothese verborgen ist. Letzteres ist in der oben wiedergegebenen Behandlungssequenz von Herrn N. der Fall.

Darin wurde nämlich in kleinen Schritten langsam deutlich, dass sich hinter der Affäre von Herrn N. keine Problematik der Lebenspartnerschaft verbarg, sondern dass sich dahinter eher eine Problematik seiner Bindungssehnsucht und -fähigkeit zeigte. Das wurde sichtbar, als er immer häufiger über sich und seine Frau sprach, aber auch von seinem Beruf erzählte und davon, wie er ihn erlebte, gestaltete und wie er sich darin fühlte. Beim Zuhören konkretisierte sich meine Anfangshypothese weiter und ich glaubte ihn nun besser zu verstehen:

Ich gehe davon aus, dass Herr N. primär mit einer ausgeprägten emotionalen Sensibilität ausgestattet ist, die wahrscheinlich seinem (→) **konstitutionellen**

Selbst entspringt. Daneben wohnt ihm ein Bedürfnis nach Expression seiner emotionalen Innenwelt inne, die ihn in die Welt der Kunst, d. h. in die Welt der non-verbalen Expression geführt hat. In dieser Welt und im Verlauf der Entwicklung seiner Künstlerpersönlichkeit ist es ihm gelungen, seine Ausdrucksfähigkeit immer mehr zu differenzieren und auszuformen. Und im Zuge des damit einhergehenden Kontaktes mit sich selbst ist er schließlich mit der lange abgewehrten Sehnsucht nach Verschmelzungserfahrung in fühlenden Kontakt gekommen. Das heißt, nicht die Begegnung mit O. hat in ihm etwas verändert, sondern seine emotionale Entwicklung als Künstler hat Veränderungen in ihm bewirkt, welche erst ermöglichten, dass die Begegnung mit O. zu dem werden konnte, was sie war, nämlich die Offenbarung eines erstmalig so tief beglückenden emotionalen Miteinanders. Das war allerdings die Qualität eines Miteinanders, wie es das Kind, das er einmal war, hätte ursprünglich mit der Mutter erleben sollen. Es ist ihm damals aber verwehrt geblieben und trat erst jetzt in sein Gefühlserleben. Ich denke – in metapsychologischen Termini gesprochen –, dass Herr N. deswegen nach der Trennung von O. so sehr unter der Aussichtslosigkeit litt, die Gefühle mit ihr jemals wiederbeleben zu können, weil er als Kind jene Erfahrung mit der Mutter nicht hatte machen können, deren es für seine gesunde Entwicklung bedurft hätte und die er dann in seinem Selbst hätte als (→) **Repräsentanz** festhalten können.

Halten wir kurz inne und bedenken: In der gelingenden narzisstischen Entwicklung (→**Narzissmus**) durchlebt das Kind über eine längere Zeit Phasen der Beziehung mit der Mutter, in denen sich beglückendes Miteinander und Enttäuschung ständig abwechseln. Gelingt diese Entwicklung, so hat das Kind, lange bevor es sich dessen bewusst werden kann, die wichtigste Grunderfahrung des Lebens gemacht, nämlich in tief beglückender Weise geliebt zu werden und zu lieben: das heißt für das Kind immer auch, in infantiler Weise zu begehren! Und es hat gleichzeitig die zweite eminent wichtige Grunderfahrung gemacht und bewältigt, nämlich die, dass keine Liebe von Enttäuschung ungetrübt bleibt.

In die Therapie führt Herrn N., so kann ich jetzt wohl sagen, eine Vermischung von Gefühlen: solcher, die erstmalig in der frühen Säuglingsphase mit der Mutter gemacht werden, mit jenen Gefühlen, die in der ersten Jugendliebe gemacht werden, und jenen, die Herr N. mit O. gemacht hat. Darin sind drei Stufen des Begehrens enthalten. Mir fällt im Zusammenhang dieses Gefühlszustandes des Begehrens ein Hit aus den späten 1960er Jahren ein. Der amerikanische Sänger Cat Stevens hat damals diese leidvolle und süße Erfahrung zugleich in den wunderbaren Song *The First Cut Is the Deepest*[21] gebracht. Wenn wir den Text dieses Songs weniger als schmerzliche Erfahrung eines jungen Mannes mit seiner ersten Liebe lesen, sondern dabei die immer wiederkehrende Sehnsucht und unvermeidliche Enttäuschung des Kleinkinds gegenüber seiner Mutter vor dem inneren Auge haben, die dieses selbst mit der besten Mutter der Welt zu meistern hat, dann kann man sich die Bewältigungsleistung der narzisstischen Zeit vorstellen, die jedem Kind gelingen muss, wenn ihm in seinem späteren Leben die ganze Bandbreite von Liebesleben zugänglich sein soll. Denn wenn die Dimension narzisstischer Liebessehnsucht – und die bringe ich hier in den Begriff der *Verschmelzungssehnsucht* – unbetrauert und unverabschiedet persistiert bis in das erwachsene Leben, dann droht die Gefahr jener Erfahrung, die Herr N. mit O. gemacht hat.

Das also ist die ganze Dimension von Erleben, mit der Herr N. zu mir gekommen ist. Es hatte einige Zeit gedauert, bis ich mir einen »psychodynamischen Reim« darauf machen konnte. Umso erleichterter habe ich den Inhalt jener Sitzungen aufgenommen, den Sie bereits gelesen haben, besonders jene Mitteilung seiner Mutter, dass sie vor seiner Geburt die ersehnte Tochter in der dritten Woche nach der Geburt verloren habe. *Das* ist diejenige biografische Mitteilung, die es ermöglicht, dass aus der Hypothese eine schlüssige Psychodynamik wird. Nun ist das bislang fehlende Stück im Narrativ ausgesprochen, welches die Sicherheit gibt, dass die Vermutung berechtigt ist. Und die Geschichte wird emotional nachvollziehbar. Frau N., die Mutter meines Patienten, war eine depressive Mutter. Und deswegen war sie nicht in der Lage, den Jungen, den Säugling, von dem wir noch nicht einmal wissen, ob sie mit ihm schwanger werden wollte, beglückt an sich zu binden (vgl. Guntrip 1997).

An der Seite einer depressiven Mutter gerät das Kind immer wieder in Kontakt mit dem Gefühl, mehr noch, mit dem Zustand der Leere. Es ist *ihre* Leere. Aber davon weiß das Kind nichts. Es fühlt die *Leere* der Mutter. Dabei lernt es Leere als (→) **Selbstzustand** kennen, als eine Befindlichkeit, die zu ihm, dem Kind, gehört. Auch dies ist eine Form der Kolonisierung des Kindes mit dem mütterlichen Fühlzustand, den es im Zuge des Prozesses der Bildung von (→) **sekundären Selbstrepräsentanzen** in sich aufnimmt. – Es gibt inzwischen gesicherte Befunde der Bindungsforschung (z.B. Brisch 1999), welche

21 The first cut is the deepest, Baby I know – The first cut is the deepest – / Cause when it comes to being lucky, she's cursed – When it comes to lovin' me, she's worst – / But when it comes to being loved, she's first. / That's how I know – The first cut is the deepest. (Auf Stevens' Album *New Masters* von 1967.)

den Zusammenhang zwischen dem Auftreten einer Bindungsstörung und einer Depression der Mutter belegen.

Jetzt öffnet sich in den oben beschriebenen Sitzungen mit Herrn N. ein weites Spektrum von psychodynamischen Themen, die einer weitergehenden psychotherapeutischen Bearbeitung bedürfen. Vor allem kann nun noch ein anderer Zusammenhang begriffen werden, wenn er nämlich davon berichtet, dass seine Frau sehr unter ihrer Kinderlosigkeit leide. Kann es sein, dass seine Frau sich aufgrund ihrer Kinderlosigkeit in einem subdepressiven Zustand befindet? Kann es sein, dass sie in eine depressive Entwicklung geraten ist, auf die er reagiert? Fühlt er sich unbewusst mit ihr ähnlich wie einst an der Seite der Mutter? Rührt daher sein Empfinden von Leere? Ist es das Wiederauftauchen der impliziten Verknüpfung *Du bist depressiv = Ich bin leer*?

Mit diesen Fragen, welche die heutigen Selbstzustände von Herrn N. in einen psychodynamischen Zusammenhang mit seinem Erleben als Kind an der Seite seiner Mutter stellen, sind wir an einem Punkt der Reflexion angelangt, der es ermöglicht, zu erkennen, dass *zwei* verschiedene Erfahrungen in der Primärbeziehung sein heutiges Selbsterleben determinieren:

1) Das Unvermögen der Mutter, dem Kind das Gefühl zur Verfügung zu stellen, dass beide miteinander täglich neu ein beglückendes Miteinander teilen, hat in dem Kind eine Sehnsucht nach genau diesem Erleben entstehen lassen. Und
2) die Depression der Mutter hat ihn in Kontakt mit einem Erleben von Leere kommen lassen, die ursprünglich das Empfinden der Mutter bis zur Fühllosigkeit gegenüber ihrem Säugling ausgefüllt hat; diesen Fühlzustand hat er als Säugling mit der Mutter geteilt.

Mit diesem Verständnis wird **ein roter Faden** in der Behandlungsgeschichte von Herrn N. sichtbar. Was wie ein Aktualkonflikt begann und zunächst wie die Geschichte eines Seitensprungs aussehen konnte, wird erst durch die konsequente psychodynamisch hinterfragende Haltung über eine längere Sequenz der Behandlung als eine tief im Unbewussten wurzelnde Störung verständlich. Darin wird ein Defizit an primärer Liebe erkennbar, woraus ein suchtartiges Verlangen erwuchs, das den Patienten massiv quält. Und darin wird der Selbstzustand einer Leere sichtbar, der ursprünglich in einer unbewussten identifikatorischen Teilhabe des Kindes am Fühlen der Mutter gegründet ist und der klinisch durch den passageren Verlust des Kontaktes zum eigenen Selbst und die Kolonisation durch ein fremdes Selbst geprägt ist.

Gelingt es nicht, solche komplexen Zustände des Selbst eines Patienten differenziert zu begreifen, wird es schwierig, therapeutisch angemessen hilfreich zu werden. Psychodynamisches Verstehen wird hier zur entscheidenden Hilfe dabei, im gequälten Erleben des Heute die Wiederkehr eines Erlebens im Gestern zu identifizieren. Und eigentlich ist ja genau dies das originäre Ziel der psychodynamischen Psychotherapie, nämlich den Weg der Heilung über die Entdeckung der Wirksamkeit des Vergangenen im Jetzt zu suchen. Im Fall von Herrn N. war ich an die beeindruckende Schilderung von H. Guntrip (1997) erinnert, der von seinen Analysen bei Fairbairn und Winnicott berichtet und schildert, wie traumatisch der Tod eines Geschwisterkindes in seiner frühen Kindheit wirksam war. Bei dieser Lektüre konnte mir emotional nachvollziehbar werden, welche katastrophalen Auswirkungen die innere Leere der Mutter auf die Entwicklung des Kindes haben kann.

Häufig ist es aber nicht wie im Fall von Herrn N. die eigene Vergangenheit des Patienten, die weiterhilft, unbewusste Zusammenhänge aufzudecken, sondern die Vergangenheit der Eltern oder eines Elternteils, die sich bis ins Hier und Jetzt des Erlebens auswirkt. Insbesondere die Forschung bei den Opfern des Holocaust und deren Nachkommen hat gezeigt, dass und wie die unbewusste transgenerationale Weitergabe traumatischer Erfahrungen, aber auch die von deren Verarbeitungsmodi erfolgt (Bohleber 2000 b). Es ist hilfreich, an diese psychodynamischen Zusammenhänge zu denken, besonders wenn sich keine anderen Hintergründe finden lassen, die ein ansonsten unerklärliches Phänomen ausreichend gut erklären. In der Behandlung von Herrn R. war das der Fall; ich habe bereits in Kapitel II.6 über ihn berichtet.

KAPITEL 8

»… und hab mich nie getraut«

Die vermiedene Rivalität: Ödipus' Konflikt – oder der des Laios?

Seit der Heilung seiner Herzrhythmusstörung, die völlig überraschend auftrat, als er sein Schamerleben entdeckte (→**II.6**), sind drei Jahre ins Land gegangen; Herr R. blieb kontinuierlich im Sinusrhythmus und ist kardiologisch gesund. Auch seine Flugangst ließ sich erfolgreich bearbeiten. Das gelang ohne spektakuläre psychodynamische Entdeckungen, aber mit einer lang hingezogenen Arbeit an seiner Angstgeschichte. Dabei kam zunehmend in die Erinnerung und konnte erzählt werden, wie sehr Angst und übergroße Vorsicht das Leben beider Eltern geprägt hatten. Im Zuge dieser Arbeit war Herr R., als es ihm gelang, meine Ansicht nachzuvollziehen, dass zu jeder Angst eine Gefahr gehöre, zunehmend angetan und zugleich beruhigt: Wenn man die erkenne, sei man in der Lage zu entscheiden, ob die empfundene Angst zur angenommenen Gefahr passe (siehe Fußnote 14 in Kap. II.6). Herr R. hatte bald entdeckt, dass seine Flugangst in keinem angemessenen Verhältnis zu seiner Gefährdung während des Fluges passte. Daraus hatte er den Schluss gezogen, dass er sich noch vor einer ganz anderen Gefahr fürchten müsse, zu der das panikartige Ausmaß der Angst passte, die er zeitweise empfand. Diese Erkenntnis war ein ganz wesentlicher Motor für ihn gewesen, seine Psychotherapie selbst nach der Bewältigung seiner Flugangst (er hat inzwischen einen kontinentalen und einen interkontinentalen Flug ohne pharmakologische Hilfe bewältigt) fortzusetzen.

Herr R. ist in seinem akademischen Beruf ein sehr erfolgreicher Mann. Er hat sich in einem spezifischen sozialen Bereich im Laufe der Jahrzehnte spezialisiert und gehört darin zu einer relativ kleinen Minderheit von Fachleuten, die sich untereinander bundesweit kennen und im Rahmen von Kongressen sowie berufspolitisch vernetzen. Er tritt gelegentlich mit wissenschaftlichen Veröffentlichungen hervor und genießt im Kreis seiner Kollegen einen guten Ruf. Gleichwohl hält er sich dort eher im Hintergrund, fürchtet Neid, Missachtung und Anfeindung und lebt stets mit dem sorgenvollen Gefühl, dass er sich nicht recht zu wehren oder zu verteidigen weiß. Gelegentlich gerät er in Situationen von Demütigung, in denen er wie erstarrt ausharrt, ohne zu wissen, wie er sich aus der Unerträglichkeit befreien kann. Die Angst vor der Wiederholung solcher Situationen ist groß und stellt einen Grund für seine Zurückgezogenheit dar.

Diese Angst drückt sich auch in seinem Verhalten mir gegenüber aus. Seine Haltung ist trotz seiner körperlichen Größe geduckt. Er tritt mir mit eingezogenem Kopf entgegen, so als ob er auf der Hut sei. Seine Bewegungen sind eher behutsam und sein wie um Frieden bittendes Lächeln unterstreicht den Eindruck von Devotheit, wenn er mich konsequent mit *Doktor* anredet und mir das Gefühl einer hochgeachteten Persönlichkeit vermittelt. Wenn er, was häufig geschieht, vor Rührung ins Weinen gerät, entschuldigt er sich meist, obgleich er in solchen Momenten meist eine kleine Entdeckung über sich gemacht hat, die ihn in der Regel erleichtert. – Ich verstehe seine Haltung und sein weiterhin ich-syntones Verhalten als eine implizite Botschaft im Rahmen einer Übertragung, in der ich ein bedrohliches Gegenüber bin, das er unbewusst ständig befrieden oder beruhigen muss. Es ist, als ob wir im Krieg wären, aber nicht so, dass wir Gegner wären. Vielmehr gehören wir zur selben Kriegspartei. Aber ich kann offenbar jederzeit zum vernichtenden Feind werden. Selbstverständlich ist diese (→) **Übertragungs-Gegenübertragungs-Dynamik** nur sehr subtil spürbar. Aber sie bildet einen emotionalen Hintergrund, der nie so ganz weicht. Ich denke, dass man sich so, wie Herr R. mir das Gefühl gibt, sich zu fühlen, in einem totalitären Staat fühlt, in dem man sich unterwirft, ohne ihm zuzustimmen. Aber, so denke ich weiter, Herr R. hat nie in einem totalitären Staat gelebt. Wie kommt er also zu dieser mir so hartnäckig erscheinenden Haltung, die er offenbar auch unter Kollegen lebt? Sie bremst ihn, wie ich inzwischen aus seinen Erzählungen weiß, auch und gerade im Beruf, dort, wo er ein großes Potential in sich trägt.

Im Laufe der Zeit hat er immer mehr von seinem Vater berichtet. Dieser wuchs in einem jener deutschen Ostgebiete auf, die nach dem Zweiten Weltkrieg an Länder des Ostblocks verloren gingen. Im Krieg war er als Soldat eingezogen worden, hatte aber das Glück, nie an die Front geschickt zu werden. Sein Schicksal als Heimatvertriebener hat den Vater nicht nur bis zum Tod belastet, sondern auch intensiv beschäftigt, indem er historische Forschung betrieb, Bücher in diesem Kontext veröffentlichte und in den einschlägigen Verbänden aktiv war. Beruflich war er in hoher leitender Stellung einer Behörde tätig und war dort mehrfach hoch ausgezeichnet worden. Gleichwohl lebte er bescheiden und zurückgezogen mit nur wenigen sozialen Kontakten. Ängste und cholerische Ausbrüche, in denen er sich in der Regel zurückzog, prägten sein Wesen, zu dem auch gehörte, dass er wenig sprach.

Mir scheint, dass Herr R. mit der Zeit von seinem Vater das Bild eines gedemütigten und traumatisierten Mannes entwirft, der sein Schicksal der Demütigung[22] (als Soldat im Dritten Reich und als Heimatvertriebener nach der Vertreibung) und des Heimatverlustes (der als Trauma gewertet werden muss) nie in ihrer ganzen Tragweite erkannt hat, geschweige denn als krankheitswertig behandeln ließ. Jedoch hat Vater R. sein Schicksal als Gedemütigter und Traumatisierter, das mit dem Gefühl verbunden war, ein ohnmächtig gefangenes Opfer seines Lebens zu sein, nicht mit der Attitüde des Opfers getragen. Er hat vielmehr jenen Weg gewählt, den zahllose Männer dieser Generation gewählt haben: Er hat – verdrängend und verleugnend, der Aufbruchstimmung des Landes folgend – ein neues Leben aufgebaut. Die Teilhabe an der Wirtschaftswunderära der Nachkriegszeit kann aus heutiger Sicht als hypomanische Abwehr der Demütigung im Dritten Reich, der Mittäterschaft und der kollektiven Kriegstraumatisierung verstanden werden.

Meine psychodynamische Annahme ist, dass im Leben von Vater R. etwas geschah, was heute erst sichtbar wird: Er lebte nach dem Zweiten Weltkrieg in seinem *körpersprachlichen* Ausdruck ein Verhalten weiter, das seine Vergangenheit als Gedemütigter und Traumatisierter geprägt hatte: devote Unterwürfigkeit. Das wirkte als implizite Botschaft auf seinen Sohn, meinen Patienten, ein und hat dessen Fühlwelt affiziert. Es ist müßig zu diskutieren, ob wir das, was unbewusst zwischen Vater und Sohn geschah, heute metapsychologisch als eine (→) **Identifikation mit dem Aggressor** oder als eine (→) **Kolonisation** verstehen. Jedenfalls lebt in Herrn R. bis heute eine stille Angst, die erkennbar von der Gefahr, gedemütigt zu werden, geprägt ist und die sich auch in seiner Körperhaltung ausdrückt. Das verstehe ich als Hinweis darauf, dass die Ängste des Vaters auf implizitem Wege transgenerational auf den Sohn übergegangen sind (Mertens 2013).

Nachdem wir in einigen Sitzungen immer wieder einmal am Rande über seine beruflichen Erfolge gesprochen haben, gelingt es ihm anzuerkennen,

---

22 Totalitäre Staaten sichern ihre Herrschaft durch eine Dynamik ab, worin der Bevölkerung die Alternativen der Mittäterschaft oder demütigender bis mordender Unterwerfung zur Verfügung stehen. Zwischen beidem gibt es als legale dritte Möglichkeit die des schweigenden, sich selbst-verleugnenden Mitläufertums, die auf subtile Weise ebenfalls demütigend ist.

dass er beruflich ja tatsächlich sehr wirksam und erfolgreich tätig ist. Dabei beginnt er davon zu erzählen, dass er von Kollegen und anderen, auch den Menschen, für die er sich einsetzt, Äußerungen zu hören bekommt, worin Anerkennung, Respekt, ja sogar Bewunderung zum Ausdruck gebracht werden. Dabei gehe es nicht allein um die Erfolge, die er erziele, sondern um sein Wissen, das er angehäuft habe, sowie um seine Art der Gesprächsführung, durch die er zum Erfolg komme. Im Gegensatz zu dieser Anerkennung von außen stehe jedoch seine eigene Wertschätzung. Mit Tränen in den Augen stellt er fest, dass ihm diejenige Selbstwertschätzung, die angemessen wäre, nicht gelingt. Ich frage ihn, ob er denn nicht stolz sein könne auf sich und seine beruflichen Erfolge. Er verneint dies. Und dann fällt ihm die Vielzahl der Erfolge ein, die seine Eltern in ihrem Leben hatten, das Bundesverdienstkreuz der Mutter und die Auszeichnung des Vaters für seine Leistungen im Beruf.

Aber dafür, darauf stolz zu sein oder gar die Anerkennungen zu genießen, dafür sei niemals Raum gewesen. »*Nie!* Das war verpönt!« Im Rückblick erkennt er, dass das Gefühl Stolz nicht zum Repertoire der Familie gehörte, so wie er es bis heute nicht für sich kennt.

Ich frage ihn, ob es sein könne, dass er sich als Kind möglicherweise geschämt hätte, wenn in ihm das Bedürfnis aufgekommen sei, seinen Eltern etwas zu zeigen, auf das er stolz war. Und ob er möglicherweise eine Art von *Familienloyalität* entwickelt habe, die zur Folge hatte, dass er alle Gefühle und Bedürfnisse im Zusammenhang mit seinen Erfolgen in sich unterdrückt habe. Bei dem Begriff *Familienloyalität* denke ich an den Abwehrmechanismus der (→) **Identifikation mit dem Aggressor**, den er als Bewältigungsmodus entwickelt haben könnte. Er denkt einen Moment nach und meint: »Ich glaube, ja.«

Mit dieser fragenden Intervention gehe ich der Frage nach, ob es einen emotionalen Zusammenhang geben könnte zwischen dem Erleben von Scham, dessen Entdeckung bereits früh während unserer Vorgespräche eine so verblüffende Wirkung gehabt hatte (→ **II.6**), und seiner Angst davor, sich stolz zu zeigen. Dabei vermute ich, jetzt das bislang noch fehlende Bindeglied gefunden zu haben, das den Zusammenhang zwischen seiner irrationalen, zeitweise panischen Angst und der rätselhaften Gefahr herstellt, von der diese Angst ausgeht. Die Idee, der ich dabei folge, ist die, dass das Kind, das Herr R. einmal war, bei diesen Eltern die für seine Entwicklung so wichtige Möglichkeit verpasst hat, im Zuge der Entfaltung seiner progressiven und vor allem assertiven Fähigkeiten (das ist, in triebtheoretischer Sprache ausgedrückt, sein → **phallisches**

Potential) Stolz erleben und integrieren zu können. Das auszudrücken war ja, wie ich nun erfahren hatte, in dieser Familie verpönt. Darüber hinaus entnehme ich der Beschreibung seines erfolgreichen Vater als einem subtil geängstigten Mann, wie ähnlich Herr R. heute seinem Vater ist, besonders wenn ich mir sein Auftreten mir gegenüber vor Augen führe. Ich frage mich, ob es sein kann, dass Herr R. die spezifische Qualität der Angst seines Vaters vor Ohnmacht gegenüber Demütigung und Enteignung introjiziert (→ **Introjektion**) hat. In der Realität hat er nie ähnliche Erfahrungen wie sein Vater gemacht. Kann es daher so gewesen sein, dass das Kind auf der Suche nach der Gefahr, welche für seine introjizierte Angst verantwortlich zu machen ist, die *Phantasie* entwickelt hat, dass es auf die Präsentation von Stolz mit Demütigung und somit mit unerträglicher Scham zu rechnen habe?

Ich denke, dass diese Verknüpfungskette es ermöglicht, im Fall von Herrn R. ein kohärentes Verständnis der Psychodynamik zu formulieren: Danach besteht im Leben von Herrn R. und dem Schicksal seines Vaters als Gedemütigtem und Heimatvertriebenem ein Zusammenhang zwischen Scham und dem Vermeidungsverhalten gegenüber Stolz. Beiden Männern ist gemeinsam, dass sie panische Angst haben, Demütigung ohnmächtig ausgeliefert zu sein. Während allerdings der eine, Vater R., tatsächlich mehrfach erlebt hat, dass er demütigenden Situationen ohnmächtig ausgeliefert war, und er in der Folge davon zeitlebens Angst hatte, dass sich diese konkrete Gefahr der Demütigung wiederholte, erlebt der andere, Herr R., die gleiche Angst, allerdings ohne jemals der dazugehörigen Gefahr ausgeliefert gewesen zu sein. Das ist der Kern seiner neurotischen Angst, einer Angst, der keine reale, angemessene Gefahr zugrunde liegt. Vielmehr ist diese per (→) **Kolonisation** oder (→) **Introjektion** vom Vater auf den Sohn übergegangene Angst erst sekundär (!) mit einer verursachenden Gefahr verknüpft worden; die ist allerdings das Produkt der Phantasie des Kindes in dessen Nach-Verarbeitung im (→) **Als-ob-Modus** der Mentalisierung.

Nach meinem Eindruck ist das Fallmaterial der Behandlungsgeschichte von Herrn R. geeignet, es psychodynamisch auf zweierlei Weise zu verstehen. Im klassischen psychoanalytischen Verständnis wird der Schwerpunkt der Betrachtung auf die Reflexion der Entwicklung und Integration der Triebe in das Ich gelegt. Im zeitgenössischen psychoanalytischen Verständnis wird der Schwerpunkt der Betrachtung auf die Reflexion der Reifungsentwicklung des Selbst im Rahmen der primären Objektbeziehungen gelegt. Die beiden unterschiedlichen Betrachtungsweisen bewirken keine grundsätzliche Veränderung der psychodynamischen Perspektive, aber es werden unterschiedliche *Schwerpunkte* der Betrachtung und des Verständnisses gesetzt. Das kann für die Arbeit mit dem Patienten erhebliche Folgen haben. Ich stelle die beiden Möglichkeiten psychodynamischen Verstehens zunächst einander gegenüber. Mögliche Konsequenzen für die Handhabung der psychodynamischen Psychotherapie werden danach diskutiert.

Die *klassische psychoanalytische Deutung* stellt bei der psychodynamischen Reflexion die Entwicklung der Triebe und deren Integration in das Ich in den Mittelpunkt. Dabei unterstellt sie, dass die Bewältigung typischer Konfliktthemen, die im Zusammenhang mit den Triebabkömmlingen stehen, von allen Kindern in gleicher Weise durchlaufen werden. Dieser metapsychologischen Modellvorstellung folgend kann man das von mir vorgestellte Material so deuten, dass Herr R. unbewusst bereits in der ödipalen Phase vermieden hat, sein phallisches Potential zu entfalten, aus Furcht davor, dass der cholerische Vater ihn dann demütigen (unbewusst = kastrieren) würde. Selbst Opfer demütigender Erfahrungen in der soldatischen Hierarchie und als Heimatvertriebener geworden, könnte dieser in Identifikation mit seinen Aggressoren seine destruktive Wut demütigend am Sohn auslassen haben, wenn dieser den Versuch unternahm, mit dem Vater zu rivalisieren und der Mutter mit seiner Phallizität zu imponieren. In diesem Gefüge hat der Sohn seine in der ödipalen Entwicklungsphase besonders ausgeprägte phallische Lust zur Selbstbehauptung und seine phasenspezifische Imponierlust, seinen phallischen Narzissmus – all das, worauf das männliche Kind in dieser Zeit stolz ist –, unter dem Eindruck der stolz-feindlichen Familienatmosphäre per Verdrängung in das Unbewusste aufgegeben. Letztlich ist es die unbewusste Kastrationsangst, die den Knaben dazu bringt, seine phallischen und phallisch-narzisstischen Strebungen abzuwehren. Scham für das Aufkommen seiner Triebwünsche wäre unter den gegebenen Bedingungen seiner (gegenüber Stolz feindlich eingestellten) Familie eine angemessene Reaktion des Kindes gewesen, denn er verstieße damit gegen implizit kommunizierte Ideale der Eltern. Aber für den Affekt der Scham gab es im emotionalen Resonanzkörper der Familie ebenso wenig Raum wie für Stolz und phallische Selbstdarstellung; die Scham fiel ebenfalls der Verleugnung anheim. So musste Angst entstehen, deren zugrunde liegende Gefahr das Aufkommen der verpönten Affekte und Triebimpulse war, also Triebangst. – Das ist ein typischer ödipaler Konflikt, in dem das Kind den Vater als Hüter der Familienregeln und -werte sieht. Damit wird der Vater zur Gefahr für die Entfaltung der infantilen Affekt- und Triebwelt des Sohnes. In der Folge reagiert das Kind mit Vermeidung (Verdrängung, Verleugnung und Identifikation mit dem Aggressor = Vater) und sichert sich damit die Liebe das Vaters (→**IV.2**).

Die klassische psychoanalytische Reflexion der unbewussten Psychodynamik eines Falles setzt den Schwerpunkt der Betrachtung auf die unbewusste Triebhaftigkeit. *Aufgabe und Ziel* der Psychoanalyse ist, dass vor allem die unbewusste Dynamik der Entwicklung und Entfaltung der Triebe, wie sie gleichsam im Es schlummern, erforscht und als erste Hypothese formuliert wird. Dabei wird sowohl das intrapsychische Geschehen wie auch die interpersonelle Dynamik retrospektiv durch die Phasen der kindlichen Entwicklung (oral – anal – ödipal) hindurch betrachtet, und es stehen drei Fragenkomplexe im Mittelpunkt: (1) Wie umfassend und differenziert sind die beiden Triebe (Sexualität = Libido und Aggression = Destruktion) in Gestalt ihrer Triebabkömmlinge (Partialtriebe sowie deren zugehörige Wünsche und Phantasien) in das Ich integriert; (2) als wie reif ist die Abwehr einzuschätzen, und (3) als wie differenziert ist das Überich einzuschätzen. Diese Themen bilden im späteren Behandlungsverlauf die Schwerpunkte der Deutungsarbeit.

Die weniger am Trieb orientierte, eher *bindungs- und beziehungsorientierte Deutung* der psychodynamischen Zusammenhänge sieht das Kind nicht weniger bestrebt, sich mit seinen motivationalen Bedürfnissen durchzusetzen. Auch hier geht es um die Integration der unbewussten Motivationen, speziell der Assertion (Selbstbehauptung), in das Selbst. Aber die beziehungsorientierte psychodynamische Perspektive hat das Kind auch in der ödipalen Entwicklungszeit als ein Wesen im Blick, das darauf angewiesen ist, von den Eltern empathisch und markiert spiegelnd begleitet zu werden; denn das ist weiterhin die Voraussetzung dafür, dass die Integration neu entdeckter bzw. bewusster in den Vordergrund des Erlebens tretender motivationaler Fähigkeiten gelingt. Allerdings ist diese Entwicklung im Fall von Herrn R. misslungen. Statt dass die Eltern Freude über das Kind äußerten, das seine assertiven Leistungen mit Stolz präsentierte, traf das Kind auf Eltern, die ihrerseits Leistungen zwar gern als dienstbare Geister erbrachten und diese Bereitschaft als wertvoll ansahen, die aber zugleich überaus ängstlich fürchteten, für ihren Stolz jene Demütigung und Erniedrigung zu erfahren, wie sie es einst im »Dritten Reich« in traumatischem Umfang erlebt hatten. Daher war es in der Familie verpönt, auf Fähigkeiten im Leben mit Stolz zu reagieren. Das Gegenteil zu erwarten, nämlich teilhabende Freude am Stolz des Kindes über seine zunehmenden Leistungen und Fähigkeiten, war in dieser Familie offenbar nicht nur verpönt, sondern wurde auch entwertet (Verzicht wurde als idealisierter Wert angesehen), sodass teilhabende Freude zu erwarten sogar Scham[23] auslöste. Scham kann mit schwer erträglicher Erregung und Angst einhergehen, wenn sie von Eltern nicht genauso einfühlsam und verständnisvoll aufgefangen wird wie Schmerz, Angst oder Traurigkeit. Erfolgt keine empathische Reaktion der Eltern oder eventuell gar keine Reaktion, so wird Scham als überflutend erlebt und fällt der Abwehr anheim, um das Selbst vor dieser Überflutung zu schützen. Es entsteht eine Agnosie für Scham. Vor diesem Hintergrund hat Herr R. sich bereits früh als Kind (ihm heute unbewusst) mit der implizit beim Vater erlebten, körpersprachlich ausgedrückten Angst vor Demütigung und Enteignung identifiziert (oder diese introjiziert?), ohne jede Ahnung, in welchen Zusammhängen der Vater seinerseits diese Haltung ursprünglich entwickelt hatte. Stattdessen hat das Kind – wahrscheinlich in Zuge seiner Konfliktverarbeitung im Als-ob-Modus der Mentalisierung (→**IV.10**) – die Phantasie entwickelt und als ich-syntone Überzeugung repräsentiert, dass auf die Präsentation von Stolz mit unentrinnbarer Demütigung und in der Folge mit Beschämung zu rechnen sei. Dieser Vorstellungskomplex stellt eine so machtvolle und so unerträgliche Gefahr dar, dass das Kind Freude und Stolz für seine Erfolge einst aus dem Bewusstsein verdrängt hat, um sich vor diesem Komplex der imaginierten Gefahr der Demütigung und Beschämung sowie der damit verbundenen Ohnmacht zu schützen. Dieser konflikthafte Zusammenhang (Bedürfnis, auf das assertive Potential stolz zu sein, versus Angst vor konsekutiver Demütigung und Beschämung) hatte zur Folge, dass Herrn R. nie die Entwicklung eines angemessenen Selbstwertgefühls im Kontext seiner zahlreichen Fähigkeiten und Kompetenzen gelingen konnte. Er hat sich wie sein Vater einfach nie getraut, stolz auf sich und seine Fähigkeiten zu sein. Damit hat er bislang die grundlegende Fähigkeit verfehlt, mit sich und seinem Leben zufrieden zu sein.

Diese beziehungsorientierte Reflexion psychodynamischer Zusammenhänge legt den Schwerpunkt der Betrachtung des Fallmaterials auf die unbewusste Darbietung der Beziehungsgeschichte und -erfahrung. *Aufgabe und Ziel* dieser Arbeit ist (→**I.9**): (1) die biografische Lebensgeschichte als einen lebenslangen Entwicklungsprozess zu untersuchen, in dem die Schwellenkri-

23 Scham entsteht als Affekt, sobald ein motivationales Bedürfnis gegen die Inhalte des Ichideals verstößt; Schuld hingegen entsteht, sobald ein motivationales Bedürfnis gegen die Regeln des Überichs verstößt. Beide Affekte üben eine regulative Wirkung auf das Ich in seinen Entscheidungen aus.

sen der Kindheit und Jugend dargestellt werden und in dem gezeigt wird, welche Aufgaben der Entwicklung der Patient bewältigt bzw. welche er nicht oder nur unzulänglich bewältigt hat; (2) die Beziehungsdynamik mit den wichtigen Pflegepersonen sowie die dabei entstandenen maladaptiven Beziehungsmuster zu erkennen; (3) die unbewussten motivationalen (→) **Konflikt**e sowie Beziehungskonflikte zu erkennen; (4) die Defizite in der (→) **Struktur** des Selbst zu erkennen, gemeinsam mit einer Einschätzung des (→) **Strukturniveaus**; (5) traumatisch wirksame Beziehungserfahrungen zu identifizieren; (6) die aktuellen unbewussten Beziehungsmuster, in denen Beziehungserfahrung der Vergangenheit aktualisiert wird, zu identifizieren. Diese Themen bilden im weiteren Behandlungsverlauf dann die Schwerpunkte der Deutungsarbeit.

Die Gegenüberstellung der beiden psychodynamischen Verständnismöglichkeiten im Fall von Herrn R. lässt ihn im einen Fall wie Ödipus im klassischen Drama erscheinen, als tragisches Opfer seines Schicksals dennoch schuldhaft verstrickt, also letztlich selbst verantwortlich für sein Handeln. Im anderen Fall sehen wir Herrn R. schon früh als Kind vom Vater gleichsam emotional angesteckt und mit ihm in eine psycho-somatische Verstrickung geraten, worin die ewige Angst des Vaters vor Demütigung und Vertreibung im Zuge einer zwischenleiblichen Kommunikation (→**II.10**) implizit aus dessen Körper in den des Sohnes überging. *Laios im Leib des Sohnes*, so könnte man das Schicksal von Herrn R. metaphernhaft beschreiben.

Was hier wie zwei unterschiedliche Weisen, das Unbewusste psychodynamisch zu verstehen, dargestellt wird, existiert heute wahrscheinlich in der Praxis von Analytikern und Psychotherapeuten nicht mehr derart separiert. Aber noch in den siebziger und achtziger Jahren des letzten Jahrhunderts wurde das oben dargestellte klassische Modell psychodynamischen Verstehens als zentrales Denkmodell der Psychoanalyse gelehrt und praktiziert. Heute stellt sich die Situation des psychodynamischen Verstehens und der daraus abgeleiteten Behandlungsstrategien in der Praxis so dar, dass es sehr unterschiedliche und individuelle Verstehens- und Vorgehensweisen gibt, welche die hier dargestellten Deutungsmöglichkeiten miteinander kombinieren, integrieren oder variieren, jedenfalls flexibel handhaben. Gleichwohl scheint es mir wichtig zu zeigen, dass auch die Methode der psychodynamischen Reflexion ihre eigene Geschichte hat. In den letzten drei Jahrzehnten sind zahlreiche Erkenntnissen über das Unbewusste aus den vielfältigen, für die Psychotherapie relevanten Forschungsbereichen zu deren Wissenskorpus hinzugetreten. Dadurch haben sich das Verständnis des unbewussten psychischen Geschehens und das Verstehen von dessen Psychodynamik gravierend verändert. Heute wird vor allem die implizit-prozedurale Dimension der Beziehungserfahrung aufmerksamer verfolgt und in die Reflexion einbezogen.

Die folgende Falldarstellung soll die Aufmerksamkeit des Lesers dafür sensibilisieren, dass im Laufe eines psychotherapeutischen und analytischen Prozesses jederzeit Aspekte auftreten können, welche das bisherige psychodynamische Verständnis ergänzen, verändern und/oder vertiefen können. Ähnlich wie im Fall von Herrn R. spielt auch im Leben von Frau F. das Unvermögen, Scham wahrzunehmen, eine zentrale Rolle beim Entstehen ihrer zunehmenden Erschöpfung und der daraus resultierenden Depression.

KAPITEL 9

Unverschämt!

Eine neurotische Depression

Frau F. ist seit zwei Jahren in Analyse. Eine der Depression nahe Erschöpfung hatte sie zu mir geführt. Schon in jüngeren Jahren hatte sie eine analytische Behandlung als hilfreich erlebt, und so fiel es ihr nicht schwer, sich erneut auf das liegende Setting einzustellen. Sie profitierte zunehmend davon und entwickelte bald die Fähigkeit, sorgfältiger als bisher wahrzunehmen, welche großen und kleinen Gefühle ihr Selbsterleben Tag für Tag beeinflussten. Das war in der Familie, aus der sie stammte, durchaus nicht üblich. Vielmehr bestimmte dort das Leistungsprinzip das Leben. Ja, man kann fast sagen, dass *Ignoranz* gegenüber Gefühlen die Familienatmosphäre prägte.

Zwei kleine Episoden, die Frau F. schon ziemlich früh während unserer Arbeit erzählt hatte, erlaubten mir, eine Ahnung davon zu bekommen, wie ich mir diese Ignoranz szenisch und erlebnisnah vorstellen konnte.

Während ihrer Vorschulzeit lebte die Familie im ländlich-kleinstädtisch anmutenden Randbereich der Großstadt. In dieser Zeit waren die Läden noch gefahrlos fußläufig zu erreichen. Und zum Einkaufen zu gehen gehörte gleichermaßen zu den Pflichten wie auch zum Stolz der Kinder. So war es auch für Frau F. als Kind, dass sie einerseits mit Stolz darüber, schon so groß zu sein, andererseits aber auch mit Angst Einkäufe für die Mutter erledigte. Angst hatte sie deswegen, weil sie auf diesen Wegen stets in Gefahr war, auf jene Jugendlichen zu treffen, die nicht zum Freundeskreis des großen Bruders gehörten. Solche Begegnungen waren stets mit dem Risiko verbunden, geneckt, geärgert oder – schlimmer noch – blamiert zu werden. Dennoch erledigte sie solche Aufgaben gern. So auch dieses Mal, als sie sich mit der Milchkanne in der Hand für die Mutter auf den Weg machte. Aber wie erschrak sie, als sie im Milchladen auf einen Jungen traf, den sie rasch als ärgsten Feind ihres Bruders identifizierte. Die Angst, die sie sogleich befiel, warnte sie zutreffend vor einer Gefahr, die zu ihrem Entsetzen auch gleich nach dem Verlassen des Milchladens eintrat. Der Junge wartete vor der Tür auf sie und zwang das kleine Mädchen, ihm in ein Gebüsch zu folgen. Dort forderte er es auf, sich zu entkleiden, verhöhnte das nackte Mädchen und lief davon. Es blieb verstört zurück, klaubte seine Kleidung, die im Schmutz des Bodens verstreut lag, zusammen, zog sich an und machte sich auf den Heimweg. Nachdem das Mädchen zu Hause angekommen war, blieb das Ereignis von der Mutter vollkommen unbemerkt. Und das Kind, das Frau F. damals war, traute sich nicht, der Mutter von ihrer tiefen Not zu erzählen. So blieb sie fortan damit allein.

Als Frau F. mir diese Szene erzählte, war ich zutiefst entsetzt. Ich stellte mir vor, in welcher Angst das Kind dem Jungen in die Büsche gefolgt sein mochte. Ich versetzte mich in das Gefühl der hoch erregten Mischung aus Scham und Angst des kleinen Mädchens und versuchte mir auszumalen, wie es sich gefühlt haben mochte, als der Junge schließlich verschwand. In einem Zustand verwirrt-ängstlicher Erregung wird das Kind im Schmutz nach seiner Kleidung gesucht, sich zitternd angezogen haben und voll Panik im Laufschritt nach Haus geeilt sein. Welch' Glück, dass die Milch nicht verschüttet war! – Mit diesen Bildern und Gefühlen im Kopf stellte ich mir vor, wie das Kind wohl auf seine Mutter getroffen war. Wie mochte die Mutter das Kind wohl wahrgenommen haben? Mir stand das Bild eines verwirrten, blamierten Mädchens vor Augen, das so augenfällig neben der Spur war, dass es eigentlich nicht zu übersehen war. Aber meine Patientin berichtete, ihre Mutter habe nicht auf sie reagiert. Wie konnte das angehen? Wie muss man sich die innere Welt einer Mutter vorstellen, die nicht wahrnimmt, dass ihr Kind soeben ein traumatisch wirksames Erlebnis gehabt hat? Wie muss man sich eine Mutter vorstellen, die nicht wahrnimmt, dass ihr Kind schmutzig und derangiert vom Milchholen zurückkommt? Kann es sein, dass dieser von Frau F. berichteten Szene der Charakter einer (→) **Modellszene** zugesprochen werden muss? Ich denke, ja. Und genauso denke ich über eine Szene, die Frau F. ein wenig später erzählte.

Sie hatte ihre Eltern gebeten, ihre schulpflichtigen Kinder für einige Tage zu betreuen, da sowohl ihr Ehemann als auch sie selbst aus beruflichen Gründen verreisen mussten. Daraufhin hatte sich ihr Vater bereit erklärt, diese Aufgabe zu übernehmen, und war mit dem Zug angereist. Bei der Ankunft schien er ein wenig erschöpft zu sein, jedoch übernahm er seine Aufgabe als Großvater in der ihm vertrauten, routinierten Weise. Nach ihrer Rückkehr und nachdem der Vater bereits wieder abgereist war, telefonierten die beiden. Erst jetzt berichtete der Vater davon, dass er während der Anreise zu ihr heftige Brust- und Oberbauchschmerzen gehabt habe. Das sei auch der Grund dafür gewesen, dass er sich bei der Ankunft so schlapp gefühlt habe. Aber er habe sich in der Zeit mit den Kindern wieder gut erholt, und die Beschwerden seien inzwischen vergessen. Meine Patientin geriet bei diesen Bericht ihres Vaters in große Sorge, dachte an die Möglichkeit, dass er einen Herzinfarkt erlitten haben könnte, und forderte ihn auf, sich umgehend ärztlich untersuchen zu lassen. Das tat der Mann auch und es stellte sich heraus, dass er tatsächlich kürzlich einen Hinterwandinfarkt erlitten hatte. Allen Ermahnungen zum Trotz ließ er sich allerdings nicht davon abhalten, weiterhin für den nächsten Marathon zu trainieren.

Bei dieser Schilderung fielen mir Episoden ein, welche Frau F. mir schon früher aus ihrer Kindheit berichtet hatte. Die Kinder waren ebenso wie der Vater sportlich engagiert und betrieben voller Freude viele Sportarten. Jeden Winter fuhr die Familie gemeinsam zum Wintersport. Allerdings begnügte man sich nicht damit, die verschiedenen Skipisten zu befahren, sondern es gab regelmäßig Tage, an denen die Pisten verlassen wurden und Touren im Tiefschnee und am Steilhang durchgeführt wurden. Frau F. hatte meist Angst, auch große Angst, dem Vater und den Geschwistern zu folgen. Aber alles Zähneklappern half nicht, sie wurde überredet, der Familie zu folgen. Sie erinnerte Szenen am Steilhang, in denen die Angst so heftig war, dass sie das Gefühl hatte, es gehe weder vor noch zurück. Und tatsächlich geschahen der Familie auf diesen Touren auch Unfälle mit schweren Knochenbrüchen und es waren Rettungsmanöver durch die Bergwacht erforderlich. Aus diesem Grund hatte sie als Jugendliche einmal mehrere Monate mit einem komplizierten Oberschenkelbruch im Krankenhaus verbringen müssen.

Als ich im Verlauf der Analyse von Frau F. diese Szenen zusammengetragen hatte, schien mir klar zu sein, welchen unbewussten psychodynamischen Zusammenhang sie im Sinne von Modellszenen illustrierten: Die Familienatmosphäre war durch die Illusion der Unverletzbarkeit geprägt und die Realität des Gegenteils wurde geleugnet. Damit hatten die Szenen meine anfängliche Annahme, dass Ignoranz gegenüber Gefühlen das Leben in der Familie prägte, bestätigt. Und ich ging davon aus, einen zentralen psychodynamisch wirksamen Zusammenhang erkannt zu haben, der sowohl die Beziehungen untereinander als auch die Beziehung zu sich selbst bestimmt hatte und bis in die Gegenwart dominierte. Das war eine tragfähige Hypothese, die viel Zeit und Raum beanspruchte, um sie in der Analyse durchzuarbeiten. Allerdings ist es in analytischen Verläufen wie diesem wichtig, stets dafür offen zu sein, dass in den Assoziationen Hinweise auftreten können, die weitere psychodynamisch relevante, wenn nicht sogar richtungsweisende Aspekte darstellen und die eine Verlagerung oder Erweiterung des Schwerpunktes der analytischen Arbeit notwendig machen. Das geschah in der Analyse von Frau F.

Ich war während der analytischen Arbeit bisher einem roten Faden des Unbewussten gefolgt, der sich als *Ignoranz gegenüber Emotionalem* beschreiben lässt. Das emotionale Erleben und dessen bewusste Wahrnehmung haben für das (→) **Selbst** (→**V.2**) und dessen Fähigkeit zur (→) **Regulation** (→**V.2.2.3**) eine große Bedeutung. Denn beide tragen in Momenten gegensätzlicher affektiver Spannung und/oder von Konflikten im Sinne der Aufrechterhaltung des inneren Gleichgewichts emotionale Informationen bei, die zur Bewältigung von Spannung und Konflikt hilfreich, wenn nicht notwendig sind. Versagt die Fähigkeit zur emotionalen Selbstwahrnehmung (→**V.2.2.1**), so fehlen dem (→) **Ich**, verstanden als die zentrale autonom organisierende Struktur des Selbst, diejenigen emotionalen Informationen, die zur Bewältigung von Spannung und Konflikt unverzichtbar sind. Im metapsychologischen Modell der strukturbezogenen Psychotherapie (Rudolf 2004) gesprochen, kann man sagen, dass jede analytische Arbeit zu einem wesentlichen Teil an der strukturellen Fähigkeit zur emotionalen Selbstwahrnehmung zu erfolgen hat oder dass sie, im metapsychologischen Modell der analytischen Selbstpsychologie (Milch 2001) gesprochen, in der reparativ wirksamen Form der (→) **Selbstobjekt-Übertragung** erfolgen muss. Auf diese Weise kann die *Fähigkeit zur Regulation* des Selbst und seiner Zustände im Zuge der Analyse Zugang zur Reifungsentwicklung erhalten.

Die Arbeit an diesen Zusammenhängen hatte es Frau F. zunehmend ermöglicht zu erkennen, wie wenig ihre Mutter zur empathischen Einstimmung in Andere fähig war, mehr noch, wie auf sich selbst bezogen sie in der Familie lebte. Lachend begann sie davon zu erzählen, dass die Mutter stets auf ihre Außenwirkung bedacht war. Nicht nur ihre Kleidung, sondern auch die Einrichtung des Hauses waren darauf ausgerichtet, die Wirkung eines kultivierten Lebensstils zu erzielen. Der Vater war beruflich im gehobenen Management eines internationalen Konzerns tätig und neben dem Beruf ehrenamtlich im Kulturbetrieb engagiert. Dadurch hatten die Eltern immer wieder Kontakt mit international anerkannten Künstlern. Zum künstlerisch-kritischen Lebensstil gehörte es nach Auffassung der Mutter, dass man kein Fernsehen sah. Sie verbot ihrer Familie nicht nur fernzusehen, sondern sie verachtete diese Form der Freizeitgestaltung geradezu. Aus diesem Grund gab es im Elternhaus kein Fernsehgerät. Und obgleich der Vater hin und wieder gern ferngesehen hätte, Fußball, Autorennen und Ähnliches, unterwarf er sich diesem Diktat seiner Frau, die wiederum die Neigung ihres Mannes verachtete. So kam es, dass Frau F. und ihre Geschwister dem Vater im fortgeschrittenen Alter zu einem runden Geburtstag ein Fernsehgerät schenkten und damit »einen Eklat riskierten«. Eben dazu kam es auch. Die Mutter sorgte dafür, dass das Gerät in einem Nebenzimmer verschwinden musste, und nur hier durfte der ältere Herr fortan seiner Neigung nachkommen.

Auch diese Episode illustriert noch jenen roten Faden, den ich oben skizziert habe. Ignoranz und Strenge, zeitweise gesteigert bis zur Verachtung, kennzeichnen das Verhalten und Empfinden der Mutter gegenüber den Mitgliedern ihrer Familie. Zu der Zeit, da sie diese Zusammenhänge schilderte, berichtete meine Patientin von einem Besuch ihrer Schwester, die mit ihrer Familie im Ausland lebt. Frau F. hatte bereits einige Episoden geschildert, in denen sie die Schwester als ähnlich ignorant wie die Mutter beschrieben hatte. So beispielsweise, wie die Schwester deren halbwüchsigem Sohn einen Aufenthalt in Deutschland organisierte, indem sie ihn mal hier, mal dort unterbrachte, ohne die ins Auge gefassten Gastgeber vorher zu fragen, ob das möglich sei. Auch meine Patientin war so zur Gastgeberin für ihren Neffen geworden, ohne es eigentlich einrichten zu können. Und außerdem war Frau F. an einem Samstag noch die Aufgabe zugefallen, »*den Neffen durch halb Deutschland kutschieren zu sollen, damit er seinen Anschlussflug bekommt*«, obgleich sie dafür gar keine Zeit hatte. Schließlich rief die Schwester, selbst ebenfalls noch in Deutschland, nachts um halb zwölf an und offenbarte, dass sie ihr deutsches Eurokonto überzogen habe. Sie könne kein Geld mehr am Automaten ziehen und wolle ihre Schwester bitten, ihr doch rasch ein wenig Geld auf das Konto zu überweisen. Auf die Frage, ob sie sich denn nicht selbst von ihrem Konto in der Heimat Geld auf das deutsche Konto überweisen könne, meinte die Schwester lakonisch, der Wechselkurs stünde gerade so schlecht, und daher sei das nicht möglich.

Ich saß in meinem Sessel, hörte den einzelnen Episoden zu, die meine Patientin erlebt hatte, und überließ mich wie immer den in mir auftauchenden Bildern und Gefühlen. *Unverschämt!*, wollte es mir entfahren, als ich die letzte Szene hörte, ich bremste aber den Impuls und fragte mich, was mir dazu einfiel. Aber in mir grollte mein Ärger weiter und ich malte mir aus, was *ich* meiner Schwester wohl nachts um halb zwölf sagen würde, wenn ich im Schlafanzug am Telefon säße. »Ja«, dachte ich, »stimmt, das ist unverschämt.« Und ich fragte mich weiter, wie ich mich wohl gefühlt hätte, wenn ich am *anderen*

Ende der Leitung gesessen hätte, irgendwo in einem deutschen Großstadthotel? Ich hätte mich geschämt, wurde mir klar. Ich hätte mich so sehr geschämt, dass ich gar nicht erst angerufen hätte. Ich hätte mich geschämt, weil ich so unachtsam war, mich selbst in die vorübergehende Insolvenz zu manövrieren. »Was wollen mir diese Einfälle sagen«, fragte ich mich. Und mir wurde klar, dass die Einfälle mich auf einen Affekt hinwiesen, der in dieser Analyse bislang noch nie eine Rolle gespielt hatte, *Scham*. Und mir wurde klar: Unverschämt kann man nur sein, wenn man schamlos ist, wenn man keine Scham empfindet. War das ein neuer Aspekt der Psychodynamik? Stellte die Szene mit dem nächtlichen Anruf der Schwester eine weitere Modellszene dar, in der prototypisch zum Ausdruck kam, was für die Primärfamilie von Frau F. prägend war, nämlich Schamlosigkeit, die Abwesenheit von Scham im Gefühlserleben?

In mir stiegen Einfälle zur Scham auf. Ich fragte mich augenblicklich nach dem Sinn von Schamgefühlen, und mir wurde deutlich, wie wichtig das Erleben von Scham als Signalaffekt ist. Ich erinnerte mich an meine Überlegungen zur Regulation von Spannungs- und Konfliktsituationen sowie an meinen Eindruck, dass regulatorische Prozesse in der Familie von Frau F. unter dem Einfluss des beschriebenen Elternpaares nur schlecht gelingen konnten. Offenbar wurden und werden in dieser Familie Signalaffekte wie Angst und Scham nicht wahrgenommen! Sie waren daher nicht oder nur sehr unzulänglich in das Selbst meiner Patientin integriert und konnten auf diese Weise auch nicht vom Ich dazu verwandt werden, begrenzend oder regulativ wirksam zu werden.

Ich begriff, dass ich mit meiner spontanen Reaktion, das Verhalten der Schwester von Frau F. als *unverschämt* zu empfinden, einen wesentlichen Zusammenhang entdeckt hatte, der die Psychodynamik des Familiensystems, dem meine Patientin entstammte, in einem neuen Licht erscheinen ließ. Allerdings war mir auch klar, dass die meiner Gegenübertragung entnommene Hypothese zunächst noch die Prüfung in der Realität zu bestehen hatte. Daher fragte ich sie, wie sie sich denn in dieser Nacht mit ihrer Schwester gefühlt habe, und erfuhr, dass sie sich überrumpelt und unter Druck gesetzt gefühlt hatte. Ich erfuhr auch, dass sie sich darüber geärgert hatte, dass die Schwester lieber ihr zumutete, Überziehungskreditzinsen zu zahlen, als dass sie selbst einen Wechselkursverlust in Kauf nahm. *Unverschämt*, das wäre ihr nicht eingefallen, nein. Selbst sich gegen das überfallmäßige Ansinnen ihrer Schwester zu wehren falle ihr schwer. Sie fürchte, beschämt zu werden, wenn sie das Anliegen ihrer Schwester zurückweise. So sei das schon zu Hause gewesen, dass es nicht möglich war, auf derartige Forderungen oder Zumutungen kritisch zu reagieren. Dann sei immer mit Beschämung zu rechnen gewesen.

Aha!, dachte ich und mir ging durch den Sinn:

Jetzt kann der rote Faden der Psychodynamik deutlich werden. Frau F. ist in einem Familiensystem der Schamlosigkeit, der Abwesenheit von Scham groß geworden. Dazu gehört die stillschweigende Übereinkunft, dass der zeitweise ungeheuren Unverschämtheit, die mit der Schamlosigkeit einhergeht, keinerlei Ärger oder Wut als Regulativ entgegengestellt werden darf. Vielmehr wird derjenige, der einen Ansatz der Grenzsetzung gegenüber der Unverschämtheit macht, mit Beschämung gestraft. Das ist ein perfides System der vorübergehenden Zerstörung der Fähigkeit zur Mentalisierung, denn Beschämung vermag die Fähigkeit zur kritischen Reflexion emotionaler Zusammenhänge (= Mentalisierung) in der Zeit des anflutenden Affekts außer Kraft zu setzen.

Mithilfe dieser psychodynamischen Hypothese können nun die Episoden, wie sie oben geschildert wurden, verständlich werden. Das Unvermögen, Scham zu empfinden, wird die Mutter des kleinen Mädchens, das traumatisiert vom Milchholen zurückkam, daran gehindert haben, empathisch zu erfassen, dass mit dem Kind etwas schrecklich Beschämendes geschehen war. Und auch der Umstand, dass der Vater viele Jahrzehnte seines Lebens auf einen Fernseher verzichtet hat, kann jetzt begreifbar werden. So wie das Schuldgefühl seinen Maßstab im (→) **Überich** findet, so findet das Schamgefühl seinen Maßstab im (→) **Ichideal**. So wie ein Verstoß gegen das Überich ein Schuldgefühl entstehen lässt, so lässt ein Verstoß gegen das Ichideal ein Schamgefühl entstehen. Offenbar hat in dieser Familie die Mutter häufig unbewusst und in dominanter Weise Ideale der Familie geprägt (das Ideal der emotionalen und körperlichen Freiheit von Schmerz und Schwäche) und damit den Maßstab für das Nicht-Aufkommen von Schamgefühlen gesetzt. Gleichzeitig hat sie jeden Verstoß dagegen und jegliche Form der Kritik daran mit Beschämung gestraft. In diesem emotionalen Kontext ist es offenbar auch dem Vater nicht gelungen, den dominant prägenden Einfluss der Mutter auf die Bildung von Familienidealen zu widersprechen, weil ihre Reaktion der Beschämung auch seine Mentalisierung außer Kraft zu setzen in der Lage war.

Abschließend sei noch einmal hervorgehoben, dass das Beispiel von Frau F. einen wesentlichen Unterschied zwischen Scham und Beschämung verdeutlicht. Scham taucht als Ausdruck eines unbewussten Verstoßes gegen Inhalte des Ichideals *aktiv* im Selbst auf und übt eine regulative Wirkung aus, indem diese Inhalte zum Maßstab der Beurteilung für das Ich werden. Dagegen hat das *passiv* erworbene Gefühl der Beschämung einen im Selbst destruktiv wirksamen Effekt, indem dadurch die Fähigkeit zur Mentalisierung, insbesondere zur kritischen Reflexion, vorübergehend gestört, eventuell sogar zerstört wird. Die Zerstörung der Fähigkeit zur Mentalisierung tritt beispielweise bei Personen auf, die regelmäßiger Misshandlung durch Demütigung ausgesetzt sind.

Im Beispiel von Herrn R. (→**II.8**) habe ich beschrieben, dass sogar die Folgen einer solchen demütigenden, beschämenden Be- bzw. Misshandlung noch auf implizit-prozedurale Weise *körpersprachlich* kommuniziert werden können. Das geschieht sowohl im Zuge der Entwicklung, vor allem in der frühkindlichen Entwicklung zwischen Eltern und Kind. Aber auch im therapeutischen Prozess kann das geschehen. Und naturgemäß ist es schwierig für den Therapeuten wahrzunehmen, wenn er in einen solchen Prozess der implizit-prozeduralen Kommunikation per (→) **Enactment** verstrickt wird.

Das nachfolgende Beispiel stammt aus einer Gruppensupervision. Es schildert ein solches Enactment und beschreibt, wie eine winzig kleine körpersprachliche Kommunikation eher zufällig auffiel, wie die Entdeckung dieser Kommunikation in der Therapeutin ein Gefühl der Befreiung bewirkte und damit das Enactment erkennbar werden konnte. Die darin zu beobachtende Dynamik des Psychischen soll dem Leser verdeutlichen, dass das Gewahrwerden von nur subliminal Wahrnehmbarem unerwartetes Potential in sich bergen kann (vgl. Mertens 2013). Ich möchte dieses Beispiel als Plädoyer für den sorgfältigen Umgang mit der Gegenübertragung verstanden wissen.

KAPITEL 10

Zwischenleiblich

Das subliminal Unbewusste in Aktion

Frau X., eine nicht ganz fünfzigjährige Frau, kommt vom Land in die Großstadt gefahren, um sich hier berufliche Beratung zu suchen. Dazu wendet sie sich zunächst telefonisch an Frau G., die bei diesem ersten Kontakt den Eindruck hat, es melde sich bei ihr eine nette und differenzierte Frau mit einem umschriebenen, gut begrenzten Anliegen zur Beratung an. Dennoch erwartet die Therapeutin ihre Klientin mit einer leicht neugierigen, etwas unbehaglichen Spannung, als sie einige Minuten vor der verabredeten Zeit aus dem Fenster ihrer Praxis in den Hof schaut, wo Parkplätze für die Klienten freigehalten werden. Sie sieht zu, wie ein Kleinwagen in ihr Blickfeld rollt und ziemlich umständlich eingeparkt wird. Dem Fahrzeug entsteigt eine »unglaublich dicke Frau«, und Frau G. entfährt spontan der Satz: »Oh nein, die will ich nicht!« Wenig später kommt Frau X. schnaufend die Treppe hoch, wälzt sich durch die Praxis und findet ihren Platz in einem Sessel, der unter ihr als viel zu klein erscheint.

Das Problem sei, dass sie an einem für sie sehr befriedigenden Arbeitsplatz tätig sei, dass die Arbeitsstelle aber in zwei Jahren aufgelöst werde und dass sie diesen Prozess der Auflösung nicht miterleben wolle. Sie wünsche sich eine Beratung, in der sie über dieses Problem und alles, was damit zusammenhänge, sprechen könne. Sie sei schon vor beinahe zehn Jahren stationär psychotherapeutisch behandelt worden; man habe ihr gesagt, dass sie eine Borderline-Störung habe. Damals sei ihre Mutter gestorben, mit der sie bis dahin zusammengelebt habe. Zwischen ihr und ihrer Mutter hätte ein enges Verhältnis bestanden. Vor zwei Jahren habe sie anlässlich einer Urlaubsreise eine 70-jährige Frau kennengelernt, mit der sie jetzt zusammenlebe. Als Jugendliche sei sie von ihrem Vater sexuell missbraucht worden, und ihr Opa sei »von den Nazis in Dachau ermordet worden«.

Frau G. beschreibt, wie ihr Unbehagen während der Sitzung mit ihrer neuen Klientin zunahm, dass eine stille Unruhe sie ergriff und sie zunehmend aversiv gegenüber der Frau empfand. Langsam beschlich sie die Sorge, sie könnte Frau X. nicht mehr loswerden. Und schon bald war ihr klar, dass sie den Redefluss ihrer Klientin nicht unterbrechen, aber auch nicht steuern konnte. Und immer mehr drängte sich ihr die Angst auf, aus der Beratung könnte unversehens ein therapeutischer Dialog werden. Sie spürte, dass sie das nicht wollte, und vereinbarte dennoch am Ende der Sitzung einen zweiten Termin mit der Klientin.

In diese Sitzung kam Frau X. mit einem Traum. Sie habe mit ihrer Therapeutin in einem Musikzimmer gesessen, man habe miteinander Musik gemacht und sie habe Angst gehabt, psychotisch zu werden. Noch im Traum habe sie gedacht: »Aber das ist ja nur Musik«. Ihre frühere Therapeutin habe ihr häufig gesagt, dass sie dissoziiere. Das habe ihr geholfen, in die Realität zurückzufinden. Ähnlich habe sie sich nach dem Traum beruhigt, indem sie diesen Satz mit der Musik immer wieder vor sich hin gesagt habe.

Frau G. berichtet, dass sie sich zunehmend »manipuliert gefühlt« habe, mit Frau X. in die Welt ihres psychischen Erlebens gehen zu sollen. Die Klientin begann davon zu berichten, welche Ängste im Zusammenhang mit den bevorstehenden Änderungen am Arbeitsplatz in ihr auftauchten, und auch davon, welche Bilder über ihren Vater in ihr aufstiegen. Erneut spürte Frau G. den Satz: »Oh Gott, ich will die nicht drei Jahre behalten!«, in sich und fühlte sich gleichzeitig hilflos.

Zunehmend entdeckte die Therapeutin, dass sich im Behandlungszimmer in diffuser Weise »etwas Massives, Bodenloses ausbreitete« und eine »Angst vor Überforderung, vor Überschwemmung« in ihr aufstieg, »von der Dramatik, als könnte an jeder Ecke ein neues Fass aufgemacht werden, und ich weiß gar nicht, wo ich anfangen soll!« Erneut habe sie das Bedürfnis gehabt, den Kontakt, aber auch das Narrativ von Frau X. zu begrenzen, und erneut habe sie sich damit ohnmächtig gefühlt.

Nun schalten sich die beiden Kolleginnen der kleinen Supervisionsgruppe ein und versuchen, ihre Eindrücke und Gefühle in Worte zu bringen. Frau D. bestätigt, dass auch sie »etwas Schwallartiges gespürt habe«, das sogar noch hier in der Gruppe für sie zu fühlen sei; davon habe sie sich nur schwer distanzieren können. Zugleich sei es aber auch so für sie, dass sie sich die Klientin aus dem von Frau G. bisher Geschilderten kaum vorstellen könne. Vielmehr habe sie ihrerseits das Bedürfnis, sich abzugrenzen, ja vielleicht sogar die Frau loszuwerden. Aber es sei auch eine Schwere im Raum, die erahnbar mache, dass es schwer sein würde, sie loszuwerden. In ihr würden einfach »lauter Fragezeichen und Beklemmung« auftauchen.

Frau A. ist es mit dieser Fallvorstellung anders ergangen: »Ich habe mich sehr in der Rolle des Beobachters gefühlt. Aversion will ich nicht haben. Aber ich habe auch kein eigenes Gefühl zu der Frau, ich habe nicht einmal eine Idee zu der.«

»Ja«, meint Frau D., »vielleicht spürst du ja etwas von dem, was uns nicht gelingt. Für mich ist da etwas Zwischenleibliches im Raum, etwas, das über eine diffuse körperliche Art eine Bindung, eine Verbindung herstellt, von der man nicht wieder loskommt.«

Das habe sie auch verspürt, betont Frau A., sogar ganz deutlich. Und an Frau G. gewandt: »Ich hatte das Gefühl, es gibt da irgendetwas, das euch beide bereits miteinander verbindet.«

Während sie dies sagt, schaue ich Frau A. an, sehe aber zugleich aus dem Augenwinkel Frau G., die rechts von mir sitzt. Mir fällt auf, dass sie, während Frau A. von der Verbindung spricht, heftig und schnell mit dem Kopfe nickt. Es ist ein Nicken, von dem ich spontan das Empfinden habe, dass sie *eifrig* nickt. Und ich frage mich, warum sie wohl so *eifrig* nickt.

Ich frage Frau G., ob ihr aufgefallen sei, dass sie soeben ganz schnell mit dem Kopf genickt habe. Sie verneint. Frau A. hingegen bestätigt, dass auch ihr dieses Nicken aufgefallen sei und dass es sie irritiert habe. Ich teile Frau G. nun meinen Eindruck mit, dass ihr Nicken auf mich eifrig gewirkt habe. Sie reagiert überrascht und nachdenklich zugleich. Sie frage sich, was dieses eifrige Nicken wohl zum Ausdruck bringen könne. »Vielleicht bist du unbemerkt schon viel enger mit dieser Frau verbunden, als du wahrhaben magst«, spekuliert Frau D. »Vielleicht ist da tatsächlich etwas Zwischenleibliches wirksam, was du bislang noch nicht wahrnehmen konntest.« Ja, das erscheine ihr als sinnvoll, meint Frau G.; sie habe ja auch so spontan und körperlich auf die Klientin reagiert, als sie sie beim ersten Mal aus dem Fenster gesehen habe. Aber dass eine eifrige Bereitschaft in ihr entstanden sei, sich mit ihr zu verbinden, das habe sie nicht einmal geahnt. Ach, das erleichtere sie jetzt gerade. Sie spüre, wie eine Spannung in ihrem Körper nachlasse. Ihr sei so, als ob sie sich jetzt dem schwallartig Überbordenden und dem Sog, dem sie sich bislang so ausgeliefert gefühlt habe, entziehen könne. Nun wolle sie aber gerne verstehen, was es sei, dem sie sich körperlich so ausgeliefert gefühlt habe.

Die in der Selbstreflexion geübte kleine Gruppe macht sich rasch an die Arbeit und trägt die wenigen biografischen Informationen zusammen, die für eine erste psychodynamische Hypothese hilfreich sind: Das Zusammenleben der erwachsenen Frau mit der Mutter bis zu deren Tod, die erneute Wahl einer älteren Lebenspartnerin und die von der Patientin selbst ins Gespräch gebrachte Diagnose einer Borderline-Störung ergeben gemeinsam mit den komplexen Erfahrungen in Übertragung und Gegenübertragung genügend Hinweise für die Formulierung einer in sich kohärenten Psychodynamik.

Vermutlich wurde Frau X. mit einer Mutter groß, die in dem Kind ähnliche Gefühle entstehen ließ, wie die Therapeutin sie in ihrer konkordanten (→) **Gegenübertragung** teils bewusst, teils nicht bewusst erlebt hatte: ein intensives Gefühl der Verbundenheit gemeinsam mit einer geradezu eifrigen Bereitschaft zur Verfügbarkeit, aber ebenso mit einem äußerst unbehaglichen Gefühl der Aversion, alles gleichsam eingebettet in das Erleben von hilfloser Ohnmacht. Das Besondere an diesem emotionalen Erleben besteht darin, dass es nur so diffus empfunden werden kann, dass es dafür kaum Worte gibt, die es angemessen beschreiben können. Es ist anzunehmen, dass die Widersprüchlichkeit der Gefühle in der Beziehung zur Mutter nie eine wirkliche Differenzierung und Klärung der in ihr enthaltenen Gefühlsbestandteile erfahren hat und so möglicherweise Grundlage für eine Persönlichkeitsstörung geworden ist. Jedenfalls spricht die spontan entstandene Übertragungs-Gegenübertragungs-Dynamik in der therapeutischen Beziehung sowie deren emotionale Macht dafür, dass sich darin ein emotionales Beziehungsmuster inszeniert, welches die Patientin unbewusst in allen bedeutsamen Beziehungen (Mutterbeziehung, Partnerschaftsbeziehung) reinszeniert.

Der Umstand, dass die Therapeutin in einer ihr nicht bewussten, für andere jedoch gerade noch wahrnehmbaren Weise (subliminal) körpersprachlich kommuniziert, was sonst zumindest im beruflichen Kontext nicht ihre Art ist, spricht für die Annahme, dass implizite und prozedurale Kommunikation für die Klientin bis heute ein wesentliches, wenn auch unbewusstes Mittel ist, um mit anderen Menschen in Beziehung zu treten. Dieser Kommunikationsstil der Patientin konnte im vorliegenden Fall nur darüber erfasst werden, dass die Therapeutin, gleichsam in einer projektiven Identifizierung, ihrerseits während der Supervision zu diesem Mittel der Kommunikation griff. Man darf in Supervisionen davon ausgehen, dass in deren Verlauf psychische Phänomene auftauchen, die in einer mehr oder weniger unmittelbaren Weise einen Inhalt zum Ausdruck bringen, der zum unbewussten Geschehen im supervidierten Feld gehört. Das hier auftauchende psychische Phänomen ist der subliminal wahrnehmbare, der Therapeutin unbewusste Modus der unmissverständlichen körpersprachlichen Kommunikation, ihr eifriges Kopfnicken.

Es stellt für Therapeuten eine sehr große Herausforderung dar, derartige implizit-prozedurale Kommunikationsprozesse mit Hilfe der Selbstbeobachtung bei sich selbst wahrzunehmen (Mertens 2013; Laimböck 2013). Wie dieser Fall aber zeigt, kann die Wahrnehmung derartiger Gegenübertragungsreaktionen im Zuge eines (→) **Enactment**s für das Verständnis der Psychodynamik außerordentlich hilfreich sein. Und gelegentlich erlaubt diese Wahrnehmung darüber hinaus auch eine Einschätzung der Prognose für eine Behandlung noch während der diagnostischen Situation. Im Fall von Frau X. spricht manches dafür, den Möglichkeiten einer aufdeckenden Psychotherapie nur geringe Chancen einzuräumen.

Das metapsychologische Verständnis vom Unbewussten unterliegt seit seiner Entdeckung durch Freud einem langsamen, aber steten Wandel (→ **V.4**). In jüngerer Zeit hat Mertens (2013, S. 817 ff.) den Begriff *Das Zwei-Personen-Unbewusste* eingeführt. Er beschreibt, dass »aufgrund der Postulierung nicht-bewusster Beziehungsregulierungen und Wahrnehmungsvorgänge … von einer Intersubjektivität zwischen beiden Beteiligten auszugehen [ist], die im mikroprozessuralen Bereich angesiedelt ist und sich in Bruchteilen von Sekunden abspielt« (ebd., S. 836). Forschungsergebnisse hätten »aufgezeigt, wie subtil Ansteckungsprozesse mimischer und gestischer Äußerungen ablaufen können und welche Blindheit gegenüber einem Übertragungsagieren bestehen kann; und das zunehmende Wissen darüber, dass sprachliche Vorgänge nur die oberste Schicht eines viel komplexeren Geschehens sind, in dem menschliche Emotionen und Handlungsabsichten fundamentaler und authentischer zum Ausdruck kommen können als mit Worten, hat ebenfalls das Bewusstsein dafür geschärft, wie viele implizit, aber selbstverständlich auch psychodynamisch unbewusste Botschaften in nahezu jeder analytischen Intervention ausgedrückt werden können« (ebd., S. 837). Aufgrund dieser Zusammenhänge sind wir als Analytiker und Psychotherapeuten mehr denn je dazu angehalten, auf implizite Subtexte in der Begegnung mit unseren Patienten zu achten, die Prozesse des prozeduralen Austausches in der therapeutischen Beziehung aufmerksam zu verfolgen und zu reflektieren und in die Arbeit einzubeziehen. »Man muss nur seinen eigenen Wahrnehmungen vertrauen und seinen jeweiligen Patienten in … der impliziten Beziehungsregulierung voraus sein. Mit anderen Worten sollte sich die Einnahme einer triangulierenden Position nicht nur auf die Bewusstmachung bislang vorbewusster sprachlich identifizierbarer Gegenübertragungseindrücke beziehen, sondern auch und vielleicht vor allem auf die non- und paraverbalen Signale, die von unserem verkörperten Beziehungsaustausch mit einem Patienten ausgehen« (ebd., S. 838). Gelingt ein solcher regulativer Austausch von Affekten mit dem Patienten nicht, so äußert sich das in der Gegenübertragung zunehmend in körperlich empfundener Spannung, einem nicht klar benennbaren Gefühl, in unharmonisch empfundener Binnenwahrnehmung, kurz in einem fremdartigen Selbsterleben, ähnlich wie oben von der Therapeutin Frau G. beschrieben. »Aber diese beschriebenen Gefühle gehören zum Alltag jedes Therapeuten oder sollten zumindest dazugehören. Denn sie sind äußerst wichtige Hinweise darauf, dass sich implizite Regulierungsphänomene bemerkbar machen. Bleiben sie unerkannt und unausgesprochen, wird aus der analytischen Kommunikation ein stillschweigendes kollusives Enactment« (ebd., S. 838 f.).

Das nächste Beispiel soll auf eine in Therapien vermutlich häufiger vorkommende Situation hinweisen, die leicht in einem solchen stillschweigenden kollusiven Enactment enden kann.

KAPITEL 11

»Eigentlich könnten wir Schluss machen!«

Nur die Reflexion rettet vor dem Agieren

Mein Kollege Herr N. berichtet in der Supervision über seinen Patienten, Herrn K. Es sei ein komplizierter Fall für ihn, bei dem er schon seit einiger Zeit das Gefühl habe, er komme damit nicht weiter. Und er denke schon lange, dass seine Gegenübertragung das Problem sei. Er wisse nämlich einfach nicht, er könne nicht spüren, ob er »den mag. Aber er reizt mich! Er war der Jugendliche, der ich nie war. Ich wurde in einem überbehütenden Elternhaus groß und ängstlich beschützt. Er hingegen hatte ein hartes Elternhaus, so im Sinne von: Ist mir egal, sieh zu, wie du klar kommst. Er war in Gangs mit klarer Oben-unten-Mentalität. Für ihn war immer klar, die Welt ist ein Haifischbecken.«

Das Problem mit dem Patienten sei, er könne Gefühle denken und darauf reagieren, aber er fühle sie häufig nicht. Ich frage Herrn N., warum der Patient denn gekommen sei. Er: Ja, das habe er ihn auch gefragt. Der Mann habe keine Symptome. Er sei ursprünglich gekommen, weil er kaum Gefühle verspürte und an seiner Beziehungsfähigkeit zweifelte. Aber eigentlich wisse er, Herr N., noch nicht genau genug, worum es seinem Patienten gehe und wie er ihn verstehen könne. Er sei ein »Beziehungsnomade«. Er sei ein Mann mit Erfolg im Leben, habe Erfolg mit Frauen, im Beruf. Aber sobald der Erfolg errungen sei, verliere er an Reiz. Er würde stets die klaren, oftmals harten Gefühle empfinden, aber weiche, zarte Empfindungen könne er nicht zulassen. Und der Erfolg werde langweilig, sobald er eingetreten sei. Dann höre er auf, gehe weg und suche sich etwas Neues. Immer wieder. Er spüre wohl, dass er etwas vermisse, aber er wisse nicht, was das sei, das er vermisse.

Inzwischen bestehe für ihn, Herrn N., das Dilemma darin, dass er genauso empfinde, wie sein Patient: »Eigentlich könnten wir Schluss machen!« Der ursprüngliche Reiz und die Herausforderung, wie er es anfänglich empfunden habe, seien inzwischen verflogen. Und er habe keine Idee, was er mit dieser Gegenübertragung anfangen solle. Er verstünde einfach nicht, welche Botschaft ihm dieses Gefühl sende. Irgendwie fühle er sich ähnlich leer, wie sich, seiner Vermutung nach, sein Patient fühle.

Dies sind die biografisch kargen, aber intersubjektiv reichhaltigen Informationen, die Herr N. mir gibt und die ihn hoffen lassen, dass ich dazu eine passende psychodynamische Idee habe. Mir scheint, mein Supervisand wendet sich damit in einer Verfassung an mich, die derjenigen ähnelt, in der sich sein Patient sich an ihn wendet. Oder man könnte sagen: Herr K. hat sein Problem unbewusst in seinem Therapeuten deponiert – die therapeutische Beziehung ist in dieselbe Beziehungskonstellation geraten, wie Herr K. sie im Beruf und mit Frauen erlebt, nur mit dem Unterschied, dass nicht er, sondern der Therapeut das Gefühl bekommt: »Eigentlich könnten wir Schluss machen«. Dieser Satz kennzeichnet vermutlich den Kern des unbewussten Beziehungsmusters, in dem Herr K. lebt. Der Kern ist der Selbstzustand der Lustlosigkeit. Das ist – in triebtheoretischer Sprache formuliert – ein ausgeprägter Mangel an (→) **Libido**. Allerdings ist unklar, ob dem Patienten die Fähigkeit fehlt, libidinös zu besetzen, oder ob das emotionale Pendant, die Lust, abgewehrt wird. Diese Frage ist nicht rein akademischer Art, sondern berührt eine entwicklungspsychologische und damit psychodynamische Frage, nämlich die danach, wie früh in der Kindheit diese Beeinträchtigung entstanden ist. Ist es ein Mangel an Fähigkeit, so ist von einer früh ausgebliebenen Entwicklung auszugehen; ist hingegen die fehlende Lust Ausdruck einer Abwehr, so ist von einer in der späteren Kindheit entstandenen Störung auszugehen. Hinter diesen Überlegungen steckt die Frage, ob bei Herrn K. eher eine strukturelle Störung oder ein unbewusster Konflikt vorliegt. Sein Therapeut, Herr N., hat diese Frage bislang noch nicht aufwerfen können. Warum? Ich kenne ihn lange und weiß, dass er dazu in der Lage ist. Trägt er als Phänomen seiner Gegenübertragung einen Mangel an mentalisierender Kompetenz in sich, der eine Art Ansteckung seitens des Patienten zum Ausdruck bringt?

Wie auch immer, ich befinde mich mit diesen Fragen auf dem Weg einer Suche, die eigentlich das therapeutische Paar gehen sollte, das aber den Weg verloren hat. Das heißt, in der therapeutischen Beziehung ist nicht nur auf beiden Seiten jene Lustlosigkeit aufgetaucht, die den Patienten in die Therapie führt und ihn dort auch hält: Immerhin bezahlt er einen Teil des Honorars aus der eigenen Tasche, was für seine Motivation spricht. Vielmehr ist in der therapeutischen Beziehung auch das Brachliegen von Reflexion aufgetaucht; das kennzeichnet vermutlich auch eine Einschränkung der Mentalisierungsfähigkeit des Patienten. Ferner sieht der Therapeut die Gefahr in sich, seinen Impuls in die Handlung umzusetzen. Damit geriete er in ein kollusives Enactment (s. o.). Lustlosigkeit, eingeschränkte Fähigkeit zur Mentalisierung und eine Tendenz zum Agieren sind Phänomene, die eher bei einer Persönlichkeitsstörung, d. h. bei einer entwicklungspsychologisch früh angelegten Reifungsstörung auftauchen als bei einer neurotischen Störung, die durch das Vorherrschen von Abwehrprozessen charakterisiert ist.

Mit diesen Vorüberlegungen kann ich mich der Frage zuwenden, wie eine erste psychodynamische Hypothese lauten könnte. Ich denke, dass die Gegenübertragung: »Eigentlich könnten wir Schluss machen«, möglicherweise einen Aspekt der frühen Mutter-Kind-Beziehung von Herrn K. zum Ausdruck bringt. Kann es sein, dass die Beziehung zwischen dem Kind und seiner Mutter emotional genauso geprägt war, wie sich die Übertragungs-Gegenübertragungs-Dynamik darstellt? Hatte Herr K. vielleicht eine Mutter, die keine Lust hatte, das Kind großzuziehen? Hatte sie eventuell gar keine Fähigkeit zur libidinösen Besetzung? Mit einer solchen psychodynamischen Vermutung lässt sich die Hypothese formulieren, dass in jeder Beziehung, die Herr K. als Erwachsener eingeht, jene Langeweile und Lustlosigkeit wieder auftauchen, die für das Kind ständig im Zentrum des Loches der libidinösen Leere seiner Mutter erlebbar wurden und mit denen es an deren Seite aufwachsen und leben musste. Trägt Herr K. daher beide Seiten dieser defizitären Beziehungserfahrung in sich, nämlich die Unfähigkeit, andere Menschen libidinös zu besetzen, ebenso wie die Langeweile und die Lustlosigkeit im Zusammensein mit einem anderen Menschen, der ihn seinerseits libidinös nicht besetzten kann? Und muss man nicht annehmen, dass Herr K. diese emotionale Beziehungskonstellation unbewusst immer wieder herstellt?

Verfiele ein Therapeut in einer solchen Behandlungssituation seinem Impuls zum Handeln, so wiederholte er in tragischer Weise die basale Beziehungserfahrung des Patienten und verfehlte zugleich sein Ziel, sich empathisch klärend und reflexiv suchend an dessen Seite zu stellen. Er verfehlte seinen therapeutischen Auftrag, der ihn zur konsequenten Wahrnehmung und Reflexion des Psychischen auf beiden Seiten der therapeutischen Dyade verpflichtet; dazu gehört vor allem auch die ihr innewohnende Dynamik. Ich habe diese Zusammenhänge als *eine* vorstellbare psychodynamische Ursache der Gegenübertragung mit Herrn N. besprochen. Dabei beobachtete er mit einem Gefühl der Erleichterung, wie der Handlungsimpuls, der bislang zu seinem Gegenübertragungsgefühl gehört hatte, von ihm abfiel; gleichzeitig nahm seine Neugier für diese Zusammenhänge zu und sein Interesse an dem Patienten fühlte sich wieder lebendig an.

Wenn ich gegen Ende des klinischen Teils davon spreche, wozu der Psychotherapeut oder Analytiker in seinem therapeutischen Auftrag verpflichtet ist, so möchte ich damit noch einmal zusammenfassen, worin die zentralen Arbeitsschritte zum Verstehen der Dynamik des Psychischen bestehen.

Ich habe in allen klinischen Fallberichten dargestellt, was mich im Beisammensein mit meinen Patientinnen und Patienten oder Supervisanden in Gefühl und Phantasie bewegt hat. Das geschieht selbstverständlich nicht in der Absicht, Facetten meines Innenlebens zur Schau zu stellen. Vielmehr dient es dem Zweck, konkret und nachvollziehbar darzustellen, wie die Arbeit des Psychotherapeuten und Analytikers mit Hilfe der Gegenübertragung erfolgt. Die Wahrnehmung der Gegenübertragung und deren kontinuierliche Reflexion stellen im heutigen Verständnis des Unbewussten einen zentralen Bestandteil psychotherapeutischen Arbeitens dar (vgl. Gysling 1995). Denn in der metapsychologischen Theoriebildung wird heute mehr denn je davon ausgegangen, dass sich das Unbewusste des Individuums nicht nur in der therapeutischen, sondern in jeder Beziehung im intersubjektiven Feld der Begegnung ausbreitet (vgl. Altmeyer & Thomä 2006; Jaenicke 2010; Junker 2013; Mertens 2013 u.a.m.). Wenn Mertens (s.o.) vom Zwei-Personen-Unbewussten spricht, kennzeichnet er damit vor allem diejenige Dimension des Unbewussten, die sich auf implizit-prozedurale Weise im dyadischen Feld ausbreitet. Ich gehe davon aus, dass sich das Unbewusste des Patienten in jeder therapeutischen Beziehung als Zwei-Personen-Unbewusstes darstellt und dass es sich im Therapeuten ähnlich ausbreitet, wie es der Klang einer Saite im Resonanzkörper eines Musikinstruments tut. In der therapeutischen Beziehung kommt im Therapeuten etwas zum Schwingen wie der Ton im Korpus der Geige. Bei ihr erzeugt erst das, was der Virtuose daraus gestaltet, jenen Eindruck, den der Besucher im Konzert zu hören bekommt. In der therapeutischen Beziehung wird das Unbewusste erst dadurch verständlich, dass wir es in uns zur Resonanz kommen lassen, dass wir es in uns aufnehmen und verstärken, dass wir es uns wahrnehmend bewusstmachen, dass wir uns davon distanzieren und beginnen, es in einem zweiten Schritt zu reflektieren, indem wir es mit dem bereits in uns angesammelten Beziehungswissen über unsere Patienten in Verbindung bringen, um es sodann in einem dritten Schritt der inneren Überarbeitung mit dem in uns angesammelten metapsychologischen Wissen von der Vielfalt der uns zur Verfügung stehenden Theorien in Beziehung zu setzen. Mit dieser sich immer wiederholenden Abfolge von Arbeitsschritten gelingt es, das Unbewusste zu erfassen und zu verstehen als einen dynamischen Prozess des Psychischen, der sich permanent intra- wie interpersonell in Bewegung befindet.

Pointiert lässt sich sagen: Das Unbewusste ereignet sich ständig in der Dynamik des Psychischen, die sich im *intersubjektiven* Feld der Beziehung entfaltet.

Das letzte Fallbeispiel soll zeigen, wie die komplexen dynamischen Bewegungen der *Dynamik des Psychischen* ablaufen, wie sie wahrgenommen und per Reflexion schrittweise erschlossen werden können und wie sie den Prozess der Behandlung ebenso begleiten wie auch lenken.

KAPITEL 12

Die Dynamik des Psychischen

Eine ödipale Fixierung auf dem Boden eines transgenerational erworbenen Traumas

Frau G. befindet sich seit etwa 160 Sitzungen in analytischer Behandlung. Ursprünglich hatte sie die Art ihrer Partnerwahl hierhergeführt. Ihr war nämlich aufgefallen, dass sie sich in ihrem Leben wiederholt von Männern angezogen gefühlt hatte, die in unterschiedlicher Weise zu Willkür oder Gewalt neigten. Sie wollte die therapeutische Arbeit dazu nutzen, herauszufinden, ob es ihr bislang unbewusste Gründe, Motive oder Zusammenhänge gab, die sie zu dieser Art der Partnerwahl geführt hatten. Denn zu sehr verunsicherte es sie, dass sie immer wieder Männer attraktiv fand, die sich später willkürlich, ignorant, übergriffig oder gar gewalttätig verhielten.

Unsere therapeutische Arbeit war längere Zeit der Auseinandersetzung mit ihrem Verhältnis zu den Eltern und deren Geschichte gewidmet. Frau G. war als Einzelkind auf einem Bauernhof in Süddeutschland großgeworden. Ihre Bindung zu den Eltern war eng und ist bis in die Gegenwart hinein von Wertschätzung und Respekt geprägt. Sie hatte ihre Kindheit und Jugend als sicher und befriedigend erlebt und hatte es stets genossen, sich auf dem Hof ein eigenes Pferd halten zu können und als Reiterin engagiert vom Vater begleitet zu werden. Doch war diese Zeit nicht nur sorglos und schön gewesen, sondern immer wieder von irritierenden Erfahrungen getrübt. Im Dorf gab es einige Orte, an denen die Mutter bei gemeinsamen Spaziergängen innehielt. So etwa an dem Baum, an dessen Ästen im »Dritten Reich« wiederholt Menschen gehenkt worden waren. Ein Gruseln ging für das Kind von diesem Ort aus, zumal die Erzählungen der Mutter dazu stets knapp und geheimnisvoll blieben, ähnlich wie in den Momenten, wenn sie am Sportplatz mit dem großen eisernen Torbogen vorbeigingen. Erst später war ihr klargeworden, wie groß die Ähnlichkeit dieses Bogens mit jenen über dem Eingang von Konzentrationslagern war, auf denen einst die Sprüche *Arbeit macht frei* oder *Jedem das Seine* standen. Und auch die Lebensgeschichte des Vaters war von einem Geheimnis umgeben, das nur in Andeutungen Gestalt bekam, nie ausführlich berichtet wurde und eine klamme Ängstlichkeit entstehen ließ: Er hatte schon als Kind die Erschießung von Menschen in der nahe gelegenen Großstadt miterleben müssen; und als Neun- oder Zehnjähriger hatte er unfreiwillig und gegen den Willen der Eltern in ein Lager der Hitlerjugend gehen müssen. Darüber erzählte er nie Einzelheiten, sondern verfiel in Schweigen und ihm traten Tränen in die Augen, sobald er das erwähnte.

Frau G. hatte stets das Gefühl gehabt, dass ihr Vater sie besonders möge. Er begleitete und unterstützte sie bei den kleinen Turnieren, an denen sie mit ihrem Pferd teilnahm. Aber er forderte sie auch immer wieder heraus, mit ihrem Pferd noch höhere Hindernisse in Angriff zu nehmen, als sie es sich zutraute. Im Stillen hatte sie manches Mal gedacht, dass er sie damit eigentlich in Gefahr brächte. Bei dieser Angst erschrak sie manchmal. Ähnlich erschrocken und verunsichert war sie, wenn sie immer von neuem entdecken musste, wie hart und kalt ihr Vater die Kaninchen, die doch eigentlich ihr anvertraut waren, schlachten konnte. Und bis heute erfüllt sie die Erinnerung an den Anblick der Tauben, die ihr Vater züchtete, mit Entsetzen, wenn sie diese plötzlich tot vor dem Stall liegen sah. Aber das waren, so tröstete sie sich stets selbst, eben Erfahrungen, mit denen ein Kind, das auf dem Bauernhof aufwächst, fertigwerden musste.

Wenn Frau G. von den Spaziergängen mit ihrer Mutter oder den Regungen ihres Vaters bei seinen Erinnerungen an das Jugendlager der HJ sprach, tauchten in mir zunehmend häufig Bilder vom Leben in Nazideutschland auf. Sie nahmen mich mit in die bedrückende Atmosphäre eines Lebens in permanenter, unterschwelliger Angst: Angst vor Schmähung, Erniedrigung, Demütigung, Willkür und Gewalt. Ich war überrascht über diese ganz unwillkürlich in mir aufsteigende Bild- und Gefühlswelt und konnte sie zunächst nicht einordnen.

Im Verlauf unserer gemeinsamen Arbeit entdeckte Frau G. zunehmend, dass der geliebte Vater eine willkürliche und grausame Wesensseite in sich trug, die sie als Kind zwar geahnt, aber doch auch immer wieder geleugnet hatte, um so an der Liebe zu ihm festhalten zu können. Und sie erkannte, dass die Männer, auf die ihre Wahl im Laufe des Lebens gefallen war, ähnliche Wesenszüge wie der Vater hatten. Langsam konnte sie begreifen, dass sie sich von Männern wie dem Vater beinahe magisch angezogen fühlte, ja sich kaum vorstellen konnte, dass Männer eines anderen Typus für sie attraktiv sein könnten.

Parallel zur Arbeit an diesen Zusammenhängen trat ein Erleben zunehmend in den Vordergrund, das sie zwar schon lange kannte, das sich aber bis dahin nicht so drängend angefühlt hatte. Sobald sie mit ihrem Auto auf der Autobahn Viehtransporter überholte, packte sie eine Angst, die sich bis zur Panik steigern konnte. Wir untersuchten während vieler Stunden immer wieder die Frage, warum das Schicksal von Schlachttieren sie so intensiv beschäftigte, ja zeitweise in Panik geraten ließ. Dabei beschrieb sie immer von neuem die real existierende grausame Art der Massentierhaltung und Massenschlachtung, welche die Grundlage des täglichen Fleischkonsums der Menschen in unserer Gesellschaft bilde.

Während sie ihre Bilder von der Massentierhaltung und die Szenen vom Schlachthof schilderte, stiegen in mir immer erneut Bilder von Konzentrationslagern, Gaskammern, Leichenbergen und den menschenverachtenden Unterkünften auf, wie ich sie aus Fotos und von Besichtigungen solcher Lager kenne. Ich begriff, dass ich während dieser Behandlung so intensiv und oft an die Grausamkeiten des »Dritten Reiches« dachte wie sonst nie. Und ich dachte, dass diese in mir aufsteigenden Bilder mir die Botschaft gäben, dass das Erleben meiner Patientin eine Verknüpfung mit Erfahrungen und Gefühlen haben musste, die irgendwie aus dieser Zeit herrührten. Ich erinnerte mich an Aufsätze über die Spätfolgen der Holocaust-Erfahrung, die dort erlittenen Traumata und deren Weitergabe an spätere Generationen (z.B. Bohleber 2000 a, b). Könnte es sein, dass meine Patientin das Kind eines im »Dritten Reich« Traumatisierten ist? Könnte es sein, dass der Vater von Frau G. als Jugendlicher im Lager der HJ in traumatischer Weise Schaden genommen hat? Und könnte es weiter sein, dass die Auseinandersetzung meiner Patientin mit dem Leid der Tiere eine unbewusste (→) **Verschiebung** darstellte, deren wahrer Inhalt sich in meinen Phantasien über Konzentrationslager äußerte?

Einige Zeit später geriet Frau G. gelegentlich in Angst, sobald sie in unsere Stunde kam. Sie war irriitiert. Hatte sie mich bis dahin als hilfreich und vertrauenswürdig erlebt, so stellten sich jetzt im Moment unserer Begegnung Phantasien ein, dass ich sie ablehnen könnte, ihren Gefühlen gegenüber verständnislos sei oder sie gar auslachen oder demütigen könnte. Ihre Phantasien trafen sie manchmal wie ein Schlag, unvorbereitet, verunsichernd und mit einem Gefühl der Hilflosigkeit, Kleinheit und Unterlegenheit einhergehend. Scham befiel sie. Sie weinte über den Verlust ihres Gefühls von Kompetenz und Selbstsicherheit und begriff nicht, wie der plötzliche Wechsel in ihrem Selbsterleben entstanden war.

Die Gefühle der Angst steigerten sich zunehmend zu Panik und eskalierten, als sie mit einem Nachbarn darüber in Streit geriet, dass dessen Dobermann ihren Mischling gebissen hatte. Der Mann hatte seinen schon immer unberechenbaren Hund in die Obhut von Kindern gegeben, das Tier hatte sich losgerissen und war über ihren Hund hergefallen. Im nachfolgenden Streit um die Schadensregulierung glitt ihr Bild vom Nachbarn zunehmend in das eines unberechenbaren, gewalttätigen Mannes, von dem sie sich bedroht fühlte. Die Panik war so mächtig, das Frau G. mich zwischen den Stunden zur Beruhigung anrufen musste. Jetzt war die Panik gleichsam in ihr Leben eingebrochen. Meine Patientin, die sonst so kompetent in der Lage war, ihr Leben zu bewältigen, hatte eine akute Panikstörung entwickelt, die sie nur unter größter Kraftanstrengung in Grenzen halten konnte. Zeitweise griff sie zu zwanghaften Ritualen, um die Angst bewältigen zu können: die Angst vor einer nicht benennbaren, jedoch katastrophalen Gefahr.

Die Panik erreichte ihren Höhepunkt, als sie aus beruflichen Gründen für einige Tage zu verreisen hatte. Dort angekommen, musste sie ihre Tätigkeit nach kurzer Zeit abbrechen, denn die Panik ließ sie nicht mehr los. Sie trat mit mir in Telefonkontakt. Wir besprachen Maßnahmen, die sie ergreifen könne, um sich innerlich an einen sicheren Ort zu bringen. Dabei zeigte sich, dass sie von dieser Technik bereits in einem Seminar gehört hatte, und sie war überrascht, nun selber zu dieser Hilfsmaßnahme greifen zu müssen.

In der darauf folgenden Sitzung berichtete sie mir erleichtert, wie gut ihr unser Telefonat getan hätte, insbesondere meine Stimme zu hören, und wie erfolgreich sie die Sichere-Ort-Übung nutzen konnte. Sie habe sich vorgestellt, ein kleines Mädchen zu sein, das zu mir gelaufen komme, um von ihrer Angst zu erzählen und sich von mir beruhigen zu lassen. Aber jetzt, in der Sitzung, sei es ihr vor allem wichtig, mir zu sagen, dass ich mir gar nicht vorstellen könne, von welcher »Wucht der Affekte« sie in ihrer Panik getroffen würde. Sie fühle sich schier »von Vernichtung bedroht«, sei ohnmächtig »brutaler Willkür ausgeliefert« und empfinde nur noch »gellenden Schrei«. Es sei unglaublich erleichternd, jetzt nicht als das kleine Mädchen zu mir gelaufen zu kommen, sondern mir tatsächlich gegenüberzusitzen und dem, was in ihr vorgehe, Worte zu geben. Allerdings sei sie auch irritiert darüber, dass sie weiterhin die Gefahr und die Bedrohung, in der sie sich in solcher Panik befinde, nicht in Worte fassen könne. Sie sei ratlos, woher diese Panik stamme.

Ich hielt jetzt den Augenblick für gekommen, der Patientin meine Hypothese mitzuteilen, dass sie die Gefühle und Affekte eines Traumas in sich spüre, welches nicht sie, sondern ihr Vater in seiner Kindheit erlebt habe. Es sei, so sagte ich ihr, inzwischen aus der Forschung bekannt, dass Eltern ihre Traumata an die nächste Generation weitergeben könnten und dass das zur Folge haben könne, dass Gefühle spürbar würden, die ursprünglich gar nicht zur unmittelbar eigenen Lebenserfahrung gehörten. Ich äußerte meine Vermutung, dass ihr Vater als acht- oder zehnjähriger Junge im Lager der Hitlerjugend sehr wahrscheinlich ein schwerwiegendes Trauma von Misshandlung, Gewalt oder sexuellem Missbrauch erlitten habe; und ich hielte die Panik, die gegenwärtig zu ihrem Leben gehörte, für einen Gefühlskomplex, den sie bereits früh als Kind bei ihrem Vater miterlebt und unbemerkt in sich aufgenommen hatte. Sie erlebe heute wahrscheinlich diejenige Panik, die ihr Vater einst als Junge traumatisch in sich aufgenommen habe.

Meine Intervention beruhigte Frau G. Ihr Ausdruck der Verwirrtheit verschwand aus ihrem Gesicht, der Blick auf mich wurde wieder so direkt, wie ich ihn kannte, und es wich eine spürbare Spannung aus ihr. Sie wirkte erleichtert und nachdenklich. Ja, meinte sie nach einiger Zeit in sich gekehrten Nachsinnens, sie habe ihren Vater hin und wieder erregt, irgendwie ängstlich und verwirrt erlebt und dabei habe er auch so geschwitzt, dass sie ihn nicht riechen mochte. In solchen Momenten habe sie begonnen, sich vor ihm zu ekeln, und gleichzeitig habe sie sich dafür geschämt. Jetzt, wo sie das sage, fielen ihr Ferien ein, die sie in ihrer Kindheit mit den Eltern in Bayern verbracht habe. Sie erinnere sich, dass die Familie eines Tages an einem Ort gewesen sei, von dem der Vater gesagt habe, dass er dort schon als Kind gewesen sei. Sie erinnere sich, dass der Vater auch da in Erregung geraten sei, zu schwitzen begonnen habe, dass er blass-grau geworden sei und in seiner Erzählung gestoppt habe. Noch bevor er das Eigentliche habe erzählen können, habe er abgebrochen und irgendwie nur noch unverständliches Zeug gestammelt. Mehr erinnere sie nicht von dieser Szene, die ihr bislang immer, wenn sie daran gedacht habe, ein Rätsel geblieben sei.

Uns beiden war ohne weitere Worte klar, dass der Vater in diesem Moment wahrscheinlich an seine Erlebnisse im Lager der Hitlerjugend gedacht hat. Die aufkommende Erinnerung hatte ihn vermutlich mit einem Affekt konfrontiert, der ihn mit einer solchen »Wucht« traf, dass es ihm die Sprache verschlagen hat und eine überwältigende vegetative Reaktion auslöste. Ein Flashback? Eine Depersonalisierung? Wir können es nicht *wissen*, wohl aber *vermuten*, zumal wenn wir diese Annahme mit der Panik und der »Wucht der Affekte« in Verbindung bringen, die Frau G. ihrerseits erst vor wenigen Tagen auf der berufsbedingten Reise erlebt hatte und von denen mir zu erzählen ihr so wichtig war.

Ich beende an dieser Stelle den Bericht aus der analytischen Psychotherapie von Frau G. und wende mich der Frage zu, wie die unbewusste Psychodynamik zu verstehen ist, die das Erleben meiner Patientin bisher prägte. In einem zweiten Schritt untersuche ich die Dynamik der unbewussten Zusammenhängen, die im Hintergrund der Weitergabe des psychischen Traumas durch den Vater zu erkennen sind.

Frau G. hatte mich zur Behandlung aufgesucht, nachdem ihr selbst aufgefallen war, dass ihr Gefühl des Angezogenseins wiederholt von Männern ausgelöst worden war, die sich später als willkürlich, ignorant, übergriffig oder sogar als gewalttätig zeigten. Die Analyse ergab, dass im Hintergrund ihrer Vorliebe eine bis dahin unbewusste ödipale Liebe verborgen war: Die Auseinandersetzung mit dem von der Patientin geliebten Vater ergab, dass auch er Seiten der Willkür, Ignoranz, Übergriffigkeit und Gewalttätigkeit in sich trug. Dieses Ergebnis unserer Arbeit war für mich nicht überraschend. Vielmehr barg die Frage, warum sie den Vater so *überschwänglich* liebte, ein zu klärendes Rätsel: Warum fühlt sich eine kluge, differenzierte und sensible Frau wie Frau G. von Männern mit den beschriebenen Neigungen so sehr angezogen und warum fühlt sie sich mit dieser Sehnsucht so verzweifelt? Warum kann sie die Faszination, die von Männern dieses Typus für sie ausgeht, nicht hinter sich lassen? In diese von Frau G. nicht ausgesprochenen Fragen war unsere gemeinsame Arbeit eingemündet, als die ödipale Dimension ihrer Libido für uns beide immer sichtbarer geworden war. Wenn man in einer triebtheoretischen Perspektive auf Analyseverläufe schaut, so nimmt man in der Regel an, dass die Analyse ihrem Ende entgegengeht, wenn die wesentlichen unbewussten Zusammenhänge mit dem Aufdecken der ödipalen Dimension im aktuellen Erleben hinreichend geklärt und durchgearbeitet sind. Das war hier aber nicht der Fall. Vielmehr hatte Frau G. das Empfinden, dass sie sich auch weiterhin von Männern angezogen fühlte, die auf eine rätselhafte Weise eine Tendenz zur Willkür und Übergriffigkeit in sich trugen.

Außerdem war Frau G. zu diesem Zeitpunkt zunehmend mit einer beinahe zwanghaft anmutenden Problematik beschäftigt, nämlich dass in ihr eine panikartige Angst aufstieg, sobald sie an Massentierhaltung und das Schicksal von Schlachttieren dachte oder auf der Autobahn Viehtransporter überholen musste. Das Auftauchen dieser Symptomatik lässt an den Abwehrmechanismus der (→) **Verschiebung** denken, freilich ohne dass sich zu diesem Zeitpunkt bereits verstehen ließ, was dabei verschoben wurde. Hier war erneut meine Gegenübertragung hilfreich, die sich in Gestalt von Phantasien meldete und ein Fenster öffnete, das einen Blick auf *Mikroprozesse der Psychodynamik* erlaubte.

Sobald der Therapeut die Haltung einnimmt, alle Phänomene, die während des therapeutischen Prozesses auftreten, konsequent unter dem Aspekt der *Mikroprozesse der Psychodynamik* zu reflektieren, lassen sich Zusammenhänge der globalen Psychodynamik des Falles erschließen, die anders schwer zu entdecken sind. Erst auf diese Weise wurde im Fall von Frau G. verständlich, dass zum Zeitpunkt des Aufdeckens der ödipalen Zusammenhänge in der Partnerwahl schrittweise neue unbewusste Zusammenhänge in die therapeutische Beziehung eintraten: Die Symptomatik der Patientin änderte sich, Angst bis an den Rand der Panik trat in ihr Leben, eine Veränderung ihrer inneren Thematik trat auf und ließ an den Abwehrmechanismus der Verschiebung denken; und die Phantasien in der Gegenübertragung gaben Anlass zu der Annahme, dass deren Inhalte eine Botschaft über unbewusste Zusammenhänge enthielten, die in der Patientin (psycho-) dynamisch wirksam waren. Ferner trat eine Dimension negativer Übertragung auf, wie sie bis dahin nicht erlebt wurde.

Eine Frage, welcher der Therapeut bei seiner Reflexion nachgeht, ist die danach, *wie* er unbewusst in die Dynamik der psychischen Zusammenhänge einbezogen ist. Hier wird die Gegenübertragung als Botschaft über die *unbewusste Einbeziehung des Therapeuten in die Dynamik des Psychischen seines Patienten* verstanden; und der dabei auftretende dynamische Prozess wird als *gemeinsamer Prozess* (»*co-constructed*« im Sinne von Beebe & Lachmann 2004) aufgefasst. Dabei lässt der Therapeut es zu, zu einem (erlebenden und wahrnehmenden) Bestandteil im Mikroprozess der Psychodynamik des Patienten zu werden. Diese intersubjektive Teilhabe des Therapeuten an der Dynamik des Psychischen, welche der Patient in die Beziehung der beiden einbringt, ermöglicht es, metaphorisch gesprochen, ein Fenster mit Blick in die unbewusste Landschaft des Patienten zu öffnen.

Im konkreten Fall von Frau G. erlaubten mir meine assoziativen Phantasien über das »Dritte Reich« und die Konzentrationslager, anzunehmen, dass meine innere Bilderwelt sowie die damit verbundenen Gefühle im Zusammenhang mit dem unbewussten Erleben meiner Patientin standen, und sie erlaubten mir, meine psychodynamischen Hypothesen so wie oben dargestellt zu bilden. Ich nahm an, dass die unbewussten Phantasien meiner Patientin ähnlich wie meine bewussten Phantasien um Inhalte kreisten, die wir beide als Nachkriegsgeneration nicht kannten. Ich nahm an, dass *Phantasien* und nicht allein die transgenerationale Weitergabe des Traumas des Vaters eine wesentliche Rolle beim Entstehen der Panik-Symptomatik von Frau G. spielten. Aber bis dahin hatte ich keine ausreichenden Hinweise dafür, dass diese Hypothese zutraf. Welche Belege lassen sich finden, die meine Vermutung bestätigen, dass Frau G. unter den Folgen einer Weitergabe der traumabedingten Affekte ihres Vaters litt?

Werner Bohleber (2000 b, S. 817) hat in vier Punkten beschrieben, wie sich die Weitergabe traumatischer Erfahrungen von Eltern an deren Kindern auswirkt. (1) »Die Identifizierung findet nicht mit der Person oder den Eigenschaften von Vater oder Mutter allein statt, sondern es ist ein Typus von Identifizierung mit einer Geschichte, die vor seiner Lebenszeit lag.« (2) »Es sind totale Identifizierungen mit dem Elternteil, die das Kind vornimmt, die ihm andererseits aber auch von seiten der Eltern aufgezwungen werden, wenn sie das Kind zur Regulierung ihres prekären narzißtischen Gleichgewichts benötigen … Diese Identifizierungen können nicht ins Selbst assimiliert werden, sondern bilden einen Fremdkörper.« (3) »Es handelt sich um eine unbewußte Identifizierung, die aber nicht einer Verdrängungsleistung entstammt, sondern durch direkte Einfühlung in den unbewußten, verschwiegenen oder totgesagten Inhalt eines elterlichen Objekts entstanden ist.« (4) »Ein Charakteristikum ist das spezifische Verhältnis zu Zeit und Zeiterleben. Indem diese Kinder in zwei Wirklichkeiten leben, ist die Vergangenheit mit der Gegenwart vermischt. Die Folge ist eine zumindest partielle Identitätsverwirrung oder das Gefühl einer fragmentierten Identität.« Bohleber hebt weiter hervor (ebd., S. 815), dass sich »kein einheitliches Störungsbild im Sinne eines zweiten Generations-Syndroms« finden lässt. »Aber generell erwies sich das Trauma der Eltern als ›organisierender Faktor‹ im Leben der Kinder.« Und es lässt sich beobachten, dass »in jedem Fall eine Balance zwischen ungewöhnlicher Ich-Stärke und einem gewissen Maß an Pathologie« vorliegt.

Ein Blick auf die Beschreibung der Panik, die Frau G. von ihrem Erleben während des berufsbedingten Urlaubs gibt, zeigt sie in einer unbewussten Identifizierung, die offenbar durch direkte Einfühlung »in den unbewußten, verschwiegenen oder totgesagten Inhalt« (Bohleber, s. o.) des Vaters stammt. Sie spürt darin die »Wucht der Affekte« und fühlt sich »von Vernichtung bedroht« sowie »brutaler Willkür ausgeliefert«, so als ob sie nur noch »gellenden Schrei« empfinde. Als Frau G. diese Zusammenhänge ausgesprochen hatte, gelang es mir, meine Vermutung zu äußern, dass sie in dieser Panik in einen ähnlichen

Zustand geraten sei wie der Vater, wenn er von Flashbacks seines Traumas im Lager der Hitlerjugend überrollt wurde. Jetzt förderten ihre Assoziationen Erinnerungen zutage, die bis dahin ins Unbewusste verdrängt waren: Sie erinnerte ihren Vater in jenem Zustand, als er sich seinerseits nahe dem Ort des Geschehens an seinen Aufenthalt im Lager der Hitlerjugend erinnerte; er war schlagartig vegetativ betroffen und offenbar vorübergehend in einem fragmentierten Selbstzustand, der verhinderte, dass er Worte für das Erinnerte finden konnte.

Was hier in rekonstruktiver analytischer Arbeit zur Wirklichkeit werden konnte, ist die Gewissheit, dass Frau G. die Affekte des Traumas ihres Vaters in sich trug und als Panik erlebte. Was aber diese Arbeit noch nicht aufzulösen vermochte, war die konkrete Gefahr, welche die »Wucht der Affekte« erzeugte. Diese Gefahr stellt einen Teil des Rätsels dar, das zum Leben von Frau G. gehört. Nach meiner psychodynamischen Vorstellung setzen hier Phantasien ein, die der Patientin bislang noch unbewusst sind und die den Sinn haben, diejenige Lücke, welche das Rätsel im Leben des Vaters hinterlässt, zu schließen.

Erst eine mikroprozesshafte Reflexion der Psychodynamik lässt jetzt eine weitergehende kohärente Hypothese zu: Frau G. hat ihren Vater als Kind erlebt, als in ihm anlässlich eines Urlaubes in Bayern das Wiederinnern des Grausamen (vermutlich ein Flashback) aufbrach. Sie hörte den Beginn seiner Erzählung, sie sah das Ausmaß seiner Erregung und seiner körperlichen Reaktionen, sein Schwitzen und das Blass-grau-Werden seiner Haut und sie erlebte, wie seine Erzählung abbrach, er förmlich stecken blieb und er, wie wir uns nur in nachträglicher Phantasie vorstellen können, zusammenbrach. Das Kind wird in dieser Situation eine *Lücke* (!) zwischen dem abgebrochenen Erzähltext und der psycho-physischen Botschaft des körperlichen So-Seins des Vaters wahrgenommen haben und es wird diese Lücke als Rätsel empfunden haben. Es wird sich, per Empathie und in Reaktion entstanden, zutiefst aufgewühlt, erregt und verängstigt erlebt haben. Und es wird das dringende Bedürfnis gehabt haben, die rätselhafte Lücke im Verständnis dessen, was mit dem Vater geschehen ist, zu füllen.

Wir dürfen bei diesen psychodynamischen Reflexionen annehmen, dass die erinnerte Urlaubsszene im Sinne einer (→) **Modellszene** zu verstehen ist, dass sie also generalisiert und komprimiert zusammenfasst, was das Kind auch sonst noch häufiger im Leben erlebt hat, wenn der Vater von Flashbacks seines Erlebens im Lager betroffen war. Und wir dürfen weiter annehmen, dass das

Kind *in seinen Phantasien* einen Weg gesucht und gefunden hat, die rätselhafte *Lücke des nicht Erzählten* im Lebenstext des Vaters zu füllen. Imaginationen im (→) **Als-ob-Modus** der Mentalisierung haben dem Kind ermöglicht, das nicht Erzählte mit der beim Vater wahrgenommenen »Wucht der Affekte« und seinem wachsenden historischen Wissen einerseits zu verknüpfen, andererseits aber auch zu verdrängen.

Als unsere gemeinsame analytische Arbeit fortgeschritten und ihre zärtliche ödipale Liebe zum Vater offenkundig geworden war, begannen die verdrängten Phantasien in der durch Verschiebung abgewehrten Vorstellung vom Geschehen in der Massentierhaltung und auf den Schlachthöfen in das Vorbewusste einzutreten. Warum das? Wir dürfen jetzt, nachdem die Identifikation des Kindes mit dem Trauma des Vaters deutlich geworden ist, annehmen, dass Frau G. bereits früh als Mädchen eine tiefe Empathie für das in Momenten des Flashbacks im Vater verborgene Leiden entwickelt hat. Und wir dürfen weiter annehmen, dass diese Empathie eine tief liebende Verbundenheit mit dem für sie spürbar verletzten und geängstigten Teil des Vater hat entstehen lassen, die verantwortlich ist für die ödipal anmutende Libido, die sie in sich zu tragen scheint. Aber dieselbe Empathie hat sie auch mit dem Rätsel der Wirklichkeit in Kontakt kommen lassen, worin denn das Wesen der traumatischen Erfahrung des Vaters beruht. Und eben darin ist das unvorstellbare und unerträgliche Grauen des Traumas verborgen, das zeitlebens für sie und wahrscheinlich auch für den Vater nicht in Worte kommen durfte. Daher muss das wahre Grauen des Vaters so lange in den Nebel grauenvoller *phantasierter* Szenen gehüllt bleiben, bis diese endlich als solche in Worte gebracht und damit entschärft werden können. Erst dann wird Frau G. zwischen der Panik, die ihren Phantasien entsteigt, und dem tatsächlich erlebten Grauen ihres Vaters unterscheiden können, dem sie sich, per infantiler Empathie erworben, so nahe fühlt.

Die Darstellung des Falles von Frau G. soll zum Abschuss des klinischen Teils aufzeigen, dass die Dynamik unbewusster psychischer Prozesse weit mehr bergen kann, als die bloße Rekonstruktion von biografischer und Beziehungserfahrung vermuten lässt. Selbstverständlich stellen die Wiederherstellung der Erinnerung dieser Zusammenhänge, die Herstellung einer in Worten erzählbaren Geschichte des Lebens, der Beziehungen und deren emotionales Erleben sowie die Konstruktion von deren zeitlicher Kohärenz eine zentrale Herausforderung für alle Formen der psychodynamischen Psychotherapie dar. Aber die Dynamik der unbewussten psychischen Prozesse birgt darüber hinaus häufig Inhalte des Psychischen, die außerhalb der historischen Dimension von konkreten Erfahrungen in Beziehungen zu suchen sind. Sie sind im Fall von Frau G. als Ergebnis eines genuin psychisch-kreativen Schaffensprozesses zu ahnen: Es ist die Aktivität ihrer Phantasie, die es ihr als Kind ermöglicht hat, die erkennbare Lücke zwischen Ursache und Wirkung in der Erzählung des Vaters zu schließen, wenn auch um den Preis einer immensen Panik. Wenn die Realität (wie hier das Trauma des Vaters) nicht erfasst werden kann, so wird – besondern in der Kindheit, aber auch im Erwachsenenalter – die Fähigkeit zur Imagination (hier die Phantasien über das Schlachten von Tieren) genutzt, um die erkennbare Lücke zu schließen. Und das so Imaginierte tritt an die Stelle von Realität.

Phantasien lassen eine *Dimension psychischer Prozesse* entstehen, die, dem Individuum unbewusst, der Dynamik des Psychischen oftmals einen besonderen Schwung verleihen, eine *Wucht*, wie Frau G. sagt. Diese Dimension kann mit Hilfe der alleinigen Rekonstruktion biografischer Zusammenhänge psychodynamisch nicht ausreichend verstanden werden, sondern ist erst zu begreifen, wenn auch die die Ereignisse begleitenden Phantasien des Kindes (wiederkehrend in den Gegenübertragungsphantasien) zur psychodynamischen Hypothesenbildung herangezogen werden. Für den Psychotherapeuten und Psychoanalytiker ist es von großer Bedeutung, diesen Zusammenhang stets im Auge zu behalten.

TEIL III
Glossar: Das Vokabular der psychodynamischen Psychotherapie

Die wichtigsten metapsychologischen Informationen für den eiligen Leser

Abhängigkeit-Autonomie-Konflikt: Der Konflikt zwischen Abhängigkeit und Autonomie steht in seiner allgemeinen Form für die grundlegende Dialektik, in der sich menschliches Leben abspielt. In dieser Begrifflichkeit sind die widerstreitenden Tendenzen beschrieben, worin der Mensch zwischen seinem Bedürfnis nach Bindung und seiner Angewiesenheit auf der einen Seite sowie seinem Streben nach Freiheit und Selbständigkeit auf der anderen Seite schwankt. Ursprünglich wurde dieser Begriff von Margaret Mahler et al. (1980) geprägt. Er bezeichnet den unausweichlichen Konflikt, wie er während der Reifungsentwicklung in der frühen Kindheit (zweites Lebensjahr) von allen Kindern durchlaufen wird und bewältigt werden muss. Es ist der Konflikt, wie er für das Kind auftritt, wenn dieses sich zunehmend aus der Mutter-Kind-Dyade trennt (→ **Separation**) und mit dieser Trennung in die (→) **Autonomie**-Entwicklung eintritt. Auf dem Höhepunkt dieses Konflikts stehen beim Kind die Bedürfnisse nach der sicheren (→) **Bindung** und nach einer ausreichenden emotional-affektiven sowie körperlichen Versorgung auf der einen Seite den Bedürfnissen nach Getrenntheit, Eigenständigkeit und Neugier für die Umwelt auf der anderen Seite gegenüber. Die beiden Bedürfnisse erscheinen zunächst als miteinander unvereinbar. Die Herausforderung, vor der das Kind mit dem Erleben dieses polaren Entweder-oder seiner Bedürnisse steht, besteht in der Entwicklung der Fähigkeit, die beiden widerstreitenden Seiten der Bedürfnisse als gleichberechtigt nebeneinander in sich zu akzeptieren und auszugestalten, d.h. zu integrieren. Dabei entsteht die Fähigkeit zur (→) **Ambivalenz** (→ **V.3.2, klinB II.2**).

Abstinenz, Abstinenzregel: Der Begriff Abstinenz ist ursprünglich von Freud in die Theorie der Psychoanalyse eingeführt worden. Es handelt sich dabei um den »Grundsatz, wonach die psychoanalytische Behandlung so geführt werden soll, daß der Patient die geringstmögliche Ersatzbefriedigung für seine Symptome findet. Für den Analytiker schließt er die Regel ein, dem Patienten die Befriedigung seiner Wünsche zu versagen ...« (Laplanche & Pontalis 1982, S. 22). Ermann (2004) macht darauf aufmerksam, dass es vorrangig »Triebbedürfnisse« sind, die »nicht einfach befriedigt [werden sollen], indem sie in Handlung umgesetzt werden, sondern auf ihre unbewussten Motive hin analysiert« zu werden haben (S. 392 f.). Die solchermaßen restriktiv gehandhabte Abstinenzregel gilt im

Grundsatz bis heute weiter für die Analyse neurotischer Patienten. Für Patienten mit einer Entwicklungs- bzw. einer Strukturpathologie gilt hingegen eine »selektive Abstinenz« (ebd.), die dem Therapeuten weiterhin auferlegt, auf die Befriedigung seiner *eigenen* Wünsche und Bedürfnisse zu verzichten, insbesondere auch die, spontan zu reagieren. Bei der Behandlung von Patienten mit solchen Pathologien hingegen macht der Therapeut durchaus von seinen Gefühlen, Bedürfnissen und Wünschen Gebrauch, wenn auch mit der Einschränkung, dass dem stets eine sorgfältige Reflexion vorauszugehen hat, dies mit dem Ziel herauszufinden, ob seine Reaktion dem Erreichen des eigentlichen therapeutischen Ziels (das ist das Bewusst-Werden bisher unbewusster Zusammenhänge) förderlich wäre. Im Zusammenhang mit der Aufgabe des Analytikers und Psychotherapeuten, die Fähigkeit zum (→) **Containment** zu entwickeln, schützt die Einhaltung der Abstinenzregel ihn davor, in ein Agieren der (→) **Gegenübertragung** zu geraten.

Abwehr: Der Terminus *Abwehr* stammt aus der frühen Ära der psychoanalytischen Triebpsychologie. Er wird aber bis in die Gegenwart als zentrales Konzept psychoanalytischen und auch psychotherapeutischen Denkens verwendet. Heute kann man die Abwehr als eine (→) **psychische Funktion** verstehen, die teils bewusst, teils unbewusst erfolgt und dazu dient, nicht aushaltbare Affekt-Zustände dem Bewusstsein fernzuhalten. »Allgemein richtet sich die Abwehr gegen einen inneren Reiz (Trieb [heute: Affekt oder Motivation, M. K.]) und elektiv gegen einen an Vorstellungen gebundenen Reiz ([biografische, affektiv aufgeladene, M. K.] Erinnerungen, Phantasien), gegen eine bestimmte Situation, die diesen Reiz auslösen kann, soweit er … für das Ich unlustvoll ist … Der Abwehrvorgang besteht aus mehr oder weniger in das Ich integrierten Abwehrmechanismen« (Laplanche & Pontalis 1982, S. 24). Ermann (2004) charakterisiert die Abwehr mehr von der Triebtheorie losgelöst, wenn er schreibt: »Die innerseelischen Prozesse, die zur Bewältigung von Beziehungserfahrungen und Konflikten eingesetzt werden, bilden die Abwehr … Abwehr dient der Bewältigung des konflikthaften, defizienten oder traumatisierenden Beziehungserlebens. Erinnerungen, Phantasien, Bedürfnisse und Impulse, Affekte und Konflikte werden auf diese Weise unbewusst gemacht und unbewusst gehalten« (S. 62). In dieser Formulierung wird ein Wandel in der Theoriebildung der psychodynamischen Psychotherapie deutlich: Der Fokus der Aufmerksamkeit bewegt sich von der historisch ursprünglichen Triebperspektive weg und hin zur Beziehungserfahrung als Ursache für die Entstehung der psychischen Erkrankung. – Abwehrmechanismen sind klinisch oft nur unscharf von den »Coping- oder Bewältigungsmechanismen« zu unterscheiden, »mit denen Probleme gelöst und Anpassungen erreicht werden« (ebd.). In der Praxis bewährt sich diese Unterscheidung, welche auch in der Theorie der psychoanalytischen Selbstpsychologie (Kohut 1987) beschrieben wird und zwischen den *defensiven* und *kompensatorischen* Formen der Abwehr differenziert. Kohut setzt sich mit der Abwehr im Zusammenhang von Defiziten in der Mutter-Kind-Beziehung und (→) **Trauma**tisierungen, die das Kind erleidet, auseinander. Er beschreibt »die Fähigkeit, defensive Strukturen zu bilden – Strukturen, um die Überreste des Selbst zu bewahren, das heißt den Status quo zu bewahren, so unbefriedigend dieser auch sein mag ... des weiteren [gibt] es Abwehrstrukturen, die ... zu einem Entwicklungsfortschritt fähig waren, der es ihnen erlaubte, zu einem Vorzug der reifen Persönlichkeit zu werden« und »solide kompensatorische Strukturen« (S. 194) auszubilden. Damit betont Kohut, dass Menschen mit der Erfahrung eines Defizits in der frühen Mutterbeziehung oder mit Traumatisierungen kompensatorisch Fertigkeiten entwickeln können, die sie im Laufe ihres Lebens zu großartigen Leistungen befähigen; im Leben von Künstlern ist dieses Phänomen häufig zu beobachten. Die modernen Theorien der Intersubjektivität (z.B. Altmeyer 2000; Orange et al. 2001; Stolorow et al. 1996) machen deutlich, dass psychische Strukturen als Ergebnis der Entwicklung des Kindes in intersubjektiven Beziehungen »co-created« (Beebe & Lachmann 2004) sind. Abwehr stellt, so verstanden, ein wesentliches Element der intersubjektiv erschaffenen psychischen (→) **Struktur** dar.

Abwehrmechanismen: Abwehrmechanismen können als eine (→) **psychische Funktion** verstanden werden, welche die Aufgabe zu erfüllen hat, das Ich vor einer Überflutung durch unerträgliche Affekte zu schützen und dessen Stabilität zu wahren. In der heutigen Abwehrlehre wird zwischen primitiven und reifen Abwehrmechanismen unterschieden. Zu den primitiven Abwehrmechanismen gehören (→) **Idealisierung,** (→) **Introjektion,** (→) **Projektion,** (→) **projektive Identifikation,** (→) **Spaltung** und (→) **Fragmentierung.** Zu den reifen Abwehrmechanismen gehören die (→) **Verschiebung,** (→) **Intellektualisierung,** (→) **Affektualisierung** und (→) **Rationalisierung,** (→) **Affektisolierung,** (→) **Reaktionsbildung,** (→) **Ungeschehenmachen,** (→) **Verleugnung,** (→) **Verdrängung,** (→) **Sublimierung** und die (→) **Regression** (nach Speidel & Fenner 2002, S. 60 f.).

Äqivalenzmodus: Der Äquivalenzmodus kennzeichnet eine entwicklungspsychologisch früh auftretende Form der (→) **Mentalisierung** (Fonagy et al. 2004), in der Emotion und Kognition als ungetrennte Einheit erlebt werden. Dieser Modus beherrscht im ersten und zweiten Lebensjahr die mentale Verarbeitung von Kindern und stellt ein phasentypisches Phänomen dar. Mit dem Begriff wird auch beim älteren Kind oder Erwachsenen eine spezifische Form der Vorstellung vom anderen Menschen bezeichnet. Dabei wird der Andere so wahrgenommen, als empfinde und denke er genauso wie der Betreffende selbst. Der Inhalt dieser Vorstellung wird als vollkommen der Wirklichkeit entsprechend erlebt. An deren Wirklichkeitsgehalt ist kein Zweifel möglich. Vom Äquivalenzmodus kann ein hoher Handlungsdruck ausgehen. In der Regel wird der Äquivalenzmodus als vollkommen (→) **ich-synton** erlebt, und daher ist eine Distanzierung und Reflexion des Komplexes nicht möglich (→ **IV.7** und **8**).

Ätiologie: Dieser Begriff bezeichnet die Entstehungs- und Ursachengeschichte einer Erkrankung, die in der Ätiologie beschrieben wird.

Affekt: »Die Bezeichnungen Affekt, Gefühl, Emotion werden sowohl im allgemeinen Sprachgebrauch als auch bei den verschiedenen Autoren unterschiedlich definiert und benutzt. Im deutschsprachigen Raum bedeutet Affekt eine heftige Gefühlsaufwallung, meist verbunden mit körperlich-vegetativen Begleiterscheinungen. Gefühle hingegen … [sind] auf anders nicht zurückführbare Grundbefindlichkeiten des Erlebens mit den Eigenschaften des Angenehmen oder Unangenehmen [verbunden] … Der Begriff Emotion wird entweder als Oberbegriff oder als Synonym für Gefühl benutzt« (Mentzos 1984, S. 27). Krause (zit. n. Hartkamp 2002) »fasst das Affektsystem als komplexe Ganzheit auf, das sich im entwickelten Zustand zusammensetzt aus (1) einer expressiven Komponente … mit Gesichtsausdrücken und Vokalisierungen, (2) einer physiologischen Komponente der Aktivierung bzw. Deaktivierung des autonomen und endokrinen Systems, (3) einer motivationalen Komponente mit Verhaltensanbahnungen, (4) einer Wahrnehmung der entstehenden Handlungsbereitschaften und (5) einer Benennung und Bewertung dieser Wahrnehmung und ihrer Zuordnung zum Selbst- oder Objektbereich« (S. 129) (→ **primäre Affekte**).

Affektisolierung: Die Affektisolierung beschreibt einen Vorgang, bei dem das kognitive Wissen um den Affekt, der im Moment zu empfinden angemessen wäre, zwar erhalten, das tatsächliche Empfinden des Affektgehaltes jedoch nicht verfügbar ist.

Affektspiegelung: Die Affektspiegelung ist ein Vorgang, bei dem eine Person der anderen mimisch oder verbal zeigt (= spiegelt), welchen Affekt die eine bei der anderen Person gerade wahrgenommen hat. Dieser Vorgang ist in markierter Form (→ **Markierung**) in der frühen Mutter-Kind-Dyade für das Kind unverzichtbar, damit es begreifen und lernen kann, von welchem Affekt es gerade erfasst ist (→ **Sekundäre Selbstrepräsentanz;** → **Spiegelung**; → **IV.8**).

Affektualisierung: Diese dient der Abwehr von zumeist aversiven oder anderweitig aggressiven Affekten durch scheinbar liebevolles oder erotisches Verhalten und Empfinden; der gleiche Vorgang kann auch umgekehrt erfolgen. »Mit Hilfe emotionaler Dramatisierung [wird] der abzuwehrende Gegenstand verschleiert« (Speidel & Fenner 2002, S. 62). Dieser Vorgang kann auch als Verkehrung ins Gegenteil beschrieben werden.

Aggression ist ein zusammenfassender Begriff für die Beschreibung vielfältigster innerer Zustände, in denen sich ein Mensch einem anderen zuwendet. In seiner ursprünglichen Bedeutung ist er dem Lateinischen *aggredi* entlehnt und bedeutet (1) *herangehen, sich an jemanden wenden,* (2) *angreifen,* (3) *unternehmen, beginnen, versuchen, an etwas gehen* (Petschenig, Der kleine Stowasser, 1965). Im psychologischen Sprachgebrauch ist die Aggression oftmals auf die Bedeutung *angreifen* reduziert. Damit wird aber nicht die gesamte Breite dessen wiedergegeben, was der Mensch an aggressivem Potential in sich zu tragen vermag! Vielmehr erstreckt sich die Aggression von der (→) **Aversion** über die (→) **Assertion** und (→) **Exploration** mit deren zahlreichen Spielarten bis hin zur Vielfalt menschlicher (→) **Destruktion**.

Als-ob-Modus: Mit diesem Begriff wird eine Entwicklungsstufe der (→) **Mentalisierung** bezeichnet, die Kinder ab dem dritten Lebensjahr erreichen (Fonagy et al. 2004). Dazu gehört eine spezifische Form der *Phantasietätigkeit.* Der Als-ob-Modus ist durch die Fähigkeit gekennzeichnet, auf imaginative Weise affektiv intensiv geprägte Vorstellungsinhalte zu produzieren, sich des Charakters der Imagination bewusst zu sein und dabei gleichzeitig das empfindende Wissen von der aktuell umgebenden Realität vorübergehend dergestalt abzuziehen, dass ein Erleben entsteht, als wäre der Vorstellungsinhalt gänzlich Realität. Umgangssprachlich wird dieser Zustand als Tagtraum bezeichnet. Gesunde, intensiv spielende Kinder befinden sich im Als-ob-Modus, wenn sie z. B. darauf beharren, dass ihre Puppe tatsächlich lebendig sei und dass sie dies oder das zu tun in der Lage wären; gleichzeitig sind sie in jedem Moment des Spiels in der Lage, auf Ansprache der Eltern vollkommen realitätsgerecht zu reagieren. Sie sind fähig, den Als-ob-Modus der Mentalisierung zeitlich parallel zur realitätsgerechten Wahrnehmung und Reaktionsähigkeit in sich aktiv halten. In dieser Art spielende Kinder und auch psychisch gesunde Erwachsene, die sich intensiv einer träumerischen Phantasie, einem Tagtraum, hingeben, sind in der Lage, zwischen den beiden Modi der Mentalisierung, dem Als-ob-Modus und dem Modus der Realitätswahrnehmung, in Bruchteilen von Sekunden hin und her zu wechseln (→ **IV.7 und 8** sowie **V.2.6**).

Ambivalenz: Die Fähigkeit zur Ambivalenz kennzeichnet eine reife psychische Funktion, die darin besteht, dass das Subjekt in der Lage ist, gegensätzliche Affekt- oder Gefühlszustände (beispielsweise Liebe und Hass oder Angst und Mut) als Spannung in sich zu tragen und zu akzeptieren, dass es sich damit in einem (in der Regel vorübergehenden) unentrinnbaren Zustand befindet. Die Grundlagen zur Ambivalenzfähigkeit werden im Rahmen der Bewältigung des (→) **Abhängigkeit-Autonomie-Konflikt**es während der (→) **Wiederannäherungsphase** der Kindheit gelegt (→ **V.3.3**).

Assertion: = Selbstbehauptung. Die Fähigkeit zur Selbstbehauptung kennzeichnet eine grundlegende psychische Funktion, welche das Subjekt dazu befähigt, sich in Abgrenzung zu Anderen zu behaupten oder durchzusetzen. In der Terminologie der Triebtheorie wird diese Fähigkeit als Phallizität beschrieben. Sie stellt eine wesentliche Voraussetzung dafür dar, dass die Entwicklung der (→) **Identität** gelingt. Die Theorie der (→) **motivationale**n **Systeme** (→ **IV.9**) räumt der Assertion gemeinsam mit dem (→) **Exploration**sstreben den Rang einer eigenständigen Motivation ein (→ **klinB II.1**).

Autarkie: Mit diesem Begriff wird eine Form der (→) **Autonomie** beschrieben, in der die Bedürfnisse nach Abhängigkeit und Angewiesenheit komplett geleugnet werden. Dabei wird unbewusst und in der Regel unbemerkt so gelebt, als ob die betreffende Person nicht auf die Nähe, Hilfe und Unterstützung anderer angewiesen wäre (→ **klinB II.3**).

Autonomie: Das Erreichen der Autonomie stellt in der kindlichen Entwicklung einen zentralen Entwicklungsschritt dar, sofern damit die *sekundäre Autonomie* gemeint ist. Sie unterscheidet sich von der *primären Autonomie*, indem diese die *angeborenen* Fähigkeiten des Kindes beschreibt, mit denen das Kind Kontakt zur belebten und unbelebten Umwelt aufnimmt. Die *sekundäre Autonomie* beschreibt hingegen im Zuge der Entwicklung *erworbene* Fähigkeiten des Kindes, mit deren Hilfe es (im Unterschied zur [→] **Separation** von seinen Pflegepersonen) Kontakt mit der belebten oder unbelebten Umwelt aufnimmt und/oder sich in der Welt Orientierung verschafft. Der Erwerb der Fähigkeit zur reifen Autonomie geht mit der Bewältigung des (→) **Abhängigkeit-Autonomie-Konflikt**es einher (→ **V.3.2** und **2.9**).

Aversion: Die Fähigkeit, aversiv zu reagieren, stellt nach der Theorie der (→) **motivationale**n **Systeme** eine eigenständige Motivation dar. Sie äußert sich durch das Bedürfnis, das Gegenüber zurückzuweisen oder sich von ihm abzuwenden. Das kann mit sehr verschiedenen Affekten einhergehen wie beispielsweise allen Äußerungen aggressiven Erlebens (Unmut, Empörung, Ärger, Wut, Zorn, Hass,

Mordwut) oder ablehnendem Empfinden (Abneigung, Ekel, Entwertung, Verachtung, Vernichtung). Diese Affekte können mit imperativ empfundenem Handlungsimpuls verknüpft sein (→) **IV.9**, → **klinB II.2**).

Beziehung: Mit dem Begriff *Beziehung* bezeichnen wir allgemein Gemeinschaften von Lebenwesen, die wechselseitig aufeinander einwirken und dazu geeignete Verhaltensformen entwickelt haben und regelmäßig nutzen. Unter dem Blickwinkel der Selbstkonstitution des Menschen sind ihr Funktionen eigen, die sich in Analogie zu denen der Familie mit fünf Oberbegriffen beschreiben lassen: (1) Fürsorge und Pflege, (2) Strukturierung der Persönlichkeit, (3) Sozialisierung, (4) kulturelle Anpassung einschließlich Spracherwerb sowie (5) Schaffung bzw. Förderung von Identifikationsmodellen (modifiziert nach Strupp & Binder 1991, S. 55). Die Psychotherapieforschung sieht in der therapeutischen Beziehung einen wesentlichen Wirkfaktor der Psychotherapie (Piegler 2005; Wampold 2001). In der psychodynamischen Psychotherapie wird der Beziehung eine besondere Bedeutung beigemessen, die der Therapeut beachtet, indem er das Beziehungserleben seines Patienten stets in drei Zusammenhängen untersucht: auf der Ebene der prägenden lebensgeschichtlichen Primärbeziehungen, auf der Ebene der aktuell bedeutsamen Lebensbeziehungen sowie auf der Ebene der therapeutischen Beziehung. Auf allen drei Ebenen wird nach Mustern und darin nach Gemeinsamkeiten gesucht und diese werden auf ihre psychodynamische Bedeutsamkeit hin untersucht (→ **Beziehungserfahrung**).

Beziehungserfahrung wird als der entscheidende Faktor bei der Entstehung von Unbewusstem angesehen; damit ist vor allem diejenige Beziehungserfahrung gemeint, die der Patient als Kind in der Beziehung mit seinen primären Pflegepersonen von Geburt an gemacht hat (→ **V.4**).

Beziehungsmuster (→ **zentrales Beziehungsmuster**).

Bindung kennzeichnet ein eigenständiges motivationales Bedürfnis, das sowohl von der Bindungstheorie (→ **IV.6**) als auch von der psychoanalytischen Selbstpsychologie (→ **IV.9**) postuliert wird. Danach wird das sog. Bindungssystem in Momenten der Gefahr für das Subjekt (egal ob als Kind oder als Erwachsener) als Ausdruck des Verlangens und der Suche nach Sicherheit aktiviert. In der Bindungstheorie wird das Bedürfnis nach einer Sicherheit gebenden Bindung als für die psychische Entwicklung des Kindes essenziell angesehen. In der psychoanalytischen Selbstpsychologie dient das Bindungsbedürfnis darüber hinaus der Sicherung der Verfügbarkeit von Pflegepersonen, die dem Kind (→) **Selbstobjekt**erfahrung zur Verfügung stellen können.

Containment: Der Analytiker oder Psychotherapeut »dient dem Patienten als Empfänger für nicht integrierte Phantasien und Ängste. Indem er diese in sich bewegt, gelangt er zu einem vertieften Verstehen, womit er die Projektionen des Patienten stellvertretend verarbeitet, um sie schließlich in veränderter Form zurückzugeben und dem Patienten zu einem veränderten Selbstverständnis zu verhelfen« (Ermann 2004, S. 406). Die Fähigkeit zum Containment gehört zu den zentralen Werkzeugen des Analytikers und Psychotherapeuten. Sie ist der Fähigkeit zur (→) **Abstinenz** an die Seite zu stellen. Beide zusammen geben dem Therapeuten die Möglichkeit, unverständliche Narrative, Zusammenhänge oder (→) **Inszenierung**en zu bearbeiten oder in der Erinnerung aufzuheben und abzuwarten, ob sich darin dem Patienten unbewusste Botschaften verbergen, die Aufschluss geben können über bis dahin noch nicht erfasste psychodynamische oder Beziehungskontexte.

Defizit: Vom Defizit wird im Zusammenhang mit der kindlichen Entwicklung und der psychischen (→) **Struktur** gesprochen. Für die Entwicklung einer ausreichend gut differenzierten psychischen Struktur des kindlichen Selbst ist die Begleitung durch Pflegepersonen notwendig, die über zahlreiche psychische Fähigkeiten verfügen müssen, damit sich die psychischen Funktionen des Kindes optimal entfalten können. Mangelt es den Pflegepersonen an diesen Fähigkeiten, so sprechen wir von einem Defizit der primären Objekte. In der Folge entsteht eine (→) **strukturelle Störung**, d. h. im Selbst des Patienten ist ein Defizit der Entfaltung seiner psychischen Funktionen zu erkennen.

Dissoziation »bedeutet im weitesten Sinne Trennung, Auflösung oder Zerfall … Im engeren Sinne versteht man unter Dissoziation einen komplexen psychophysiologischen Prozess, bei dem es zu einer Desintegration und (→) **Fragmentierung** des Bewusstseins und anderer verwandter höherer psychischer Funktionen, wie des Gedächtnisses, der Identität und der Wahrnehmung von sich selbst und der Umwelt, kommt. Dissoziation ist grundsätzlich kein pathologischer Prozess, sondern eine allgemein menschliche Verarbeitungsmöglichkeit … [Man] unterscheidet … fünf dissoziative Hauptsymptome: Amnesie, Depersonalisation, Derealisation, Identitätsunsicherheit und Identitätswechsel« (Lamprecht 2000, S. 170).

Destruktion, destruktives Potential: Begriff für die Zerstörungskraft, die nach der Lehre der Triebtheorie dem Menschen grundsätzlich innewohnt und von ihm mit Hilfe der Abwehrmechanismen unter Kontrolle gehalten wird. Nach anderen Theorien, z. B. der Selbstpsychologie, ist die Destruktion ein Potential, das im

Menschen reaktiv entsteht, wenn einer Person in Beziehungen wiederholt unerträgliche Frustrationserfahrungen zugefügt werden und ihre schmerzhafte Enttäuschung regelmäßig ignoriert wird. Erfahrungen dieser Art münden schließlich in eine Zerstörung der positiven Empfindungen aus der Bindungsbeziehung ein mit der Folge, dass destruktive Affekte wie Hass, Rache und Vernichtungsimpulse gegenüber der Bindungsperson überwiegen.

Empathie ist mit dem Begriff der *Einfühlung* weitgehend identisch. Als therapeutisches Konzept kennzeichnet Empathie die »Fähigkeit, fremdseelische Vorgänge unmittelbar zu erfahren und in der Therapie systematisch psychologische Daten über den Patienten gewinnen zu können … [Nach Auffassung der psychoanalytischen Selbstpsychologie hat Empathie, M.K.] über den Modus der Einstimmung, bei dem kognitive, perzeptuelle und affektive Signale genutzt werden, … auch indirekt eine mutative Kraft« (Milch 2001, S. 285). Neurobiologische Grundlage der Empathie sind die Spiegelneurone.

Empathisches Begreifen der Psychodynamik: Es ist hilfreich und sinnvoll, den Prozess des psychodynamischen Verstehens in zwei aufeinanderfolgende Schritte zu gliedern. Dabei begibt sich der Therapeut im ersten Schritt in die Haltung des empathischem Verstehens. Das bedeutet, er bemüht sich, das vom Patienten Vorgetragene in den von ihm empfundenen emotionalen Zusammenhängen einfühlend nachzuvollziehen. Erst wenn es dem Therapeuten gelungen ist, die emotionalen Zusammenhänge so nachzuvollziehen, dass sie ihm im emotionalen Kontext als schlüssig erscheinen, wechselt er auf die Ebene des (→) **metapsychologischen Verstehen**s der Psychodynamik (→ **KlinB II.1**).

Enactment: Beim Enactment handelt es sich um eine »unbeabsichtigte und unbewusst vollzogene Interaktion« (Milch 2001, S. 285) zwischen Therapeut und Patient, der seitens des Patienten eine unbewusste Mitteilung innewohnt. Im Unterschied zur einfachen (→) **Inszenierung** ist der Therapeut am Zustandekommen eines Enactments unbewusst beteiligt (Streeck 2000, S. 31 f.); er reagiert emotional-affektiv mehr oder weniger intensiv und erlebt sich in unangenehmer Weise mit dem Patienten verwickelt. Das Enactment stellt häufig die unbewusste Inszenierung von (→) **implizitem Beziehungswissen** des Patienten dar. Aufgabe des Therapeuten ist es, sich der im Enactment erfolgenden Verwicklung bewusst zu werden, sich von den auftretenden Gefühlen der (→) **Gegenübertragung** zu distanzieren, die in der zugrunde liegenden Inszenierung enthaltene Botschaft zu entschlüsseln und sie therapeutisch nutzbar zu machen. Das heißt, das (→) **szenische Verstehen** der unbewussten Inszenierung des impliziten Beziehungswissens des Patienten ermöglicht dem Therapeuten, Facetten und Aspekte von dessen Psychodynamik zu erfassen (→ **klinB II.10**).

Erwartung: Unbewusste (→) **Repräsentanz**en lassen eine ebenfalls unbewusste Erwartung davon entstehen, wie eine andere Person auf das eigene Handeln, Denken oder Empfinden reagieren wird. Solche Erwartungen sind häufig der Ausdruck von unbewusst abgespeicherten (→) **Beziehungsmustern.**

Es: Das Es ist eine »der drei von Freud in seiner zweiten Theorie des psychischen Apparates unterschiedenen Instanzen. Das Es bildet den Triebpol der Persönlichkeit; seine Inhalte, psychischer Ausdruck der Triebe, sind unbewußt, einesteils erblich und angeboren, andernteils verdrängt und erworben … [es ist] für Freud das Hauptreservoir der psychischen Energie; dynamisch gesehen läßt es sich in Konflikte mit dem Ich und dem Überich ein …« (Laplanche & Pontalis 1982, S. 147). Heute wird das Es von triebpsychologisch denkenden Analytikern als Sitz der Affekte gedacht und die Affekte werden als der Ausdruck des Triebgeschehens gesehen. Dabei wird der Begriff *Sitz der Affekte* metaphorisch verstanden, nicht als konkrete Lokalisation. Allerdings weisen in jüngerer Zeit psychoanalytisch denkende Neurobiologen (Roth 2010; Solms 2013 b) darauf hin, dass Affekte ihren neurobiologischen Ursprung im Hirnstamm haben und dass dieser insofern als Sitz des Es angesehen werden kann (→ **V.4.2**).

Explizit-deklarative Erinnerung ist erst nach der Entwicklung der spezifischen (→ **Gedächtnis-**)Leistung des Gehirns aufgrund von dessen Reifungswachstum möglich.

Exploration stellt im Rahmen der (→) **motivationale**n **Systeme** eine eigenständige Motivation dar. Gemeinsam mit der (→) **Assertion** bildet sie eines der fünf motivationalen Systeme des Menschen (→ **IV.9**). Sie ist für die Entwicklung der (→) **Individuation** und (→) der **Identität** von besonderer Bedeutung.

Externalisierung: »Internalisierungen und Externalisierungen sind eminent wichtige Vorgänge im gesamten Verlauf der Normalentwicklung. Sie werden aber sehr oft unter dem Druck des neurotischen Konfliktes (und seiner Folgen) als Abwehr- und Kompensationsmechanismen eingesetzt. Den drei Reifungsstufen der Internalisierung (Inkorporation, Introjektion, Identifikation) entsprechen drei Stufen der Externalisierung (Exkorporation, [→] **Projektion**, Selbstobjektivierung), und zwar sowohl unter normalen als auch unter pathologischen Bedingungen« (Mentzos 1984, S. 294).

Flashback: Mit diesem Begriff wird das blitzartige In-das-Bewusstsein-Treten der Erinnerung an ein traumatisches Ereignis bezeichnet. In der Regel ist die Erinnerung an traumatische Ereignisse durch den Abwehrmechanismus der (→) **Dissoziation** blockiert. Durch banale Ereignisse des Alltagsgeschehens kann die Erinnerung an ein (→) **Trauma** getriggert (→ **Trigger**) werden, sodass ein Flashback auftritt. Das geht in der Regel mit heftiger Angst und einer Störung des Realitätsbezugs einher (→ **klinB II.5** [milde Ausformung]).

Fragmentierung »ist ein Ausdruck für den verminderten Grad der Strukturierung des Selbst im Sinne der (→) **Regression** in Richtung verminderter (→) **Kohäsion**, durchlässigerer Grenzen, verminderter Energie und Vitalität und einer Störung des inneren Gleichgewichtes. Fragmentierung kann in verschiedenen Schweregraden und in unterschiedlichen Sektoren der Persönlichkeit auftreten. Eine kurzfristige und leichte Fragmentierung wird Desintegration genannt … Fragmentierungen können so unerträglich sein, dass Patienten diesen mit Sexualisierungen oder Aggressivierungen als defensiven Mechanismen entgegensteuern. Wenn die Fragmentierung ohne Einhalt fortschreitet und sich über alle Schranken hinwegsetzt, kommt es zu einem psychopathologischen Zustand, der üblicherweise Psychose genannt wird« (Milch 2001, S. 286). »Dieser Vorgang dient dazu, den abgespaltenen Anteilen ihre Bedrohlichkeit zu nehmen. Nimmt die Fragmentierung innerhalb des Individuums überhand, so kann dies zum Erlebnis der Auflösung des Ichs führen, was sich zum Beispiel in Form von Vernichtungsangst manifestieren kann. Diese Form von Fragmentierung finden wir bei Psychotikern« (Speidel & Fenner 2002, S. 61).

Fremdes Selbst: Der Begriff *Fremdes Selbst* wurde in der Theorie der Mentalisierung (Fonagy et al. 2004) eingeführt. Damit wird eine Erlebnisformation des Selbst beschrieben, die durch eine (→) **Kolonisation** mit Anteilen des *Selbst einer anderen Person*, in der Regel einer frühen Pflegepersonen, entsteht. Die Psychodynamik, die dazu führt, ist hochkomplex (→ **IV.8, Abb. 6**). Ursächlich dafür ist ein Nebeneinander einer schweren Störung der Affektentwicklung (→ **IV.8, Abb. 7**) und einer Identifikation mit Anteilen des verinnerlichten Objekts. Dieser psychodynamisch komplexe Vorgang führt, in der Sprache der Metapsychologie der kleinianischen Psychoanalyse formuliert, zur Bildung eines (→) **Introjekt**s.

Funktion (psychische): Psychische Funktionen beschreiben, *wie* das (→) **Selbst** intrapsychische Abläufe bewältigt (→ **WIE-Dimension des Selbst**). (→) **Psychische** Funktionen stellen die Grundmodi der psychischen Verarbeitung dar. Mit ihrer Hilfe bewältigt das Selbst das, *was* das Selbst zu verarbeiten hat (→ **WAS-Dimension des Selbst**). Die psychischen Funktionen sind die Bestandteile der psychischen (→) **Struktur**.

Gedächtnis: Die Ergebnisse neurobiologischer Forschung belegen, dass »die gesamten Verarbeitungsprozesse im Gehirn (ob nun Hören, Sehen, Gedächtnis oder Vorstellung) ... auf zwei Arten [erfolgen]: Dem nicht-symbolischen und dem symbolisch-kategorialen Weg ...« (Schüßler 2002, S. 197). Auf diese Weise bestehen im Gehirn zwei Gedächtnissysteme nebeneinander, das prozedurale (implizite) und das deklarative (explizite) Gedächtnis, beide untereinander vielfältig und komplex vernetzt. Das implizit-prozedurale Gedächtnis entsteht entwicklungspsychologisch betrachtet früher als das explizite und birgt emotional-prozedurale Erfahrungen, d.h. solche Erfahrungen, die unmittelbar aus dem Handlungskontext heraus entstehen. Die Inhalte des impliziten Gedächtnisses sind überwiegend unbewusst und nur begrenzt bewusstseinsfähig. Demgegenüber umfasst »das explizite Gedächtnis ... episodische Informationen und semantische Gedächtnisinhalte, das Wissen über Menschen, Orte und Dinge, die wir in unserem Bewusstsein verfügbar halten« (ebd., S. 199). Bedingt durch seine überwiegende Lage in der Großhirnrinde, die erst relativ spät ausreift, entsteht das explizit-deklarative Gedächtnis entwicklungspsychologisch später als das implizite. In der späten Reifung der Hirnrinde ist einer der Gründe für die infantile Amnesie und das späte Einsetzen bildhaft-szenischer Gedächtnisspuren (etwa ab dem 3. Lebensjahr) zu sehen; ein anderer Grund für die infantile Amnesie liegt in den Verdrängungsvorgängen der (→) **Abwehr.**

Gegenübertragung: Mit diesem Begriff wird die Gesamtheit der unbewussten und bewussten Reaktionen des Therapeuten auf die Person des Patienten und speziell auf dessen (→) **Übertragung** bezeichnet. Im Laufe der Wissenschaftsgeschichte der Psychoanalyse unterlag das Verständnis der Gegenübertragung einem steten Wandel (eine ausführliche Beschreibung dessen findet sich bei Gysling 1995). Wurde sie in den Anfängen der Psychoanalyse noch als emotionales Erleben angesehen, welches der Analytiker unbedingt zu vermeiden habe, da es den Verlauf der Analyse negativ beeinflusse, so wurde sie seit der Mitte des letzten Jahrhunderts als zunehmend hilfreich betrachtet. »Unter dem Einfluß der Mutter-Kind-Forschung behaupten jetzt viele Analytiker, daß der Gegenübertragung nicht nur eine eminent wichtige indikatorische Funktion zukomme, sondern daß sie recht eigentlich den Nährboden des therapeutischen Prozesses darstelle und dem frühgestörten Patienten vieles von dem zu bieten habe, was ihm in seiner Kindheit versagt worden sei« (Gysling 1995, S. 27). Heute wird besonders mit Blick auf die unbewusste Inszenierung durch den Patienten anerkannt, dass die Gegenübertragung das herausragende analytische Hilfsmittel darstellt, wenn es darum geht, die Botschaften des Patienten, die aus seinem (→) **impliziten Bezie-**

hungswissen herrühren, zu entschlüsseln. In diesem Zusammenhang haben die Ausführungen von Racker (1959) große Bedeutung, der zwischen der *komplementären* und der *konkordanten* Gegenübertragung unterschieden hat. Er beschreibt, dass der Therapeut die Entdeckung machen kann, dass er in Gefühlszustände gerät, die dem ähneln, wie der Patient die Gefühlswelt seiner für ihn wichtigen Objekte schildert (= komplementäre Gegenübertragung). Andererseits kann der Therapeut in Gefühlszustände geraten, die dem ähneln, wie der Patient seine eigenen emotionalen Selbstzustände beschreibt (= konkordante Gegenübertragung). Ermann betont, dass »die Übertragungs-Gegenübertragungs-Dynamik ein zirkulärer Prozess ist, in dem beide Beteiligte bewusst und unbewusst beständig aufeinander reagieren. Dennoch wird vom Analytiker erwartet, dass er seinen aktiven Anteil an der gemeinsamen Beziehungsgestaltung reflektiert und die Übertragung des Patienten nicht manipuliert« (2004, S. 411).

Geschlechtsspezifische Identität: Bereits in den ersten Lebensjahren entwickelt das Kind ein Bewusstsein der eigenen Individualität. Es erlebt sich im Unterschied zum Anderen und entwickelt ein Gefühl seiner (→) **Identität**. Das Bewusstsein vom eigenen sexuellen Geschlecht und das zunehmend komplexer werdende Wissen darum wird zum großen Teil als implizites Wissen und in identifikatorischer Teilhabe am Leben und Erleben des gleichgeschlechtlichen Elternteils erworben und bleibt damit unbewusst. In klassischer psychoanalytischer Auffassung wird die geschlechtsspezifische Identität im Zuge der ödipalen Entwicklung erworben.

Hilfs-Ich: Mit diesem Begriff ist eine Funktion gemeint, die ähnlich der (→) **Selbstobjekt**-Funktion den Sinn hat, dass eine Person einer anderen deren (vorübergehende oder andauernde) Defizite in der Selbständigkeit kompensiert. Dies kommt in Partnerschaften vor, wenn einer dem anderen hilft und kann hier Ausdruck einer gelingenden kompensatorischen Lebensleistung sein. Es kann aber auch pathologischer Ausdruck einer kollusiven Partnerschaft sein, in der beide einander aus unterschiedlichen Gründen für die Stabilität des eigenen Selbst brauchen. In der therapeutischen Beziehung kann es sinnvoll sein, dass der Therapeut eine Hilfs-Ich-Funktion für den Patienten übernimmt, solange dieser bestimmte Fähigkeiten noch nicht selbst erworben hat.

Ich: »Instanz, die Freud in seiner zweiten Theorie des psychischen Apparates vom (→) **Es** und vom (→) **Überich** unterscheidet. Topisch gesehen ist das Ich ebenso von den Ansprüchen des Es abhängig wie von den Befehlen des Über-Ichs und den

Forderungen der Realität. Obwohl es als Mittler der Interessen der ganzen Person auftritt, ist seine Autonomie doch nur relativ. [Psycho-] Dynamisch gesehen stellt das Ich im neurotischen Konflikt in besonderem Maße den Abwehrpol der Persönlichkeit dar; es verwendet eine Reihe von (→) **Abwehrmechanismen**, die mit der Wahrnehmung eines unlustvollen Affekts begründet werden (Angstsignal)« (Laplanche & Pontalis 1982, S. 184; Hervorhebungen und Anmerkung in eckiger Klammer: M. K.). In Anlehnung an den Strukturbegriff bei Rudolf (2004) kann man das Ich als den Sitz der (→) **psychischen Funktionen** des Selbst verstehen. In jedem metapsychologischen Verständnismodell ist das Ich Teil eines Ganzen, das Freud einst den *psychischen Apparat* genannt hat und das wir heute als das (→) **Selbst** bezeichnen. Ich verwende den Begriff *Ich* in diesem Text als Bezeichnung für diejenige Substruktur des Selbst, die Sitz der psychischen Funktionen ist (→ **V.2**).

Ich-dyston (→) **ich-synton.**

Ichideal: »Von Freud im Rahmen seiner zweiten Theorie des psychischen Apparates verwendeter Ausdruck: Instanz der Persönlichkeit, die aus der Konvergenz des Narzißmus (Idealisierung des Ichs) und den Identifizierungen mit den Eltern, ihren Substituten und den kollektiven Idealen entsteht. Als gesonderte Instanz stellt das Ich-Ideal ein Vorbild dar, an das das Subjekt sich anzugleichen sucht« (Laplanche & Pontalis 1982, S. 202). Diese auch als (→) **Selbstideal** bezeichnete Instanz der Persönlichkeit steht dem (→) **Überich** zur Seite und birgt die bewussten wie auch unbewussten Phanatsien und Vorstellungen davon, wie das Selbst idealerweise (und damit unerreichbar) sein sollte. Während das Verfehlen der Ideale den Affekt der Scham entstehen lässt, hat ein Verstoß gegen die Ge- und Verbote des Überichs den Affekt der Schuld zur Folge.

Ich-Spaltung ist ein Terminus der psychotherapeutischen Technik. Die Fähigkeit zur Ich-Spaltung kennzeichnet den gelungenen Erwerb der Fähigkeit, dass eine Person ihren inneren Blick so auf sich selbst richten kann, als stünde die natürliche Person vor dem Spiegel und schaute auf ihr Spiegelbild. Die Ich-Spaltung stellt die Voraussetzung dafür dar, dass eine Person sich selbst kritisch wahrnehmen und über sich reflektieren kann. Die Entwicklung der Fähigkeit zur Ich-Spaltung gehört an den Anfang jeder Psychotherapie mit Personen, die über diese Fähigkeit nicht spontan verfügen. – Die Ich-Spaltung ist jedoch auch eine Fähigkeit, von welcher der Therapeut bei seiner Arbeit regelmäßig Gebrauch macht, beispielsweise wenn er empathisch zuhört oder auf seine (→) **Gegenübertragung** achtet und das auf diese Weise Wahrgenommene kritisch reflektiert.

Ich-synton: Personen, die nicht über die Fähigkeit zur (→) **Ich-Spaltung** verfügen, erleben den Umstand, dass sie weder sich selbst noch ihr gesamtes emotionales Erleben infrage stellen oder reflektieren können, als *ich-synton,* d. h. als vollkommen selbstverständlich. Sie verfügen nicht über die Fähigkeit, sich vor einen imaginären inneren Spiegel zu stellen und dieses innere Spiegelbild ihrer selbst kritisch zu betrachten oder auch darüber nachzudenken, warum das, was sie in diesem inneren Spiegel sehen, wohl so ist, wie es ist.[24] In der Psychotherapie mit solchen Personen besteht die Aufgabe zunächst darin, eine solche *ich-syntone* Einstellung sich selbst gegenüber *ich-dyston* (= ich-fremd) werden zu lassen. Damit wird die Fähigkeit zur therapeutischen Ich-Spaltung erworben.

Idealisierung: Die Idealisierung stellt einen (→) **Abwehrmechanismus** dar und tritt in zwei Formen auf: In ihrer primitiven, d. h. lebensgeschichtlich früh erworbenen Form (1.–2. Lebensjahr) stellt die Idealisierung in der Entwicklung des Kindes ein Durchgangsstadium dar, worin Idealisierung und Identifizierung miteinander einhergehen; im pathologischen Fall kann daraus die (→) **Introjektion** eines traumatisch wirksamen Anteiles einer prägenden Pflegeperson hervorgehen (→ **klinB II.5**). Von der stets unbewusst bleibenden primitiven Idealisierung ist die reife Form der Idealisierung zu unterscheiden, wie sie – ohne pathologische Bedeutung – in der Verliebtheit ebenfalls als Durchgangsstadium auftritt, wie sie aber auch als Abwehr auftritt und in der Regel aggressive (kritische) Impulse gegenüber dem idealisierten Anderen im Unbewussten halten soll.

Identität beschreibt die Erfahrung mit sich selbst, eine eigenständige, über die Zeit stabile Persönlichkeit mit subjektiven, individuell erworbenen Eigenarten, Fähigkeiten und Kompetenzen zu sein. Dazu gehört als wesentliche Fähigkeit diejenige, über ein ganzheitliches inneres Vorstellungsbild von sich selbst mit Eigenarten und Kompetenzen zu verfügen; ferner gehört dazu die Fähigkeit, dieses Bild von sich selbst (→ **Selbstrepräsentanz**) sicher von dem inneren Bild der Eigenschaften anderer Personen (→ **Objektrepräsentanz**) abzugrenzen. Die Identitätsentwicklung beginnt in der frühen Kindheit und nimmt dort ihren Ausgang mit der Entwicklung des Ich-Bewusstseins (Übergang vom zweiten zum dritten Lebensjahr). Die Entwicklung der (→) **geschlechtsspezifische Identität** vollzieht sich parallel zur Entwicklung der Ich-Identität.

---

24 Ein klinisches Beispiel für eine ich-syntone Einstellung: Ein Patient klagt über ein *Burn-out* und kommt mit einer deutlichen depressiven Symptomatik in das Erstgespräch. Es wird rasch deutlich, dass er beruflich große Schwierigkeiten hat, sich angemessen zur Wehr zu setzen. Bei der Schilderung seiner Eltern berichtet er von »Ohrfeigen«, die sein Vater verteilt habe, und kommentiert lachend, dass »ein paar hinter die Ohren noch nie geschadet« hätten. Dieser Mann kann den Zusammenhang zwischen seiner Wehrlosigkeit als Erwachsener und den Schlägen,denen er in der Kindheit ausgesetzt war, nicht reflektieren.

Identifikation mit dem Aggressor: Im triebtheoretischen Verständnis werden mit diesem Abwehrmechanismus solche aggressiven und insbesondere destruktiven Impulse bewältigt, die, psychodynamisch verstanden, ursprünglich einem Objekt gelten, das überwiegend als unempathisch und existenziell-bedrohlich aggressiv erlebt wird. Die Identifikation mit dem Aggressor ist ein Modus der Abwehr, mit dem das Bewusst-Werden des Schmerzes und des Leids bewältigt wird, die aus einer Beziehungserfahrung stammen, wie sie z.B. bei einer (→) **Täter-Opfer-Dynamik** vorherrscht (→ **IV.8, Abb. 7**).

Implizites / implizit-prozedurales Beziehungswissen: Das implizite Beziehungswissen stellt ein im späteren Leben unbewusstes Wissen dar, welches das Kind insbesondere während der ersten Lebensjahre als Produkt eines handlungsdialogischen Austausches mit den Pflegepersonen erwirbt. Sein Inhalt ist »nonverbal, nicht symbolisiert, nicht narrativiert und nicht bewusst« (Stern 2005, S. 249). Die Erfahrungen der präverbalen Entwicklungszeit werden in Form unbewusster Repräsentanzen (→ **RIG**) im (→) **limbischen System** gespeichert; sie enthalten die handlungsdialogische Erfahrung in generalisierter Form. Diese Repräsentanzen können zeitlebens reaktualisiert werden und treten dann in Gestalt von Handlung-Fühl-Komplexen in Erscheinung; darin sind Handlung und Gefühl unmittelbar miteinander verknüpft und werden als selbstverständlich zusammengehörig erlebt. Klinisch können diese präverbalen Repräsentanzen als (→) **Inszenierung** auftreten (→ **Gedächtnis;** → **IV.11** und **V.3.1**).

Implizit-prozedurale Erinnerung (→) **Gedächtnis.**

Individuation: Der Begriff geht auf die Psychoanalytikerin und Entwicklungsforscherin Margaret Mahler (Mahler et al. 1980) zurück. Mit dem Begriff *Individuation* wird ursprünglich ein komplexer Entwicklungsprozess des Kindes beschrieben, in dessen Zuge es so wesentliche (→) **psychische Funktionen** entfaltet wie Autonomie, Denken, Wahrnehmungsvermögen und Realitätsprüfung. Die Entwicklungsschritte der (→) **Separation** und (→) **Autonomie** bringen die Bildung einer zunehmenden Bewusstheit vom eigenen Sein in Gang und werden in der (→) **Selbstrepräsentanz** gespeichert. Das im Zuge der Repräsentation dieser Erfahrung von sich selbst erworbene Wissen prägt einerseits zunehmend das Empfinden von (→) **Identität** und bringt andererseits den *Entwicklungsprozess der Individuation*, d.h. der subjektiv-individuellen Selbst-Werdung in Bewegung, der seinen Anfang in der mittleren Vorschulzeit nimmt, sich durch die Adoleszenz bis ins frühe Erwachsenenalter zieht, letztlich aber erst mit dem Tod endet (→ **klinB II.3**).

Inszenierung: Unter Inszenierung versteht man das unbewusste In-Szene-Setzen einer Beziehungserfahrung, die ein Mensch so oder ähnlich in seiner Vergangenheit als prägend erlebt hat. Es ist möglich, dass ein Patient sich dem Therapeuten gegenüber so verhält, wie er sich einst seinen Pflegepersonen gegenüber verhalten hat; ebenso kann er sich aber auch in die Rolle der Eltern begeben, sodass der Therapeut für den Patienten unbemerkt jene Gefühle in sich empfindet, die jener einst selbst seinen Pflegepersonen gegenüber empfand (→**Enactment;** →**KlinB I.2** sowie Mignon-Patientin **I.7**). In der Inszenierung wird überdurchschnittlich häufig (→) **implizit-prozedurales Beziehungswissen** in die therapeutische Beziehung hinein getragen.

Integration: Der Begriff Integration wird im metapsychologischen und entwicklungspsychologischen Denken benutzt, um zu benennen, dass eine bestimmte psychische Fähigkeit im Verlauf der Entwicklung zu einem Bestandteil des (→) **Selbst** geworden ist, sodass das Selbst über diese Fähigkeit verfügen kann. Das gilt vor allem für die Integration der (→) **psychischen Funktionen** und der (→) **motivationalen Systeme** und der Fähigkeit zu deren Differenzierung, aber auch für (→) **Affekt**e und Erfahrungen. Integrieren bedeutet auch, etwas auf bewusste Weise als zum Selbst gehörig zu erleben.

Intellektualisierung: Ein Abwehrmechanismus zur Vermeidung beunruhigender oder nicht zu bewältigender Affekte oder motivationaler Antriebe, mit dessen Hilfe die aufkeimenden Gefühle oder Handlungsimpulse mittels intellektueller Erklärung in Schach gehalten werden. Die Intellektualisierung steht der (→) **Affektisolierung** nahe.

Internalisierung (→) **Externalisierung.**

Intersubjektivität / intersubjektiv: »Auf eine knappe Formel gebracht bedeutet Intersubjektivität, dass der Mensch sich von Geburt an mit anderen Menschen verbunden fühlt und dass sich diese Verbundenheit in seiner psychischen Struktur niederschlägt: Innen und Außen sind miteinander aufs Engste vernetzt« (Altmeyer & Thomä 2006, S. 5). »Schulenübergreifend beginnt sich die Erkenntnis durchzusetzen, dass das Seelenleben des Menschen bis in seine unbewussten Tiefen hinein mit der sozialen Umwelt verbunden und auf andere Menschen bezogen ist: Die Psyche selbst ist intersubjektiv verfasst« (ebd., S. 7). Nach der Vorstellung verschiedener Forschungszweige (Säuglingsforschung, Bindungstheorie, Affektforschung, Theorie der Mentalisierung, Neurobiologie) gilt als gesichert, dass die psychische Entwicklung des Kindes im Rahmen eines intersubjektiven Feldes, das gemeinsam von Mutter (und anderen wichtigen Pflegepersonen) und Kind gestaltet wird, reift. Reifung bedeutet hier, sich zu einem immer komplexer und differenzierter werdenden psychischen System zu entwickeln. Im Zuge dieser Entwicklung erwirbt das Kind, vermittelt durch präverbale Kommunikation (vor allem auf körpersprachlichem, mimischem, gestischem und phonetischem Wege), Beziehungswissen einer besonderen Art, das (→) **implizit-prozedurale Beziehungwissen**. Nach aktueller Auffassung gilt dieses als die tiefste Schicht des (→) **Unbewusst**en (→ **V.4**) und bildet die Grundlage des Erfahrungswissen, das zeitlebens weitgehend unbewusst bleibt, jedoch das Verhalten und Erleben im Bewussten unbemerkt aus der Tiefe heraus beeinflusst. Der intersubjektive Erwerb von implizit-prozeduralem Beziehungswissen setzt sich durch das gesamte Leben hindurch fort, wenn auch in weniger dramatischem Tempo und Umfang wie in den ersten Lebensjahren. Auf diesen Zusammenhang berufen sich einige psychoanalytische Schulen (z. B. relationale Psychoanalyse, Selbstpsychologie u. a.) und leiten davon Behandlungstechniken ab, die im Kern zum Ziel haben, das implizite Beziehungswissen des Patienten zu modifizieren.

Introjektion, Introjekt: Der Begriff *Introjektion* ist von der englischen Psychoanalytikerin Melanie Klein in die Theorie der Psychoanalyse eingeführt worden und bewährt sich seitdem für das Verständnis bestimmter psychodynamischer Zusammenhänge. Nach ihrer Vorstellung handelt es sich bei der Introjektion um einen Prozess der oralen Verinnerlichung, der bereits in der frühesten Kindheit seinen Ausgang nimmt. Dabei wird in der Regel die Mutter zu einem inneren Objekt (= Introjekt) und kann so »für reale Erfahrungen an den lebenden Objekten und seine [des Kindes, M. K.] weitere Entwicklung« (Speidel & Fenner 2002, S. 61) verwertet werden. Bietet die Mutter dem Kind allerdings ein Spektrum an Beziehungserfahrungen an, in dem es zwischen den Polen von Gut und Böse keinen dritten Bereich einer Differenzierung gibt, und überwiegen dabei »die bösen Erfahrungen, so wird das Kind [und im späteren Leben das erwachsene Ich, M. K.] deren Opfer, von denen es sich verfolgt, bedroht und zerstört wähnen kann. Ein charakteristisches Beispiel dafür ist der Verfolgungswahn des Psychotikers« (ebd.). Mittels Introjektion entsteht das **Introjekt** als Bestandteil der psychischen Struktur. An der Entstehung des Introjekts hat neben der oralen Einverleibung der Prozess der Identifizierung einen wesentlichen Anteil (→ **klinB II.3** und **II.5**).

Kohäsion, Kohärenz: Mit diesen Termini wird gleichermaßen ein (→) **Selbsterleben** wie auch ein Zustand des (→) **Selbst** benannt. Und damit wird beschrieben, dass eine Person sich in sich als frei von innerer Zerrissenheit erlebt: Sie ist in der Lage, sich im erinnerbaren Kontext ihrer Lebensgeschichte zu erfassen, und ist sich der Gesamtheit ihrer Erfahrungen, Gefühle und psychischen Fähigkeiten bewusst. Als Zustand des Selbst (Selbstzustand) wird damit das Gegenteil von (→) **Fragmentierung** beschrieben.

Kolonisation: Für die gesunde Reifungsentwicklung des Kindes ist es wichtig, dass es der Mutter gelingt, auf ein möglichst breites Spektrum kindlicher Affekte angemessen spiegelnd zu reagieren. Hindern sie allerdings eigene Affekt- oder Impulsdurchbrüche oder eine psychische Krankheit daran, so resultiert daraus eine Beeinträchtigung der strukturellen Entwicklung des kindlichen Selbst. Wenn eine Pflegeperson auf die primären Affekte des Kindes statt mit einer angemessenen Resonanz und Spiegelung des kindlichen Affektes mit einem überschießenden eigenen Affekt reagiert, der aus einer krankheitswertigen Symptomatik wie Angst, Depression o.Ä. herrührt, oder wenn die Reaktion der Pflegeperson gar Teil eines Missbrauchs ist, so wird das Kind von ebendiesem Affekt überflutet, statt angemessen gespiegelt zu werden. Wenn das regelhaft und wiederholt geschieht, so repräsentiert das Kind die zu dieser Überflutung gehörenden Affekte der Pflegeperson, als wären sie eigene Affekte. Die fatale Folge der Repräsentation der fremden Affekte im eigenen Selbst ist, dass auf diese Weise ein (→) **fremdes Selbst** im eigenen Selbst erlebt wird, als wäre es dem Selbst zugehörig. Fonagy et al. (2004) bezeichnen diese pathologische Dynamik als Kolonisation des Selbst (→**Täter-Opfer-Organisation;** →**IV.8, Abb. 7; klinB II.3, II.5**).

Kompetenz, ~lust: Freude und Lust an der eigenen Kompetenz und deren fortlaufender Weiterentwicklung sind bereits im ersten Lebensjahr bei Säuglingen zu beobachten (Lichtenberg 1991a; Stern 1992). Kompetenzlust stellt einen primären Antrieb dar, der vor allem aus dem primären Affekt der Neugier hervorgeht. Kompetenzstreben kann als der früheste Motor der Autonomieentwicklung angesehen werden.

Konflikt: »Wir unterscheiden äußere und innere Konflikte, die inneren Konflikte werden in bewußte und unbewußte differenziert ... den meisten psychoneurotischen ... Störungen ... liegen vorwiegend unbewußte intrapsychische Konflikte zugrunde, also unbewußte innerseelische Zusammenstöße entgegengerichteter Motivationsbündel. Wie uns die Entwicklungspsychologie zeigt, sind solche innerseelischen Konflikte ursprünglich vielfach äußere Konflikte gewesen, die im Laufe der Sozialisation nicht befriedigend gelöst werden konnten ... nicht die Existenz von Konflikten macht das Neurotische aus, sondern die besondere Beschaffenheit dieser intrapsychischen Konflikte und/oder die Art ihrer (Schein-) Lösungen« (Mentzos 1984, S. 75) (→**IV.10**).

Konstitutionelles Selbst: »Als konstitutionelles Selbst bezeichnen wir die biologisch determinierten Erfahrungen des Individuums, die mit emotionaler Expressivität und Temperamentsmanifestationen des Affekts assoziiert sind« (Fonagy et al. 2004, S. 18). In der Theorie der Mentalisierung und Affektspiegelung gehen diese Autoren somit davon aus, dass es einen Selbstanteil gibt, der inhaltlich durch eine ererbte, eben konstitutionelle Anlage geprägt ist, die über die Affekt- und Temperamentsausstattung des Kindes entscheidet. Sie betonen allerdings, dass die Voraussetzung dafür, dass die konstitutionelle Anlage sich im entwickelnden Selbst ausbilden kann, darin besteht, dass die Affekte und das Temperament des Kindes angemessen gespiegelt werden (→ **IV.8**). Ein ähnliches Konzept beschreibt der Säuglingsforscher Daniel Stern (1992, S. 83 f.); er vertritt die Auffassung, dass Kinder mit einem angeborenen (→) **Vitalitätsaffekt** auf die Welt kommen (→ **wahres Selbst**).

Kontingenz wird hier in Anlehnung an den Sprachgebrauch der Autoren der Theorie der Mentalisierung im Sinne von »gesetzmäßiger Zusammenhang, Bedingtheit« verwendet (Fonagy & Target 2002, S. 839 f.). Die Säuglingsforschung konnte zeigen, dass Kinder bereits in den ersten Lebensmonaten »auf die Kontingenzbeziehungen zwischen ihren physischen Reaktionen und anschließenden Reizen sensibel reagieren« (ebd., S. 848). Diese Zusammenhänge nahmen die Entwicklungsforscher Gergely und Watson zum Anlass für die Annahme, dass es ein angeborenes Kontingenzentdeckungsmodul gebe, mit dessen Hilfe die Wahrscheinlichkeit kontingenter Beziehungen zwischen Reaktion und Reizen untersucht wird. Und »es hat sich gezeigt, dass sich Kleinkinder in positiver Weise bei der Entdeckung erregen, die Kontingenz in hohem Maße kontrollieren zu können ... Einerseits erlebt [das Kind] seine Wirksamkeit und Macht, indem es den (→) **Spiegelung**sprozess beim Erwachsenen hervorrufen kann, ... andererseits registriert es bei sich die daraus abgeleitete positive Modifikation seiner eigenen negativen affektiven Verfassung ... Möglicherweise entspricht das Gefühl kindlicher Allmacht dem Gefühl, etwas bewirken und kontrollieren zu können« (Fonagy & Target 2002, S. 850 f.). Diese Entdeckungen der Säuglingsforschung legen den Schluss nahe, dass die Kontingenzuntersuchung und Kontingenzentdeckung im ersten Lebensjahr Vorläufer der Entwicklung der (→) **Mentalisierung** und insbesondere des (→) **Reflexion**svermögens sind. Das heißt, dass es wahrscheinlich eine durchgehende Linie der Entwicklung und Reifung der Mentalisierung und des für das erwachsene Selbst so wichtigen Reflexionsvermögens gibt, die ihren Ausgang bereits bei der Suche des Säuglings nach Kontingenz nimmt.

Konversion: »Die Konversion ist ein symbolisch verschlüsselter Ausdruck eines seelischen Konfliktes, bei dem der Verarbeitungsmodus in der seelischen Besetzung von Körperorganen, Organ- oder Funktionssystemen besteht« (Küchenhoff & Ahrens 2002, S. 337). Ermann (2004, S. 231) beschreibt die Konversion als einen »speziellen Modus der Abwehr«, welcher der »Ich-Entlastung und Stabilisierung« dient, indem »der ursprüngliche belastende konflikthafte oder belastende Inhalt – Wahrnehmung, Vorstellung, Konflikt, Affekt usw. – unbewusst« wird und in der »Bildung von Körpersymptomen mit Ausdrucksgehalt« besteht.

Libido: Der Begriff stammt aus dem Lateinischen und wird dort in den Wortbedeutungen »(1) Begehren, Lust, Verlangen, (2) Gelüste, Ausschweifungen, Lüste und (3) Willkür, Belieben, Laune« verwendet (Petschenig, Der kleine Stowasser, 1965). Er wurde von Freud im Rahmen der (→) **Triebtheorie** als Begriff für die Energie eingeführt, die vom Sexualtrieb ausgeht und eine machtvolle motivationale Wirkkraft erzeugt.

Limbisches System: »Das limbische System durchzieht das gesamte Gehirn; seine Tätigkeit erleben wir als Affekte und Emotionen bzw. als affektive und emotionale Einfärbungen von Wahrnehmungen, Vorstellungen, Erwartungen und Handlungsplanung.« Die wichtigsten limbischen Zentren liegen im Mittelhirn, im Hypothalamus, ventralen Pallidum, Thalamus und der Amygdala (Schiepeck et al. 2003, S. 31). Die Speicherkerne des limbischen System werden als derjenige anatomische Ort angesehen, in dem das (→) **implizite Beziehungswissen** über die frühkindliche Beziehungserfahrung in der Mutter-Kind-Dyade gespeichert wird.

Markierung: Damit ein (→) **Affekt** während der frühen Kindheit in die (→) **Selbstrepräsentanz** des Kindes übernommen werden kann, bedarf es der markierten (→) **Spiegelung.** Zu markieren bedeutet, dass der dem Kind durch Spiegelung angebotene Affekt *in besonderer Weise betont wird* und dass mit dieser Betonung deutlich gemacht wird, dass kein eigener Affekt der spiegelnden Person zum Ausdruck gebracht wird, sondern eben ein Affekt des Kindes gespiegelt wird.

Mentalisierung ist der Terminus, mit dem eine hochkomplexe psychische Funktion des (→) **Selbst** beschrieben wird, die im Fall der reifen Entwicklung zahlreiche Fähigkeiten einschließt (→ **IV.7**). »Als Mentalisierung … bezeichnen wir den Prozess, durch den wir erkennen, dass unser Geist unsere Weltwahrnehmung vermittelt. Mentalisierung hängt unauflöslich mit der Entwicklung des Selbst zusammen, mit seiner zunehmend differenzierten inneren Organisation und seiner Teilnahme an der menschlichen Gesellschaft, einem Netzwerk von Beziehungen zu anderen, die diese einzigartige Fähigkeit ebenfalls besitzen. Mit dem Begriff Reflexionsfunktionen bezeichnen wir unsere Operationalisierung der mentalen Fähigkeiten, die das Mentalisieren erzeugen« (Fonagy et al. 2004, S. 10 f.). Mentalisierung bezeichnet somit eine Tätigkeit des Geistes, durch die dem Individuum die Bedeutung von Zusammenhängen (→ **Kontingenz**), die aus der Historie seiner Erfahrungen mit Anderen und mit sich selbst stammen, kognitiv zugänglich wird und damit dem Prozess der (→) **Reflexion** zur Verfügung steht. Mentalisierung ist ein Vorgang der Tätigkeit des Geistes, welcher dem Individuum die Möglichkeit zur Verfügung stellt, körperliche und psychische Zusammenhänge kognitiv zu erfassen (→ **Symbolisierung**).

Metapsychologie: Mit diesem Begriff hat Freud einen Ausdruck geschaffen, »womit er die von ihm begründete Psychologie in ihrer ausschließlich theoretischen Dimension bezeichnet. Die Metapsychologie befaßt sich mit der Erarbeitung einer Gesamtheit mehr oder weniger von der Erfahrung entfernter begrifflicher Modelle, wie der Fiktion eines in Instanzen geteilten psychische Apparates, der Triebtheorie, des Verdrängungsvorgangs etc.« (Laplanche & Pontalis, 1982, S. 307). Heute verwenden wir diesen Begriff in gleicher Weise, jedoch über die Inhalte der Theorie der Psychoanalyse hinausgehend.

Metapsychologisches Verstehen der Psychodynamik: Im Unterschied zum (→) **empathischen Begreifen** der Psychodynamik werden hier die psychodynamischen Zusammenhänge in der Art des abstrahierenden Denkens der metapsychologischen Theorien geordnet. Die Formulierung der Psychodynamik stellt eine Synopse des empathischen Begreifens und des metapsychologischen Verstehens dar (→ **KlinB II.1**).

Modellszene: Als Modellszene werden interaktionelle Auffälligkeiten in einem Beziehungskontext verstanden, in dem unbewusste, ursprünglich prägende emotional-affektive Bestandteile in prototypischer Weise enthalten sind. Schon seit Freud ist es in der Psychoanalyse gebräuchlich, prototypische Episoden, welche charakteristische unbewusste Elemente enthalten, gedanklich festzuhalten und für das Verständnis der Psychodynamik zu verwenden. Während in der Anfangszeit der Psychoanalyse überwiegend der Narration Beachtung geschenkt wurde, werden in der Gegenwart der gesamte prozedurale Ablauf (die Szene) in der geschilderten Beziehung sowie das emotional-affektive Erleben und das handlungsmäßige Verhalten aller Beteiligten zum Verständnis der unbewussten Beziehungsdynamik herangezogen (vgl. Milch 2001, S. 99 f.). In Modellszenen werden Ereignisse oftmals nicht so dargestellt, wie sie sich ursprünglich real ereignet haben, sondern sind im Laufe des Lebens durch mehrfache innerpsychische Überarbeitung zu dem geworden, wie sie geschildert werden: zur Darstellung einer prototypischen *Erfahrung* mit einer prägenden Beziehungsperson. Auch das (→) **Enactment** im Rahmen der therapeutischen Beziehung kann den Charakter einer Modellszene haben; dann ist der Therapeut affektiv in die Szene verwickelt und hat die Gelegenheit, in seiner Gegenübertragung emotionale Teilaspekte der betreffenden Beziehungserfahrung des Patienten zu erfassen.

Moment of Meeting = Moment der Begegnung: »Wir halten den Moment der Begegnung für das verändernde Ereignis, welches das implizite Beziehungswissen des Patienten neu ordnet, indem sich der intersubjektive Bereich zwischen Patient und Therapeut dadurch neu darstellt; was hierbei entsteht, bezeichnet Tronick als ihren dynamischen Status der Bewusstheit ... Ein Moment der Begegnung tritt auf, wenn die beiden Ziele von einander ergänzender und passender Handlung sowie von intersubjektiver Anerkennung plötzlich wahrgenommen werden. Momente der Begegnung werden gemeinsam hergestellt und erfordern die Bereitschaft von jedem Partner, etwas Einzigartiges entstehen zu lassen ... Momente der Begegnung katalysieren sowohl in der Eltern-Kind-Beziehung wie auch in der Psychotherapie eine Veränderung.« (Lyons-Ruth & Process of Change Study Group 1998, S. 286; Übers. M.K.)

Motivation: Der Begriff *Motivation* bezeichnet eine unbewusste intrapsychische Kraft, welche dem Selbst den Antrieb verleiht, aktiv zu werden. Die Theorie der (→) **motivationale**n **Systeme** (Lichtenberg 1991 b; Lichtenberg et al. 2000) sowie die (→) **Triebtheorie** beschreiben ausführlich den Zusammenhang zwischen unbewusstem und bewusstem Antriebserleben.

Motivationale Systeme stellen im Theoriegebäude der psychoanalytischen Selbstpsychologie zentrale Strukturelemente des Selbst dar und sorgen für den unbewussten Antrieb im Rahmen der psychischen Aktivität. Lichtenberg hat dieses Konzept 1991 im deutschsprachigen Raum eingeführt. Er unterscheidet »fünf motivationale Systeme ...: (1) Die Notwendigkeit, physiologische Bedürfnisse zu befriedigen; (2) das Bedürfnis nach Bindung und (später) Verbundenheit; (3) das Bedürfnis nach Selbstbehauptung (Assertion) und Exploration; (4) das Bedürfnis, aversiv zu reagieren durch Widerspruch und/oder Rückzug; (5) das Bedürfnis nach sinnlichem Vergnügen und sexueller Erregung« (Lichtenberg 1991 b, S. 88). Die motivationalen Ssysteme lösen in der Selbstpsychologie das duale Trieb-Modell Freuds ab (→ **IV.9 und V.3.2**). Nach Lichtenberg durchlaufen die motivationalen Systeme eine gut beschreibbare Entwicklung und gehen dabei aus den primären, angeborenen Affekten des Kindes hervor (Lichtenberg 1991 b; Klöpper 2006, S. 110 f.).

Narzissmus: Eine komplexe psychoanalytische Theorie bezeichnet mit dem Begriff *Narzissmus* den Zustand der Selbstbezogenheit des Subjekts. Im Fall der Entwicklung eines *reifen Narzissmus* wird eine Reihe von psychischen Fähigkeiten erworben: mit sich selbst in Kontakt sein zu können, ein Gefühl für den eigenen Wert (Selbstwertgefühl) empfinden zu können und ein Bewusstsein für die autonomen Fähigkeiten, Möglichkeiten und Begrenzungen (Selbstbewusstsein) erlangt zu haben. Um das erreichen zu können, bedarf es einer Entwicklung im engen und kontinuierlichen Austausch mit der Mutter, während dessen das Kind die Fähigkeit erwirbt, seine Größenphantasien aufzugeben und sich stattdessen in seinen Möglichkeiten und Grenzen angemessen wahrzunehmen und zu reflektieren. Im Zuge dieser Reifungsentwicklung entsteht die Fähigkeit zur ausbalancierten Wahrnehmung und Reflexion beider, seiner selbst und des Anderen, der in der Regel die Mutter ist. Während dieser Entwicklung entsteht ein Empfinden des eigenen Liebeswertes durch die Erfahrungen in der primären Beziehung mit der Mutter. Dieser narzisstische Entwicklungsprozess durchläuft über lange Zeit wechselnde Phasen, in denen sich Freude und Beglückung ständig mit Enttäuschung, Schmerz und Wut abwechseln, ehe der reife Narzissmus entstehen kann. Dem gegenüber geht der *pathologische Narzissmus* mit unbewussten Größen- oder Kleinheitsphantasien und einer ebenso unbewussten Abwendung der Aufmerksamkeit von der Umwelt einher, besonders von den Menschen (Mutter) darin, sowie mit einer vermehrten Hinwendung der Aufmerksamkeit zu sich selbst und einer verminderten Fähigkeit zur selbstkritischen Reflexion. Ursächlich dafür ist in der Regel ein Unvermögen der elterlichen Pflegepersonen, auf die narzisstischen Bedürfnisse und Notwendigkeiten des kleines Kindes angemessen zu reagieren. Darüber hinaus geht der pathologische Narzissmus mit einer oftmals unbewussten und häufig quälenden Sehnsucht nach uneingeschränkter Liebe (Sehnsucht nach Verschmelzung) einher, die bei den Eltern kaum je gefunden werden kann; ferner ist die Fähigkeit zur differenzierten Wertschätzung nicht ausgebildet, sondern durch ein duales Wertsystem ersetzt, worin (dem Betreffenden zumeist unbewusst) Idealisierung und Entwertung einander rigoros gegenüberstehen (→**IV.3** am Ende des Kapitels, →**klinB II.7**).

Nähe: Mit dem Begriff *Nähe* wird eine spezifische Qualität von Verbindung in Beziehungen beschrieben, die sich durch eine besondere Intimität, Offenheit und Angstfreiheit im Austausch des emotionalen Selbsterlebens der an der Beziehung Beteiligten auszeichnet. Ein solches Erleben ist an die Fähigkeit gebunden, derartige Nähe zuzulassen. Die Fähigkeit dazu entwickelt sich im gelingenden Fall in der Mutter-Kind-Dyade des ersten Lebensjahres. Das heißt, die Fähigkeit des Erwachsenen, sich auf eine Nähe-Beziehung einzulassen, entsteht in ihren Grundzügen bereits in den ersten Lebensmonaten; und umgekehrt ist bei einer Störung der Fähigkeit, eine Nähe-Beziehung einzugehen, damit zu rechnen, dass das Nähe-Erleben in der frühen Mutter-Kind-Dyade bereits gestört gewesen ist.

Negative Übertragung: Sonderform der (→) **Übertragung**. In der negativen Übertragung wird der Therapeut unbewusst so erlebt, als trage er einst als unerträglich negativ empfundene Wesenszüge der prägenden Pflegepersonen des Patienten in sich. Dies verändert dessen Erleben dem Therapeuten gegenüber und kann verschiedene Reaktionen zur Folge haben, beispielsweise: (1) dass er aversiv (mit Unzufriedenheit, Ärger, Wut und/oder mächtigen Angriffen oder aber mit einem Rückzug in Schweigen, Passivität oder gar Verweigerung) reagiert; (2) dass er in Angst gegenüber dem Therapeuten gerät, sich schweigend zurückzieht und darin wie unerreichbar erscheint; (3) dass er mit Enttäuschung unterschiedlicher Ausprägung reagiert; (4) dass er in einem Erleben der Ohnmacht und Bedrohtheit reagiert, die lähmende Angst entstehen lässt. Stets ist die negative Übertragung mit Phantasien darüber verbunden, wie der Therapeut in diesem Moment des Erlebens dem Patienten gegenüber eingestellt ist. – Das Erleben von negativer Übertragung tritt nicht nur in der therapeutischen Situation auf, sondern auch im Alltagserleben. Daran ist besonders bei Berichten des Patienten über sein Erleben in der Beziehung oder Begegnung mit anderen, für ihn problematischen Menschen zu denken. Grundsätzlich birgt das Erleben oder Entdecken der negativen Übertragung für den Therapeuten die Möglichkeit, gemeinsam mit dem Patienten unbewusste (→) **zentrale Beziehungsmuster** zu identifizieren.

Objekt: Kurzform für den Begriff (→) **Objektrepräsentanz.** Im psychoanalytischen Jargon wird der Begriff häufig auch fälschlicherweise als Bezeichnung für die *reale Person* verwandt, nicht jedoch für die *Objektrepräsentanz*, welche im Selbst repräsentiert ist.

Objektrepräsentanz: Dieser Begriff kennzeichnet auf der metapsychologischen Abstraktionsebene den Inhalt, die (→) **WAS-Dimension** dessen, was im (→) **Selbst** als *inneres Abbild von den wichtigen Personen* der Erfahrungsgeschichte gespeichert (*repräsentiert*) wird. Das innere Abbild, die (→) **Repräsentanz** anderer Personen, ist nicht, wie beispielsweise eine Fotografie, ein realitätsgetreues Bild, sondern eine subjektive Kreation, die sich aufgrund intrapsychischer Verarbeitung – beispielweise mittels Phantasie – von der äußeren Realität mehr oder minder deutlich unterscheidet: Die Objektrepräsentanz, das (→) **Objekt,** ist nie mit der repräsentierten Person identisch.

Ödipuskomplex: In seiner klassischen Form ist der Ödipuskomplex die »organisierte Gesamtheit von Liebes- und feindseligen Wünschen, die das Kind seinen

Eltern gegenüber empfindet. In seiner sogenannten positiven Form stellt sich der Komplex dar, wie wir ihn aus der Ödipussage kennen: Todeswunsch gegenüber dem Rivalen als Person gleichen Geschlechts und sexueller [d.h. infantil begehrender, M.K.] Wunsch gegenüber der Person des entgegengesetzten Geschlechts. In seiner negativen Form stellt er sich umgekehrt dar: Liebe für den gleichgeschlechtlichen Elternteil und eifersüchtiger Haß für den gegengeschlechtlichen. In Wirklichkeit finden sich beide Formen in unterschiedlichem Grade in dem sogenannten vollständigen Ödipuskomplex.« (Laplanche & Pontalis 1982, S. 351)

Nach Freud erleben Kinder den Ödipuskomplex zwischen dem dritten und fünften Jahr auf seinem Höhepunkt. Es ist die Zeit der sogenannten phallischen Phase, in der das Kind sich in einer intensiven Phase der inneren und äußeren Auseinandersetzung mit seiner Umwelt befindet. Mit dem Eintritt in die Latenzperiode geht der Ödipuskomplex unter, erfährt aber in der Pubertät eine unbewusste Wiederbelebung. Mit der zunehmenden Festlegung des Adoleszenten auf einen besonderen Typus der Objektwahl wird der Komplex dann gewöhnlich überwunden. In der klassischen psychoanalytischen Vorstellung spielt der Ödipuskomplex eine grundlegende, wenn nicht die zentrale Rolle bei der Entwicklung der Persönlichkeit und deren sexueller Ausrichtung.

»Die Psychoanalytiker machen aus ihm die Hauptbezugsachse der Psychopathologie, indem sie für jeden pathologischen Typus die Formen seiner Position im Ödipuskomplex und seiner Lösung zu bestimmen suchen. Die psychoanalytische Anthropologie hält daran fest, die trianguläre Struktur des Ödipuskomplexes, dessen Allgemeingültigkeit sie behauptet, in den unterschiedlichsten Kulturen wiederzufinden und nicht nur da, wo die auf Ehe gegründete Familie prädominiert« (ebd.).

Während in der Gründungszeit der Freudschen Psychoanalyse und bis weit in das letzte Jahrhundert hinein diese triebpsychologisch dominierte Sicht der ödipalen Entwicklungszeit das Verständnis des nach deren Auffassung zentralen Reifungsschrittes (das ist die Entwicklung der Fähgikeit zum Verzicht auf Triebbefriedigung zugunsten der Unterordnung des Triebimpulses unter die Forderungen und Gebote des Überich) jedes Menschen bestimmte, hat sich seit den 80er Jahren des vergangene Jahrhunderts ein sanfter Wandel im Verständnis dieser Entwicklungsphase des Kindes vollzogen. Der Einfluss der triangulären Struktur des Beziehungsgefüges, in dem das Kind und später der Jugendliche aufwächst, trat mehr in den Vordergrund, ebenso wie die Psychopathologie der Eltern. Damit geht heute die Frage einher, welchen Beitrag die Eltern aufgrund ihrer psychischen Reife oder Beeinträchtigung zu leisten in der Lage sind, damit die Reifungsentwicklung des Kindes besonders auch in der ödipalen Zeit gelingt. Wenn man sich bewusstmacht, dass die Reifung der Fähigkeit zur (→) **Mentalisierung** mit der ödipalen Phase, wie die psychoanalytische Entwicklungspsychologie sie postuliert, zeitlich parallel verläuft, so wird verständlich, dass die realen Eltern – im Gegensatz zu den phantasierten Eltern-Objekten (wie sie den Ödipuskomplex prägen) – sowie deren Beziehungsfähigkeit eine gar nicht groß genug einzuschätzende Bedeutung für das Gelingen der psychischen Entwicklung des Kindes in dieser Zeit haben. Mit diesem Verständnis behält die ödipale Entwicklungszeit des Kindes ihre Bedeutung für dessen Reifungsentwicklung, der Ödipuskomplex hingegen verliert seine *herausragende* Bedeutung (→ **V.3.4**).

Parentifizierung: Mit diesem Begriff wird eine unbewusste Haltung und Verhaltensweise beschrieben, die Ausdruck einer spezifischen Beziehungserfahrung des Kindes mit den Eltern ist. Dabei übernimmt das Kind die Rolle und die Aufgabe eines Elternteils für die Mutter, den Vater oder sogar für beide. Was in der frühen Kindheit spielerisch vom Kind ausprobiert wird, jedoch immer im Spielerischen bleibt, wird bei der Parentifizierung zum selbstverständlichen Verhalten und schließlich auch Wesenszug des Kindes und findet sich in der Regel im Erwachsenen als stereotypes Verhaltensmerkmal wieder. Die Gründe, aus denen heraus das Kind beginnt, die Eltern zu parentifizieren, sind vielfältig; häufig kompensiert das Kind damit spontan Defizite und ein Unvermögen der Eltern.

Partialtrieb: Dieser Begriff ist von Freud im Zusammenhang mit der *infantilen* Sexualität eingeführt worden. Damit »werden die eigentlichen Elemente bezeichnet, zu denen die Psychoanalyse durch die Analyse der Sexualität gelangt« (Laplanche & Pontalis 1982, S. 373). Erst durch eine Integration der einzelnen Elemente (= Partialtriebe der infantilen Sexualität, z. B. oraler Partialtrieb = Sauglust, analer Partialtrieb = Bemächtigungstrieb), die zu »deren Fusion unter dem Primat des Genitales zur reifen Sexualität führt«, entstehen »die Merkmale des ganzheitlichen Interesses am Sexualobjekt und die psychische Fähigkeit zur Fortpflanzung« (Speidel & Fenner 2002, S. 59).

Persönlichkeitsstörung: Nach der ICD-10-Klassifikation liegt eine Persönlichkeitsstörung vor, wenn charakteristische Persönlichkeitsmerkmale intensives persönliches Leid oder eine nachhaltige Beeinträchtigung der sozialen Anpassung entstehen lassen und nachfolgende Störungen der Persönlichkeit vorliegen: deutliche Unausgeglichenheit, eindeutig unpassende, tief greifende und andauernd bestehende abnorme Verhaltensmuster mit Beginn in der Kindheit oder Jugend sowie längerfristig oder andauernd bestehende Einschränkungen der beruflichen und sozialen Leistungsfähigkeit; die Störung führt zu deutlichem subjektiven Leiden (nach Herpertz & Sass 2002, S. 215).

Phallisch, phallisches Potential: Die Bezeichnung *phallisch* entstammt der Begrifflichkeit der Triebtheorie. Mit diesem Begriff wird auf metaphorische Weise das Potential der Durchsetzungsfähigkeit, des Kraftvollen, zur Selbstbehauptung Fähigen bezeichnet. Der Begriff wird heute als Ausdruck eines einseitig an der Triebtheorie orientierten Denkens kritisiert, in dem Kraftvolles mit dem männlichen Phallus in Verbindung gesetzt wird; er sei nicht in der Lage, weiblich kraftvolles Potential angemessen zu beschreiben. Die Theorie der Selbstpsychologie hat dem den Begriff (→) **Assertion** gegenübergestellt, der die gleichen Inhalte in eine vom Geschlecht unabhängige Sprache und Assoziation stellt (→ **klinB II.1**).

Präfrontaler Kortex: Dieser im Stirnhirnbereich des Großhirns gelegene Teil des Neokortex übernimmt verschiedene Aufgaben. Der im rechten Stirnhirnbereich gelegene Teil steht in Verbindung mit den Kernen des (→) **limbischen Systems**, dessen Efferenzen (die ausgehenden neuronalen Impulse) in diesem Teil der Hirnrinde u. a. auf ihre soziale Verträglichkeit geprüft werden. Dem rechtsseitigen präfrontalen Kortex werden heute Eigenschaften zugesprochen, die in der klassischen psychoanalytischen Theorie mit dem Überich in Verbindung gebracht werden.

Primärbeziehung: Ein deskriptiver Begriff für die im Säuglings- und Kleinkindalter prägenden Beziehungen, die in der Regel von Mutter und Vater angeboten werden, aber auch von Geschwistern und Tagesmüttern. Die Primärbeziehungen stellen die entscheidende Matrix für die (→) **Reifung**sentwicklung des kindlichen (→) **Selbst** dar.

Primäre Affekte: Zu den *angeborenen*, primären Affekten gehören Überraschung/Schreck, Interesse/Erregung, Vergnügen/Freude, Kummer/Schmerz, Zorn/Wut, Angst/Furcht/Entsetzen, Ekel/Geringschätzung, Scham/Erniedrigung (Lichtenberg 1991 a, S. 66).

Progression: Mit diesem Begriff wird das Fortschreiten der psychischen (→) **Reifung**sentwicklung in Richtung auf das reife Selbst bezeichnet. Das Gegenstück zur Progression bildet die (→) **Regression**.

Projektion bezeichnet einen frühen, d. h. unreifen Mechanismus der (→) **Abwehr**, der den Sinn hat, einen für das (→) **Selbst** unerträglichen, nicht integrierbaren Inhalt durch (→) **Externalisierung** auszustoßen. Wie das Erbrechen das Verhaltensmuster des frühesten aversiven Affektes, des Ekels, ist, so »*dient Projektion dazu, unangenehme Gefühle … oder böse innere Objekte zu eliminieren*« (Speidel & Fenner 2002, S. 61). Infolge der Projektion wird vom Projizierenden angenommen, dass die andere, von der Projektion getroffene Person ihm mit eben demjenigen Gefühl oder inneren Zustand begegnet, von dem er sich eben mittels dieser Form der Abwehr befreit hat.

Projektive Identifikation / projektive Identifizierung: Die projektive Identifizierung ist ein interpersonell organisiertes Geschehen, welches als unbewusster Abwehrmechanismus im Einen ablaufend im Anderen den Selbstzustand der projektiven Identifikation entstehen lässt. Dabei empfinden und reagieren *beide* Beteiligte! Das Geschehen kommt in der Regel dadurch zustande, dass eine Person die andere unbemerkt und unbeabsichtigt (= unbewusst) in ein komplexes Beziehungsmuster verwickelt; es dient der (→) **Abwehr**. Wie bei der (→) **Projektion** externalisiert dabei die eine Person einen inneren Zustand (Affekt oder Motivation) und erlebt den Anderen aufgrund dessen in dem nämlichen Zustand: So kann beispielsweise Wut oder Angst auf das Gegenüber projiziert werden. Während sich das Gegenüber bei einer einfachen Projektion vollkommen frei von den projizierten Gefühlen erlebt, gerät das Gegenüber durch den *Vorgang* der projektiven Identifizierung in den *Zustand* der projektiven Identifikation und kann sich beispielweise voller Angst oder Wut erleben, obwohl es zuvor gerade noch in einer vollkommen anderen inneren Verfassung war. Ein klinisches Beispiel findet sich in der Gegenübertragung der fiktiven Therapeutin (sie wird müde und hofft, dass die Patientin bald geht) im Fall der Mignon-Patientin (→ **I.7**) sowie in der Einleitung zum Buch, wo ich beschreibe, dass ich an mir beobachte, wie sich Ignoranz in mir auszubreiten beginnt.

Prozess: Alle Formen der psychodynamischen Psychotherapie sind prozessbasierte Verfahren. Das heißt, dem Therapeuten fällt die Aufgabe zu, dafür Sorge zu tragen, (1) dass dem Patienten Schrittabfolgen, die für das gesunde psychische Funktionieren und Erleben unverzichtbar sind (das sog. psychische Prozessieren), gelingen, und (2) dass diese Schrittabfolgen im Verlauf (= Prozess) der Psychotherapie erarbeitet werden. Typische Prozess-Schritte kommen beispielsweise in der Regel darin zum Ausdruck, dass die (→) **Abwehr** stets vor dem Abgewehrten gedeutet wird, dass die beiden am (→) **Konflikt** beteiligten Seiten einzeln erarbeitet werden, ehe der Konflikt bearbeitet wird, oder dass die grundlegende Arbeit an der defizitären (→) **Struktur** des (→) **Selbst** stets die Prozess-Schritte der (→) **Symbolisierung**, (→) **Mentalisierung** und Bildung von (→) **Repräsentanzen** enthält. Somit beschreibt der Begriff Prozess, dass die intrapsychische Arbeit des Subjekts ebenso wie die psychotherapeutische Arbeit in zusammengehörigen Schrittabfolgen erfolgt, und benennt deren Verlauf.

Psyche: Mit dem Begriff *Psyche* wird umgangssprachlich eine nicht existente

Gestalt des (→) **Psychischen** bezeichnet. Sie wird zwar im Netzwerk der vielfältigen funktionalen Kerne und Zentren des Gehirns gebildet, aber sie entsteht nur momentweise als ein emergentes Phänomen, das jedoch stets wieder flüchtig ist, gleichwohl erinnerbare Inhalte aufweist und dank des Gedächtnisses dauerhaft existiert. Sie kann metapsychologisch in verschiedenen funktionalen Bereichen gedacht werden wie beispielsweise einem (→) **Ich**, einem (→) **Selbst**, einem (→) **Es** und einem (→) **Überich**. Für den Psychotherapeuten ist es wichtig, sich stets dessen bewusst zu sein, dass es die *Psyche* im physisch greifbaren oder anatomisch zu verortenden Sinn nicht gibt, sondern dass es sich bei der Annahme der Existenz der Psyche um ein Konstrukt handelt.

Psychische, das: Der Begriff *das Psychische* bezeichnet die bewusste und die unbewusste Gesamtheit der Selbst- und Objektrepräsentanzen, der vielfältigen Beziehungsmuster, der autonomen Fähigkeiten, der Geschlechtsidentität und der subjektiven Individualität. Damit ist *das Psychische* der Begriff für die *Gewordenheit* des Subjekts und soll dessen intersubjektive Bedingtheit hervorheben.

Psychische Funktionen: Rudolf (2004, 2010) sowie der Arbeitskreis OPD (2006) führen den Begriff (→) **Struktur** in die Theorie der psychodynamischen Psychotherapie ein und definieren ihn »als die Verfügbarkeit über psychische Funktionen, welche für die Organisation des Selbst und seine Beziehungen zu den inneren und äußeren Objekten erforderlich sind« (Rudolf 2004, S. 58). Der Arbeitskreis OPD (2006) unterscheidet vier Strukturdimensionen: (1) die kognitive Fähigkeit der Selbst- und Objektwahrnehmung, (2) die Fähigkeit, das Selbst und den Bezug zum Objekt zu regulieren, (3) die emotionale Fähigkeit zur Kommunikation nach innen und mit Anderen sowie (4) die Fähigkeit zur Bindung an innere und äußere Objekte. Bei der reflexiven Arbeit des Psychodynamikers ist es nach meiner Auffassung hilfreich, sorgfältig zu beobachten, wie die folgenden psychischen Funktionen des Patienten in der klinischen Situation einzuschätzen sind: (1) die Fähigkeit zur differenzierten (→) **Selbstwahrnehmung** von (→) **Selbst** und Anderem, (2) die Fähigkeit zur Bildung von differenzierten (→) **Selbst**- und (→) **Objektrepräsentanzen**, (3) die Fähigkeit zur (→) **Regulation** innerer Abläufe, (4) die Fähigkeit zur (→) **Mentalisierung** und Phantasietätigkeit, (5) das Denkvermögen, (6) die (→) **Bindung**sfähigkeit, (7) die Kommunikationsfähigkeit, (8) die (→) **Abwehr** sowie die Fähigkeit zur (→) **Autonomie**. Die psychischen Funktionen beschreiben die (→) **WIE-Dimension** psychischer Arbeit.

Psychische Realität wird von den (→) **psychischen Funktionen** der subjektiv erlebenden Person gebildet. Sie kann von der äußeren, für andere Personen wahrnehmbaren Realität vollkommen abweichen. Ein Beispiel für das Erleben der psychischen Realität ist das irrationale Affekterleben eines Menschen mit einer Panikstörung, beispielsweise beim Überschreiten einer Brücke, oder das eines Menschen mit einer Wahnsymptomatik. Auch in Momenten der (→) **Übertragung** tritt eine Verzerrung der Realitätswahrnehmung im Sinne der psychischen Realität auf.

Psychodynamik: Die Formulierung einer Psychodynamik stellt eine Synopse des empathischen Begreifens und des metapsychologischen Verstehens der intrapsychischen Vorgänge einer Person dar. Sie beschreibt das Phänomen, dass (1) eine interpersonelle (Beziehungs-) Erfahrung der Vergangenheit als szenisch und emotional wirksame Kraft derart wachgerufen werden kann, dass sie das (Beziehungs-) Erleben in der Gegenwart verändert; (2) dass dabei gefühlsmäßig wirksame Kräfte der Vergangenheit wieder auftreten und das Erleben und Handeln der Gegenwart so beeinflussen, als wären diese Gefühle aktuell. Reflektieren wir ein psychisches Phänomen psychodynamisch, so gehen wir der Frage nach, wie die Erfahrung der Vergangenheit in der Gegenwart wieder auftritt oder welche unbewussten Kräfte, die in anderen Beziehungszusammenhängen entstanden sind, in der spezifischen Situation wirksam sind.

Rationalisierung: Diese zählt zu den häufig auftretenden Abwehrmechanismen und kann als Gegenstück zur (→) **Affektualisierung** betrachtet werden (Speidel & Fenner 2002). Dabei werden Verhaltensweisen in manchmal hartnäckiger Weise mit Argumenten begründet, die der betreffenden Person als rational sinnvoll, eventuell sogar zwingend notwendig erscheinen. Die Rationalisierung dient dem unbewussten Zweck, die wahre Motivation aus Affekten heraus zu verschleiern.

Reaktionsbildung: Mit Hilfe der Reaktionsbildung werden angsterzeugende Affekte oder dissoziale Impulse abgewehrt, indem sie in Handlungen verwandelt werden, in denen der ursprüngliche Affekt oder Impuls gleichsam maskiert, jedenfalls nicht mehr erkennbar ist. So können beispielsweise aggressive oder destruktive Tendenzen hinter großer Hilfsbereitschaft verborgen sein oder die lustvolle Neigung zu Schmierereien und Chaos hinter einem Sauberkeits- und Ordnungsdrang. Hinter der Neigung, andere Menschen aufopferungsvoll zu umsorgen, kann aber auch eine eigene Bedürftigkeit bzw. Sehnsucht danach, selbst umsorgt und gehalten zu werden, verborgen sein (→ **klinB II.2**).

Reflexion: Mit dem Begriff *Reflexion* bezeichnen wir einen mentalen Vorgang, bei dem sorgfältig, kritisch und differenziert über einen Gegenstand nachgedacht wird mit dem Ziel, Zusammenhänge, in denen der Gegenstand in seinem gegenwärtigen Zustand zu begreifen ist, herauszufinden (→ **Kontingenz**). In der psychodynamischen Psychotherapie geht es weniger um Gegenstände als vielmehr um Individuen. Reflektieren wir über ein Individuum, so untersuchen wir seinen intrapsychischen Zustand des Erlebens (→ **Selbsterleben**) oder den Zustand der (→) **Struktur** seines (→) **Selbst** auf ihm innewohnende *unbewusste* psychische Zusammenhänge hin. Denkt ein Mensch über sich selbst nach, so sprechen wir von Selbstreflexion.

Regression ist ein psychischer Vorgang, »der eine Bedeutung von Durchlaufen oder von Entwicklung enthält, [man] bezeichnet … mit … Regression ein Zurück von einem bereits erreichten Punkt [der Reifungsentwicklung, M. K.] aus bis zu einem vor diesem gelegenen Punkt … Zeitlich gesehen setzt die Regression eine genetische Reihenfolge voraus und bezeichnet die Rückkehr des Subjekts zu Etappen, die in seiner Entwicklung bereits überschritten sind …« (Laplanche & Pontalis 1982, S. 436) Vom Standpunkt der Entwicklung betrachtet gibt eine Person bei der Regression die zunehmend komplexe Strukturierung und Differenzierung des Selbst und damit bereits erreichte Stufen der Reifung wieder auf. Im subjektiven Erleben erfolgt die Regression zumeist aus Gründen der Angst. Psychodynamisch betrachtet drückt sich in der Regression jedoch entweder ein strukturelles Unvermögen aus oder ein Widerstand der Herausforderung gegenüber, in progressivere Selbstzustände zu gelangen. Das Gegenstück zur Regression ist die (→) **Progression**.

Regulation kennzeichnet als Begriff zweierlei: ein theoretisches Konzept der Entwicklungspsychologie sowie die strukturelle Fähigkeit des Selbst zur Regulation seiner affektiven und/oder motivationalen (→) **Selbstzustände.** Das theoretische »Konzept der Regulation« (Lichtenberg et al. 2000, S. 229 f.) beschreibt die Entwicklungs- und Beziehungszusammenhänge, welche die Voraussetzung dafür schaffen, dass das Kind die Fähigkeit zur Regulation seiner Selbstzustände erwerben kann. Die Fähigkeit zur (→) **Selbstregulation** hingegen stellt eine der zentralen (→) **psychischen Funktionen** des Selbst dar.

Reifung: Den Begriff *Reifung* findet man in der Literatur zur psychodynamischen Psychotherapie nur vereinzelt, beispielsweise bei Ermann (2004) wenn er formuliert: »… das höhere Strukturniveau ist die reifste Form der … Persönlichkeitsorganisation« (S. 99). Ich benenne mit dem Begriff *Reifung* die im Zuge der psychischen Entwicklung schrittweise auftretende Veränderung des Selbst hin zum gesunden erwachsenen Selbst (Klöpper 2006: Reifung und Konflikt) (→ **V.1–3**). Das in dieser Weise entstehende gesunde adulte Selbst, eben das reife Selbst, durchläuft einen annähernd zwei Jahrzehnte dauernden Prozess, der sich zeitlich parallel zur neuroanatomischen Reifung des Gehirns vollzieht und der wie dieser mit dem Eintritt ins dritte Lebensjahrzehnt seinen vorläufigen Abschluss findet. Der Prozess der Reifung des Selbst vollzieht sich lebenslang, geht aber im Erwachsenenalter in ein gemächlicheres Entwicklungstempo über.

Repräsentanz: Dieser Begriff kennzeichnet auf einer theoriesprachlichen Abstraktionsebene den Inhalt (→**WAS-Dimension**), den das (→) **Selbst** als inneres Abbild von sich selbst und den wichtigen Personen gespeichert (= repräsentiert) hat. Es werden Selbst- von Objektrepräsentanzen unterschieden (→**IV.8**).

RIG = »**R**epresentation of **I**nteractions that have been **G**eneralized (generalisierte Interaktionsrepräsentanzen)«, (Stern 1992, S. 143). Bei diesen Repräsentanzen der präverbalen Entwicklungszeit handelt es sich um die Abspeicherung von prozeduralen Erfahrungen mit der Mutter, in denen »nicht nur die Handlungen, sondern auch die Empfindungen und Affekte« (ebd.) als bedeutsame Erfahrung gespeichert sind. Das Kind hat »für diese Episoden … eine Durchschnittserwartung« entwickelt. Das heißt, dass es in späteren vergleichbaren Handlungssituationen unbewusst eine Wiederholung der ursprünglich damit verbundenen Empfindungen und Affekte erwartet. »RIGs können also eine Grundeinheit der Repräsentation des Kern-Selbst bilden« (ebd.). Aus der Vielzahl der entstehenden RIGs »bilden sich ›Inseln der Konsistenz‹, die zusammen wachsen« (ebd., S. 144) und in das Episoden-Gedächtnis-System eingehen.

Rivalität: Die Entwicklung der im Verlauf des Lebens unverzichtbaren *Fähigkeit zur Rivalität* stellt einen wichtigen Schritt der Reifungsentwicklung im Zuge des Erwerbs sozialer Kompetenz dar. Sie wird während der Entwicklung und subjektiven Ausgestaltung des motivationalen Bedürfnissystems *Assertion* (Selbstbehauptung) entwickelt und dient in erster Linie dazu, dass das Individuum eigene Interessen und Ziele auch gegen den Widerstand Anderer verfolgen, vertreten und durchsetzen kann. Soziale Kompetenz wird beim Erwerb der Rivalitätsfähigkeit insofern erworben, als Rivalität gelebt werden kann, ohne den Anderen dabei unangemessen zu schädigen.

Sekundäre Selbstrepräsentanz: Bei der (→) **Spiegelung** des Kindes durch die frühen, prägenden Pflegepersonen entstehen *sekundäre Selbstrepräsentanzen*, die – nach Auffassung führender Affektforscher (z.B. Fonagy et al. 2004; Gergely & Watson 2004) – die Voraussetzung dafür sind, dass das Kind die Fähigkeit erwirbt, die eigenen Affekte, wie sie dem (→) **konstitutionellen Selbst** entspringen, in der (→) **Selbstrepräsentanz** zu speichern.

Selbst: Das *Selbst* ist als gedankliches Konstrukt für die *Psyche* das, was der *Körper* für den Menschen ist: ein kompliziertes System interagierender Subsysteme, das dem Individuum sein psychisches Funktionieren sichert und damit die funktionalen Grundlagen für sein Erleben und dessen Verarbeitung bereitstellt. Jeder Mensch wird neuro*biologisch* durch das zentrale Nervensystem, insbesondere das Gehirn gesteuert. In neuro*biologischer* Hinsicht sind eine Vielzahl von Zentren und Kernen des Gehirns aktiv und in komplexer Weise miteinander vernetzt. Diese Vernetzung neuro*biologisch* aktiver Kerne und Zentren lässt dass Ich-Empfinden des Individuums und damit seine individuelle (→) **Psyche**, das (→) **Psychische,** entstehen. Ein konkret fassbares *Zentrum* der Psyche existiert jedoch nicht; vielmehr ist das Selbst nur als ein metapsychologisches Konstrukt vorstellbar. Die Mehrzahl der Autoren der psychodynamischen Psychotherapie bezeichnen dieses metapsychologisch gedachte/konstruierte Zentrum der menschlichen Psyche als *Selbst.* Mit diesem Begriff wird heute jenes metapsychologische Konstrukt bezeichnet, das Freud einst den *psychischen Apparat* nannte. Das *Selbst* ist ein höchst komplex aufgebautes und funktionierendes, zentrales *System*, das weder physisch noch anatomisch fassbar ist, sondern stets als *emergentes Phänomen der Funktionstätigkeit* des zentralen Nervensystems entspringt, ohne mit diesem identisch zu sein. Es enthält als qualitativen Inhalt (→) **Repräsentanzen** der im Leben gewonnenen Beziehungserfahrungen, die dem Selbst (→) **Struktur** verleihen, gemeinsam mit den wesentlichen (→) **psychischen Funktionen** (der Fähigkeit zur Kommunikation, dem Regulationsvermögen, der Bindungsfähigkeit, der Wahrnehmungsfähigkeit, der Fähigkeit zur Phantasietätigkeit und Mentalisierung, dem Denkvermögen, der Fähigkeit zur Selbst-Objekt-Differenzierung, der Abwehr und der Autonomie-Fähigkeit). Diese Funktionen kann man dem (→) **Ich**, verstanden als ein Bestandteil des Selbst, zuordnen. Betrachtet man die Struktur des Selbst, so sind ihr *zwei Dimensionen* dessen, WAS das Selbst WIE zu bewältigen und zu verarbeiten hat (→ **WAS-Dimension** des Selbst), eigen. In den *psychischen Funktionen* ist beschrieben, WIE das Selbst seine Aufgaben bewältigt. Hingegen bezeichnen die (→) **Repräsentanzen**, das (→) **Selbsterleben** bzw. der (→) **Selbstzustand**, WAS das Selbst psychisch zu er- bzw. verarbeiten hat. – Entwicklungspsychologisch betrachtet *entsteht* das Selbst in seinen Grundzügen unter dem Einfluss und den Bedingungen seiner primären Beziehungen während der frühen Kindheit. Es kann als komplex strukturiertes Zentrum des Individuums gedacht werden und tritt in seinem psychologischen So-Sein aus der Aktivität eines komplexen Netzwerkes von anatomisch und neurophysiologisch nachweisbaren Kernen und Zentren des zentralen Nervensystems hervor. Es befindet sich lebenslang in Entwicklung und hat seinerseits die

Binnenstruktur eines komplexen Systems, dem neben den Repräsentanzen und dem Ich weitere Instanzen zuzuordnen sind, wie das Gewissen (→**Überich**), das (→) **Ichideal** sowie der Pool der (→) **primären Affekte** und der daraus hervorgehenden (→) **Motivation**en (→**V.1 und 2**).

Selbstbehauptung (→) **Assertion.**

Selbsterleben: Dem (→) **Selbst** steht das *Selbsterleben* gegenüber: Der Begriff beschreibt das subjektive und individuelle *Erleben/Empfinden* des psychischen Innenraumes eines Individuums. Ähnlich wie das Körpererleben nicht den Körper oder dessen Anatomie zu beschreiben vermag, sagt auch das Selbsterleben wenig über die Struktur des Selbst aus, sondern nur etwas über das per Introspektion wahrnehmbare Erleben von sich selbst in seiner ganzen gefühlten und kognitiven Dimension. Dem *Selbsterleben* steht begrifflich der (→) **Selbstzustand** zur Seite. Damit werden in einer *metapsychologischen* Sprache und von außen betrachtet diejenigen Inhalte beschrieben, mit denen das Individuum beschäftigt ist, beispielsweise jene Inhalte, mit denen das Kind im Zuge seiner Reifungsentwicklung konfrontiert ist, wie (→) **Separation**, (→) **Individuation,** (→) **Konflikt** u. Ä. Mit der Verwendung dieser beiden Begriffe werden die Inhalte der (→) **WAS-Dimension** des Selbst beschrieben (→**V.3**).

Selbstideal (→) **Ichideal.**

Selbst-Objekt-Differenzierung: Die Fähigkeit zur Selbst-Objekt-Differenzierung ist eine grundlegende (→) **psychische Funktion** und wird im Zuge der (→) **Reifung**sentwicklung des (→) **Selbst** schrittweise erworben. Sie ermöglicht dem Individuum nicht nur, mit ausreichender Sicherheit die eigene innere Welt von der inneren Welt der Anderen zu unterscheiden, sondern beinhaltet darüber hinaus die Fähigkeit, beide Seiten, das Selbst sowie die Welt der (→) **Objekt**e, in der ganzen Differenziertheit der inneren Ausstattung (Gefühle, Phantasien, Gedanken, Wünsche und Bedürfnisse) und den jeweiligen individuellen Unterschieden zu erkennen, zu reflektieren und zu respektieren.

Selbstobjekt: Ein Begriff aus der psychoanalytischen Selbstpsychologie. Er beschreibt kein Objekt, sondern die Funktion des Objekts. Kohut verstand darunter »diejenige Dimension im Erleben von einem Mitmenschen, die mit dessen Funktion als Stütze des eigenen Selbst verbunden ist. Das Selbstobjekt ist der subjektive Aspekt einer das Selbst erhaltenden oder fördernden Funktion, die durch die Beziehung zwischen Selbst und Objekt ermöglicht wird« (Milch 2001, S. 65). Diese selbstkonstitutive Funktion übernimmt der Therapeut, wenn der Patient durch die Präsentation defizitärer Funktionen seines Selbst das unbewusste Bedürfnis (= Selbstobjektbedürfnis) zum Ausdruck bringt, in diesem Moment vom Therapeuten Angebote zur Nachreifung der Selbststruktur zu erhalten. Geschieht das im therapeutischen Prozess, so wird von einer (→) **Selbstobjekt-Übertragung** gesprochen (→ **IV.9**).

Selbstobjekt-Übertragung: In der Selbstpsychologie wird mit einem *bidimensionalen Modell der Übertragung* (Ringstrom 2000) gearbeitet. Dabei beachtet der Therapeut die Bedürfnisse seines Patienten, die dieser ihm unbewusst im Sinne einer (→) **Inszenierung** präsentiert, womit er zum Ausdruck bringt, dass Bedürfnisse aus der präverbalen Entwicklungszeit unbeantwortet geblieben sind; sie werden als Selbstobjekt-Bedürfnisse verstanden, die vom Analytiker mit der Selbstobjekt-Funktion beantwortet werden. Diese Antwort des Analytikers auf die Selbstobjekt-Bedürfnisse des Analysanden hat Ähnlichkeit mit den Konzepten von Balint und Winnicott, die ihrerseits zwischen Triebwünschen (engl. *wish)* und präverbalen, nie beantworteten Bedürfnissen (engl. *need)* des Säuglings und Kleinkinds unterschieden und die Auffassung vertraten, dass es von konstitutiver Bedeutung für den Analysanden sei, sie zu beantworten (Gysling 1995, S. 291). Neben dieser Selbstobjekt-Übertragung als Reaktion auf defizitär gebliebene präverbale Bedürfnisse des Patienten beachtet der selbstpsychologische Analytiker auch die objektale (→) **Übertragung** und geht mit ihr klarifizierend, interpretierend und deutend um.

Selbstrepräsentanz beschreibt das innere Bild des Individuums von sich selbst oder auch das Set von (Teil-) Repräsentanzen, aus denen sich das innere Bild von sich selbst zusammensetzt (→ **Repräsentanz**).

Selbstreflexion (→) **Reflexion.**

Selbstregulation, Selbststeuerung: Mit diesen Begriffen wird in der Säuglingsforschung, der Selbstpsychologie, der Affektforschung und der strukturbezogenen Psychotherapie eine (→) **psychische Funktion** beschrieben, die zu den essenziellen Fähigkeiten des Selbst gehört. Diese Fähigkeit erlaubt es, Gefühle, Affekte, Impulse, Wünsche, Bedürfnisse und innere Spannungen, die aus dem Selbst heraus entstehen, zu regulieren/zu steuern und damit auf einem Erregungsniveau zu halten, das für das Selbst erträglich ist (Homöostase) und es in die Lage versetzt, situativ angemessene Reaktions- und Handlungsentwürfe zu kreieren (→ **Regulation**).

Selbstzustand: Der Begriff *Selbstzustand* steht dem Begriff (→) **Selbsterleben** gegenüber. Während das Selbsterleben eine Perspektive von innen nach innen beschreibt, wird beim Selbstzustand eine Perspektive von außen nach innen eingenommen. Dabei beschreibt ein Betrachter, beispielsweise der reflektierende Therapeut, die Verfasstheit des Selbst aus der Perspektive von außen.

Selbstwahrnehmung: Diese wichtige (→) **psychische Funktion** beschreibt die Fähigkeit zur Wahrnehmung aller Vorgänge und Prozesse im eigenen Selbst, wie beispielsweise Gefühle, Gedanken, Phantasien und Handlungsimpulse.

Separation: Mit dem Begriff *Separation* wird eine im zweiten Lebensjahr zunehmend bewusst stattfindende Entwicklung des Kindes beschrieben, mit der zugleich eine Fähigkeit entsteht, nämlich die, sich von der Mutter als getrennt und unabhängig zu erleben. Die Entwicklung setzt in einer für das Kind *bewussten* Weise damit ein, dass es seine Fähigkeit zum *Nein* entdeckt und zunehmend in der Beziehung zur Mutter ausdrückt. Aus der Separation geht die Entwicklung der (→) **Autonomie** und (→) **Individuation** hervor. Während frühere Entwicklungstheorien davon ausgingen, dass die Separationsentwicklung erst im zweiten Lebensjahr beginnt (z. B. Mahler et al. 1980), wird die Ich-Du-Differenz heute von einigen Autoren als eine zentrale Herausforderung der Reifungsentwicklung des Kindes betrachtet, die von Geburt an zu bewältigen ist (→ **IV.4**).

Spaltung: Die Spaltung gehört zu den primitiven (→) **Abwehrmechanismen**, bei denen das (→) **Selbsterleben** ebenso wie die Welt der (→) **Objekt**e in polarer Weise in gute und böse, richtige und falsche Erlebensweisen aufgeteilt sind. Im Bereich zwischen diesen Polen gibt es bei Menschen, deren Selbst um die Spaltung als zentrale Abwehrmaßnahme herum organisiert ist, keinen eigenständigen dritten Bereich mit abgestuften und differenzierten Erlebens- und Betrachtungsweisen.

Spiegelung: Die Spiegelung von Gefühl, Affekt, Bedürfnissen und motivationalen Absichten ist in der Entwicklung von Kleinkindern ebenso wie bei der psychotherapeutischen Behandlung von Patienten von herausragender Bedeutung. Dabei gibt die Pflegeperson oder der Therapeut die im Gegenüber wahrgenommene emotionale Verfassung in einem anderen kommunikativen Modus zurück: Gähnt das Kind beispielsweise, und die Mutter sagt: »Oh, bist du müde?«, so spiegelt die Mutter die Gefühlsverfassung des Kindes und bringt dies in einem anderen (verbalen) Modus als mit dem körpersprachlichen Akt des Gähnens zum Ausdruck. In dieser Mikroszene (Kind: gähnt → Mutter: »Oh, bist du müde?«) ereignen sich mehrere interaktionelle Schritte, die für die psychische Reifungsentwicklung in der kindlichen Entwicklung ebenso wie in der Psychotherapie unverzichtbar sind: (1) das Gähnen des Kindes; (2) das emphatische Erfassen der Gefühlsverfassung des Kindes auf Seiten der Mutter; (3) die kognitive Verarbeitung des empathisch Wahrgenommenen und die transmodale Wandlung in die passende verbale Bezeichnung *müde* (→ **Symbolisierung**); (4) die Beimischung eines Affekts auf Seiten der Mutter in die spiegelnde verbale Mitteilung an das

Kind, die (→) **Markierung** der spiegelnd zurückgegebenen Botschaft; die Markierung besteht einerseits in der Frageform der verbalen Botschaft und andererseits in deren Intonation, über welche die Mutter wahrscheinlich vermittelt, dass sie überrascht ist. Der Umstand, dass die Mutter die Spiegelung der Gefühlsverfassung des Kindes symbolisiert und markiert vornimmt, ermöglicht dem Kind, dass es eine sekundäre Repräsentanz seiner Gefühlsverfassung bildet. Dieser Vorgang ist nicht nur für die Reifungsentwicklung des Kindes, sondern auch für die des Patienten in der Psychotherapie unverzichtbar. (5) Bei diesem Mikroprozess macht das Kind neben der Erfahrung der Spiegelung eine (→) **Kontingenz**erfahrung.

Struktur: Der Begriff *Struktur* beschreibt einen Teilaspekt des (→) **Selbst.** Damit werden »nicht Inhalte (zum Beispiel bestimmte Typen des neurotischen Selbsterlebens oder der konflikthaften Beziehungsgestaltung), sondern das Organisationsniveau der (→) **psychischen Funktionen,** welche das Selbsterleben und das Beziehungsverhalten regulieren« (Rudolf 2004, S. 67), beschrieben. Nach der Vorstellung Rudolfs (2004) wie des Arbeitskreises OPD (2006), der ich mich anschließe, ist Struktur »definiert als die Verfügbarkeit über psychische Funktionen, welche für die Organisationen des Selbst und seine Beziehung zu den inneren und äußeren Objekten erforderlich sind« (Rudolf 2004, S. 58) (→ **Strukturniveau**). – Diesem von Rudolf und der OPD geprägten Struktur-Begriff steht der Struktur-Begriff der Psychoanalyse, wie Freud ihn 1923 geprägt hat, gegenüber (Freud 1923 b). Darin wird der *psychische Apparat* in einer dreigeteilten Struktur beschrieben, bestehend aus den drei Instanzen *Es*, *Ich* und *Überich*; im Verlauf der Entwicklung der Theorie traten später weitere Instanzen wie das Ichideal und das Selbst (Jacobson 1973) hinzu. Auch in diesem Modell wird vom Strukturniveau gesprochen; dabei wird die Reife der Entwicklung daran gemessen, ob und wie gut der Ödipuskomplex bewältigt wurde. In der klinischen Situation und zum Verständnis der Psychodynamik kann die Kenntnis beider Theorien hilfreich sein. – Um die Psychodynamik verstehen zu können, ist es hilfreich, das Selbst unter dem Blickwinkel zu betrachten, (→) **WAS** im Selbst (→) **WIE** zu bewältigen oder zu bearbeiten ist. Diese Perspektive lässt die Struktur des Selbst als zweigeteilt erscheinen. Von einem Teil, dem der Begriff (→) **Ich** zugeordnet ist und dem die psychischen Funktionen innewohnen, wird der andere Teil, das (→) **Selbsterleben,** ständig bewältigt und bearbeitet.

Strukturelle Störung: Mit dem Begriff *frühe strukturelle Störung* wird eine entwicklungspsychologische Dimension der Diagnose *(früh)* mit dem metapsychologischen Konzept (→) **Struktur** verknüpft: Früh im Leben des Patienten sind

Störungen der Entwicklung der psychischen Struktur, also der psychischen Funktionen, eingetreten. Psychodynamisch betrachtet ist in der Regel ein (→) **Defizit** in der Fähigkeit der Pflegepersonen zur Beelterung des Kindes für diese Entwicklung verantwortlich (→ **klinB II.5**).

Strukturniveau: Das Strukturniveau beschreibt die Qualität der Integration der (→) **psychischen Funktionen** in das Selbst. Dabei werden vier Niveaus unterschieden: (1) gut integriert, (2) mäßig integriert, (3) gering integriert, (4) desintegriert (Rudolf 2004, S. 78 f.).

Sublimierung: »Unter Sublimierung versteht man einen Abwehrmechanismus, bei dem die Triebregung von ihrem ursprünglichen Ziel weg- und einem kulturell höherwertigen, desexualisierten bzw. neutralisierten Ziel zugeführt wird. Kulturleistungen können aus dieser Perspektive als das Resultat von Sublimierung verstanden werden« (Speidel & Fenner 2002, S. 63).

Symbolisierung: Der Prozess der Symbolisierung ist ein mentalisierender Vorgang (= Tätigkeit des Geistes), der zugleich die Voraussetzung für den Prozess von (→) **Mentalisierung** und (→) **Reflexion** darstellt. Denn die Fähigkeit zur Symbolisierung schlägt – metaphorisch gesprochen – erst die Brücke zwischen körperlichen und emotional-affektiven Vorgängen auf der einen Seite und der Fähigkeit zur Kognition auf der anderen, indem sie das Selbst in die Lage versetzt, eine *Sachvorstellung* mit einer *Wortvorstellung* zu verknüpfen (Lorenzer 2002, S. 167 f.). Das Gewahrwerden körperlicher oder emotional-affektiver Phänomene (= *Sachvorstellung* bei Lorenzer) ist für den Säugling nicht gleichbedeutend mit einem kognitiven Wissen um deren Bedeutung, sondern zunächst noch eine diffuse Selbsterfahrung ohne Bedeutung. Vielmehr bedarf es im Zuge der Entwicklung des Kindes erst des Erwerbs der Fähigkeit, die Bedeutung des in sich selbst Wahrgenommenen auf die kognitive Ebene des Wortes (*Wortvorstellung* bei Lorenzer) zu heben. Erst damit ist das in sich selbst Wahrgenommene (→ **Selbstwahrnehmung;** → **V.1**) der psychischen Verarbeitung und später der **Reflexion** zugänglich. Diese von Lorenzer ausgearbeiteten Zusammenhänge korrelieren gut mit den von Fonagy und Gergely vorgestellten Theorien zur (→) **Affektspiegelung** und insbesondere mit deren Modell der (→) **sekundären Selbstrepräsentanz** sowie mit deren Theorie der (→) **Mentalisierung.** Zusammenfassend lässt sich sagen, dass der Begriff *Symbolisierung* die Fähigkeit beschreibt, Wahrgenommenes auf die Ebene des Wortes (oder weiter gefasst: auf die Ebene einer anderen Modalität wie Musik, Tanz o. Ä.) zu heben, um das Wahrgenommene auf diese Weise reflektieren oder kommunizieren zu können (→ **V.2.5**).

Szenisches Verstehen: Der Begriff *szenisches Verstehen* beschreibt die Fähigkeit des

Therapeuten, die ihn in die Lage versetzt, die (→) **Inszenierung** eines Patienten als solche zu identifizieren und in ihren psychodynamischen Zusammenhängen zu verstehen.

Täter-Opfer-Dynamik / -Organisation stellt einen **unbewussten** Zustand des Selbst dar und ist durch eine bestimmte Organisation der Selbst- und der Objektrepräsentanzen als Folge einer (→) **Trauma**tisierung entstanden (→**IV.8, Abb. 7**). Sie entsteht dadurch, dass die Selbstrepräsentanz kolonisiert (→**Kolonisation**) ist von dem Selbsterleben derjenigen Person, die für das Individuum zum Täter geworden ist. Im klinischen Bild hat diese Form der Organisation der Repräsentanzenwelt des Selbst zur Folge, dass das Individuum sich – in der Regel unbewusst – wie gespalten erlebt und verhält. Das hat zur Folge, dass ein und dieselbe Person sich einmal als Opfer fühlt und ein anderes Mal als Täter verhält, ohne dass ihr dieser offensichtliche Widerspruch auffällt (→**klinB II.4**).

Theory of Mind: Fähigkeit, die Welt in der Gesamtheit der möglichen Zusammenhänge zu erfassen und zu begreifen.

Transgenerationale Weitergabe: Eine Trauma-Erfahrung kann von den Betroffenen unbewusst weitergegeben werden. Insbesondere bei der Forschung über die psychischen Schäden, die Überlebende des Holocaust in sich tragen, ist bekannt geworden, dass die spezifischen Modi der intrapsychischen Verarbeitung ihrer Erfahrungen (Störung psychischer Funktionen, Formen der Abwehr und der Mentalisierung, aber auch Inhalte von Phantasien) bei den Nachfahren bis in die dritte (Enkel-) Generation auftreten können. Ähnliche Phänomene lassen sich bei anderen schweren Traumen finden, z. B. infolge von Kriegserfahrung, Flucht oder Vertreibung (→**klinB II.5, 8 und 12**).

Trauma: Der Begriff *Trauma* bezeichnet eine »emotional überwältigende, psychisch nicht verarbeitbare Belastungserfahrung, die zwangsläufig typische posttraumatische Folgen hat« (Rudolf 2010, S. 51). Mit dieser Charakterisierung wird das Einzeltrauma beschrieben, welches in die für das Individuum katastrophale Folge einer posttraumatischen Belastungsstörung einmündet. Daneben gibt es entwicklungsbedingte Beziehungserfahrungen mit den primären Pflegepersonen, die traumatischen Charakter haben. In solchen Fällen sind die einzelnen Erfahrungen mit den Beziehungspersonen zwar nicht unbedingt als traumatisch zu werten, jedoch hat die Beziehungserfahrung selbst dadurch traumatischen Charakter, dass nicht nur die Sicherheit in der (→) **Bindung** verloren geht, sondern dass die Pflegeperson kontinuierlich in einem Ausmaß als Bedrohung erlebt wird, dass diese Erwartung der Bedrohung die Bewältigungsfähigkeit des kindlichen

Selbst überfordert. Daraus resultiert in der Regel eine schwere (→) **Persönlichkeitsstörung** (→ **klinB II.5**).

Triangulation: Mit dem Begriff *Triangulation* wird ein *intrapsychisches Geschehen* beschrieben, das darin besteht, dass bisher duale innere Muster durch das Hinzutreten von etwas Drittem eine Zunahme an Komplexität und Differenzierung erfahren und dass diese Erfahrung in das Selbst integriert werden muss.

Triangulierung: Mit dem Begriff *Triangulierung* wird ein äußeres *Geschehen* beschrieben, das einen inneren *Prozess* auslöst, die (→) **Triangulation** bisheriger innerer Zustände. Tritt beispielsweise zu einer Zweierbeziehung ein Dritter hinzu, so findet eine Triangulierung der Beziehung statt, etwa wenn ein Kind geboren wird; die Paarbeziehung erfährt eine Triangulierung und beide Partner stehen vor der Aufgabe, ihre Erfahrungen der Triangulation zu bewältigen. Der Säugling wächst in einer Dreierbeziehung mit Vater und Mutter auf, und doch entwickelt er sein Hauptbeziehungserleben in einer klassischen Familie zunächst überwiegend mit der Mutter; er erfährt eine überwiegend dyadische Form der Beziehung. Kommt das Kind in den Hort, zu einer Tagesmutter oder nimmt der Vater Elternzeit, so beginnt damit für das Kind ein zweites Hauptbeziehungserleben; es findet eine Triangulierung seiner bisherigen Beziehungserfahrung statt, und damit setzt ein Entwicklungsprozess ein, welcher die Herausforderung darstellt, dass das Kind seine bislang dyadische Beziehungswelt bzw. seine Beziehungserfahrung triangulieren muss. Dies stellt einen inneren Prozess der (→) **Triangulation** dar, im Zuge dessen das kindliche Selbst vor der Aufgabe steht, widerstreitende und zum Teil konflikthafte Emotionen, Affekte, Wünsche und Bedürfnisse in das Selbst zu integrieren, das bis dahin durch duale Muster geprägt war. Verkürzt: Die interpersonelle Triangulierung einer Beziehung fordert den intrapsychischen Prozess der Triangulation heraus.

Triebtheorie: Der Begriff *Trieb* geht auf Sigmund Freud zurück und stellt die zentrale theoretische Annahme der freudianisch geprägten Theorie der Psychoanalyse dar. Wer auf die Annahme verzichte, dass Triebe die zentrale Antriebsquelle der menschlichen Psyche seien, sei kein Psychoanalytiker, so Freuds lebenslange und unumstößliche Position, die noch heute für viele Psychoanalytiker Gültigkeit hat. Dabei ist Trieb »ein theoretisches Konstrukt, dessen heuristischer Wert in der Verknüpfung körpernaher dranghafter Impulse mit psychischen Inhalten (Repräsentanzen) liegt« (Speidel & Fenner 2002, S. 59). Freud erschien der »Trieb als ein Grenzbegriff zwischen Seelischem und Somatischem, als psychischer Repräsentant der aus dem Körperinnern stammenden in die Seele gelangenden Reize« (Freud 1915c, zit. n. Speidel & Fenner 2002, ebd.). Aber »der

Begriff Trieb hat im Laufe der psychoanalytischen Geschichte eine gewisse Patina angesetzt, sodass wir ihn heute weniger selbstverständlich verwenden. Dennoch vermag er wie kaum ein anderer Begriff auszudrücken, dass hier eine besonders drängende (→) **Motivation**slage besteht, die zudem von vitaler, d. h. explizit körperlicher Art ist« (Rudolf 2000, S. 103). Der Wert des Triebbegriffs liegt in eben dem, was die Affektforschung inzwischen als das Wesentliche des (→) **Affekt**s herausgestellt hat, nämlich dass jeder Affekt einen psychischen und einen somatischen Teil in sich trägt. Von daher ist es nicht unverständlich, dass zeitgenössische Anhänger des Freudschen Triebbegriffs diesen inzwischen in engem Zusammenhang mit den Affekten verstehen und ihn daher weiterverwenden. In jüngerer Zeit hat Müller-Pozzi (2008) eine *Triebtheorie für unsere Zeit* entwickelt. Darin unterzieht er Freuds wechselnde Gedanken und Konzepte der Triebtheorie einer Revision (→**IV.2**). Im Kern stellt er heraus, dass Sexualität und Aggression als zentrale unbewusste Triebkräfte des psychischen Geschehens erst im Laufe des Lebens, besonders aber während der frühen Entwicklung des Kindes ihre typische Prägung als *Libido* (Sexualität) und als *Potential von Lebenskraft* (Aggression) erhalten, deren »primäre Funktion … in der Bemächtigung des Objekts und im Aufbau, der Erhaltung und dem Schutz des Ichs und der Objektbeziehungen« besteht (ebd., S. 168). Danach kann man die Triebe als Produkte einer psychischen Arbeit ansehen; sie nehmen erst *nach der Geburt* und in der Interaktion zwischen Mutter und Kind ihre individuelle Gestalt als höchst subjektive Wirkkräfte an. Für das Verständnis des Triebes als eines metapsychologischen Konstrukts, das im Zentrum des Verständnisses der Psychoanalyse steht, ist es unerlässlich, Libido und Aggression stets im Kontext mit unbewussten Phantasien *(Phantasmen)* zu sehen: »… das Objekt des Triebes ist eine Schöpfung des Subjekts« (ebd., S. 63).

Trigger: Auslösereiz für die Wiederbelebung traumatischer Gefühle aus und Bilder von der traumatischen Situation (→**Flashback**).

Überich: »Eine der Instanzen der Persönlichkeit, wie Freud sie im Rahmen seiner zweiten Theorie des psychischen Apparates beschrieben hat: Ihre Rolle ist vergleichbar mit der eines Richters oder Zensors des Ichs. Freud sieht im Gewissen, der Selbstbeobachtung, der Ideal-Bildung Funktionen des Über-Ichs« (Laplance & Pontalis 1982, S. 540). Im klassischen Verständnis wird das Über-Ich als der Erbe des Ödipuskomplexes aufgefasst. Es entsteht durch generalisierende Repräsentation der Forderungen und Verbote der Eltern. »Manche Psychoanalytiker setzen die Bildung des Über-Ichs früher an, indem sie diese Instanz bereits auf den präödipalen Stufen am Werk sehen (Melanie Klein) oder wenigstens sehr frühe Verhaltensweisen und psychologische Mechanismen suchen, die Über-Ich-Vorläufer darstellen…« (ebd.). Weitere Details → **V.3.5**.

Übertragung »ist die Manifestation unbewusster Beziehungs-Repräsentanzen in aktuellen Beziehungen. In ihnen äußert sich die Regression in einer Beziehung. Sie ist ein Phänomen, das mehr oder weniger ausgeprägt in allen zwischenmenschlichen Beziehungen eine Rolle spielt und immer von beiden Beteiligten, die stets gegenseitig aufeinander übertragen, gemeinsam gestaltet wird. Im Kontext der Psychoanalyse beschreibt man unter dem Begriff der Übertragung den unbewussten Anteil der Behandler-Beziehung. Sie kann präziser als Binnen-Übertragung bezeichnet und von der Außen-Übertragung in anderen Beziehungen abgegrenzt werden. Obwohl sie an sich nur interaktionell als ein unbewusster Austausch-Prozess als Übertragung- (Gegenübertragung-) dynamik gesehen werden kann, wird sie im therapeutischen Alltag vereinfachend meistens als Erleben des Analysanden in der Beziehung zum Analytiker betrachtet. Dabei wird der Begriff unterschiedlich weit gefasst: Er wird entweder auf die Manifestation des Unbewussten begrenzt oder auf die Gesamtheit der Einstellungen des Analysanden ausgedehnt« (Ermann 2004, S. 407). Die Selbstpsychologie grenzt von dieser, wie sie es nennt, objektalen Übertragung die (→) **Selbstobjekt-Übertragung** ab (→ **klinB II.3**).

Übertragungs-Gegenübertragungs-Dynamik (→) **Gegenübertragung.**

Umkehrstrategie: Umkehrstrategie bedeutet, dass ein Kind, das die Bindungsperson nicht als sichere Basis für Schutz erlebt, eine Strategie entwickelt, wodurch der *Elternteil* in ein Gefühl der Sicherheit gerät, das ihn in die Lage versetzt, dem Kind seinerseits schützend oder hilfreich zur Verfügung zu stehen. Die unbewusste Strategie hat den Sinn der Beruhigung der Eltern mit dem Ziel, dass diese dem Kind beruhigend zur Verfügung stehen können. Anders ausgedrückt: Bindungsverhalten wird hier zu einer Strategie zur Identifizierung von Gefahr in den Eltern und zum Schutz des Selbst davor. Erfährt das Kind die Bindungsperson mit überregelmäßiger Häufigkeit als nicht schützend oder sogar ihrerseits als Gefahr, so wird diese Erfahrung repräsentiert. Die Repräsentation dieser Erfahrung führt dazu, dass diese Bindungskonstellation künftig in allen bedeutsamen Beziehungen erwartet wird. Der Sinn der Umkehrstrategie des Kindes besteht darin, die gefürchtete Bindungsperson durch das Verhalten so zu beschwichtigen, dass sie ihrerseits zumindest zeitweise in der Lage ist, dem Kind Sicherheit und Beruhigung gebend zur Seite zu stehen (siehe auch Klöpper 2006, S. 48; **klinB II.2**).

Ungeschehenmachen: »Das Ungeschehenmachen vollzieht, was real oder magisch das Gegenteil eines anderen darstellt, das zuvor tatsächlich oder nur in der Einbildung vollzogen wurde … Zum Beispiel ist dies der Hintergrund für den Kinderglauben, dass die Geste des Schwörens mit der rechten Hand durch die entgegengesetzte Geste der linken Hand aufgehoben werden kann« (Speidel und Fenner 2002, S. 62).

Unbewusst: Der Begriff *unbewusst* wurde von Freud eingeführt. Er hat das »Adjektiv unbewußt … mitunter gebraucht, um die Gesamtheit der im aktuellen Bewußtseinsfeld nicht gegenwärtigen Inhalte zu bezeichnen, dies im ›deskriptiven‹ und nicht ›topischen‹ Sinne, d. h. ohne zwischen den Inhalten der Systeme Vorbewußt und Unbewußt zu unterscheiden« (Laplanche & Pontalis 1982, S. 562). In seinem topischen Modell hat Freud eine Stufung der Bewusstheit vorgenommen, bei der im Bereich zwischen *bewusst* und *unbewusst* ein Bereich des Vorbewussten angenommen wird. Nach der Einführung des Strukturmodells (Es – Ich – Überich) ging es eher um die Frage, welche Anteile der drei Instanzen bewusst und welche unbewusst sind. Insgesamt unterschied Freud zwischen primär Unbewusstem und durch die Abwehr/Verdrängung sekundär unbewusst Gewordenem. Letztere Unterscheidung gilt auch in zeitgenössischen Modellen vom Unbewussten. Demgegenüber kennzeichnet die Entdeckung des (→) **impliziten Beziehungswissen**s bzw. der (→) **implizit-prozeduralen Erinnerung** nicht bewusste Inhalte, die zur Zeit Freuds noch unbekannt waren (→**V.4**). Das implizite Beziehungswissen erweitert das heutige Verständnis des Unbewussten erheblich und kennzeichnet einen Bereich intersubjektiv erworbener Erfahrung, die grundsätzlich nicht bewusst, aber dennoch psychodynamisch wirksam ist und das bewusste Erleben z. T. grundlegend prägt.

Verdrängung: »Bei der Verdrängung handelt es sich um die Verlagerung von Inhalt und Affekt ins Unbewusste, vor allem in der Auseinandersetzung mit unzulässigen Triebansprüchen [heute: unerträglichen Affekten und/oder motivationalen Bedürfnissen, M. K.]. Verdrängung ist der allgemeine und wirksamste Abwehrmechanismus und gilt als charakteristisch für hysterische Phänomene« (Speidel & Fenner 2002, S. 62).

Verleugnung: Die Verleugnung ist ein (→) **Abwehrmechanismus** und richtet sich im Unterschied zu der Mehrzahl der Abwehrmechanismen nicht gegen die Realisierung innerer Prozesse, sondern gegen äußere Phänomene. In der Regel wird dadurch die Wahrnehmung schmerzlicher, für das Selbst unerträglicher Beziehungserfahrungen oder Lebensumstände vermieden wie beispielsweise des Todes, der Krankheit oder, für das Kind, negativer Eigenschaften der primären Bezugspersonen.

Verschiebung: Die Verschiebung ist der typische Abwehrmechanismus der Angst, besonders der Phobie. In gesunder Weise ist er bei Kleinkindern zu beobachten, etwa bei der typischen Angst vor dem Wolf: Märchen wie *Rotkäppchen und der Wolf* erlauben es Kindern, ihre diffusen archaischen oder auch unbewussten Objektängste auf eine bildhafte Vorstellung, den Wolf, zu verschieben, um sie dort im Bereich der Phantasie, das heißt – in der Sprache der (→) **Mentalisierung** ausgedrückt – im (→) **Als-ob-Modus**, zu bewältigen. Im Fall einer pathologischen Verschiebung wird ein Affekt, beispielsweise Angst, von der ursprünglichen Bedrohung weg auf ein üblicherweise harmloses Geschehen verschoben. So kann ein Mensch, der unbewusst Angst vor Nähe und Intimität empfindet, eine Brückenphobie entwickeln und damit zum Ausdruck bringen, dass er sich der Tragfähigkeit der Brücke nicht anzuvertrauen vermag; der unbewusste Ausdruck dieser Phobie wäre: Ich kann in der Nähe eines Menschen kein Vertrauen in die Sicherheit der Intimität empfinden. Die Angst vor der Bedrohlichkeit der Unsicherheit einer Beziehung wäre hier unbewusst auf die Tragfähigkeit einer Brücke verschoben (→ **klinB II.12**).

Vitalitätsaffekte: Nach Stern (1992, S. 83 f., und 2005, S. 252) gibt es neben den kategorialen Affekten (Zorn, Trauer, Freude etc.) »eine dritte Art des Erlebens«, die sich als individuelle »Qualität« von Erleben und Ausdruck des Affekts beschreiben lässt. »Diese schwer bestimmbaren Qualitäten lassen sich besser mit dynamischen, kinetischen Begriffen charakterisieren wie ›auffwallend‹, ›verblassend‹, ›flüchtig‹, ›explosionsartig‹, ›anschwellend‹, ›abklingend‹, ›berstend‹, ›sich hinziehend‹ usw. … Der Säugling nimmt diese Qualitäten in sich selbst wie auch im Verhalten anderer Menschen wahr … Der Säugling taucht in diese ›Vitalitätsgefühle‹ ganz und gar ein.« Stern führt aus (Stern 1992, S. 91), dass die »Aktivierungskonturen (als Grundmerkmal der Vitalitätsaffekte)«, wie sie in der Interaktion mit der Mutter gemeinsam entwickelt werden, sehr wahrscheinlich als »amodale Repräsentation« (ebd.) abgespeichert werden. Zusammen mit dem von ihm entwickelten Konzept der (→) **RIGs** ist davon auszugehen, dass die Vitalitätsaffekte zu den frühesten Repräsentationen co-konstruierter Beziehungserfahrung zwischen Mutter und Kind gehören und dass darin konstitutionelle Eigenheiten der Lebendigkeit des Kindes zum Ausdruck kommen (→ **wahres Selbst**).

Vorbewusst (→) **unbewusst**.

Wahres Selbst: Der von Winnicott (2002, S. 193 f.) eingeführte Begriff entstand als »Gegengewicht« zum *falschen Selbst*: »Im frühesten Stadium ist das wahre Selbst die theoretische Position, von der die spontane Geste und die persönliche Idee ausgehen. Die spontane Geste ist das wahre Selbst in Aktion. Nur das wahre Selbst kann kreativ sein, und nur das wahre Selbst kann sich real fühlen. Während ein wahres Selbst sich real fühlt, führt die Existenz eines falschen Selbst zu einem Gefühl des Unwirklichen und einem Gefühl der Nichtigkeit … Das wahre Selbst kommt von der Lebendigkeit der Körpergewebe und dem Wirken der Körperfunktionen, einschließlich der Herzarbeit und der Atmung. Es ist eng verknüpft mit der Vorstellung vom Primärvorgang und ist am Anfang im wesentlichen nicht reaktiv gegenüber äußeren Reizen, sondern primär. Es hat wenig Sinn, eine Idee vom wahren Selbst zu formulieren, es sei denn, um zu versuchen, das falsche Selbst zu verstehen, denn eine solche Formulierung tut nichts weiter, als die Details der Erfahrung des Lebendigseins zusammenzusammeln … Das wahre Selbst erscheint, sobald es auch nur irgendeine psychische Organisation des Individuums gibt, und es bedeutet wenig mehr als die Gesamtheit der sensomotorischen Lebendigkeit.« Aus diesen Formulierungen von Winnicott wird deutlich, dass sein Konzept vom *wahren Selbst* Ähnlichkeiten mit dem von Fonagy et al. (2004) geprägten Begriff des (→) **konstitutionellen Selbst** und dem von Stern (1992) beschriebenen Kozept der (→) **Vitalitätsaffekte** hat.

WAS-Dimension des Selbst: Das (→) **Selbst** ist das psychische Zentrum des Individuums; als solches ist es ein metapsychologisch gedachtes Konstrukt, konkret anatomisch nicht fassbar, sondern ein stets emergentes Phänomen der mentalen Geistestätigkeit. Es ist der imaginäre Kern der Person, an dem die psychische Arbeit verrichtet wird, in den verarbeitete Inhalte integriert und in dem sie gespeichert (= repräsentiert) werden. Das Selbst stellt diejenige (→) **Struktur**, die (→) **psychischen Funktionen** (→ **Ich**) zur Verfügung, welche die mentale Arbeit des Subjekts leisten. All das, was mit Hilfe der psychischen Funktionen mental ver- und erarbeitet wird, bildet die WAS-Dimension des Selbst, das (→) **Psychische:** die bewusste und die unbewusste Dimension der Selbst- und Objektrepräsentanzen, der vielfältigen Beziehungsmuster, der Geschlechtsidentität und der subjektiven Individualität. Dem steht die **WIE-Dimension** gegenüber, welche das WIE der Verarbeitung umfasst, die von den psychischen Funktionen des Ich geleistet wird. – WAS-Dimension und WIE-Dimension sind Arbeitsbegriffe, welche die Differenzierung und Orientierung beim Erarbeiten einer Psychodynamik-Hypothese erleichtern.

Widerstand: Der Begriff entstammt der psychoanalytischen Terminologie und Behandlungstechnik. Im klassischen psychoanalytischen Verständnis gibt es eine antagonistische Kräftedynamik zwischen dem Es und dem Überich, vermittelt durch die Abwehr, die den Zweck hat, dem Überich unliebsame oder dem Ich unbekömmliche Triebabkömmlinge im Unbewussten zu halten. Die Analyse des

Patienten zielt in der Regel darauf ab, derartig unliebsame Triebabkömmlinge in das Bewusstsein zu heben. Dem widersetzt sich das Ich und setzt dem Bewusst-Werden einen *Widerstand* entgegen. Aufgabe der analytischen Arbeit ist es zu analysieren, aus welchen Grund das Ich daran festhält, die infrage stehende Triebregung im Unbewussten zu halten. Oft sind es Scham- oder Schuldgefühle, bezüglich derer das Ich vermeiden will, sie auszuhalten. Das gilt es dann zu bearbeiten. In der psychodynamischen Psychotherapie können diese Phänomene ebenso auftreten, und dann ist das Vorgehen nicht grundsätzlich anders, wenngleich der Widerstand oft anders verstanden wird. So können sich beispielsweise Beziehungserfahrungen sowie Phantasien dem Bewusst-Werden widersetzen.

WIE-Dimension des Selbst (→) **WAS-Dimension.**

Wiederannäherungsphase: Der Begriff *Wiederannäherungsphase* geht auf Margaret Mahler (Mahler et al. 1980) zurück und bezeichnet eine ambivalente Tendenz des Kindes im dritten Lebensjahr, das über viele Monate in ständigem Wechsel die Nähe der Mutter sucht und rasch wieder von ihr wegstrebt. Diese Phase wird als Höhepunkt des (→) **Abhängigkeit-Autonomie-Konflikt**es verstanden. Heute wird allerdings von Entwicklungspsychologen bezweifelt, dass *jedes* Kind diese Phase durchläuft. Es wird angenommen, dass Mahler ihre Beobachtungen an ambivalent gebundenen Kindern machte und darin irrte, dass sie dieser Ambivalenz der Kinder den Rang einer allgemein gültigen Entwicklungsphase einräumte. Gleichwohl ist zutreffend, dass Kinder im dritten Lebensjahr die Fähigkeit zur (→) **Ambivalenz** entwickeln. Kinder erwerben in dieser Zeit die Fähigkeit, ihre Eltern beständig zu lieben, obwohl sie zeitweise unzufrieden mit ihnen oder wütend auf sie sind: Sie entwickeln die Fähigkeit, die Elternpersonen als ganzheitliche Objekte libidinös zu besetzen, indem sie die Spannung (= Ambivalenzspannung) ertragen lernen und beginnen zu akzeptieren, dass beides, ihre überwiegende Liebe ebenso wie ihr zeitweiliger Hass, wahr ist (→ **V.3.3**).

Zentrales Beziehungsmuster (ZBM): Mit dem Begriff *zentrales Beziehungsmuster* wird ein intrapsychischer Komplex der Reaktion auf einen Anderen beschrieben, wie er mehr oder weniger deutlich ausgeprägt in allen wichtigen Beziehungen der betreffenden Person auftaucht. Zu diesem Muster gehört (1) ein motivationales Bedürfnis gegenüber einem anderen Menschen, (2) eine Erwartung davon, wie der Andere auf dieses motivationale Bedürfnis voraussichtlich reagieren wird, und (3) eine reaktive Einstellung auf die erwartete Reaktion des Anderen. Solche Muster sind in der Regel unbewusst und werden mit einer gewissen Stereotypie gelebt, selbst wenn sie in der Ausformung eine gewisse Variationsbreite aufweisen können (→ **klinB II.2**; → **IV.10**, → **zentraler Beziehungskonflikt**).

Zentraler Beziehungskonflikt (ZBK): Dieser Begriff wurde 1988 von Luborsky in die Literatur eingeführt und beschreibt einen Konflikt, wie er im Rahmen eines zentralen Beziehungsmusters auftritt. Darin steht »einem Wunsch, einem Bedürfnis oder einer Absicht« eine »Kontrollfunktion« gegenüber, »eine wesentliche Eigenschaft des Ich und seines Abkömmlings, des Überich … [das] die Reaktion der Person auf ihren Wunsch, ihr Bedürfnis oder ihre Absicht« bestimmt. »Diese Reaktionen werden in diesem Schema unterteilt nach den Reaktionen des Objekts (RO) und den Reaktionen der Person selbst (RS)« (Luborsky 1988, S. 13). In diesem Konzept werden im Unterschied zum klassischen (→) **Konflikt** der Psychoanalyse, wie er sich zwischen Es, Ich und Überich abspielt, die in den Objektrepräsentanzen gespeicherten *Reaktionen des Objekts (RO)* als am Konflikt wesentlich beteiligt angesehen. Damit ist der zentrale Beziehungskonflikt ein Konzept, der sich aus Beziehungserfahrung herleitet (→ **IV.10**).

TEIL IV
Die metapsychologischen Konzepte des Unbewussten in der psychodynamischen Psychotherapie

Ohne Verstehen läuft nichts

»Die nun hundertjährige Psychotherapiegeschichte ist mehr durch ein Gegeneinander der Ansätze und Verfahren als durch ein Miteinander gekennzeichnet. Seit Anbeginn professioneller Psychotherapie wurden diese Kontroversen erstaunlich affektiv, eruptiv und unreif ausgetragen. Obwohl fast jedes wissenschaftstheoretische Grundlagenwerk betont, dass nur und gerade eine Perspektiven-Vielfalt die Komplexität der meisten Gegenstände angemessen erfassen kann, tat sich die Psychotherapie im Aushalten von Unterschieden recht schwer: Meinungsverschiedenheiten darüber, wie psychische Krankheit zu verstehen sei und wie man den Patienten am besten helfen könne, wurden selbst innerhalb der Verfahren nicht selten mit Ausgrenzungen und Austritten beendet, zum Beispiel Alfred Adler, Viktor E. Frankl, Carl Gustav Jung. Und zwischen den Verfahren waren viele Entwertungen zu hören.

So wurden die Potentiale und Ressourcen, die in der Vielfalt unterschiedlicher theoretischer und weltanschaulicher Positionen durch Biografien, Werthaltungen und Lebensentwürfe von Praktikern und Theoretikern steckt [sic!], allzu lange in Abgrenzungskämpfen verschlissen und kaum für eine fundierte Gesamtsicht genutzt. Dies ist bedauerlich ...

Doch es gibt einen gemeinsamen zentralen Bezugspunkt in all diesen Konzepten und Vorgehensweisen, der als Kern von Psychotherapie gelten kann: Es geht um Verstehens- und Sinnprozesse – und zwar in komplexer Weise sowohl bei Therapeuten als auch bei Patienten, die letztlich durch die Therapie zu einer sinnhaften Um-Orientierung ihrer Lebenswelt gelangen müssen, d. h. zu einem neuen Verständnis ihres Daseins in der Welt, der Beziehung zu dieser, zu anderen und zu sich selbst, und der für relevant erachteten Wirk- und Handlungsprinzipien.« (Kriz 2011)

KAPITEL 1

Die Methoden der psychodynamischen Psychotherapie

Die psychodynamische Psychotherapie umfasst alle psychotherapeutischen Methoden, die:

1) von der Wirksamkeit des Unbewussten ausgehen,
2) das Unbewusste als Bestandteil des Selbst ansehen,
3) von dessen Wirksamkeit im Krankheitsfall ausgehen,
4) psychische Erkrankung als das Ergebnis einer komplexen Entwicklung mit Beginn in der frühesten Kindheit ansehen.

Im internationalen Verständnis wird der Begriff *psychodynamische Psychotherapie* als ein Oberbegriff verschiedener Methoden angesehen,[25] zu denen die analytische Psychotherapie, die Psychoanalyse im engeren Sinne sowie alle davon abgeleiteten Kurztherapie-Verfahren zählen. Der in Deutschland gebräuchliche Begriff *tiefenpsychologisch fundierte Psychotherapie* geht auf den Gütersloher Psychiater Theodor Winkler zurück, der damit eine Psychotherapieform beschrieben hat, die auf den Theoriegrundlagen der Psychoanalyse basiert, die in der Behandlungspraxis aber ein erweitertes Interventionsspektrum aufweist. Seit 1967 ist diese Therapieform in Deutschland als Leistung der gesetzlichen Krankenkassen anerkannt. Sie unterscheidet sich von der Praxis der Psychoanalyse und der analytischen Psychotherapie vor allem dadurch, dass dabei mit Hilfe einer konfliktzentrierten Vorgehensweise das Behandlungsziel begrenzt werden soll (Rüger et al. 2012, S. 39 f.). Ihre Behandlungsdauer ist anders als bei den analytischen Psychotherapien auf 50 bis 100 Sitzungen begrenzt.

---

25 Im Unterschied zur international gebräuchlichen Verwendung des Begriffes *Dynamische Psychotherapie* als Oberbegriff wie hier dargestellt wird in Deutschland die dynamische Psychotherapie im Rahmen der Psychotherapie-Richtlinien als (eine von A. Dührssen eingeführte) besondere Methode der tiefenpsychologisch fundierten Psychotherapie bezeichnet (Rüger et al. 2012, S. 40). Aufgrund dieses Zusammenhangs wird hierzulande *Psychodynamische Psychotherapie* als Oberbegriff für all jene Methoden der Psychotherapie verwendet, die auf psychoanalytischer Grundlage entwickelt wurden (vgl. Rudolf 2010, S. 1 f.).

Es wird manch einen irritieren, dass der *Kommentar Psychotherapie-Richtlinien* die *psychodynamische Psychotherapie* unter der Überschrift »besondere Methoden der tiefenpsychologisch fundierten Psychotherapie« (Rüger et al. 2012, S. 40) subsumiert. In der Realität des psychotherapeutischen Praxisalltags stellt diese Form der Psychotherapie neben der Verhaltenstherapie gewiss die häufigste Anwendungsform dar. Im Jargon wird einfach von *tiefenpsychologischer Psychotherapie* gesprochen. Nach den Autoren des Kommentars ist diese Form der psychodynamischen Psychotherapie »eine dialogische Psychotherapie, bei der das pathologisch bedeutungsvolle Erlebnismaterial des Patienten sowohl im freien Einfall als auch durch stimulierende und klärende Fragen der Bearbeitung zugänglich gemacht wird … Dabei hat auch die psychodynamische Psychotherapie – bei begrenzter Stundenzahl – die systematische therapeutische Bearbeitung der neurotischen Psychodynamik mit den zugehörigen Ich-Einschränkungen und neurotischen Reaktionsmustern zum Gegenstand« (ebd.).

Der *Kommentar Psychotherapie-Richtlinien* (Rüger et al. 2012) beschreibt neben der Methode der Psychoanalyse die analytische Psychotherapie und kennzeichnet sie als eine Methode der Krankenbehandlung. Danach ist sie »eine Anwendungsform der Psychoanalyse mit eigenen Zielkriterien«. Hier »wird die Indikation für eine analytische Psychotherapie stets dadurch bestimmt, dass sie ausschließlich zur Behandlung von Krankheit Anwendung finden kann« (ebd., S. 42). Davon grenzt der *Kommentar* Behandlungen mit vier bis sechs Sitzungen pro Woche ab und ordnet dieser Behandlungsform – als Beschreibung der angewandten Methode – den Begriff *Psychoanalyse* zu. Oder anders ausgedrückt: Analytische Psychotherapie und Psychoanalyse sind im Sinne dieses Kommentars voneinander durch ihre Zielsetzung zu unterscheidende Methoden. Während die eine Methode dem Ziel der Krankenbehandlung dient, verfolgt die andere, die Psychoanalyse, das Ziel der »Reifung der Persönlichkeit, Entwicklung zur Autonomie und deren Verwirklichung, Ablösung von verinnerlichten Elterninstanzen und Fragen der Selbstfindung« (ebd., S. 43).

Ich verwende den Begriff *psychodynamische Psychotherapie* als einen methodenübergreifenden, beschreibenden Begriff für Psychotherapiemethoden, die im dynamisch Unbewussten die Ursachen für das Störungsmoment sehen, welches den Patienten in die Behandlung führt, unabhängig davon, ob es sich dabei um eine Symptomatik mit krankheitsrelevanter Bedeutung handelt. Es geht mir mit diesem Buch eben nicht um eine Beschreibung der Methoden der psychodynamischen Psychotherapie, sondern vielmehr um die Beschreibung dessen, wie der Therapeut zu einem Verständnis der dem Patienten unbewussten Psychodynamik gelangt.

KAPITEL 2

Die Bedeutung der Psychoanalyse

Die metapsychologischen Konzepte der psychodynamischen Psychotherapie haben wissenschaftshistorisch betrachtet ihren Ursprung mit der Entwicklung der Psychoanalyse gemeinsam. Um die heutige komplexe Theorie der psychodynamischen Psychotherapie verstehen zu können, ist ein Blick in ihre Entstehungsgeschichte sinnvoll. Sie unterscheidet sich von allen anderen Psychotherapieformen dadurch, dass sie in ihrer Theorie *unbewusste* mentale Prozesse annimmt und davon ausgeht, dass die frühesten Spuren unbewusster mentaler Tätigkeit bereits in der Zeit um die Geburt ihren Anfang nehmen. Mit dieser Hypothese ist die Annahme verbunden, dass das bewusste psychische Erleben des Erwachsenen in der Begegnung mit Anderen stets unbewusst und damit also unbemerkt von nicht wahrnehmbaren und nicht erinnerbaren Spuren der Erfahrungswelt der Kindheit beeinflusst wird. Sigmund Freud hat dieses Phänomen bereits 1912 beschrieben und mit dem Begriff (→) **Übertragung** bezeichnet (Freud 1912b). Unbewusste, verinnerlichte Muster der Beziehungserfahrung, die in der Kindheit entwickelt wurden, tauchen im Erleben als Erwachsener wieder auf und prägen das Empfinden des Augenblicks. Mit dem Übertragungskonzept wird bis heute gearbeitet. Es stellt eines der wertvollsten und bis in die Gegenwart zentralen metapsychologischen Konzepte in der psychodynamischen Psychotherapie dar. Spätestens seit den Entdeckungen der Neurobiolologie hat dieses Konzept seinen Status einer Hypothese endgültig abgelegt, indem sich nachweisen lässt, dass die Gefühle frühkindlicher Erfahrungen, insbesondere frühe Bindungserfahrungen im limbischen System, lebenslang gespeichert sind (z. B. Roth 2010, S. 170 f.).

Zu den zentralen Annahmen der Psychoanalyse gehört das Konstrukt des unbewussten Konfliktes. Bereits 1909 hatte Freud in der Fallgeschichte vom *Kleinen Hans* (Freud 1909b) einen solchen unbewussten Konflikt beschrieben, den Mertens (2000, S. 36) sehr schön in seinem psychodynamischen Zusammenhang beschreibt: »Um der Kastrationsangst zu entgehen und sich die zärtliche Liebe zum Vater weiterhin bewahren zu können, musste er seine aggressiven Affekte abwehren. Der kleine Hans entwickelte eine Pferdephobie. Nicht er ist bedrohlich, sondern er wird bedroht. Und nicht vom Vater, sondern von einem Pferd. Neben der Verwandlung ins Gegenteil und der Verschiebung kommt bei dieser neurotischen Kompromissbildung auch noch eine Regression hinzu, in der orale Erlebnisinhalte zum Ausdruck kommen, die Angst vor dem Gebissenwerden. Die ursprünglichen aggressiven Regungen sind aus dem Bewusstsein verschwunden; die Kastration ist im Symptom der Pferdeangst gebunden und diese kann durch die phobische Haltung vermieden werden: der kleine Hans will schließlich nicht mehr auf die Straße gehen.«

In dieser Psychodynamik kommen zentrale Elemente vor, welche die Psychoanalyse bereits in ihrer Anfangszeit geprägt haben, nämlich die Triebtheorie und die Theorie der Verdrängung (Freud 1915 d) ins Unbewusste (Freud 1915 e). In seiner Triebtheorie geht Freud davon aus, dass alle Handlungen des Menschen durch ein gegensätzliches Antriebspaar, Libido und Destrudo, tief unbewusst motiviert sind. Freud hat seine Triebtheorie mehrfach umformuliert. Zu einer zentralen Überarbeitung gelangte er 1923, als die Strukturtheorie entstand, worin er zwischen dem Ich, dem Es und dem Überich als den zentralen Strukturen (des psychischen Apparates) der menschlichen Psyche unterschied (Freud 1923 b). Unbewusste Konflikte entstehen nach dieser Vorstellung zwischen gegensätzlichen Anforderungen, die vom Es und vom Überich ausgehen und auf das Ich einwirken. Diese Zusammenhänge beschreibt Mertens in seiner o.a. Psychodynamik sehr nachvollziehbar. Bis heute hat das Konzept vom unbewussten Konflikt Gültigkeit, wenngleich es heute neu verstanden werden kann: Freud sah die Konflikthaftigkeit des Menschen aus der Perspektive der Triebe und hatte damit einen *primär* intrapsychischen Konflikt vor Augen, der sich zwischen den Elementen der (→) **Struktur** *Es – Ich – Überich* abspielt. Demgegenüber wird der unbewusste (→) **Konflikt** heute als ein *interpersoneller* (Beziehungs-) Konflikt konzipiert, der *sekundär* verinnerlicht wird und sich zwischen den Strukturelementen von Selbst- und Objektrepräsentanzen abspielt (vgl. Klöpper, 2006, S. 116 ff., und → **IV.10**).

Freuds Triebtheorie steht bis heute im Zentrum der klassischen psychoanalytischen Theorie und Behandlungstechnik. Mit ihr verbunden ist die erwähnte Konzeption der dreigeteilten psychischen Struktur (Ich – Es – Überich). Bei der analytischen Arbeit mit dieser Theorie steht die Annahme, dass Triebe die primäre unbewusste Antriebsquelle des Menschen sind, im Zentrum jeder psychodynamischen Reflexion. In diesem metapsychologischen Modell sichert die überwiegend unbewusste Abwehr das Ich vor einer Überflutung durch die triebhaften Inhalte aus dem Es.

Das Konzept der primären, dualen Triebhaftigkeit gehört heute zu den umstrittenen Diskussionsthemen der Psychoanalyse (z.B. Denecke 1999; Emde 1991; Fonagy 2003; Gedo 1996; Lichtenberg 1991b; Lichtenberg et al. 2000). Ferner wird kritisiert, dass Freuds Vorstellung von der Entstehung der Psychoneurosen und der narzisstischen Neurose die Konzeption einer vorwiegend monadisch gedachten psychischen Entwicklung innewohnt. Darin werde – so die Kritik – die Entwicklung der intrapsychischen Struktur des Kindes als von der Begleitung durch Pflegepersonen weitgehend unabhängig gedacht. Michael Balint nannte diese »orthodoxe Sichtweise eine ›one-body-psychology‹« (Mertens 2000, S. 92). Gleichwohl bleibt es das unumstrittene Verdienst Freuds, die Psychologie des Unbewussten, besonders der unbewussten Konflikthaftigkeit und des psychodynamischen Denkens, eingeführt und damit die bis heute gültige Grundlage für die psychodynamische Psychotherapie geschaffen zu haben.

Im Laufe der Geschichte der Psychoanalyse hat es bereits früh andere als diese *one-body*-Sichtweisen gegeben: Sándor Ferenci gilt heute als Vorläufer der Objektbeziehungstheorien, die sich in der zweiten Hälfte des vergangenen Jahrhunderts zunehmend mit dem Einfluss der Pflegepersonen auf die Entwicklung des Kleinkindes befassten. Später ging sein Schüler Michael Balint »im Gegensatz zu Freud … nicht von einem primären Narzissmus des Säuglings aus, sondern er postulierte, beeinflusst von Ferenci, … eine primäre Liebe, bei der nicht nur das Kind geliebt werden will, sondern auch auf seine kindliche Weise lieben will … Kommt diese primäre Liebe nicht zustande, so entsteht … eine Grundstörung, die bei jeder schweren psychischen und psychosomatischen Erkrankung anzutreffen sei« (Mertens 2000, S. 83).

Heute stellt das Konzept der Objektbeziehungen »einen geradezu paradigmatischen Bestandteil der Theorie« (ebd., S. 92) der Psychoanalyse und der psychodynamischen Psychotherapie dar.[26] Das Konzept der Objektbeziehung steht nunmehr weitgehend unumstritten im Zentrum der Metapsychologie der psychodynamischen Psychotherapie.

Die zunehmende Beschäftigung von Psychoanalytikern und Psychotherapeuten mit der Bedeutung der Beziehung zwischen aufwachsenden Kindern und ihren Pflegepersonen führte zu einer Schwerpunktverlagerung der Aufmerksamkeit. Mehr und mehr geriet jetzt ins Blickfeld, wie die subjektive interpersonelle Erfahrung der frühen Kindheit die Entwicklung der psychischen Struktur

26 Eine umfassende Darstellung der hier nur skizzierten Entwicklung der psychoanalytischen Theorie findet sich bei Mertens (2000) und Junker (2005) zusammen mit einer kritischen Würdigung der teilweise divergenten Auffassungen.

und Funktionsfähigkeit des Individuums beeinflusst. Der Begriff des (→) **Selbst** wurde vermehrt reflektiert, und damit wurde angedeutet, dass man die intrapsychische Struktur anders als dreiteilig denken sollte (Jacobson 1973). Auch die systematische Beobachtung von Säuglingen und ihrer Entwicklung begann bereits in der Mitte des 20. Jahrhunderts, etwa mit den Arbeiten von Renè Spitz (1974) oder Margaret Mahler et al. (1980). Damit eröffnete sich die Möglichkeit, die sogenannten frühen Störungen[27] besser, d.h. differenzierter zu verstehen. Mittlerweile hat sich die Auffassung durchgesetzt, dass Borderline-Persönlichkeiten, Psychosomatosen, Essstörungen und alle Arten von narzisstischen Störungen psychodynamisch erst mit erfahrungsnah beschreibenden und entwicklungspsychologisch geprägten Theorien zu verstehen sind, welche noch anderes als die psychosexuelle Reifung des Kindes beschreiben. Mit Hilfe derartiger Theorien gelingt es, das Geschehen in der Mutter-Kind-Dyade vom ersten Lebenstag an genau und differenziert zu erfassen und zu beschreiben sowie darzustellen, wie sich Erfahrungen in den primären Beziehungen in intrapsychische Struktur umwandeln.

In jüngerer Zeit hat Müller-Pozzi (2008) *Eine Triebtheorie für unsere Zeit* vorgelegt. Darin legt er unter ausdrücklicher Berufung auf das Lebenswerk von Jean Laplanche eine Neuinterpretation von Freuds Triebtheorie vor und befreit sie »von unnötigem, ja irreführendem Ballast, vor allem von ihrer biologistischen Ausrichtung« (Klappentext). Mit diesem Konzept der Triebtheorie rückt er »Sexualität und Trieb auf neue Weise ins Zentrum psychoanalytischen Konfliktdenkens« und arbeitet deren »Bedeutung für die Konstituierung des Subjekts« (ebd.) heraus. Aus meiner Sicht liegt der besondere Wert seiner Darstellung in »dem strukturalen Ansatz, der die Psychoanalyse vom Primat des Anderen her denkt« (Müller-Pozzi 2008, S. 182). Er unterzieht die Texte Freuds unter dem Aspekt der Beziehung und vor allem der Bedeutung, die der Andere für das entstehende Subjekt hat, konsequent einer Revision. Seine »zeitgemäße Triebtheorie kann und will nicht

27 Der Begriff *frühe Störungen* entstammt dem klinischen Alltagsjargon und ist als Sammelbegriff zu verstehen, der zwei Dimensionen der Diagnostik zusammenfasst: die entwicklungspsychologische und die nosologische. In nosologischer Hinsicht werden mit diesem Begriff die Persönlichkeitsstörungen erfasst, wie die ICD-10 sie beschreibt. Mit dem Begriff der Persönlichkeitsstörung werden Krankheitsbilder zusammengefasst, die folgende Kriterien erfüllen: deutliche Unausgeglichenheit (im Bereich Affektivität, Antrieb, Impulskontrolle, Wahrnehmen, Denken und Beziehung), andauernde und tiefgreifende abnorme Verhaltensmuster, Beginn der Störung in der Kindheit, deutliches subjektives Leiden, Einschränkungen der beruflichen und sozialen Leistungsfähigkeit (Herpertz & Sass 2002, S. 215). Psychodynamisch betrachtet handelt es sich bei diesen Krankheitsbildern um Störungen, deren früheste Ursachen in der Zeit vor dem Erwerb der Sprachfähigkeit angesiedelt sind und die mit schweren strukturellen Defiziten einhergehen.

hinter die[se] Fortschritte [welche »in den letzten Jahren und Jahrzehnten ... vor allem die Ichpsychologie, die verschiedenen Narzissmuskonzepte und Objektbeziehungslehren und die Bindungstheorie in den Brennpunkt des psychoanalytischen Interesses gerückt« haben, M.K., zit. n. ebd.] zurückfallen« (ebd., S. 12). Seine Sicht der Freudschen Triebtheorie ist über weite Strecken seines Textes gut mit jenen metapsychologischen Theorien kompatibel, die nach meinem Eindruck heute die moderne psychodynamische Reflexion prägen, und soll daher hier knapp zusammengefasst wiedergegeben werden.

Im Zentrum von Müller-Pozzis Denken steht der Trieb, zuvorderst der Sexualtrieb. Es ist dies kein wie auch immer biologisch zu denkender Trieb, der von Anbeginn des Lebens vorhanden ist, sondern er ist das Ergebnis einer Entwicklung und das Produkt psychischer Aktivität und Arbeit des sich entwickelnden Subjekts. Der Trieb ist hier ein rein psychisches Phänomen. Er *entsteht,* und zwar ab dem Beginn des extrauterinen Lebens, und bleibt im Wesentlichen unbewusst: »Das (→) **Psychische** organisiert sich nach eigenen Prinzipien und ist nicht mit den neurologischen Prozessen, die sie ermöglichen, identisch« (Müller-Pozzi 2008, S. 15). Ich möchte hinzufügen: Das Psychische ist auch nicht mit den (→) **psychischen Funktionen,** die sich beschreiben lassen, identisch. Die Vorstellung vom *Psychischen* als dem Produkt psychischer Arbeit und folglich als einer Schöpfung des Individuums, aus dem schlussendlich das *Subjekt* (= das subjektive Individuum in seiner Einzigartigkeit) hervorgeht, durchzieht das Werk Müller-Pozzis als zentraler Gedanke. Dieses *Psychische* ist jener immaterielle Stoff, dem sich der Psychoanalytiker und Psychotherapeut mit seiner Arbeit zuwendet. Es ist, um es in der Begrifflichkeit der Theorie der Mentalisierung auszudrücken, diejenige psychische Realität seiner selbst und der Anderen, die das wachsende Subjekt mit dem Ausgang der ödipalen Phase in den Grundzügen im Bewussten wie auch im Unbewussten entwickelt hat und die wahrzunehmen und zu reflektieren es zu diesem Zeitpunkt gelernt hat. Das Psychische ist das gesamte subjektive Geworden-Sein in seiner bewussten wie vor allem auch unbewussten Wirklichkeit.

Allerdings betont Müller-Pozzi immer wieder, dass das Psychische des Subjekts einen Gehalt in sich trage, welcher mit den Methoden einer beobachten Forschung nicht zu erheben sei. Die Niederschläge nicht bewusst werdender Phantasien, *Phantasmen*, prägen das Erleben des Kindes, bleiben im Unbewussten erhalten und zeitlebens wirksam. Sie gehen auch in die unbewusst bleibenden Beziehungsmuster ein und prägen die sich entwickelnden Triebe maßgeblich (ebd., S. 63). Müller-Pozzi stellt die Triebe neben die Sprache und rückt den Erwerb beider in den Kontext der unausweichlichen Entwicklungsaufgabe der Subjektwerdung: »Subjekt meint die Bedeutung, die der Mensch gewinnt, wenn der Andere und seine Botschaften auf das Neugeborene mit seinen angeborenen Möglichkeiten treffen, meint ›aus lebendiger Erfahrung eine psychische Realität‹ (Bollas 2000, 71), Trieb und Sprache zu bilden und ein psychisches Universum von Bedeutung zu schaffen« (ebd., S. 145).

In Anlehnung an Freud betont Müller-Pozzi den Unterschied zwischen der infantilen Sexualität und der genitalen Sexualität des Erwachsenen. »Der infantilen Sexualität fehlt jede *sexualspezifische organische* Grundlage.[28] Der Trieb entsteht und entfaltet sich in der frühen Interaktion von Mutter und Kind als eine Sache von Bedeutung … Er entsteht im Austausch mit dem bedeutsamen Anderen, ist intersubjektiv begründet und begründet die Subjektivität« (ebd., S. 23, Hervorhebung im Original). Die infantile Sexualität ist also prägenital und geht aus der Mutter-Kind-Bindung im Sinne der Bindungstheorie Bowlbys hervor: »In der Tat ist die primäre Bindung die Wiege der infantilen Sexualität« (ebd., S. 24). Aber »was die Bindungstheoretiker naturgemäß nicht in den Blick bekommen, weil es der Beobachtung nicht zugänglich ist, sind die libidinösen Besetzungsvorgänge und die unbewussten sexuellen Phantasien, zuerst die des Erwachsenen [gegenüber dem Kind, M. K.] und dann mehr und mehr auch die des Kindes. Die Mutter ist ein sexueller Erwachsener mit einem sexuellen Unbewussten. Im guten Fall ist das Kind für sie ein *libidinös* hochbesetztes Objekt. Die Bindung ist von allem Anfang geprägt von der *libidinösen* Besetzung des Kindes durch die Mutter … Bindung und infantile Sexualität sind zwei voneinander abhängige Entwicklungslinien, die sich kreuzen und durchdringen. Dementsprechend sind Triebtheorie und Bindungstheorie … komplementäre Theorien« (ebd., S. 27, Hervorhebung M. K.). Und schließlich: »*Das Sexuelle, das in Anlehnung an die Bindung*

---

28 Diese Formulierung von Müller-Pozzi ist nicht ganz zutreffend. Er meint, dass der infantilen Sexualität eine genital-spezifische Grundlage fehlt. Hingegen ist das gegenseitige Bindungsbedürfnis von Mutter und Kind, welches die Triebtheorie in den Libido-Begriff einbezieht, sehr wohl organisch bedingt, nämlich durch die Ausschüttung von Oxytocin. An dieser Stelle wird das sprachliche Dilemma der Triebtheorie deutlich, indem sie infantiles und adultes Begehren als sexuelles Begehren bezeichnet. Schon um die Jahrhundertwende, zu Freuds Zeit, war der Begriff *Sexualität* so fest wie heute mit der Vorstellung von genitaler Betätigung verknüpft, dass die Beschreibung einer infantilen Sexualität auf den Widerstand der wissenschaftlichen Gemeinschaft treffen musste. Insofern ist es hilfreich und klärend, wenn wir heute genitales Begehren und Bindungsstreben als auch organisch klar differenzierbare Qualitäten unterscheiden, wenngleich beide triebhafte Qualität haben. Sie aber weiterhin der Sexualität zuzuordnen, erscheint mir nicht mehr als sinnvoll. Allerdings ist vom Bindungsbedürfnis weiterhin das Streben des Kindes nach lustvollem Erleben zu unterscheiden. Diesem Aspekt der infantilen Libido wendet sich Müller-Pozzi in seinem Text zu.

erst entsteht, ist auf der Suche nach seinem spezifischen, dem libidinösen Objekt« (ebd., S. 28).

Hier ist der sexuelle Trieb eine Weiterentwicklung des in den Texten von Freud Konzipierten, bei dem die *Libido,* das sinnliche Verlangen nach lustvoller Erfahrung, den Kern der infantilen Sexualität bildet und worin die Mutter als phantasmatisches Objekt auftaucht. Libido ist im Konzept Müller-Pozzis aber nicht primär vorhanden, sondern das Kind entwickelt den Trieb erst schrittweise im intersubjektiven Austausch – vorzugsweise mit der Mutter – als ein unbewusstes Produkt der psychischen Verarbeitung seiner Erfahrung mit ihr und vor allem als Produkt seiner Phantasien darüber. Kurz: *Libido* ist das grundlegende Wesen der Suche des Kindes nach jenem lustvollen Erleben, das als infantiler Sexualtrieb bezeichnet wird. Erst später, im Zuge der Reifungsschritte während der Pubertät und Adoleszenz, sowie unter dem Einfluss der Gonadenreifung entsteht die adulte genitale Libido bzw. Sexualität.

Während die Libido »dem werdenden Subjekt implantiert« wird, ist die Aggression im Konzept Müller-Pozzis »von Anfang an vorhanden« (ebd., S. 158). In Übereinstimmung mit Winnicott sieht er die »Motilität als die Wurzel der Aggression« (ebd., S. 158) »und sieht in der Aggression ein *Potenzial von Lebenskraft,* die gestaltet und in die Struktur [des Ich, M.K.] integriert werden muss« (ebd., S. 168, Hervorhebung M.K.). »Wie Libido nicht einfach mit Liebe gleichzusetzen ist, bedeutet Aggression nicht zwangsläufig Hass und Destruktion. Ihre primäre Funktion liegt in der Bemächtigung des Objekts und im Aufbau, der Erhaltung und dem Schutz des Ichs und der Objektbeziehungen. Sie gibt einer libidinösen Besetzung ihr Aktionspotenzial« (ebd., S. 168). »Die Ableitung eines Aggressionstriebes aus dem Todestrieb« ist für Müller-Pozzi »vom Tisch« (ebd., S. 169). Und »die Frage ist nicht mehr, wie destruktive Energie ›neutralisiert‹ werden kann, sondern … unter welchen Bedingungen Aggression destruktiv wird bzw. warum und wie es [das Ich, M.K.] an der Aufgabe scheitert, Aggression psychisch zu binden und als Aktivität in Gebrauch zu nehmen« (ebd., S. 169). Damit setzt er »die Aggression an die Stelle der Selbsterhaltungs- und Ichtriebe« und trägt »den Dualismus von Libido und Aggression in die erste Triebtheorie« Freuds ein (ebd., S. 168).

Bei der Reflexion der Frage, wie die Aggression entsteht, geht Müller-Pozzi von einer für die Entwicklung der psychischen Struktur grundlegenden *Ambivalenz* (S. 173 ff.) aus, worin er die Objektlibido auf der einen und die Aggression gegenüber dem Objekt auf der anderen Seite sieht. Er entwickelt eine »Theorie des Hasses«, in der er Freud weitgehend folgt, aber auch aufzeigt, wie dieser seiner Meinung nach »haarscharf ... die Möglichkeit verpasst, die Selbsterhaltung- bzw. Ichtriebe durch einen Aggressionstrieb und seine Schicksale zu ersetzen« (ebd., S. 174). Ausgehend von der Annahme, »dass der Akt der Geburt und des Eintrittes in die Welt der Triebe und Objekte mit einem Ansturm von Affekten verbunden ist, die wir uns als unlustvoll vorstellen« (ebd., S. 175), folgt er Freuds Formulierung: »Das Ich hasst, verabscheut, verfolgt mit Zerstörungsabsichten alle Objekte, die ihm zur Quelle von Unlustempfindungen werden« (ebd.). Und er folgert: »Das zu früh geborene Lebewesen Mensch ist auch bei der vollkommensten Bemutterung einem Reizansturm ausgesetzt, den zu bewältigen es nicht angeborene Mittel hat und zu dessen Regulierung es auf das Objekt der Bindung angewiesen ist, die aber im besten Fall ›gut genug‹, nie vollkommen sein kann. Das Lust-Unlust-Prinzip beginnt zu spielen, die Lust- bzw. Lust-Unlust-Komponente der primären Affekte offenbart sich am äußeren Objekt, das einmal befriedigt, ein andermal stört, und bahnt die Relation zum Objekt, bestimmt Nähe und Distanz, Anziehung und Abneigung, Erhaltung und Zerstörung, Libido und Aggression, letztlich Liebe und Hass« (ebd.).

Die Begriffe *Liebe* und *Hass* seien – so Müller-Pozzi – nicht affektpsychologisch zu lesen, sondern metapsychologisch. Wie Freud benutzt er diese Begriffe in ihrer global-abstrahierenden Bedeutung eher als Metapher für emotionale Bewegungen: auf das Objekt zu bzw. vom Objekt weg.

Hass »oder das Urbild des späteren Hasses« (ebd., S. 176), in diesem metapsychologischen Sinn von Aggression verstanden, ermöglicht dem Kind nicht nur »die Loslösung aus der wie auch immer gedachten dualen Einheit mit der Mutter« (ebd.),[29] sondern dient vor allem »als Unlustreaktion gegen die reizspendende Außenwelt ... der Erhaltung des psychischen Organismus, der ›Selbsterhaltung‹, ja der ›Selbstkonstitution‹ angesichts einer reizüberflutenden, potenziell traumati-

29 Indem Hass hier nicht affektpsychologisch gemeint ist, sondern metapsychologisch gedacht wird, rücken die Gedanken von Müller-Pozzi nah an Vorstellungen mancher Theorien zur Motivation heran. Beispielsweise lassen sich die motivationalen Systeme Lichtenbergs (1991 b, Lichtenberg et al. 2000; → **IV.9**) so verstehen, dass das motivationale Bedürfnis, aversiv zu reagieren, dem Kind die Loslösung aus der dualen Einheit mit der Mutter emöglicht. – Die Gleichsetzung von affektpsychologischen und metapsychologischen Begriffen schafft an dieser Stelle aber eher Verwirrung und gibt Anlass zur Zurückweisung dieser psychoanalytischen Theoriebildung. Denn hier kann zu Recht der Einwand erhoben werden, dass wissenschaftlich nicht nachweisbar ist, dass Kinder in diesem Alter Hass gegenüber der Mutter empfinden oder gar empfinden müssen, um sich aus der Dyade zu lösen. Die metapsychologische Annahme von der Existenz eines eigenständigen motivationalen Systems der Aversion führt aus diesem Dilemma. Müller-Pozzi wird m. E. verständlicher, wenn man seinen Begriff Hass als Aversion (verstanden im Sinne der motivationalen Systeme) liest.

schen Umwelt« (ebd.). Diese beiden Gesichtspunkte scheinen mir für das Verständnis der von Müller-Pozzis weitergeführten Triebtheorie von großer Bedeutung zu sein. Sein Denken dreht sich hier um einen Angelpunkt der Entwicklung (Blanck & Blanck 1978), bei dem es um die Integration der Ambivalenz geht. Und es geht um die Integration nicht nur der gegensätzlichen Entwicklungsstränge von Abhängigkeit und Separation, wie sie durch das libidinöse Streben auf der einen und das separatistisch-aggressive Streben auf der anderen Seite bewirkt wird, sondern darüber hinaus um die selbstbehauptende Aggression, welche das Kind der Autonomie entgegenstreben lässt. Diese Dimension von »primärem Hass« ist »nicht der Gegensatz einer ›verschmäten Liebe‹, sondern die ›vorgängige Reaktion‹ auf eine reale oder phantasmatische Bedrohung des Subjekts und seiner Identität, auf die Nicht-Anerkennung der Existenz des Subjekts als Subjekt« (ebd., S. 177).

In dieser Neufassung des Aggressionstriebes taucht ein ähnliches Konstrukt auf, wie Müller-Pozzi es bereits für den Sexualtrieb beschrieben hat, nämlich die Entwicklung des Triebes im Rahmen der primären Objektbeziehungen. Auch hier wird der Trieb als ein Produkt der psychischen Arbeit des Kindes aufgefasst, nicht als ein präexistenter Trieb, welcher der Subjekt-Werdung vorausgeht. Indem er mit Winnicott übereinstimmt, dass die Motilität »die Wurzel« und nicht die »Quelle« der Aggression sei, beschreibt er sie »rein deskriptiv und sagt über ihre Quelle nichts aus« (ebd., S. 158).

Mit diesem Konstrukt des Triebes als etwas im Leben Entstehenden, das dem Subjekt unausweichlich innewohnt und vor allem weitgehend unbewusst ist, nimmt er der Brisanz des Triebes nichts, nimmt ihm aber den Charakter des Biologischen und des Mystischen, der dem Triebkonzept ansonsten leicht anhaftet. Müller-Pozzi lässt allerdings die Frage, wodurch die Brisanz der Triebe entsteht, in gewisser Weise offen. Der Leser ahnt und der Autor deutet an, dass zwei Faktoren für deren Entstehen als wesentlich anzusehen sind: die unbewusste Sexualität und Aggression, mit welcher die primären Objekte ihrerseits das Kind in die Welt begleiten, sowie die Phantasien des Kindes im Zusammenhang seines Trieberlebens und seiner Triebbewältigung, die zu einem großen Teil (als »Phantasmen«) ins Unbewusste abgewehrt werden.

Nach meinem Verständnis sind allerdings weitere, von Müller-Pozzi nicht benannte Umstände an der Entwicklung der Brisanz der Triebe beteiligt. Er deutet diese Zusammenhänge wohl an, wenn er von der »rätselhaften Botschaft« des Anderen spricht, welche das Kind in sich aufnimmt und zu verarbeiten hat (ebd., S. 59). Aber er führt nicht weiter aus, welche Wirkung diese Botschaft im Kind zeitigt, außer dass er diese Wirkung als Phantasmen bezeichnet. Moderne Theorien gehen hier weiter und zeichnen Denkmöglichkeiten auf, welche eine Vorstellung davon geben können, wie die rätselhafte Botschaft des Anderen im Kind wirksam werden kann:

Beispielsweise können im Zuge der (→) **Affektspiegelung** und der Bildung (→) **sekundärer Selbstrepräsentanz**en im Kind affektiv getönte und nicht ausreichend differenzierte bzw. regulierte sekundäre Selbstanteile entstehen. Diese Selbstanteile werden je nach metapsychologischer Theorie als (→) **Kolonisation** durch ein (→) **fremdes Selbst** oder als (→) **Introjekt** konzipiert. Dabei erfahren psychische Inhalte der Mutter, des Vaters oder Anderer (z. B. psychische Krankheiten und Traumata) einen Niederschlag in der kindlichen Psyche, neben (!) den Phantasien, die das Kind selbst in sich bildet. – An dieser Stelle wird deutlich, worauf ich in Kapitel **I.5** aufmerksam gemacht habe, nämlich wie hilfreich und sinnvoll es sein kann, ein psychisches Phänomen wie hier die Triebhaftigkeit unter verschiedenen metapsychologischen Aspekten zu reflektieren. Das ermöglicht es, die unbewussten Zusammenhänge umfassender und differenzierter zu durchdringen. Ich greife die Zusammenhänge erneut auf und führe sie in Kapitel V.4 weiter aus.

Zusammenfassend kann man sagen, dass Müller-Pozzi unter Hinweis auf Lacan und Laplanche eine *Triebtheorie für unsere Zeit* formuliert hat, die weitgehend mit modernen metapsychologischen Theorien kompatibel ist und die die Entwicklung des Kindes im Feld der Beziehung reflektiert, in dem es permanent mit dem Anders-Sein des Anderen und der Bewältigung der daraus resultierenden Gefühle und Phantasien befasst ist. Damit folgt er einer Perspektive auf die psychische Entwicklung, in der deren intersubjektive Bedingungen im Fokus stehen, und präsentiert seine Vorstellungen explizit nicht als Alternative zu anderen aktuellen Theorien, sondern als diesen komplementär (vgl. ebd., S. 64). Das erlaubt dem Leser wohltuende Brückenschläge seines Denkens zwischen den vielfältigen Theorien der Psychoanalyse und den sie ergänzenden Metatheorien. – Zur psychoanalytischen (→) **Intersubjektivität** siehe Kapitel IV.11.

KAPITEL 3

Weiterentwicklungen der Metapsychologie

Die Entwicklung des Säuglings ist durch die non-verbale Kommunikation mit den Pflegepersonen geprägt. Solange Sprache noch keinen sinnvollen Informationsgehalt transportieren kann, verständigen sich Mutter und Kind handlungsdialogisch. Ihre Kommunikation verläuft dabei multimodal, d. h. über verschiedene Ausdrucks- und Wahrnehmungswege. Bei der Wahrnehmung spielen die Qualitäten des Sehens, Riechens, Hörens und propriozeptive Qualitäten (Tasten und Körperwahrnehmung) die entscheidende Rolle. Aktive Ausdrucksmittel bilden dabei die Mimik, die Körperhaltung und -bewegung, und dabei vor allem die Kontaktaufnahme mit den Augen sowie die Zu- oder Abwendung des Kopfes. Jede Form von vokaler Zuwendung (Lautstärke, Sprachmelodie, Rhythmus) stellt von Anfang an einen Vorläufer auf dem Weg zum Spracherwerb dar. Aber auch vokale Kommunikation ist so lange Handlungsdialog, wie noch kein explizit verbaler Dialog erfolgt. Von entscheidender Bedeutung für das Gelingen des Handlungsdialogs ist die Gestaltung des Wechselspiels der beiden Beteiligten, vor allem das Gelingen des Wechsel zwischen *Hören* (= Wahrnehmen, Aufnehmen, nicht das konkrete Wortverständnis) und *Sprechen* (= handlungsdialogisches Ausdrücken). Dazu gehören spezifische *Schaltpausen*; das sind Millisekunden dauernde Pausen zwischen dem *Sprechen* des Einen und dem antwortenden *Sprechen* des Anderen (Jaffe et al. 2001).

Die Kommunikation zwischen dem Kind und seinen wichtigen Pflegepersonen transportiert vor allem Affekte und deren Ausmaß an Erregung sowie intentionale Inhalte, die als erster Ausdruck von unbewusstem Antriebserleben und Wollen des Kindes angesehen werden können. Vom Gelingen der Kommunikation ist abhängig, *ob* sich das Kind verstanden fühlt. Wichtiger aber ist, *dass* das Kind diese kommunikative Erfahrung macht! Denn diese Erfahrung wird durch ihre stete Wiederholung zu einem bleibenden *Muster*. Die Vielzahl von Erfahrungsmustern im Leben des Säuglings summieren sich. All diesen Erfahrungen ist gemeinsam, dass sie *in Beziehung* mit den frühen Beziehungspersonen (in der Regel sind dies Mutter und Vater) gemacht werden. Der Erfahrungsschatz, den Säuglinge auf diese Weise im ersten Lebensjahr ansammeln, wird als (→) **implizites Beziehungswissen** (Lyons-Ruth et al. 1998) bezeichnet und bildet in Übereinstimmung mit den Ergebnissen der Neuropsychologie einen Teil des Inhalts des *implizit-prozeduralen Gedächtnisses* (Schüßler 2002). Diese Gedächtnisform stellt eine zentrale Basis unbewussten Wissens dar. Indem Unbewusstheit auf diese Weise verstanden werden kann, wird deutlich, dass Unbewusstes von nun an theoretisch in neuer Weise konzipiert werden muss.

Das Unbewusste Sigmund Freuds besteht aus Inhalten des Es und dem Verdrängungsunbewussten (Freud 1915 d, e und 1923 b), welches aufgrund von Abwehrvorgängen sekundär entsteht. Bei den Inhalten des implizit-prozeduralen Gedächtnisses geht es um eine Dimension von Unbewusstheit, die aufgrund von interpersonaler Erfahrung entsteht. Daraus lassen sich Modifikationen der Behandlungstechnik ableiten, welche es erlauben, den Prozess der Psychotherapie spezifischer an die Art der Störung des Patienten anzupassen (Junker 2013; Mertens 2013).

Die Wechselseitigkeit der Mutter-Kind-Begegnungen lässt Muster der Bindung entstehen, die in der Literatur der Bindungsforschung ausführlich dargestellt werden (z.B. Brisch 2009; Fonagy 2003). Die Erfahrung des Kindes mit der Mutter schlägt sich in dessen Verhalten und Selbsterleben dergestalt nieder, dass im bewussten Vordergrund von Erleben und Verhalten eine andere Emotionalität empfunden wird als im unbewussten Hintergrund, der dadurch geprägt ist, dass die Pflegeperson auch als Quelle von Gefahr erlebt werden kann: Bindung beschreibt das Hintergrunderleben der Sicherheit, welches das Kind in seinen Beziehungen erfährt. Aufgrund dieser Erfahrungen bilden sich Bindungsmuster (sicher, ambivalent, unsicher-vermeidend, desorganisiert) heraus, die im Jugend- und Erwachsenenalter auch klinisch bei Patienten erkennbar sind (→**IV.6**). Fonagy (2003) hebt in seinen Publikationen über Psychoanalyse und Bindungstheorie das Bedürfnis nach sicherer Bindung als eigenständige Motivation von herausragender Intensität hervor. Nach seinen Vorstellungen reifen die kognitiven Fähigkeiten des Kindes *in Abhängigkeit von der Qualität der primären Bindung* schrittweise und durchlaufen verschiedene Stufen der »Mentalisierung« (→**IV.7**); ein Scheitern dieser Entwicklung führt zu Pathologien wie beispielsweise der Borderline-Störung. Andere Forscher (z.B. Beebe & Lachmann 2004; Jaffe et al. 2001) bestätigen diese Zusammenhänge. Damit wird in bislang ungewöhnlicher Klarheit deutlich, welch eindeutige Verbindung zwischen sicherer Bindung und gelingender Reifungsentwicklung des Selbst besteht. Diese Entdeckung hat Einfluss auf das psychodynamische Verstehen und auch auf die Gestaltung der therapeutischen Beziehung.

Zu den ersten kommunikativen Erfahrungen des Kindes gehört, ob und wie die Mutter auf seine Affekte und seine aktiven Bedürfnisse, mit der Umwelt in Kontakt zu treten, reagiert. Dazu muss das Kind neben den angeborenen Affekten über ein motivationales Bedürfnissystem (ein Antriebssystem) verfügen, welches seine Aktivität in Gang setzt. Joseph Lichtenberg (1991 b; Lichtenberg et al. 2000) geht in seiner *Theorie der motivationalen Systeme* anders als Freud in seiner dualen Triebtheorie davon aus, dass sich die unbewusste Motivation des Selbst aus fünf Systemen herleitet: (1) dem Bedürfnis[30] nach physiologischer Regulation, (2) dem Bedürfnis, aversiv oder mit Rückzug zu reagieren, (3) dem Bedürfnis nach Selbstbehauptung und Exploration, (4) dem Bedürfnis nach Bindung sowie (5) dem Bedürfnis nach erotischer und sexueller Erregung und deren Befriedigung.

Die Literatur der psychoanalytischen Säuglingsforschung (Beebe & Lachmann 1988, 2004; Dornes 1993 a, 2000; Köhler 1990; Lichtenberg 1991 a; Stern 1979, 1992) beschreibt detailliert Vorstellungen über die Entwicklung, Entfaltung und Integration der Gefühle und Affekte des Kindes in die psychische Struktur, d. h. in das *entstehende Selbst* des Kindes. Die Säuglingsforschung hebt besonders die Bedeutung der Pflegeperson (in der Regel die Mutter) als Vermittlerin wesentlicher Entwicklungsleistungen des Kindes hervor. Dabei sind die Prozesse von Wechselseitigkeit und Kommunikation in der Mutter-Kind-Dyade von herausragender Bedeutung. Sie lassen das Paar als ein Beziehungs*system* verständlich werden. Der durch Affekte und Handlung geprägten *primärprozesshaften* Kommunikation im ersten Lebensjahr folgt die von Emotionen und Worten geleitete *symbolisierte* Kommunikation, die am Ausgang des ersten und dem Übergang zum zweiten Lebensjahr ihren Anfang nimmt. Ge- und Misslingen der präverbalen Kommunikationsweisen wirken bei der Ausformung der Kommunikation durch Symbolbildung (verbale Sprache) entscheidend mit. Die jüngsten Ergebnisse der Entwicklungsforschung zeigen die Prozesshaftigkeit der psychischen Reifung des Selbst auf. Dabei wird das »WIE« des interaktionellen Geschehens besonders herausgestellt, nämlich *WIE* sich die Beziehung zwischen Kind und Pflegeperson vollzieht, im gelingenden Fall ebenso wie im misslingenden. Diese Zusammenhänge finden ihren Niederschlag in den *Repräsentanzen*, die in ihrer

30 In der Theorie der motivationalen Systeme wird der Begriff *Bedürfnis* immer mit dem Adjektiv »motivational« gedacht.

Gesamtheit zum zentralen Inhalt des Selbst gehören. (→) **Repräsentanzen** bilden Erfahrungen des *Selbst mit dem Anderen* in generalisierter Form ab. In diesem Verständnis enthält das »Selbst« die gesamte Geschichte des dyadischen Systems in seinen Erfahrungskontexten, aus denen heraus die Repräsentanzen entstehen. Mit Erfahrungskontext wird sowohl beschrieben, WAS die Inhalte prägt, z.B. Handlungs- und Gefühlserfahrungen, als auch WIE die Erfahrung beider miteinander erfolgte. In diesem Sinn kann man formulieren, dass es ein isoliertes (→) **Selbst** nicht gibt. Denn die Erfahrungsdimension mit dem Anderen, also letztlich das System, innerhalb dessen die Erfahrung entstand, ist stets im Unbewussten repräsentiert. Mertens prägte für die Zusammenhänge jüngst (2013) den Begriff des *Zwei-Personen-Unbewussten*.

Die Fähigkeit zur inneren Beziehung zum eigenen Selbst (d.h. zur *Welt der inneren Erfahrungsbilder*, den Repräsentanzen) sowie zur Reflexion der Vorgänge im eigenen Selbst (der Gedanken, Gefühle, Phantasien und Handlungsimpulse) wird heute mit dem Begriff *Narzissmus* (Altmeyer 2000) verknüpft. Versteht man (→) **Narzissmus** in diesem Sinne als Fähigkeit der reflexiven Beziehung zum eigenen Selbst, so beinhaltet ein auf diese Weise neu konzipierter Narzissmus auch die Bedingungen, unter denen das Selbst entstand, nämlich die Qualität der prägenden interpersonellen Beziehungen mit den Pflegepersonen, mit denen das kindliche Selbst reifte. Oder anders ausgedrückt: Die Fähigkeit der reflexiven Beziehung zum Selbst entwickelt sich in Abhängigkeit davon, wie gut es den Pflegepersonen gelingt, dem Kind ein metabolisierender Spiegel zu sein (→ **Spiegelung**).

Die Spiegel-Metapher wird leicht missverstanden. Mit ihr ist gemeint, dass es die Aufgabe der Pflegeperson ist, dem Kind seine Innenwelt nicht einfach, quasi eins zu eins zu spiegeln, sondern gleichzeitig mit der Rückgabe die eigene Reaktion auf den Zustand des Kindes zur Verfügung zu stellen. Dies tut eine Mutter z.B., wenn sie ihrem heftig weinenden Kind gleichzeitig (→) **Empathie** und Trost anbietet, aber beispielsweise zusätzlich Überraschung zum Ausdruck bringt, weil sie vielleicht die Heftigkeit des Weinens für unangemessen hält. Die Überraschung stellt in diesem Beispiel die Metabolisierung dar, die es dem Kind ermöglicht, sich selbst infrage zu stellen und zu korrigieren. Gergely und Watson (2004) sprechen in diesem Zusammenhang von (→) **Markierung** im Spiegeln der kindlichen Affekte. Und Fonagy et al. (2004) haben ein komplexes Konzept der (→) **Mentalisierung** ausgearbeitet, welches verständlich werden lässt, wie der intrapsychische Reifungsprozess von der Affektwahrnehmung über die (→) **Symbolisierung**, die Mentalisierung und Repräsentation hin zur Fähigkeit reflektierenden Denkens und einer individuellen (→) **Theory of Mind** verläuft.

KAPITEL 4

Die für ein zeitgemäßes Verständnis der Psychodynamik zentralen metapsychologischen Konzepte

Die skizzierten Themen und Inhalte der Säuglingsforschung, der Bindungstheorie, der Motivationslehre und der Theorie der Mentalisierung lassen *Konzepte für das Verständnis der psychischen Reifungsentwicklung* erkennen, die das bisherige Theoriegebäude der Psychoanalyse und der von ihr abgeleiteten psychodynamischen Psychotherapie sinnvoll, ja notwendigerweise ergänzen:

1) Im Mittelpunkt der metapsychologischen Betrachtung steht das (→) **Selbst** als zentrales Konstrukt. Freud hat es einst als den *psychischen Apparat* bezeichnet. Das Selbst ist ein höchst komplex aufgebautes und ebenso funktionierendes System, das weder physisch noch anatomisch fassbar ist, sondern als emergentes Phänomen der Funktionstätigkeit des zentralen Nervensystems entspringt, ohne mit diesem identisch zu sein. Es enthält als qualitativen Inhalt (→) **Repräsentanz**en der im Leben gewonnenen (→) **Beziehungserfahrung**en, die dem Selbst (→) **Struktur** verleihen, gemeinsam mit den wesentlichen (→) **psychische**n **Funktionen**: der Fähigkeit zur Kommunikation, dem (→) **Regulation**svermögen, der (→) **Bindung**sfähigkeit, der Wahrnehmungsfähigkeit, der Fähigkeit zur Phantasietätigkeit und (→) **Mentalisierung,** dem Denkvermögen, der Fähigkeit zur (→) **Selbst-Objekt-Differenzierung,** der (→) **Abwehr** und der (→) **Autonomie**-Fähigkeit. Diese Funktionen kann man dem (→) **Ich,** verstanden als ein Bestandteil des Selbst, zuordnen. Das Selbst entsteht unter den Bedingungen seiner primären Beziehungen und kann als *komplex strukturiertes Zentrum des Individuums* gedacht werden, das sich lebenslang in Entwicklung befindet; es hat die Binnenstruktur eines komplexen Systems, dem neben den Repräsentanzen und dem Ich weitere Instanzen zuzuordnen sind wie das Gewissen, das (→) **Selbstideal** sowie der Pool der (→) **Affekt**e (→ **V.1** und **2**).

2) (→) **Bindung** stellt ein zentrales motivationales Bedürfnis des Selbst dar. Indem die Reifung des Selbst von der (→) **Beziehungserfahrung** mit wichtigen Anderen abhängig ist, ist die Sicherheit in der Bindung an die Pflegepersonen des Kindes essentiell. In dem Umfang, wie diese in der Lage sind, emotional-intime und inhaltlich differenzierte Beziehungen zum Kind aufzunehmen, wird das Kind zunehmend befähigt sein, zum eigenen Selbst Intimität (Lichtenberg, 1999) zu entwickeln. Sicherheit in der Bindung stellt die zentrale Voraussetzung für das Gelingen der (→) **Reifung**sentwicklung des Selbst dar (→**IV.6** und **V.2.4**).
3) Die Fähigkeit zur *Wahrnehmung von Affekten* und – damit in Zusammenhang stehend von motivationalem Antrieb – entwickelt sich in Abhängigkeit von der emotionalen Verfügbarkeit der Pflegepersonen und deren Vermögen, kommunikativ resonant zu reagieren. Die differenzierte Integration der Vielfältigkeit von Affekten und Motivationen in das Selbst ist auf das Gelingen des wechselseitigen Austausches mit den Pflegepersonen über eben diese Affekte und Motivationen angewiesen. Dabei entstehen sekundäre Repräsentanzen (→**sekundäre Selbstrepräsentanzen**) der Emotionen und (→) **Motivationen** von z. T. triebhafter Qualität (→**IV.9**).
4) Während des kommunikativen Austausches über Affekte und motivationale Impulse verständigen sich das Kind und seine Pflegepersonen in aller Regel auch über deren Intensität. Das Kind ist darauf angewiesen, dass die Mutter ihm bei der (→) **Regulation** *der Erregung* seiner Affekte und Impulse hilfreich zur Verfügung steht und damit eine Orientierung gibt, dass und wie Affekte und Impulse regulativ steuerbar sind. Dasselbe gilt für die Befriedigung körperlicher Bedürfnisse (→**V.2.3**).
5) Das Kind sammelt im ersten Lebensjahr in rasantem Tempo eine enorme Menge von (→) **Beziehungserfahrung**en, welche ihren Niederschlag in den strukturellen Repräsentanzen des (→) **Selbst** finden. Der grundlegende Inhalt dieser (→) **Repräsentanz**en stammt aus handlungssprachlichen Kontexten, ist also nicht verbal codiert, bleibt (→) **unbewusst** und stellt als (→) **implizites Beziehungswissen** einen zentralen Inhalt des implizit-prozeduralen Gedächtnisses (→**implizit-prozedurale Erinnerung**) dar (→**IV.3** und **V.3.1**). Das Kind entwickelt dabei individuelle Muster des Seins in Beziehung, welche je nach Theorie unterschiedlich benannt werden, z. B. (→) **Abwehr** (Psychoanalyse) oder innere Arbeitsmodelle (Bindungstheorie).
6) Im Zuge der Entwicklung schreitet die Fähigkeit zur differenzierten Kommunikation in Abhängigkeit vom Angebot in der Beziehung voran. Dabei entsteht

die Fähigkeit zur (→) **Symbolisierung,** und mit ihr vollzieht sich der Erwerb der Wortsprache und der Fähigkeit zur bildhaften Vorstellung. Damit verbunden entsteht schrittweise die Fähigkeit, Phantasien und Abstraktionen zu entwickeln (→ **IV.8** und **V.2.2**).

7) Vom Ausmaß des Gelingens der präsymbolischen (= präverbalen) und symbolischen Kommunikation mit den Pflegepersonen hängt die Entwicklung der (→) **Mentalisierung** *und der Fähigkeit zur* (→) **Reflexion** (speziell der Fähigkeit zur Selbstreflexion) ab. Mit ihr im Zusammenhang steht die Entwicklung der Fähigkeit der Selbst(be)achtung, Selbstsicherheit und des Empfindens von Selbstwert (→ **IV.7**).

Mit diesen sieben Themen sind diejenigen Inhalte zusammengefasst, welche die neuen Forschungsrichtungen als Theorien oder Konzepte an die psychodynamischen Psychotherapien herantragen und Therapeuten zur Auseinandersetzung damit herausfordern. Diese Themen beziehen sich auf die Struktur des (→) **Selbst,** das motivationale Bedürfnis nach (→) **Bindung** und andere (→) **Motivation**en, die Fähigkeit zur (→) **Affekt**wahrnehmung, (→) **Regulation,** (→) **Symbolisierung** und (→) **Mentalisierung** sowie den Erwerb des impliziten Beziehungswissens *als Ergebnis der psychischen Entwicklung*! Sie lassen sich gut in das bestehende metapsychologische Gedankengebäude der Psychoanalyse integrieren und mit ihm zu einem ganzheitlichen Konzept der psychodynamischen Psychotherapie verbinden. Vergleichbare integrative Ansätze finden sich beispielsweise bei Mentzos (2011) und Rudolf (2004, 2010).

KAPITEL 5

Das Grundkonzept psychodynamischen Verstehens in der Praxis

Wenn wir den inneren Arbeitsprozess verstehen wollen, in dessen Verlauf im reflexiven Denken des Therapeuten dessen Verständnis der unbewussten Psychodynamik seines Patienten entsteht, so ist es hilfreich, das zugrunde liegende Konzept, das Denkmodell psychodynamischen Verstehens, zu erfassen. Darum soll es in diesem Kapitel gehen. Im Kern liegt der Erforschung psychodynamischer Zusammenhänge stets dieselbe Frage zugrunde: Wie vollziehen sich der Erwerb von Struktur und die Entwicklung der motivationalen Bedürfnissysteme, der funktionalen Fähigkeiten und des Beziehungswissen? Psychoanalytiker unter den Säuglingsforschern (Beebe & Lachmann 2004; Process of Change Study Group 1998) sind der Idee nachgegangen, ob sich nicht aus der gelingenden Mutter-Kind-Beziehung Anregungen für den therapeutischen Prozess gewinnen lassen bzw. ob es zwischen beidem Gemeinsamkeiten gibt. Betrachten wir die bis hierher in Teil IV dargestellten Ergebnisse unter dieser Frage, so ergeben sich drei Aspekte, die bei der Reflexion der Reifungsentwicklung des Kindes ebenso wie bei der der Psychodynamik hilfreich sind, um ein kohärentes Verständnis dafür entwickeln zu können.

Der System-Aspekt: Die Säuglingsforschung zeigt mit großer Eindeutigkeit auf, dass ein kontinuierlicher, wechselseitiger kommunikativer Austausch zwischen Mutter und Kind zur Förderung der Reifungsentwicklung notwendig ist. Charakteristikum der Wechselseitigkeit ist dabei, dass sich beide Beteiligte voneinander beeinflussen und verändern lassen. Dabei überlassen sich beide einem (lebens-) lang anhaltenden Prozess.[31] Mutter und Kind bilden ein kommunikatives

31 Im Fall der gelingenden Entwicklung von Beziehungsfähigkeit geht die ursprüngliche Mutterbeziehung in die Fähigkeit zur partnerschaftlichen Beziehung ein, die ihrerseits durch

System, welches sich körper- und handlungssprachlich austauscht und auf diese Weise ein komplexes (→) **implizites Beziehungswissen** (s.o.) miteinander ansammelt; dieses bleibt zum größten Teil lebenslang unbewusst, wird jedoch in späteren Lebensphasen des Kindes psychodynamisch wirksam. Um diese Zusammenhänge von den Ursprüngen der Entwicklung des Individuums her verstehen zu können, ist die *Reflexion des Systems* der frühen Mutter-Kind-Beziehung unerlässlich.

Funktionaler Aspekt: Im Laufe seiner Beziehungserfahrung mit der Mutter entwickelt das Kind *innere Arbeitsmodelle*. Das sind individuelle Funktionsweisen psychischen Erlebens und Reagierens, womit es auf seine Umwelt antwortet und sich auf sie einstellt. Das Kind entwickelt seine Art des *WIE* – *wie* es auf die Welt reagiert und sich darauf einstellt –, es entwickelt seine (→) **Struktur.** Die Kleinkindforschung vermag aufzuzeigen, dass es sich bei diesem *WIE* um eine höchst individuelle Mischung aus angeborenen Eigenschaften, Reaktionen auf das So-Sein der Mutter sowie um eine partielle Übernahme ihres So-Seins handelt. Auf diese Weise entstehen die zentralen psychischen Funktionen (→**V.2**). Darüber hinaus nutzt das Kind mit der zunehmenden Entfaltung seiner Symbolisierungsfähigkeit und seiner Fähigkeit zum Phantasieren deren Möglichkeiten, um sein individuelles *WIE* zu modifizieren (→**IV.10**, Bewältigung von Konflikten).

Inhaltlicher Aspekt: Die Auseinandersetzung mit sich selbst und dem Anderen in den primären (= Pflege-) Beziehungen führt zur Differenzierung dessen, *Was* miteinander kommuniziert wird. Am Beginn der kindlichen Entwicklung spielen noch basale Inhalte wie die Unterscheidung von körperlichen Bedürfnissen, Affekten und Handlungsimpulsen sowie die Regulation ihrer Intensität die zentrale Rolle. Später geht es um Themen wie Aversion gegenüber der benötigten Pflegeperson, Bindungsbedürfnis versus Explorationsstreben oder Rivalitätslust innerhalb einer liebenden Beziehung. Damit tauchen (→) **Konflikt**e auf, in der Beziehung ebenso wie intrapsychisch. In der Auseinandersetzung mit diesen Themen beginnt bereits früh im Leben des Kleinkindes die Entwicklung der (→) **Individuation.** Am Ende dieser Entwicklung steht das differenzierte, autonome Individuum mit der Ausprägung einer individuellen Persönlichkeit und der Fähigkeit zur Authentizität.

---

einen kontinuierlichen, wechselseitigen kommunikativen Austausch gekennzeichnet ist, welcher verändernd wirksam ist.

Die Beachtung dieser drei Aspekte der Reifungsentwicklung erlaubt es zu verstehen, dass die Entwicklung des impliziten Beziehungswissens, der psychischen Struktur und der stets konflikthaften Subjektivität eines Menschen eine höchst individuelle Betrachtung und Reflexion der ihm innewohnenden Psychodynamik erfordert. Die Beachtung dieser Aspekte weist vor allem aber auf eine Grundstruktur des reflexiven Denkens hin, die einzuhalten äußerst hilfreich ist. So erlaubt beispielsweise der systemische Aspekt, die Zusammenhänge zu erforschen und zu reflektieren, die sich ergeben, wenn Übertragung, Inszenierung und Enactment auf der einen Seite und Gegenübertragung auf der anderen das Gefühlserleben zu dominieren beginnen. Und der Blick auf den funktionalen Aspekt der Entwicklung gestattet, psychodynamisch zu verstehen, wenn der Patient offensichtlich über die eine oder andere psychische Fähigkeit nicht verfügt. Und während Angst, Hemmung oder Depression immer wieder das Erleben eines Menschen beeinträchtigen, so leitet der inhaltliche Aspekt den suchenden Blick des Therapeuten hin zu den unbewussten Konflikten seines Patienten.

Das Grundkonzept psychodynamischen Verstehens folgt in der Praxis der schlichten Regel, dass die drei Aspekte des Systems der Beziehung, der Entfaltung der psychischen Funktionen und der zentralen unbewältigten Konfliktthemen in ihren ursächlichen Kontexten zu reflektieren sind bzw. danach auf die Suche zu gehen ist. So banal das auf den ersten Blick zu sein scheint, so »tückisch« können die einzelnen Aspekte im Detail der Dynamik des Psychischen sein – so schwierig kann es sein, sie zu erfassen und zu begreifen.

KAPITEL 6

Der Beitrag der Bindungstheorie

»Die Bindungstheorie wurde von John Bowlby, einem englischen Psychiater und Psychoanalytiker, begründet. Sie besagt, daß die Entwicklung einer sicheren emotionalen Bindungsbeziehung ... für die emotionale Stabilität und die gesunde psychische Entwicklung [des Kindes, M. K.] ein Schutzfaktor ist. Die Bindungsbeziehung hat ... den Charakter einer ›sicheren emotionalen Basis‹, auf die in Situationen von äußerer und innerer Gefahr ... sowohl real als auch emotional ... zurückgegriffen werden kann« (Brisch & Hellbrügge 2003, S. 7).

Die Bindungstheorie beschäftigt sich also mit den Bedingungen, die gegeben sein müssen, damit sich ein Mensch sicher fühlen kann. Dieses Gefühl der Sicherheit ist durchaus keine Selbstverständlichkeit. Vielmehr ist es ganz wesentlich davon abhängig, wie gut, vor allem wie sicher Menschen sich *in Beziehungen gebunden* fühlen können. Sichere Bindung entsteht bereits im ersten Lebensjahr, aber nur unter der Voraussetzung, dass es dem Mutter-Kind-Paar gelingt, die entsprechenden Voraussetzungen dafür *miteinander* (!) zu schaffen.

Die Säuglingsforschung hat ergeben, dass die Bindungsbeziehung zwischen Mutter und Kind das Ergebnis einer kontinuierlichen Kooperation ist, an der beide gleichermaßen beteiligt sind: Mutter und Kind. Die Forschung bedient sich der Videoaufzeichnung und der Auswertung mittels komplexer Computerprogramme (Jaffe et al. 2001). Mit diesen Hilfsmitteln ist es möglich, die Interaktion zwischen Mutter und Kind, den so genannten Handlungsdialog der beiden, in Abschnitten von Sekundenbruchteilen zu untersuchen. Diese Untersuchungsmethode erlaubt es, den Rhythmus des Dialogs im Mutter-Kind-Paar in seine Bestandteile zu zerlegen: Dabei erkennt man die einzelnen Handlungsaktionen der Beteiligten, deren Pausen zwischen den einzelnen Aktionen sowie das Einsetzen der Antwort des jeweils anderen. Dieses als »rhythm-time-matching« bezeichnete Wechselspiel von Mutter und Kind bildet vom ersten Lebenstag an die Grundlage dafür, welche Qualität der Bindungsbeziehung von den beiden entwickelt wird. Dabei kommunizieren die beiden noch keine Inhalte, die mit Worten ausgedrückt werden. Vielmehr befinden sie sich in einen Austausch von Handlungen, die Kommunikationscharakter haben. Sie blicken einander an, sie lächeln, sie bewegen ihren Kopf, die Hände oder den ganzen Körper, sie modulieren die Stimme und wechseln den Rhythmus der Vokalisation, kurz: Sie sind in ständiger Interaktion miteinander, und ebendiese Interaktion stellt ihre Kommunikation dar. Der Erfolg dieser Kommunikation hängt weitgehend davon ab, wie gut den beiden das »rhythm-time-matching« ihrer Interaktion gelingt.

Follow-up-Studien haben gezeigt, dass eine erfolgreiche Kommunikation im Handlungsdialog bereits am Ende des ersten Lebensjahres eine sichere Bindung zwischen Mutter und Kind zur Folge haben kann. Dazu beobachtete man Mutter-Kind-Paare bis ins 12. Lebensjahr des Kindes und überprüfte immer wieder die Qualität der Bindung der beiden Beteiligten (Köhler 1992, S. 271).[32] Dabei ließ sich zeigen, dass die Bindungsqualität, wie sie am Ende des ersten Lebensjahres erreicht wurde, konstant blieb, unter der Voraussetzung, dass keine gravierenden negativen Einflüsse die Beziehung des Paares erschüttert hatten. Mit anderen Worten: Die Bindungsforschung kann zeigen, dass die Qualität der Bindung, wie das Kind sie an die Mutter entwickelt, bereits im ersten Lebensjahr geprägt wird, also weit vor jedem Austausch einer verbal kodierten Kommunikation. Das heißt, die Qualität der Bindung und deren Repräsentation stellen einen unbewussten Bestandteil der Struktur des Selbst dar; manche Theoretiker sprechen von einem *nicht-bewussten* Strukturelement, um mit dieser Benennung eine Abgrenzung vom durch Verdrängung Unbewussten vorzunehmen.

Bindung ist nicht gleich Beziehung. Mit dem Begriff *Beziehung* wird die wechselseitige Einwirkung von Personen aufeinander beschrieben. Beziehung lässt sich unter verschiedenen *funktionalen* Blickwinkeln betrachten; dabei wird erkennbar, dass sie verschiedene Aufgaben der Entwicklung des Kindes erfüllt: (1) Fürsorge und Pflege, (2) Strukturierung der Persönlichkeit, (3) Sozialisierung, (4) kulturelle Anpassung einschließlich Spracherwerb sowie (5) Schaffung bzw. Förderung von Identifikationsmodellen (modifiziert nach Strupp & Binder 1991, S. 55). Bindung hingegen wird (1) als ein emotionales Band verstanden, das während des ganzen Lebens die emotionale Basis von Beziehung darstellt. Der Bindung liegt (2) das unbewusste Bindungsbedürfnis zugrunde, dem nach Auffassung der Bindungstheorie der Charakter einer eigenständigen Motivation zuzusprechen ist. Bindung zielt (3) darauf ab, in Momenten der Gefahr in einen Zustand der Sicherheit zu

---

32 Inzwischen liegen Studien vor, die Eltern-Kind-Paare bis an das Ende des zweiten Lebensjahrzehnts begleitet und regelmäßig auf den Bindungsstil untersucht haben. Diese bestätigen die o. a. Befunde (persönliche Mitteilung B. Beebe, F. Lachmann).

gelangen. Dabei werden (4) als Quellen der Gefahr nicht allein äußere Momente ins Auge gefasst, sondern auch innere Zustände wie beispielsweise überflutende Affekte. Zusammenfassend kann man sagen, dass das Bindungsbedürfnis eines Menschen darauf abzielt, bei Gefahr in einen Selbstzustand innerer Sicherheit zu gelangen. Ob dies gelingt, ist von der *Qualität der Bindung* abhängig.

Die Bindungstheorie unterscheidet zwischen vier Klassifikationen der Bindungsqualität:

- sicher gebunden,
- unsicher-vermeidend gebunden,
- unsicher-ambivalent gebunden,
- desorganisiert gebunden.

Diese vier Klassifikationen der Bindungsqualität stellen ein zentrales Konzept der Bindungstheorie dar. Danach wird angenommen, dass alle Menschen ein unbewusstes Bindungsmuster in sich tragen, mit dem sie sich in Beziehung begeben. Allerdings tragen Menschen häufig *mehr als ein* Bindungsmuster in sich, wobei die Bindungsmuster intrapsychisch hierarchisch geordnet sind. So erwirbt ein Kind beispielsweise mit der Mutter ein anderes Bindungsmuster als mit dem Vater: Es trägt zwei Muster in sich, und eins von beiden ist das dominante; mit diesen beiden Mustern gestaltet es seine Beziehungen überwiegend. Alle Menschen tragen ein unbewusstes, dominantes Bindungsmuster in sich, das mehr oder weniger deutlich in all ihren Beziehungen auftaucht. Etwa 50 bis 60 Prozent der Kinder leben mit einem sicheren Bindungsmuster. Die Häufigkeit der Verteilung wechselt in der Literatur. Bei circa 30 bis 40 Prozent der Kinder findet sich ein unsicher-vermeidendes Bindungsverhalten. Unsicher-ambivalentes Bindungsverhalten tritt bei etwa 10 bis 20 Prozent der Kinder auf (Brisch 2009, S. 54).

Die Qualität der Bindung eines Kindes an seine primären Pflegepersonen wird mit Hilfe der so genannten »Fremden Situation« untersucht. Daran sind drei Personen beteiligt: die Mutter, ihr Kind und eine fremde Person. Während der Untersuchung befinden sich Mutter und Kind in einem Spielzimmer. Zunächst haben die beiden für eine bestimmte Periode Zeit, sich mit der fremden Umgebung vertraut zu machen. Das Kind findet Spielzeug und beginnt, sich damit zu beschäftigen. Während dieser Zeit betritt die fremde Person den Raum und macht sich erst mit der Mutter und danach mit dem Kind bekannt. Anschließend verlässt sie den Raum. In einer festgelegten Abfolge von Episoden trennt sich nun die Mutter zweimal für etwa drei Minuten von ihrem Kind und kehrt jeweils zurück. In der Zeit dieser Trennung wird das Kind von der fremden Person besucht, zum Spiel angeregt und gegebenenfalls getröstet. Diese Untersuchungsanordnung soll es ermöglichen, das Verhalten des Kindes während der Trennung von der Mutter zu beobachten. Indem die Untersuchung für das Kind und die Mutter fremd ist und mit einer fremden Person stattfindet, erhält die Methode die Bezeichnung »Fremde Situation«. Diese Untersuchungsmethode ist wissenschaftlich gut abgesichert und hat es ermöglicht, die oben beschriebene Klassifikation von vier Bindungsmustern aus den Ergebnissen der Beobachtung zu erarbeiten.

Sicher gebundene Kinder zeigen »ein deutliches Bindungsverhalten nach der ersten wie auch nach der zweiten Trennung von der Mutter. Sie rufen nach der Mutter, folgen ihr nach, suchen sie – auch längere Zeit –, weinen schließlich und sind deutlich gestreßt. Auf die Wiederkehr der Mutter reagieren sie mit Freude, strecken die Ärmchen aus, wollen getröstet werden, suchen Körperkontakt, können sich aber nach kurzer Zeit wieder beruhigen und dem Spiel erneut zuwenden« (Brisch 2009, S. 50).

Unsicher-vermeidend gebundene Kinder »reagieren auf die Trennung nur mit wenig Protest und zeigen auch kein deutliches Bindungsverhalten. Sie bleiben in der Regel an ihrem Platz, spielen weiter, wenn auch mit weniger Neugier oder Ausdauer. Manchmal kann man erkennen, daß sie der Mutter mit den Augen nachfolgen, wenn diese den Raum verläßt, also das Verschwinden der Mutter tatsächlich auch registrieren. Auf die Rückkehr der Mutter reagieren sie eher mit Ablehnung und wollen nicht auf den Arm genommen und getröstet werden. In der Regel kommt es auch zu keinem intensiven Körperkontakt« (ebd., S. 51 f.).

Unsicher-ambivalent gebundene Kinder »zeigen nach den Trennungen den größten Streß und weinen heftig. Nach der Rückkehr der Mutter können sie von dieser kaum beruhigt werden. In der Regel ist längere Zeit erforderlich, bis diese Kinder wieder einen emotional stabilen Zustand erreicht haben. Manchmal können sie auch nach mehreren Minuten nicht wieder zum Spiel zurückfinden. Wenn sie von ihren Müttern auf den Arm genommen werden, drücken sie einerseits den Wunsch nach Körperkontakt und Nähe aus, während sie sich andererseits gleichzeitig aggressiv gegenüber der Mutter verhalten (Strampeln mit den Beinen, Schlagen, Stoßen oder Sichabwenden)« (ebd., S. 52).

Mehrere Kinder konnten während der Untersuchungen mit der »Fremden Situation« keiner der drei oben genannten Kategorien zugeordnet werden, ehe es gelang, typische Besonderheiten ihres Verhaltens zu identifizieren. Heute wird bei ihnen von einem desorganisierten Verhaltensmuster gesprochen. Dieses ist »dadurch charakterisiert, daß die Kinder etwa zur Mutter hinlaufen, auf der Hälfte des Weges stehenbleiben, sich umdrehen, von der Mutter weglaufen und den

Abstand zu ihr vergrößern. Ihre Bewegungen können mitten im Bewegungsablauf erstarren und scheinbar ›einfrieren‹ (›freezing‹). Außerdem beobachtet man stereotype Verhaltens- und Bewegungsmuster … Das Desorganisationsmuster wurde überzufällig häufig bei Kindern aus klinischen Risikogruppen wie auch bei Kindern von Eltern gefunden, die ihrerseits unverarbeitete traumatische Erfahrungen wie Verlust- und Trennungserlebnisse, Mißhandlung und Mißbrauch mit in die Beziehung zum Kind einbrachten« (ebd., S. 52 f.).

Um einem Irrtum vorzubeugen, sei betont, dass die Beschreibung der Bindungsmuster keinerlei Beschreibung einer Pathologie enthält. Vielmehr zeigen Ergebnisse einer Langzeituntersuchung, dass die drei Gruppen der nicht sicher gebundenen Kinder »später nicht kränker sind oder sein müssen als die sicher gebundenen, sondern nur ein höheres Risiko haben, psychopathologisch relevante Probleme zu entwickeln, wenn zusätzliche Belastungsfaktoren hinzukommen« (Dornes 1998, S. 309).

Die Beobachtung dieser Bindungsmuster bei Kindern warf die Frage nach der Bindungsqualität der Beziehungsangebote der Eltern auf und führte dazu, auch dafür ein Untersuchungsinstrument einzuführen. Im sog. *Erwachsenen-Bindungs-Interview* lässt sich in Erfahrung bringen, welche Bindungsrepräsentation ein Erwachsener in sich trägt. Ähnlich wie bei Kindern finden sich vier Kategorien der Bindung (vgl. Brisch 2009, S. 63–66):

- sicher organisierte innere Repräsentation der Bindung mit einer wertschätzenden Einstellung dazu (*autonomous* in der ursprünglichen englischen Terminologie);
- unsicher-vermeidend organisierte innere Repräsentation der Bindung mit einer abwertenden Einstellung dazu *(dismissing)*;
- unsicher-ambivalent organisierte innere Repräsentation der Bindung mit einer verstrickten Einstellung dazu *(preoccupied);*
- unsicher (des-)organisierte innere Repräsentanz der Bindung mit ungelöstem Trauma und/oder Verlust *(unresolved).*

Man kann sich vorstellen, dass Eltern, die eine sicher organisierte innere Repräsentation der Bindung in sich tragen, am ehesten dazu geeignet sind, ihren Kindern ein Beziehungsangebot zu machen, welches diesen ihrerseits die Entwicklung eines sicheren Bindungsmusters ermöglicht. Die Bindungstheorie stellt dar, dass solche Eltern ihren Kindern mit einer besonderen Feinfühligkeit begegnen. Mit dem Begriff *Feinfühligkeit* wird die Treffsicherheit der Empathie beschrieben, mit der die Pflegeperson der emotionalen Welt des Kindes begegnet. Es lässt sich zeigen, dass Feinfühligkeit der Eltern ein wesentlicher Prädiktor für die Entwicklung einer sicheren Bindung des Kindes ist. Sie beinhaltet vier Merkmale: (1) die Wahrnehmung der Verhaltensweise des Säuglings; (2) die zutreffende Interpretation seiner Äußerungen; (3) die prompte Reaktion darauf; (4) die Angemessenheit der Reaktion. Das zweite und vierte Merkmal grenzen Feinfühligkeit gegen Überbehütung ab. (Brisch 2009, S. 45; Köhler 1992)

Das Konzept der Feinfühligkeit ist in der Bindungstheorie zentral. Eine gute emotionale Einstimmung der Pflegepersonen auf die Gefühlswelt des Kindes wird danach als die zentrale Voraussetzung dafür angesehen, dass das Kind das Muster einer sicheren Bindung erfahren und repräsentieren kann. Allerdings ist Feinfühligkeit nicht mit absoluter »Treffsicherheit« der Empathie zu verwechseln. Vielmehr zeigte die Säuglingsforschung mit ihrer Untersuchung zum »rhythm-time-matching«, dass den *Pausen* im Handlungsdialog von Mutter und Kind für das Gelingen der Interaktion eine entscheidende Bedeutung zukommt. Diese *Schaltpausen* stellen sehr kurze Unterbrechungen der Kommunikation dar, die zwar nur Bruchteile von Sekunden dauern, aber für die Rückbesinnung beider Beteiligter auf sich selbst von größter Bedeutung sind.[33] Umfangreiche Forschungen (Jaffe et al. 2001) haben gezeigt, dass das Gelingen des Matching dieser Schaltpausen für die Entwicklung der sicheren Bindung äußerst wichtig ist. Das heißt, dass die Feinfühligkeit in der Lage sein muss, gerade diesen unbewussten Regulationsprozess zu erfassen.

Bernhard Strauß (Jena; persönliche Mitteilung – Langeooger Psychotherapiewoche 2011) macht im Zusammenhang mit dem Feinfühligkeitskonzept darauf aufmerksam, dass es zur Entwicklung der sicheren Bindung einer weiteren Bedingung bedarf. Die Bindungstheorie sieht den Menschen – im Unterschied zur Triebtheorie – durch antagonistische Motivationen unbewusst angetrieben: durch das Bedürfnis nach Bindung auf der einen und durch das Bedürfnis nach Exploration auf der anderen Seite.[34] Das Kind benötigt zur Entwicklung der sicheren Bindung eine Mutter, die es feinfühlig erfassen und unterstützen kann, wenn sein

33 Aus dem Erwachsenen-Dialog sind ähnliche Unterbrechungen bekannt: Es sind jene Momente, in denen sehr kurze, zumeist selbstreflexive, stille Dialoge ins eigene Innere geführt werden, die meist dem Ziel folgen, die Sicherheit der eigenen Position zu justieren: eine Art des Sich-auf-sich-selbst-Besinnens.

34 Die Bindungstheorie folgt mit diesem Modell antagonistischer Motivationen zum unbewussten Antrieb einem ähnlichen Modell wie die psychoanalytische Selbstpsychologie. Lichtenberg et al. (1991 b, 2000) haben das Modell der *Motivationalen Systeme* vorgestellt und gehen darin ebenfalls von den Motivationen zur Bindung und Exploration aus. Dieses Konzept wird in Kapitel IV.9 dargestellt.

Explorationssystem aktiviert ist. Erst wenn das Kind in der Entfaltung der motivationalen Bedürfnisse nach Bindung auf der einen und nach Exploration auf der anderen Seite eine innere Balance entwickelt hat, ist die Ausbildung einer sicheren Bindung zu erwarten. Oder, wie Strauß es ausdrückt: »Wir brauchen in der Entwicklung Identifikationen mit beidem, dem mütterlichen Bindungsprinzip und dem väterlichen Explorationsprinzip.« Misslingt die Balance und überwiegt beim Kind die Bindungsmotivation, so entwickelt es ein unsicher-ambivalentes Bindungsmuster; überwiegt hingegen das motivationale Bedürfnis nach Exploration, so entwickelt es ein unsicher-vermeidendes Bindungsmuster.

Aus dem Matching der Pausen entwickelt sich eine weitere Fähigkeit der Mutter-Kind-Dyade, die dadurch entsteht, dass die beiden einander immer einmal wieder emotional missverstehen und es dann zu einer Unterbrechung der Bindung kommt. Um die auf diese Weise verlorene emotionale Bindung miteinander wiederherzustellen, muss es beiden gelingen, den jeweils anderen auf feinfühlige, empathische Weise zu erfassen. Die Bereitschaft und Fähigkeit beider, die unterbrochene emotionale Bindung in solchen Momenten wiederherzustellen, sowie die stete Wiederholung dieser Erfahrung miteinander in der Kontinuität der Beziehung stellen eine weitere wesentliche Voraussetzung dafür dar, dass das Kind das Muster einer sicheren Bindung entwickeln kann.

Zusammenfassend lassen sich fünf Erfahrungsabläufe benennen, die in der Mutter-Kind-Dyade entscheidend dazu beitragen, welches Bindungsmuster das Kind als innere Repräsentanz entwickelt:

- das »rhythm-time-matching« im Handlungsdialog;
- das Matching der Schaltpausen im Handlungsdialog;
- die Feinfühligkeit der Pflegeperson;
- die Balance zwischen den Motivationen Bindung und Exploration;
- die Bewältigung von Unterbrechungen der emotionalen Bindung.

Das Wirken dieser fünf Faktoren lässt – in Verbindung mit dem Faktor »Zeit« über die gesamte Dauer der Beziehung – die beschriebenen Bindungsmuster entstehen.

KAPITEL 7

Der Beitrag der Theorie der Mentalisierung

Mit dem Begriff *Mentalisierung* wird ein Bündel von psychischen Fähigkeiten metapsychologisch beschrieben, die man als Therapeut im Auge haben muss, wenn man mit diesem Konzept psychotherapeutisch arbeiten will:

- Die *reife Mentalisierung* ist durch die Fähigkeit geprägt, kognitiv solche Gefühle, Gedanken und Phantasien in ihren inneren Zusammenhängen zu erfassen, die einen *anderen* Menschen oder auch die mentalisierende Person selbst bewegen, beispielsweise: »Meine Frau ist traurig, weil ihr Vater krank ist«, oder: »Ich bin müde und erschöpft, weil meine Arbeit heute anstrengend war«.
- Die reife Mentalisierung ist ferner durch die Fähigkeit geprägt, sich Vorstellungen von sich selbst oder anderen Menschen in inneren Zuständen zu machen, die von denen in der Gegenwart abweichen, ohne dabei den Kontakt zur aktuellen Realität zu verlieren (= »mit der Realität spielen« können; Fonagy et al. 2004, S. 258 ff.), beispielsweise: »Es wäre schön, jetzt am Strand in der Sonne zu liegen und die ganze Welt zu vergessen«, oder: »Wenn meine Frau jetzt Tennis spielen ginge, würde sie ihre Traurigkeit wegen ihres Vaters vergessen«.
- Weiter ist die reife Mentalisierung durch die Fähigkeit geprägt, den eigenen psychischen Selbstzustand sowie den anderer zum Gegenstand der Reflexion zu machen, beispielsweise: »Wenn ich nicht immer alles übernähme, worum man mich bittet, wäre die Arbeit vielleicht weniger anstrengend«, oder: »Wenn meine Frau sich nicht immer so verantwortlich fühlen würde, könnte sie ihren Vater vielleicht auch einmal allein krank sein lassen«.
- Damit verbunden ist die Fähigkeit zu begreifen, dass innere Bilder von sich selbst und Anderen (= Repräsentanzen) das Ergebnis der eigenen Phantasiewelt sind und nicht mit der äußeren Realität identisch sein müssen, beispielsweise: »Vielleicht mögen die Anderen mich ja auch dann noch, wenn ich künf-

tig nicht mehr alles so mache, wie ich es bisher immer getan habe, sobald ich Schuldgefühle bekam«.

- Ferner ist damit die Fähigkeit verbunden zu begreifen, dass das eigene Handeln ebenso wie das Handeln anderer Menschen durch innere Zustände bzw. Überzeugungen verursacht wird, die nicht mit der inneren Verfassung Anderer identisch sein müssen, beispielsweise: »Ich glaube, meine Frau hält ihren Vater immer für kränker und schwächer, als er tatsächlich ist«.

Diese Zusammenstellung zeigt, dass dem Selbst mit der Fähigkeit zur reifen Mentalisierung ein ganzes Set von psychischen Funktionen zur Verfügung steht, welche benötigt werden, damit es gelingt, von sich selbst und von Anderen differenzierte und abgegrenzte innere Bilder (= Repräsentanzen) zu bilden. Während allerdings die Bildung der Repräsentanzen gänzlich unbewusst, gleichsam im Hintergrund des Gewahrseins abläuft, können die Inhalte, die per Mentalisierung bewältigt werden, durchaus bewusst sein.

Die Fähigkeit zur reifen Mentalisierung wird im Laufe einer mehrjährigen Entwicklung erworben und steht dem Kind in der Regel etwa ab dem fünften Lebensjahr zur Verfügung. Dem gehen zwei unreife Formen der Mentalisierung voraus, der *Äquivalenz-Modus* und der *Als-ob-Modus*. Beide Modi der Mentalisierung werden im Zuge der Reifung des Kindes durchlaufen, teilweise wieder aufgegeben und zur oben beschriebenen reifen Fähigkeiten der Mentalisierung entwickelt.

Der *Äquivalenz-Modus* kennzeichnet eine Form der Mentalisierung, in der Emotion und Kognition als verknüpfte Einheit erlebt werden. Der Modus beherrscht im ersten und zweiten Lebensjahr die mentale Verarbeitung von Kindern. Dabei werden eigene Gedanken und Gefühle unbewusst, quasi projektiv, in den Anderen hineinverlagert und als in diesem konkret und real vorhanden erlebt (z. B. »Du fühlst dasselbe wie ich«, »Du denkst/willst dasselbe wie ich«). Im Äquivalenz-Modus besteht nicht die Möglichkeit, sich vorzustellen, dass der Andere anders ist als man selbst: Die Fähigkeit zur Vorstellung von mentalen Zuständen ist auf die kognitive Welt der *eigenen* (!) Gedanken und Gefühle eingeengt; die Fähigkeit zur aktiven Realitätsprüfung besteht noch nicht. Gleichwohl kann das Kind die Erfahrung machen und auch bewältigen (z. B. durch Weinen), dass der Andere anders ist als angenommen (z. B. wenn die Mutter nicht auf das Rufen des Kindes reagiert).

Der *Als-ob-Modus* kennzeichnet eine Form der Mentalisierung, welche die Fähigkeit zu phantasieren betrifft. Der Modus beherrscht besonders zwischen dem dritten und dem fünften Lebensjahr die mentale Verarbeitung von Kindern.

Dabei werden die Inhalte der Imagination (Phantasie) emotional so intensiv erlebt, als wären sie vollkommen real; gleichzeitig geht der innere Kontakt zur äußeren Realität vorübergehend verloren. Davon machen Kinder in der Regel im Spiel Gebrauch, vor allem im Rollenspiel (z.B. Mutter-und-Kind- oder Räuber-und-Gendarm-Spiel); alles im Spiel Erlebte hat für den Moment des Spielens den uneingeschränkten Charakter der Wirklichkeit. Bei solchem Spiel kann aber jederzeit der kognitiv erkennende und emotional wissende Kontakt zur realen Lebenswelt wiederaufgenommen werden, während des Spielens jedoch ist das gefühlsmäßige Erleben vollkommen von den Inhalten der Spiel-Phantasie und den dazugehörigen Gefühlen okkupiert. Phantasien im Als-ob-Modus können die eigene Person, andere Personen oder die dingliche Umwelt betreffen und erlauben dem Kind, das Spiel im wahrsten Sinne des Wortes als Spielraum zu nutzen, worin es sich spielerisch mit Problemen und Fragen auseinandersetzen kann, um dafür Lösungen zu suchen und zu finden. In diesem Sinne ist der Als-ob-Modus ein Problem-Lösungsmodus des Kindes, und seine Bedeutung für die Entwicklung kann nicht hoch genug eingeschätzt werden.

Die beiden Modi der Mentalisierung können im Kindesalter vorübergehend gemeinsam auftreten, ohne dass dies als pathologisch einzuordnen ist. Auf diese Weise kann beispielsweise eine im Wind wehende Gardine zum Gespenst werden und das Kind mit Panik überfluten. In solchen Momenten kann der kognitive Kontakt zur realen Welt, d.h. das Wissen, dass die Gardine eine Gardine ist, nicht emotional korrigierend wirksam werden: Die (bis dahin bereits erworbene) Fähigkeit zur Realitätsprüfung geht im Moment der Verschmelzung der beiden mentalen Modi vorübergehend verloren. Solche Momente treten bei Kindern im Zuge der Entwicklung häufiger auf. Dann wird eine Schlange unter dem Bett oder ein Krokodil in der Ecke gefürchtet, und die Phantasie kann kaum aufgegeben werden. Eine verständnisvolle Haltung der Eltern, die den beschriebenen Zusammenhang begreifen,[35] ermöglicht es den Kindern Schritt für Schritt, selbst die Fähigkeit zu entwickeln, mit Hilfe ihrer Kognition Beruhigung in der Angst zu finden und die Verschmelzung der beiden Modi aus eigenem Vermögen wieder aufzugeben.

Treten der Äquivalenz-Modus und der Als-ob-Modus im späteren Lebensalter auf, so ist das als Ausdruck einer Psychopathologie zu verstehen, etwa bei

35 Besonders hilfreich ist es für Kinder, wenn es Eltern gelingt, in spielerischer Weise auf deren Ängste einzugehen. Vielleicht knien sie neben dem Bett nieder, sprechen mit der Schlange, geben ihr zu fressen und fangen sie ein, um sie sodann davonzutragen o.Ä. Eltern treten damit in den Als-ob-Modus ein und finden innerhalb des Modus jene Problemlösung, zu der das Kind im Augenblick nicht in der Lage ist.

Personen mit Persönlichkeitsstörungen. Charakteristikum der Pathologie ist, dass die Modi nicht spontan wieder aufgegeben werden können, sondern über einen längeren Zeitraum ausgelebt werden, ehe sie abebben. Äquivalenz-Modus und Als-ob-Modus können miteinander verschmelzen und auf (→) **ich-syntone** Weise Selbstzustände entstehen lassen, die von außen nicht unbedingt erkennbare Scheinidentitäten (Als-ob-Identität) ausbilden. Das ist bei einigen Persönlichkeitsstörungen der Fall, etwa bei grandiosen Persönlichkeiten; zahlreiche tyrannische Herrscher der Geschichte können in dieser Weise verstanden werden (Hitler, Stalin u. a. m.). Gelegentlich sind in der Alltagswelt sehr erfolgreiche Menschen von diesem Typus, besonders wenn die Verschmelzung der beiden Modi eher unauffällig erfolgt und zum Bestandteil der Persönlichkeit wird. Solche Persönlichkeitsstrukturen werden häufig nicht als pathologisch erkannt, da sie meist nicht mit einer klinischen Symptomatik verbunden sind, beispielsweise bei Cholerikern, Helfer- und Führungspersönlichkeiten sowie zwanghaft anmutenden Persönlichkeiten.

Die beiden unreifen Modi können allerdings auch von psychisch gesunden, erwachsenen Menschen regressiv wiederbelebt werden, allerdings als ein vorübergehendes, zeitlich begrenztes Phänomen; in der Regel wird dieser regressive Modus spontan wieder aufgegeben.

Im folgenden Kapitel greife ich das oben Dargestellte wieder auf, jetzt im Kontext der psychischen Entwicklung des Kindes, zu welcher die Entwicklung von Affektivität und Symbolisierungsfähigkeit gehört.

KAPITEL 8

Der rote Faden von Entwicklung und Metapsychologie

Symbolisieren, Mentalisieren, Repräsentieren – ein Kontinuum

Dieses Kapitel soll aufzeigen, wie sich die metapsychologischen Konzepte der *Symbolisierung, Mentalisierung* und *Repräsentation* aus dem Verständnis der entwicklungspsychologischen Details herleiten lassen. Die Beschreibung dieser Zusammenhänge und ihr Verständnis scheint mir unverzichtbar zu sein, wenn es darum geht, psychodynamische Kontexte unter Bezugnahme auf deren entwicklungspsychologische Wurzeln und deren metapsychologische Abstraktion zu verstehen. Nach meiner Erfahrung als Supervisor fällt die Vernetzung der in diesem Kapitel dargestellten Zusammenhänge manchem Supervisanden schwer.

Die psychischen Fähigkeiten zur (→) **Selbstwahrnehmung,** (→) **Symbolisierung,** (→) **Mentalisierung** und schließlich zur Bildung von (→) **Repräsentanzen** stehen beim reifen erwachsenen Menschen als Funktionen nicht so nebeneinander, wie ihre theoretische Darstellung den Anschein erweckt. Vielmehr bilden sie ein Kontinuum ständig ablaufender mentaler Prozesse. Allerdings bedarf es von der frühen Kindheit an und bis hinein in die Vorschulzeit einer *Entwicklung* dieser Fähigkeiten, ehe das Kind in der Lage ist, davon als mentale Funktionen Gebrauch zu machen. Der Ablauf dieser Entwicklung soll hier noch einmal als das dargestellt werden, was diese Entwicklung ausmacht, nämlich als ein Prozess zahlreicher aufeinander folgender Schritte. Dabei wird deutlich werden, dass es sich um eine Entwicklung des Kindes handelt, die nur im kontinuierlichen Austausch mit der Mutter bzw. den zentralen Pflegepersonen gelingen kann: Symbolisierung, Mentalisierung und Repräsentation sind Entwicklungsschritte, in denen das Kind auf den interpersonellen Austausch mit Anderen angewiesen ist und deren Ergebnis daher in besonderer Weise die intersubjektive Situation widerspiegelt, wie sie in der primären Beziehungswelt des Kindes herrscht. Man kann in diesem Zusammenhang sagen, dass das Schicksal der Reifung dieser psychischen

Funktionen für das Kind vom Vorhandensein differenzierter, innerlich präsenter und verfügbarer Pflegepersonen abhängig ist, mit denen es einen kontinuierlichen intersubjektiven Austausch erleben kann. Solch ein Austausch ist vom ersten Tag an emotional und zutiefst intim und bildet die Grundlage für alle späteren Vertrauensbeziehungen.

Ich greife bei der Darstellung dieser Zusammenhänge neben der verbalen Beschreibung zur graphischen Darstellung, da das Charakteristikum der Wechselseitigkeit, wie sie diesem Prozess eigen ist, mit dem Wort allein kaum zu vermitteln ist. Denn die hier zu vermittelnden funktionalen Fähigkeiten können im Kind nur entstehen, wenn sie in einem permanenten hochdynamischen Wechselspiel zwischen dem Kind und seinen zentralen Pflegepersonen, in erster Linie mit der Mutter, ablaufen. Die nachfolgenden graphischen Darstellungen sollen die Dynamik dieses Wechselspiel wiedergeben. Und sie sollen aufzeigen, dass die dabei ausgetauschten Inhalte mit zunehmenden Alter des Kindes immer komplexer werden. Insofern mag dem Leser die Darstellung dieses Entwicklungsprozesses zunächst vielleicht als unübersichtlich erscheinen. Aber die Mühe wird sich lohnen, denn sie wird sich später beim Begreifen der Dynamik des Psychischen, wie sie sich mit Patienten einstellt, als hilfreich erweisen.

Das Studium der Ergebnisse der Säuglingsforschung (→**IV.3**) zeigt, dass die Mutter-Kind-Interaktion[36] ein Prozess gleichzeitiger und permanenter *gegenseitiger* Einwirkung aufeinander ist (Abb. 2). Dabei sind die beiden Beteiligten kontinuierlich handlungssprachlich im Dialog miteinander, also in Interaktion. Das heißt, sie wirken so aufeinander ein, dass dies im jeweiligen Gegenüber ständig spezifische Wirkungen entfaltet. – Es ist für den Therapeuten wichtig, diese *Wechselseitigkeit* des Einflusses, den die beiden permanent aufeinander ausüben, gut zu verstehen. Denn diese Wechselseitigkeit gilt für die Mutter-Kind-Beziehung ebenso wie für die therapeutische Beziehung! Das bedeutet für beide Formen der Beziehung, dass oftmals ganz unauffällig erscheinende Kleinigkeiten über Ge- oder Misslingen der Beziehung entscheiden. So können beispielsweise Geruch, Körperhaltung, Mimik, Gestik, Tonfall u.a. bereits im ersten Kontakt

---

36 Der Terminus *Mutter-Kind-Interaktion* ist nicht wörtlich, sondern sinnbildlich zu verstehen als Metapher für den Austausch, den das Kind mit *allen* prägenden Pflegepersonen aufnimmt. Dass das Kind mit mehreren Pflegepersonen in regelmäßigem Kontakt steht (Vater, Geschwister, Großeltern, Tagesmutter, Erzieher usw.), hat den wertvollen Vorteil, dass andere Personen psychische Defizite, welche die Mutter möglicherweise hat, kompensieren können. Insofern kann die frühe Triangulierung des Beziehungsangebotes für das Kleinkind von großer Bedeutung sein.

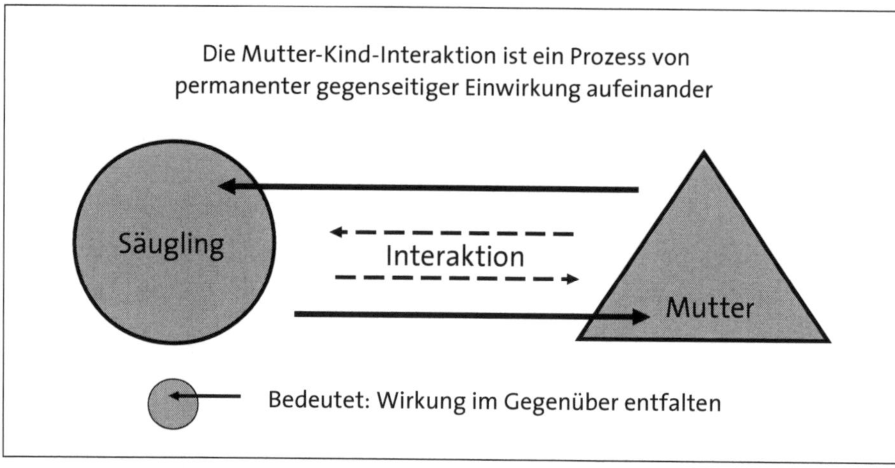

Abbildung 2: Die Mutter-Kind-Interaktion

zwischen Patient und Therapeut einen Einfluss ausüben, der im Anderen unbemerkt eine Wirkung entfaltet, die über das weitere Schicksal einer sich anbahnenden Beziehung entscheidet.

Die Objektbeziehungstheorie beschreibt, dass die Folge der permanenten gegenseitigen Beeinflussung die Bildung von Repräsentanzen ist (Abb. 3). Die ständige Interaktion der beiden lässt im Kind die mütterliche Objektrepräsentanz und eine Repräsentanz des Kindes in der Mutter entstehen. Diese Bildung von Reprä-

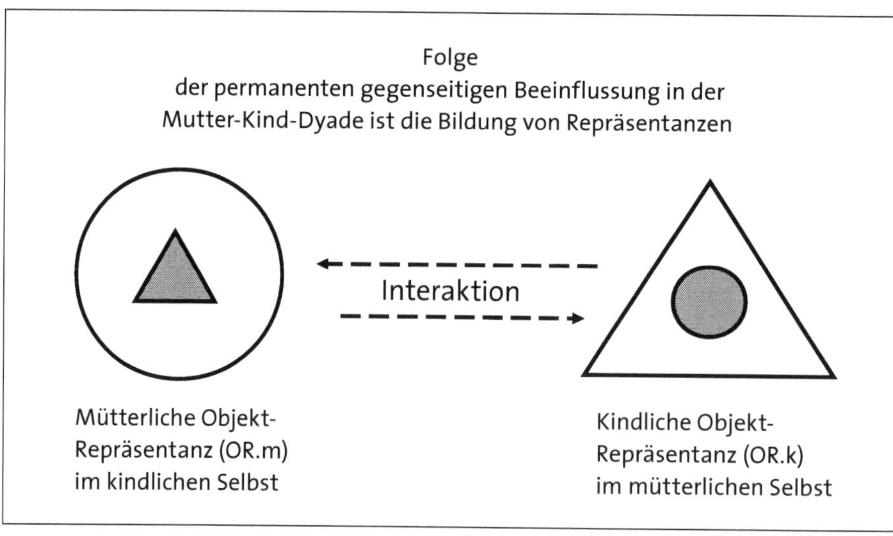

Abbildung 3: Bildung von Objektrepräsentanzen

sentanzen muss man sich als ein prozesshaftes Geschehen vorstellen, das über Jahre in einer unüberschaubaren Zahl von Mikro-Schritten abläuft.

Als Folge der permanenten Interaktion und gegenseitigen Beeinflussung in der Mutter-Kind-Dyade kommt es neben der Bildung der Objektrepräsentanzen auch zur Entwicklung bzw. Modifikation der Selbstbilder (Abb. 4). Die Reaktionen der Mutter auf das Kind tragen dazu bei, dass dieses Selbstrepräsentanzen bildet. Und ebenso bewirken die Reaktionen des Kindes auf die Mutter, dass sich deren Selbstrepräsentanz langsam wandelt.

Auf diese Weise vollzieht sich die Entwicklung der Repräsentanzenwelt bei Mutter und Kind simultan in einem mehrjährigen Prozess. An diesen Zusammenhängen setzt die *Theorie der Affektrepräsentation* an, wie Fonagy, Gergely und Target (Fonagy & Target 2002; Fonagy et al. 2004) sie in den vergangenen Jahren in zahlreichen Publikationen dargestellt haben (Zusammenfassung bei Dornes 2000). Diese Forschergruppe hat hervorgehoben, dass erst die *markierte Spiegelung* der kindlichen Affekte durch die Mutter ermöglicht, dass das Kind angemessene Selbstrepräsentanzen seiner reichhaltigen Emotionalität und Affektivität bilden kann. Ähnliches lehrt auch die psychoanalytische Selbstpsychologie (→**IV.9**). Auch in der Psychodrama-Methode wird von diesen Zusammenhängen in der Technik des Doppelns therapeutisch Gebrauch gemacht.

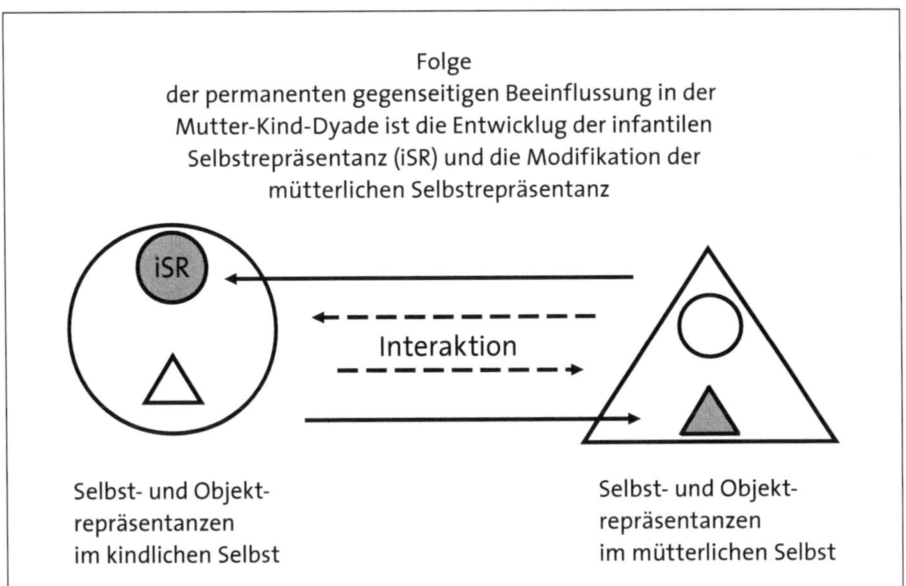

Abbildung 4: Entwicklung der Selbsttrepräsentanzen

Gergely beschreibt in seinen Arbeiten über die Affektspiegelung (Gergely & Watson 2004) nichts grundsätzlich Neues; jedoch liegt der Wert seiner Beiträge in der Darstellung der zahlreichen Details der Dynamik der Beziehung, die zur Affektspiegelung gehört. Die Interaktion zwischen Mutter und Kind (Abb. 5)

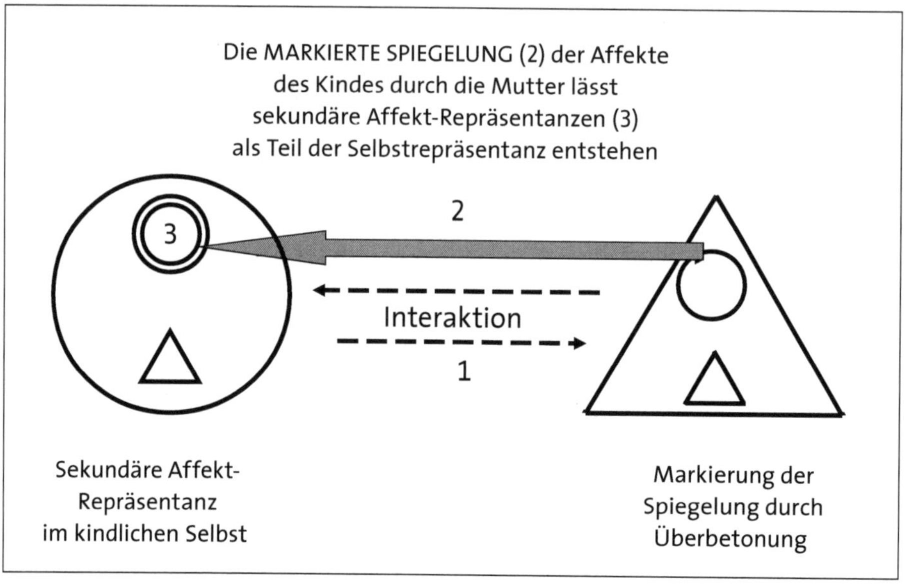

Abbildung 5: Markierung und sekundäre Affekt-Repräsentanzen

transportiert als Handlungsdialog die Affekte beider in einem wechselseitigem Austausch (1), deren einzelne Episoden nur Bruchteile von Sekunden dauern. Im gelingenden Dialog stellen sich beide ständig affektiv aufeinander ein und spiegeln sich gegenseitig, vor allem mimisch über den Gesichtsausdruck. Die (→) **Spiegelung** der Mutter (2) hilft dem Kind, seine Affekte zu erfassen, und bewirkt zugleich, dass es das Spiegelbild der Mutter als *sekundäre Repräsentanz* seiner Affekte (3) mental speichern kann. Dabei ist die *Markierung* der Affektspiegelung seitens der Mutter nach Gergely von besonderer Bedeutung.

Mit dem Begriff *Markierung* wird die Besonderheit beschrieben, dass die Mutter dem Kind seinen Affekt anders spiegelt, als sie ihren *eigenen* Affekt kommuniziert. Diese Markierung bewirkt sie, indem sie den Affekt besonders pointiert mittels Lautmalerei und Mimik zum Ausdruck bringt. Zur Markierung gehört die *Überbetonung,*[37] aber vor allem auch die Symbolisierung des Affekts durch dessen

37 Umgangssprachlich als *Baby-Talk* bezeichnet.

Transponierung in Lautmalerei, Mimik und schließlich Sprache. Diese Interaktion zwischen den beiden kommuniziert somit in die eine Richtung die (→) **primäre**n **Affekte** des Säuglings, die einer strukturellen Instanz des kindlichen Selbst entspringen, welche von Fonagy, Gergely et al. (2004) als das (→) **konstitutionelle Selbst** bezeichnet wird (vgl. auch Dornes 2006, S. 172 f.). Das konstitutionelle Selbst beinhaltet, wie der Name bereits andeutet, die genetischen, anlagemäßigen Charakteristika des Kindes, deren Entfaltung für die Entwicklung seiner Individuation besonders wichtig ist. In die andere Richtung, von der Mutter zum Säugling, wird die Umsetzung des Affektes in Sprache kommuniziert. Dieser Zusammenhang kann nicht stark genug hervorgehoben werden, denn hier begegnen wir sozusagen der Wiege der Intersubjektivität in der Mutter-Kind-Beziehung. Im gelingenden Dialog (Abb. 6) ist die Mutter in der Lage, die primären Affekte des Kindes (1) in sich abzubilden (2) und sie dem Kind in angemessener Weise markiert zu spiegeln (3), sodass dieses im Laufe der Zeit ein ganzes Set sekundärer Repräsentanzen (4) seiner primären Affekte bilden kann. Auf diese Weise entsteht Schritt für Schritt aus dem konstitutionellen Selbst die Grundlage für die Entwicklung der (→) **sekundäre**n **Selbstrepräsentanz** und für das (→) **Selbsterleben** des Kindes; daraus geht später dessen Fähigkeit hervor, sein Erleben in Sprache zu bringen.

Diese Beschreibung der Affektspiegelung gibt in prototypisch abstrahierter Form den gesunden Ablauf der Integration von Affekten in das kindliche Selbst

Beim markierten Spiegeln reagiert die Mutter auf den primären Affekt (pA) des konstitutionellen Selbst (KS) des Kindes; es entsteht die sekundäre Selbstrepräsentanz (sSR) des primären Affektes

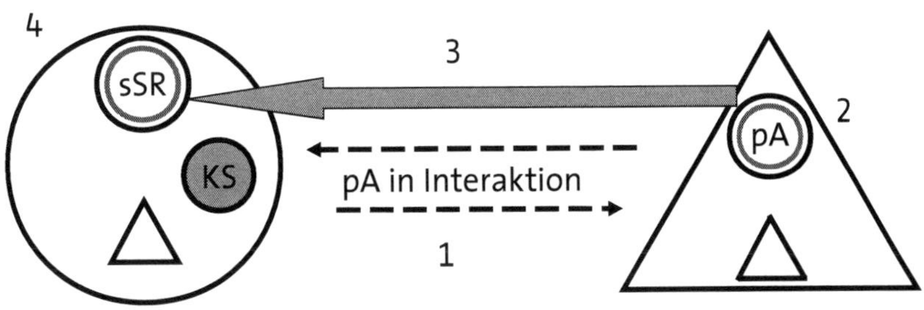

Sekundäre Selbst-repräsentanz im kindlichen Selbst

Markierte Spiegelung des primären Affektes durch die Mutter

Abbildung 6: Der gelingende Mutter-Kind-Dialog

wieder. Integration bedeutet, dass der bis dahin zwar intrapsychisch wahrnehmbare Affekt auf die Ebene der interpersonellen Kommunikationsfähigkeit gehoben wird. Dieser Prozess beginnt mit dem ersten Lebenstag, hat einen Schwerpunkt im ersten Lebensjahr, erstreckt sich aber in letzter Konsequenz über die gesamte Lebensspanne des Menschen. Der hier beschriebene interpersonelle Prozess der sekundären Affekt-Repräsentation stellt auch die Basis dafür dar, dass eine Psychotherapie gelingen kann! Denn ein vergleichbarer Prozess der sekundären Affekt-Repräsentation läuft während der Psychotherapie ab, besonders wenn wir – selbstpsychologisch gesprochen – im Modus der (→) **Selbstobjekt-Übertragung** (Milch 2001) (→**IV.9**) arbeiten und dem Patienten seine Gefühlswelt spiegeln, wie dies beispielweise mit strukturell gestörten Patienten notwendig ist.

Wie stellt sich die Situation des Kindes dar, wenn der Prozess der Affektspiegelung misslingt? Was geschieht, wenn das Kind emotional nicht erkannt wird? Für die gesunde Reifungsentwicklung ist es wichtig, dass die Mutter in der Lage ist, auf ein möglichst breites Spektrum kindlicher Affekte angemessen spiegelnd zu reagieren, und das mit zuverlässiger Regelmäßigkeit. Hindern jedoch eigene Affektzustände, -durchbrüche oder gar eine psychische Krankheit die Mutter häufig oder regelmäßig daran, die gesamte Breite des kindlichen Affektspektrums zu spiegeln, so resultiert aus diesem Defizit eine Beeinträchtigung der strukturellen Entwicklung des kindlichen Selbst (Abb. 7). Wenn die Mutter nämlich auf die pri-

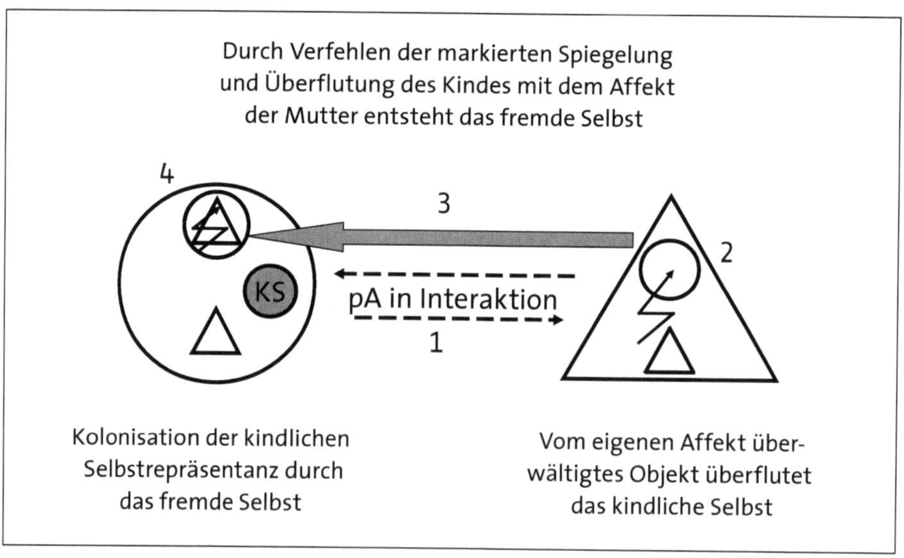

Abbildung 7: Die Kolonisation der Selbstrepräsentanz

mären Affekte des Kindes (1) statt mit einer angemessenen Resonanz und Spiegelung mit einem überschießenden *eigenen* Affekt (2 – dargestellt durch den Zick-Zack-Pfeil) oder auch mit einer krankheitswertigen Symptomatik wie Angst, Depression, Wahn oder einem (→) **Flashback** reagiert und das Kind damit überflutet (3), so führt das im Fall der steten Wiederholung dazu, dass das Kind *diese* Erfahrung (von den mütterlichen Affekten überflutet zu sein) als sekundäre Affektrepräsentanz *innerhalb seiner Selbstrepräsentanz* repräsentiert (4). Das heißt, der *Affekt der Mutter* wird vom Kind aufgenommen, als wäre er eine Spiegelung des *eigenen* Affektes.

Wenn die Mutter also auf den in der Interaktion angebotenen Affekt des Kindes (1) mit einem überschießenden eigenen Affekt oder einer Symptomatik reagiert (2 – dargestellt durch den Zick-Zack-Pfeil) und das Kind damit überflutet (3), so wird das Kind mit diesem Gefühlszustand der Mutter gleichsam angesteckt, d. h. es gerät in einen ähnlichen Selbstzustand wie die Mutter. Diese unbewusst ablaufende interpersonelle Dynamik bezeichnen Fonagy, Gergely et al. (2004) als eine (→) **Kolonisation** des Selbst und sehen darin einen eindeutig pathologischen Ablauf. Die Darstellung in Abbildung 8 zeigt, wie aus wiederholter Kolonisation des Selbst der Prototyp einer Täter-Opfer-Organisation mit Neigung zum unkontrollierbaren Ausbruch von Affekt oder Symptom entsteht. Diese Dynamik hat, sofern sie sich häufig wiederholt, zur Folge, dass das Kind dieses Beziehungsmuster repräsentiert. Dabei wird der Affekt der Mutter in die Selbstrepräsentanz auf-

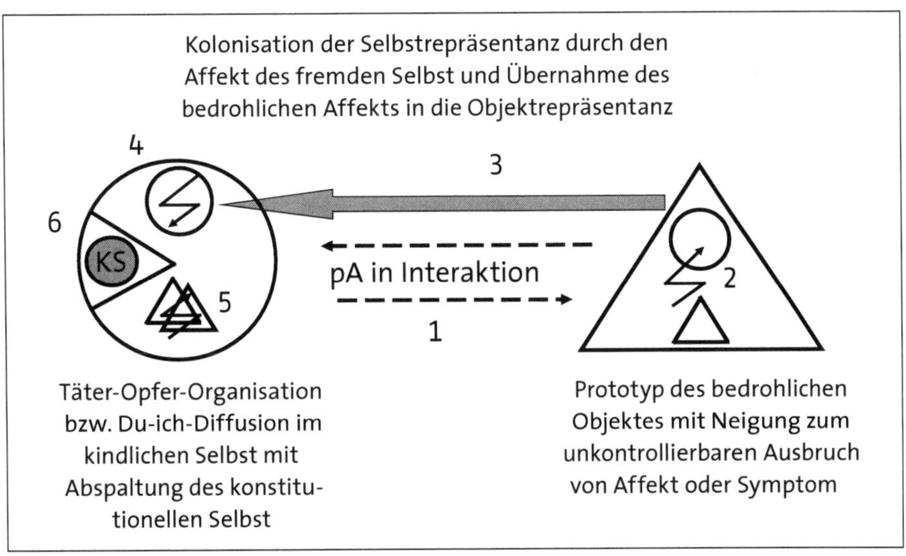

Abbildung 8: Prototyp der Täter-Opfer-Dynamik

genommen, als wäre er ein gespiegelter Affekt (4), und als eigener Affekt empfunden. Später kann er sich gegen Andere wenden oder gegen das Selbst gerichtet werden und gravierende Störungen des Selbsterlebens verursachen. Unter diesen Bedingungen wird das konstitutionelle Selbst immer weniger in die Beziehung eingebracht, sondern durch (→) **Spaltung** abgewehrt (6). Psychodynamisch bedeutsam ist, dass diese Dynamik eine Identifizierung mit den *Affekten und Handlungen* der Mutter zur Folge hat: Sie werden *sowohl in der Selbst- wie auch in der Objektrepräsentanz* (4 und 5) gespeichert! Auf diese Weise kann der Prototyp einer (→) **Täter-Opfer-Organisation** im kindlichen Selbst entstehen, sofern es sich um die Identifizierung mit Gewalttätigkeit handelt. Es kann aber auch zu einer Identifizierung mit anderen Charakteristika der Mutter kommen, z.B. ihrer Depressivität, Angst oder dem Modus ihrer Trauma-Bewältigung; aus der Kolonisation mit diesen mütterlichen Zuständen resultiert eine unbewusste Du-ich-Diffusion mit gravierenden Folgen für die psychische Entwicklung. Der sich im Zuge dieser Dynamik entwickende Selbstanteil ähnelt demjenigen, den Winnicott (2002, S. 172 f.) als das *falsche Selbst* bezeichnet hat und von dem das (→) **wahre Selbst** abgespalten ist. In seinem psychdynamischen Effekt ist in diesem Geschehen ein ähnlicher Vorgang zu sehen, wie er in der psychoanalytischen Literatur als (→) **Introjektion** bezeichnet wird. Dieser interpersonellen Dynamik kommt klinisch eine große Bedeutung zu. Daher ist es so wichtig, diesen psychischen Mechanismus der Kolonisation bzw. der Introjektion in allen Details zu verstehen. – Abschließend sei noch einmal betont, dass sich die hier beschriebene Dynamik der Pathologie des Selbst mit allen prägenden Bezugspersonen des Kindes entwickeln kann (→ **klinB II.3, 5, 8, 12**).

Fonagy, Target et al. sowie Gergely und Mitarbeiter beschreiben in ihren zahlreichen Veröffentlichungen *zwei Stränge der Reifungsentwicklung* des Selbst: die Entwicklung der Affektivität und die der Kognition. Während der eine Strang dieser Entwicklung und ihrer Entgleisung bis hierher ausreichend skizziert wurde, soll im Folgenden auch die Entwicklung der Kognition, d.h. der Fähigkeit zur Mentalisierung aus der Perspektive dieser Autoren dargestellt werden. Denn erst durch die Integration der Fähigkeiten zur Affektwahrnehmung, ihrer Symbolisierung und deren Mentalisierung in das (→) **Selbst** entsteht jene Reife des (→) **Ich**, die zur gesunden Bewältigungsfähigkeit des Subjekts in Beziehung zu seiner Umwelt notwendig ist. Die genaue Kenntnis dieser metapsychologischen Konzeption ist für das Verständnis der Dynamik des Psychischen unverzichtbar. Wie in Kapitel **IV.7** beschrieben ermöglicht die Fähigkeit zur Mentalisierung, sich selbst und auch andere reflexiv-denkend als Wesen zu erfassen und zu verstehen, die aufgrund von individuellen und psychischen Zusammenhängen empfinden, denken, reagieren und handeln. Die reife Form der Mentalisierung versetzt das Subjekt somit in die Lage, die *psychische Realität* von sich selbst und von Anderen anzuerkennen und dabei emotional und kognitiv zu wissen, dass und wie unterschiedlich Menschen sind. Psychische Realität unterscheidet sich von der äußeren Wirklichkeit dadurch, dass sie *innere* Zustände beschreibt, die nicht mit den physiologischen Sinnesorganen zu erfassen sind, sondern zu deren Wahrnehmung spezifische psychische Fähigkeiten nötig sind. Diese Fähigkeit, die *psychische Realität* emotional zu erfassen, kognitiv zu denken und zu reflektieren, ist das Ergebnis eines mehrjährigen Reifungsprozesses. Bevor sie sich ab dem fünften Lebensjahr im Selbst etabliert, durchläuft die Entwicklung der Mentalisierung zwei Vorstufen. Sie haben große klinische Relevanz, weil sie bei zahlreichen psychischen Störungen als unreife Form der Mentalisierung auftreten.

Im ersten und zweiten Lebensjahr lebt das Kind weitgehend auf der Mentalisierungsstufe der *psychischen Äquivalenz.* Das Kind ist noch nicht in der Lage, den Anderen kognitiv als ein anders fühlendes und denkendes Individuum zu erfassen. Vielmehr sind seine kognitiven Fähigkeiten von einem Denken geprägt, in dem die Vorstellung vorherrscht, dass andere Menschen psychisch, d. h. vor allem affektiv-emotional, genauso funktionieren, wie es selbst funktioniert (Abb. 9). Und umgekehrt: Das Kind geht davon aus, dass es selbst ebenfalls nicht anders erlebt, erfährt, eben funktioniert, wie die Menschen seiner Umgebung.

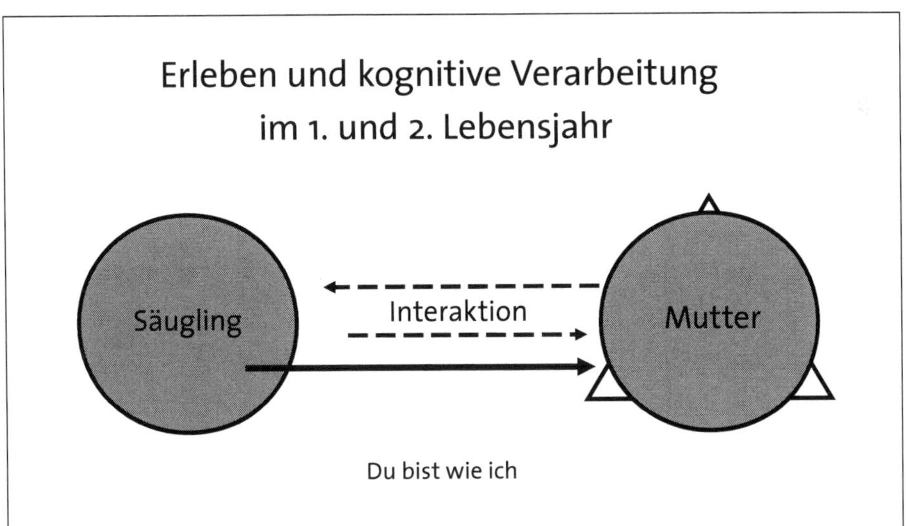

Abbildung 9: Psychische Äquivalenz

Vor allem aber kann sich das Kind in dieser Anfangsphase seines kognitiven Seins noch nicht imaginativ vorstellen, geschweige denn denken, dass es in anderen Menschen andere vorstellbare Zusammenhänge für das Erleben und Handeln geben könnte, als es diese von sich selbst kennt. Die Fähigkeit zur Vorstellung, d. h. zur Imagination, zum Phantasieren existiert noch nicht als eine vom Ich des Säuglings handhabbare Fähigkeit; ja, es ist umstritten, ab wann überhaupt beim Säugling Phantasien auftauchen. Gleichwohl macht das Kind vom ersten Tag seines Lebens an die Erfahrung, dass die Mutter seine Erwartungen auch enttäuscht, also nicht so ist, wie es sie aufgrund seiner Bedürfnisse erwartet. Die Säuglingsforschung und die Selbstpsychologie sprechen in diesem Zusammenhang von *disruption* (Beebe & Lachmann 2004), der Unterbrechung der Bindungsbeziehung (Abb. 10), die eintritt, sobald die Mutter die Bedürfnisse des Kindes nicht angemessen erfüllt. Das ist nicht nur unvermeidlich, sondern sogar notwendig. Diese Unterbrechungserfahrung geht für das Kind mit heftigen Affekten der Unlust und des Unbehagens einher und vermittelt ihm die Erfahrung sowie ein langsam entstehendes Bewusstsein davon, dass es noch ganz andere psychische Zusammenhänge gibt als diejenigen, welche es bislang aus seiner – ihm natürlich noch unbewussten – kognitiven Welt der *psychischen Äquivalenz* kennt. Zum Denken des Säuglings in diesem Modus gehört die Annahme, ja Überzeugung, dass der Andere genauso sei, wie er vom Kind in seinen primärprozesshaften Denkmöglichkeiten gedacht wird.

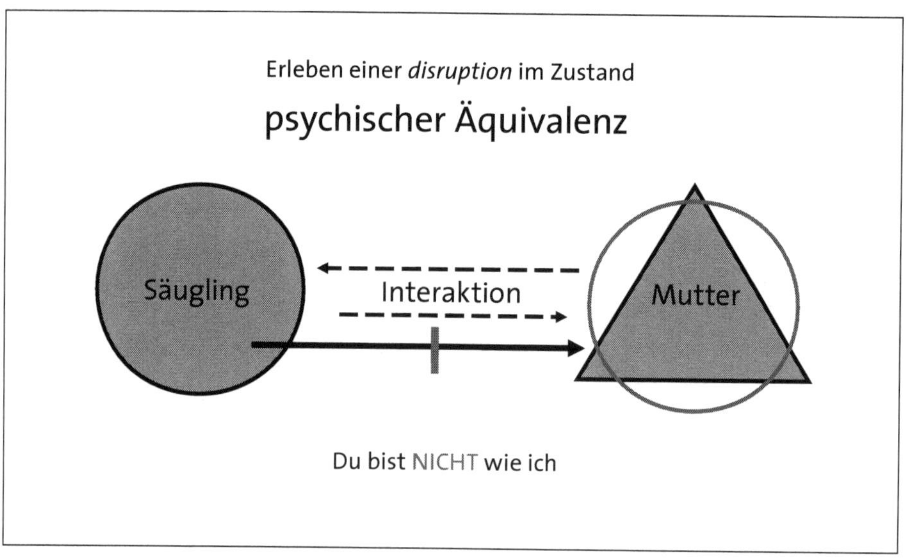

Abbildung 10: Störung der psychischen Äquivalenz

Im zweiten Lebensjahr entwickelt das Kind die Fähigkeit zum Phantasieren (Dornes 1993 b). Ab jetzt ist es in der Lage, seine Welt mit Hilfe von Phantasien um Dimensionen zu erweitern, die dem Betrachter nur selten auffallen. Aber spätestens wenn der spielende Knabe beispielsweise einen Bauklotz in die Hand nimmt, ihn durch die Luft fliegen lässt und dabei ein *brrrrm – brrrrm* von sich gibt, weiß der Beobachter, dass das Kind mehr »denkt«, als er gerade angenommen hat: Das Kind stellt sich in seiner Phantasie etwas vor, vielleicht gerade ein Flugzeug (Abb. 11). Diese Fähigkeit zum Imaginieren nimmt das Kind nach den Vorstellungen von Fonagy und Mitarbeitern zur Basis für eine neue kognitive Entwicklungsstufe der Mentalisierung. Die Autoren sprechen vom *Als-ob-Modus* der Mentalisierung.

Im Als-ob-Modus der Mentalisierung erlebt das Kind den Inhalt seiner Vorstellungen als wirklich und tatsächlich. Dabei hat es den Blick auf die Wirklichkeit vollkommen suspendiert (Abb. 11), d. h. die Realität ist vorübergehend ausgeblendet. Phantasie und Wirklichkeit sind in diesem Modus zwei voneinander getrennte Welten. Sie bestehen beim Kind nebeneinander! Diese quasi von der Wirklichkeit abgespaltene *Als-ob-Welt* der Phantasie hat, vergleichbar dem *Spielraum* bei Winnicott, den entwicklungspsychologischen Sinn, dem Kind einen inneren Experimentierraum zu geben, in dem es sich mental, d. h. kognitiv und emotional, mit ganz anderen Inhalten auseinandersetzen kann, als es dies im Modus der *psychischen Äquivalenz* konnte. Bildhaft gesprochen: Es macht einen

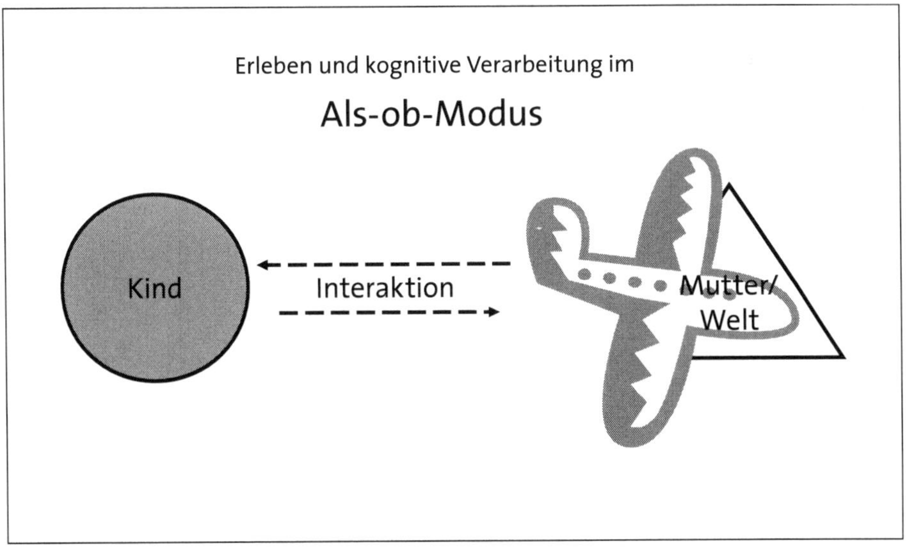

Abbildung 11: Der Blick auf die Wirklichkeit ist suspendiert

riesigen Unterschied, ob das Kind in der Vorstellung, die Mutter werde von einem feuerspeienden Drachen verschlungen (Abb. 12), von Angst gebannt ist oder ob es zu phantasieren vermag, dass es in der Lage sei, sich so wie einst Siegfried dem Ungeheuer in den Weg zu stellen und es zu besiegen (Abb. 13). Im zweiten Fall ermöglicht der Als-ob-Modus dem Kind, sich innerlich zu distanzieren, und eröffnet ihm den Spielraum zu beruhigenden Vorstellungen, mit deren Hilfe es

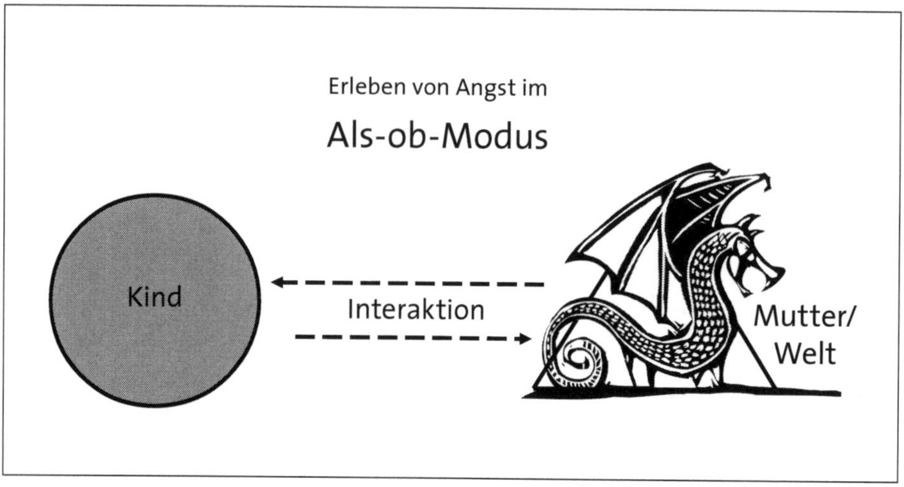

Abbildung 12: Angst entsteht, weil der Blick auf die Wirklichkeit suspendiert ist

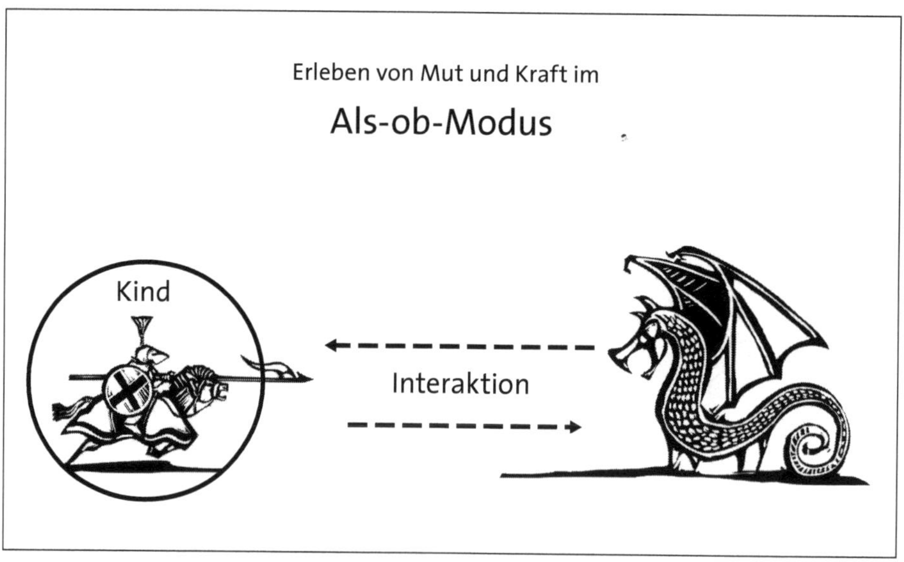

Abbildung 13: Mut / Zuversicht entsteht, weil der Blick auf die Wirklichkeit suspendiert ist

in der Lage ist, seine bei der Phantasie aufkommende Angst zu bewältigen. Von dieser nunmehr vollkommen neuen Möglichkeit der mentalen Auseinandersetzung macht das Kind im Spiel (Rollen- und Phantasiespiel) umfangreich Gebrauch und lernt, diesen Modus des Mentalisierens als eine *zentrale* intrapsychische Arbeitsmethode zu nutzen. Die Imagination im Als-ob-Modus eröffnet dem Kind nämlich vielfältige Möglichkeiten, mit denen es für seine Probleme Lösungen finden kann. Das ist eine entwicklungspsychologische Errungenschaft, die für das gesamte Leben von Bedeutung ist. Allerdings ist mit dieser neuen mentalen Fähigkeit ein Modus aktiviert, der neben der Möglichkeit zur Bewältigung von beunruhigenden Problemen (in der Abbildung prototypisch dargestellt: *Ich bin ein starker Ritter und kann meine Mama vor dem Drachen retten*) auch Risiken birgt, beispielsweise wenn das Kind an Grandiositätsphantasien festhält, die bis dahin noch phasenspezifisch passend waren.

Die fortwährende Auseinandersetzung des Kindes mit den feuerspeienden Drachen der Phantasie und den einfachen Hausdrachen der Realität, wie sie in Gestalt von Mutter oder Vater auftreten, ermöglicht ihm schrittweise, die kognitive Fähigkeit zum Erkennen und Anerkennen von *psychischer Realität* zu entwickeln (Abb. 14). Dann kann es realitätsgerecht erkennen, wie die Eltern tatsächlich sind, aber auch mit Schmerz entdecken, wie es selbst wirklich ist; diese Fähigkeit wird etwa gegen Ende des fünften Lebensjahres in den Grundzügen erworben.

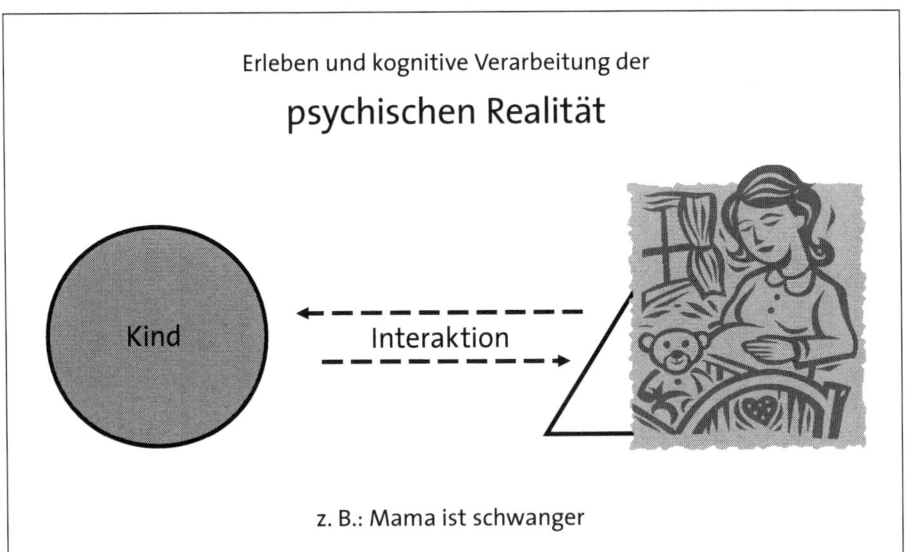

Abbildung 14: Die reife Fähigkeit zur Mentalisierung

Die zur Entwicklung dieser Fähigkeit notwendigen zahllosen kleinen Schritte gehen im gelingenden Fall damit einher, dass das Kind die Wirklichkeit um sich herum zunehmend ganzheitlich sieht. Dabei nimmt seine Fähigkeit zur Toleranz von Affekt-Spannung weiter zu, beispielsweise die zwei Varianten der Aggression, nämlich aversive Wut oder explorative Energie, auszuhalten. Im Fall des Misslingens dieser Entwicklung kann es jedoch dazu kommen, dass die Fähigkeit zur Wahrnehmung der *psychischen Realität* nicht oder nur partiell erworben wird. Unter diesen Bedingungen kann es zur Regression des Selbst und zum Wiederbeleben des *Äquivalenz-Modus* und/oder des *Als-ob-Modus* kommen. Sie dominieren das Erleben dann zeitweise. Das ist bei vielen Persönlichkeitsstörungen, etwa bei Borderline-Störungen sowie bei traumatischen Belastungsstörungen der Fall, wenn den Betroffenen der Kontakt zur Wirklichkeit abhanden kommt.

Mit dem Erwerb der Fähigkeit zur reifen Mentalisierung und damit, dass es dem Kind gelingt, die Umwelt und die Menschen darin kognitiv zunehmend realitätsgerecht zu erfassen, verändert sich die Welt der inneren Objekte ebenfalls. Dem Kind unbewusst, passt sich seine innere Bilderwelt mit all ihren Facetten und Details den Wahrnehmungen von sich selbst und den Anderen in der äußeren, realen Welt an. Die Repräsentanzen des Kindes gewinnen damit zunehmend an Nähe zur Realität und werden in sich ebenso zunehmend kohärent; bisherige Teilbilder (Partialrepräsentanzen) von sich selbst und den Anderen fließen zu ganzheitlicheren Repräsentanzen zusammen.

Der rote Faden: Symbolisierung, Mentalisierung und Repräsentation stellen zentrale psychische Funktionen dar, die das Kind erst im kontinuierlichen intersubjektiven Austausch mit seinen Pflegepersonen erwirbt. Dazu benötigt es die Möglichkeit, dass ihm die intersubjektive Austauscherfahrung von Spiegelung, Symbolisierung und Spiegelung im interaktiven Spiel, ebenso wie der kognitive Dialog zum Erwerb der Mentalisierungsfähigkeit, über viele Jahre *kontinuierlich* angeboten wird, vor allem während der frühen Kindheit. Das Gelingen dieser Entwicklung ist entscheidend davon abhängig, ob die primären Pflegepersonen ausreichend zuverlässig Beziehungserfahrungen zur Verfügung stellen, in deren Rahmen dem Kind beständig ein wechselseitiger emotionaler und kognitiver Austausch angeboten wird. Für die Individuation des Kindes ist es darüber hinaus unverzichtbar, dass der interpersonelle Austausch zu einem *intersubjektiven* wird, d. h. dass die Pflegepersonen bereit und in der Lage sind, das Kind in seiner Einzigartigkeit und seinem Anders-Sein anzuerkennen *und* darauf authentisch mit ihren *eigenen* Reaktionen zu antworten. Gelingt das, so kann das Kind – seinem unbewussten *konstitutionellen Selbst* folgend – die Erfahrung angemessener Spiegelung und mentaler Verarbeitung in der Beziehung mit den Anderen machen. Von dieser Beziehungserfahrung ausgehend kann es dem Weg der autonomen Selbstentfaltung folgen, sein (→) **wahres Selbst** (Fonagy & Target 2002) entfalten. Diese Entwicklung des Kindes kann in dessen Individuation einmünden: Das Subjekt entsteht im intersubjektiven Austausch mit seinen zentralen Pflegepersonen. – Zur weiteren Bedeutung der Abfolge dieser Entwicklungsschritte vergleichen Sie bitte auch Kapitel (→) **V.3.5**.

KAPITEL 9

Der Beitrag der psychoanalytischen Selbstpsychologie

Die Selbstpsychologie hat mit dem Konzept vom *Selbstobjekt* ein Modell entwickelt, das entwicklungspsychologische, metapsychologische und behandlungstechnische Aspekte vereint und das große Gemeinsamkeiten mit den Konzepten *Bindung* und *Feinfühligkeit* aufweist. Es erscheint mir als sinnvoll, diese drei Konzepte (Bindung, Feinfühligkeit und Selbstobjekt) zu einer gemeinsamen Theorie und Praxis zu integrieren, mit deren Hilfe sowohl die Dynamik des psychischen Geschehens als auch die Behandlungspraxis kohärent verständlich werden. Dabei verliere ich deren wissenschaftshistorisch jeweils eigene Herkunft nicht aus dem Auge.

Das Selbstobjekt ist nicht, wie der Begriff annehmen lässt, ein eigenständiges Objekt, also ein Gegenüber für das Kind oder den Patienten, sondern lediglich eine spezifische *Funktion*, die dem Kind bzw. dem Patienten zur Verfügung gestellt wird (Milch 2001, S. 65). Zu dieser Funktion gehört die Fähigkeit zur sicheren Bindung ebenso wie Feinfühligkeit. Letztere wird in der Selbstpsychologie mit dem Konzept der *Empathie* erfasst. Ihr wird ein wesentlicher Teil der Wirksamkeit von Psychotherapie und Psychoanalyse zugesprochen. Die Selbstpsychologie nimmt an, dass Patienten im therapeutischen Setting spontan (→) **Selbstobjekt-Übertragungen** entwickeln, die dem unbewussten Ziel dienen, den Therapeuten zur Einnahme einer Haltung und zum Angebot einer Beziehung zu verleiten, die reifungsförderlich ist. Die Arbeit mit der Selbstobjekt-Übertragung stellt in selbstpsychologischer Sicht ein zentrales therapeutisches Angebot dar, übt eine reparative Funktion aus und entfaltet damit eine eigenständige therapeutische Wirksamkeit.[38]

---

38 Ähnliche Ergebnisse erbringt heute die Psychotherapieforschung. Orlinsky (2010) hebt in einer Arbeit, in der er die Bedeutung zentraler Ergebnisse der Psychotherapieforschung, insbesondere der Prozess-Forschung, für die Psychotherapie untersucht, hervor, dass der *persönlichen Beziehung* für den Erfolg der Behandlung eine besondere Bedeutung zukommt:

Zusammenfassend kann man sagen, dass die Arbeit mit dem Konzept *Selbstobjekt* implizit eine Arbeit mit den Konzepten *Bindung* und *Feinfühligkeit* beinhaltet, dass damit in der Selbstpsychologie Modelle der Neurobiologie und der Bindungstheorie integriert werden und dass die Arbeit mit dem Konzept Selbstobjekt somit aus der Selbstpsychologie, aus neurobiologischer und Bindungsforschung ableitbar ist. Mit der Selbstobjekt-Übertragung zu arbeiten, bedeutet in der Praxis, vor- bzw. unbewusste emotionale Bedürfnisse des Patienten, die an den Therapeuten gerichtet sind, zu erkennen und darauf angemessen zu reagieren. Benötigt der Patient beispielsweise eine Spiegelung seiner affektiven Befindlichkeit, so formuliert der Therapeut seine per Empathie gewonnene Vorstellung vom aktuellen emotionalen Erleben des Patienten. Auf diese Weise können Patienten mit Störungen im Bereich der emotionalen Selbstwahrnehmung dieses Defizit der (→) **Struktur** ihres Selbst (= Fähigkeit zur Selbstwahrnehmung) schrittweise verringern. Das stellt eine entscheidende Voraussetzung dafür dar, dass sie die Fähigkeit zur Selbstreflexion entwickeln. Vor allem aber dient diese reparative Selbstobjekt-Übertragung ganz wesentlich dazu, dem Patienten die Erfahrung einer sicheren Bindung in der therapeutischen Beziehung zu ermöglichen und Vertrauen zu entwickeln.

Daneben stellt die Selbstpsychologie mit dem Konzept der *motivationalen Systeme* ein weiteres metapsychologisches Konzept zur Verfügung, das bei der psychodynamischen Arbeit außerordentlich hilfreich ist, vor allem bei der Bestimmung des Konflikt-Fokus (→**IV.5**). Es wurde 1991 von Joseph Lichtenberg mit einem Beitrag im *Forum der Psychoanalyse* (1991 b) in den deutschen Sprachraum eingeführt. Das geschah zu einem Zeitpunkt, als die Frage der unbewussten Motivation auf breiter Basis diskutiert wurde (z.B. Denecke 1999; Emde 1991). Ich stelle das Konzept in Zitaten von 1991 vor; später (2000) haben Lichtenberg, Lachmann und Fosshage das Modell der motivationalen System ausführlich in Buchform präsentiert.

»Das Selbst (self) ist das Zentrum, von dem Initiieren, Strukturieren und Integrieren ausgeht. Das Selbstgefühl (sense of self) bezieht sich darauf, wie das Initiieren, Strukturieren und Integrieren erlebt werden. Wenn man sich das Selbstgefühl als Container vorstellt, so wird damit ein Ort definiert, von dem

»Die persönliche Beziehung ist ein Merkmal, das durch den Grad ›empathischer Resonanz‹, des ›Aufeinander-eingestimmt-Seins‹ zwischen den Einzelnen bestimmt wird … das heißt, ob sie einander mit Respekt und Vertrauen … begegnen … Zahlreiche Studien haben diesen Zusammenhang untersucht, und ihre Ergebnisse sind erstaunlich konsistent« (S. 154).

> verschiedene Funktionen ausgehen können: Vermittlung (agency), Wahrung der Kohärenz der Grenzen, Handlungen, affektives Erleben und Wahrnehmung von Gleichheit, d.h. Wahrnehmung der Gesetzmäßigkeiten verschiedener aufeinander folgender Ereignisse.« (Lichtenberg 1991b, S. 87)

An Lichtenbergs Text lässt sich ablesen, dass die Selbstpsychologie nicht – wie ich hier vorschlage – ein (→) **Ich** konzipiert, welches als Substruktur des Selbst Träger der (→) **psychische**n **Funktionen** ist.

> »Stern (1985) schreibt ... daß das Motivationskonzept, das wir jetzt benötigen, im Sinne mehrerer abgegrenzter, aber miteinander verflochtener motivationaler Systeme neu entworfen werden muß.« (Ebd.)

Nach meinem Eindruck besteht heute unter psychodynamischen Psychotherapeuten ein weitgehender Konsens darin, das Antriebserleben des Subjekts metapsychologisch nicht mehr ausschließlich im Konzept der Triebtheorie Freuds zu denken, sondern im psychodynamischen Verständnis des Individuums eher vom Pluralismus der Theorien Gebrauch zu machen und mit ihnen im Sinne eines flexibleren Verständnisses des Patienten zu »spielen«.

> »Ich werde im Folgenden fünf motivationale Systeme skizzieren: (1) Die Notwendigkeit, physiologische Bedürfnisse zu befriedigen; (2) das Bedürfnis nach Bindung und (später) Verbundenheit; (3) das Bedürfnis nach Selbstbehauptung (Assertion) und Exploration; (4) das Bedürfnis, aversiv zur reagieren durch Widerspruch und/oder Rückzug; (5) das Bedürfnis nach sinnlichem Vergnügen und sexueller Erregung. – Streng genommen sind dies keine Motivationssysteme, aber sie lassen sich am besten als motivational-funktionale Systeme verstehen.« (Ebd., S. 88)

Nach meiner Erfahrung bewährt sich die Verwendung von Lichtenbergs Konzept der motivationalen Systeme zum Verständnis psychodynamischer Zusammenhänge sehr. Allerdings ergänze ich bei meiner Arbeit das erste von ihm genannte motivationale System um die Passage »und Erregungszustände zu regulieren«. Ich gehe davon aus, dass Lichtenberg bei der Formulierung dieses motivationalen Systems die physiologische Homöostase im Auge hatte; dies ergänze ich mit meinem Zusatz um die psychische Homöostase.

»Alle funktionalen Motivationssysteme sind ähnlich strukturiert. Jedes beginnt nach der Geburt mit angeborenen affektiven Wahrnehmungs- und Handlungsmustern und dem Potential, rasch neue Reaktionsmuster, die mit angeborenen Präferenzen koordiniert sind, zu erlernen. Das versorgende Umfeld ist so beschaffen, daß es für jedes System passende Antworten zur Verfügung stellt, die Wiederholung und Regulation garantieren.« (Ebd.)

Lichtenberg beschreibt hier die oben bereits ausführlich dargestellte Notwendigkeit, dass das Kind Pflegepersonen benötigt, in deren spiegelnder Begleitung (→**Selbstobjektfunktion** der Mutter) sich die mitgebrachten Anlagen schrittweise zu reifen Fähigkeiten (→**psychische Funktionen**) entwickeln können. Das gilt für die Entfaltung der motivationales Systeme und deren Integration in das Selbst ebenso.

»Für jedes funktionale Motivationssystem sind Affekte von zentraler Bedeutung. Affekte sind das entscheidende Mittel der Kommunikation zwischen Kind und Pflegeperson ... Wichtig ist ..., dass mit der Aktivierung jedes wahrnehmungsbezogenen Handlungsmusters ein Affekt ausgelöst wird, der die Motivation verstärkt und die funktionale Aktivität dringlicher werden läßt. Zunächst setzt sich jedes funktionale Motivationssystem aus einer Reihe von angeborenen und erlernten Interaktionsmustern aus der Beziehung zu Pflegepersonen zusammen. Später wird jedes System durch Pläne, Absichten und Zeichen-Signal-Kommunikation gestaltet auf der Basis einer intersubjektiven Verbundenheit mit Pflegepersonen. Schließlich wird jedes System durch primär- und sekundärprozeßhafte symbolische Repräsentation strukturiert.« (Ebd., S. 88 f.)

Wenn man diese Ausführungen Lichtenbergs mit meiner Darstellung der Entwicklung und Integration der Symbolisierung, Mentalisierung und Repräsentation vergleicht, wie sie im letzten Kapitel zu finden ist, so kann deutlich werden, dass und wie die entwicklungspsychologischen und metapsychologischen Konzepte, die aus unterschiedlichen psychoanalytischen Schul- und Forschungsrichtungen stammen, einander ergänzen. Und weiter scheint mir in diesem Zusammenhang wichtig, darauf hinzuweisen, dass Lichtenberg den Affekten die zentrale Rolle des *agens movens* einräumt. Mehr als 20 Jahre später räumt der Hirnforscher und Psychoanalytiker Mark Solms (2013 b) den Affekten den gleichen Stellenwert ein (→**V.4.2**).

Pointierend kann man vielleicht folgenden wesentlichen Unterschied zur Trieblehre formulieren: Während die klassischen psychoanalytischen Objektbeziehungstheorien die Lehre der *unbewussten Abwehr* von Triebinhalten in den Mittelpunkt der Aufmerksamkeit rücken, arbeitet die Selbstpsychologie zeitgenössischer Prägung mit einer Lehre der *unbewussten Integration* der motivationalen Systeme.

Vergleicht man das selbstpsychologische Konzept der motivationalen Systeme mit dem oben dargestellten Konzept einer *Triebtheorie für unsere Zeit* (→**IV.2**), so kann man zu dem überraschenden Ergebnis gelangen, dass beide Theoriekonzepte einander eher ergänzen als widersprechen. Denn Lichtenberg sieht, wie mit seinen Worten dargestellt, in den motivationalen Systemen Antriebe, die ihre Wurzeln in »angeborenen affektiven Wahrnehmungs- und Handlungsmustern« haben; später »wird jedes System durch … Zeichen-Signal-Kommunikation gestaltet auf der Basis einer intersubjektiven Verbundenheit mit Pflegepersonen« (s. o.). Das bedeutet, dass die (→) **Integration** motivationaler Bedürfnisse in das System des kindlichen Selbst auf einen gelingenden Austausch mit dem als Selbstobjekt fungierenden Anderen angewiesen ist. Misslingt dieser Austausch, so kommt es zu Abwehrprozessen und einer ausbleibenden Integration des entsprechenden motivationalen Bedürfnisses. In diesem Kontext ist die Arbeit von Mertens (2013) von Bedeutung, worin er über das »Zwei-Personen-Unbewusste – unbewusste Wahrnehmungsprozesse in der analytischen Situation« berichtet. Darin wird dargestellt, »dass jegliche bewusste Wahrnehmung mit einer nichtbewussten sensorischen Registrierung beginnt, die … zum einen von Emotionen und Antrieben gesteuert, zum anderen von lebensgeschichtlichen Erfahrungen gesteuert wird, die in verschiedenen Gedächtnissystemen gespeichert sind« (S. 824). Gelingende Wahrnehmung ist ganz wesentlich vom Gelingen des frühesten Austauschs in der Mutter-Kind-Beziehung abhängig. Und »das Inkrafttreten … früher Abwehrvorgänge … hängt nun entscheidend davon ab, mit welcher Qualität – liebevoll, affektabstimmend und -markierend – Mütter/Eltern im Entwicklungsprozess auf die körperlichen Ausdruckserscheinungen dieser subsymbolischen Vorgänge eingehen und sie damit in bedeutungshaltige Äußerungen übersetzen« (ebd., S. 829). Im Feld dieses intersubjektiven Wechselspiels entsteht etwas Neues, etwas Sekundäres, das sich, wie Müller-Pozzi (2003) es beschreibt, als »psychisches Universum von Bedeutung« (S. 145) bildet, »Trieb und Sprache« (ebd.).

Man kann die genannten drei metapsychologischen Konzepte (Lichtenbergs Theorie der motivationalen Systeme, Mertens Beschreibung der Entwicklung des Zwei-Personen-Unbewussten und Müller-Pozzis Vorstellungen von der Entwicklung der Sprache und der Triebe im intersubjektiven Feld) miteinander zu einem, wie ich meine, kohärenten Konzept des metapsychologischen Verständnisses über die Entwicklung des Antriebs integrieren: Motivationalen Antrieb und Trieb kann man dann als *zwei* Anteile eines lang andauernden Entwicklungsprozesses unterscheiden, in dessen Verlauf sich in den ersten Lebensjahren der subjektive Antrieb des Individuums als ein komplexes, z. T. unbewusstes System als zentraler Teil des Selbst (→**V.1**) bildet. Darin kann der eine Anteil, die motivationalen Systeme (sensu Lichtenberg), als primär, der andere Teil, die Triebe (sensu Müller-Pozzi), als sekundär angesehen werden. Über den Erfolg der Integration der motivationalen Systeme in das Selbst und die Bildung der Triebe im Unbewussten entscheidet ganz wesentlich der Verlauf des Gelingens der subsymbolischen Austauschprozesse im intersubjektiven Feld der bedeutsamen frühen Beziehungen des Kindes. Oder: Motivationale Antriebe bewirken auf der unbewussten Kehrseite ihrer Integration in das Selbst das Entstehen triebhafter Pendants, und dies vollzieht sich in Abhängigkeit vom Ge- oder Misslingen der intersubjektiven Austauschprozesse zwischen Mutter/Eltern und Kind unter dem Einfluss der Phantasietätigkeit des Kindes.

Der Selbstpsychologe benutzt bei seiner Arbeit ein »bidimensionales Modell der Übertragung« (Ringstrom 2000, S. 43). Neben der *reparativ* wirksamen Form der (→) **Selbstobjekt-Übertragung** tritt die wiederholende oder *repetetive* Form der (→) **Übertragung** auf. Darin werden Muster von Beziehungserfahrungen der Vergangenheit unbewusst so erlebt, als seien sie aktuell. Die Arbeit mit dieser Form der Übertragung gehört als *common sense* zum selbstverständlichen Repertoire des analytisch arbeitenden Psychotherapeuten. Sie dient der Entwicklung der emotionalen und kognitiven Fähigkeit des Patienten, die Wiederholung der Vergangenheit im Erleben der Gegenwart zu erkennen. Mit der Arbeit in der repetetiven Übertragung und mit ihr beachtet der Therapeut die inhaltlichen Aspekte der Beziehung und fördert zugleich die reflexive Fähigkeit des Patienten. Die Psychotherapieforschung bestätigt die Bedeutung der Arbeit mit der repetetiven Übertragung und deren Deutung, warnt allerdings auch vor der exzessiven Arbeit damit sowie vor der Vernachlässigung eines ausgewogenen Nebeneinanders von persönlicher Bindung (das ist die Selbstobjekt-Übertragung im Verständnis der Selbstpsychologie) und der Arbeit in der Übertragung (Orlinsky 2010, S. 160 f.).

Ich plädiere dafür, das bidimensionale Modell der Übertragung zu verwenden, also für ein Nebeneinander von Bindungs- und Übertragungsbeziehung. Es hat im Übrigen auch für den Therapeuten Vorteile, indem es ihm die Orientierung und das Verständnis im Prozess der therapeutischen Beziehung erleichtert. Mit dem Begriff *Prozess* wird der Umstand beschrieben, dass die Nachreifung des Patienten während der Behandlung ähnlich schrittweise vorangeht wie die Reifungsentwicklung des Kindes. In der Regel reflektiert der Therapeut im Verlauf der Behandlung stets, wie er die Beziehungsgestaltung und den Reifungsfortschritt des Patienten einschätzt. Bezogen auf diesen Prozess ist es für den Therapeuten wichtig zu wissen, dass die Arbeit mit der wiederholenden Form der Übertragung umso effektiver für den Patienten ist, je sicherer dieser sich der Bindung zum Therapeuten (= Selbstobjekt-Übertragung) sein kann. Je nachdem, wie nun das Sicherheitserleben des Patienten in der Beziehung zum Therapeuten einzuschätzen ist, gelingt es zu entscheiden, welche der beiden Dimensionen der Übertragung vorrangig anzusprechen und zu bearbeiten ist.

KAPITEL 10

Die Bedeutung der Konflikttheorie

Das Selbst ist interpersonell gegründet. Verschiedene metapsychologischen Theorien belegen und beschreiben das ausführlich. Der rote Faden, der sich durchgehend zeigt, wenn man der Frage nachgeht, welche Bedingungen das Kind braucht, damit sich seine Psyche in gesunder Weise entwickeln kann, ist der, dass es auf resonante, spiegelnde und vor allem akzeptierende Pflegepersonen angewiesen ist. *Das Kind wächst im Spiegel des Anderen*, könnte man mit Altmeyer (2000) sagen, wenn man damit ausdrücken will, dass das Kind für seine gesunde Entwicklung eine Beziehungsatmosphäre benötigt, die eine sichere Bindung (→**IV.6**) zur Verfügung stellt. *Sichere Bindung* bedeutet nicht Harmonie, sondern dass die Pflegepersonen die Fähigkeit haben, dem Kind Resonanz, markierte Spiegelung (→**IV.8**) und vor allem Akzeptanz zur Verfügung zu stellen und dass sie dies *überwiegend*[39] tun. Damit bringen sie dem Kind gegenüber ihre (für sie selbstverständliche) Fähigkeit und Absicht zum Ausdruck, es in seiner Subjektivität und in seinem Anders-Sein (anders als sie selbst) zu erkennen und zu fördern. Auf diese Weise macht das Kind die implizite Erfahrung: *Hier kann ich gefahrlos sein, wie ich bin. Gefahrlos* bedeutet für das Kind, dass es in der Regel keine *unerträglich* aversive Reaktion zu erwarten und zu befürchten braucht, was immer es tut. Aversive Reaktionen der Eltern unterbrechen nämlich die sichere Bindung und damit die Möglichkeit des Kindes, von ihnen markiert gespiegelt zu werden und so sekun-

39 Die Selbstpsychologie hat im Kontext der Ergebnisse der Säuglingsforschung herausgestellt, dass *disruption and repair* (Unterbrechung und Wiederherstellung) ein konstituierender Faktor der sicheren Bindung sind. Dies gilt für die Mutter-Kind-Beziehung ebenso wie für die therapeutische Beziehung. Nach diesem Modell der Bezogenheit ist die Unterbrechung des Erlebens sicherer Bindung unvermeidlich. Allerdings wird die Bindungssicherheit dann und dadurch gefestigt, dass das Kind die Erfahrung macht, das *beide Beteiligte* der Dyade über die Möglichkeit verfügen, dafür zu sorgen, dass die unterbrochene Bindung wiederhergestellt werden kann. Die Erwartung dieses *repair* gehört nicht nur zum Gefühl sicherer Bindung, sondern konstituiert sie auch, sofern die Erwartung des Gelingens der Wiederherstellung vom Anderen regelmäßig bestätigt wird. – Die Erfahrung von Unterbrechung und Wiederherstellung trägt aber nicht nur wesentlich zum Entstehen der sicheren Bindung bei, sondern sie ist auch für die Entwicklung der Konfliktfähigkeit von großer Bedeutung.

däre Repräsentanzen zu bilden, die ja unverzichtbar notwendig sind, damit alle motivationalen Systeme in das Selbst integriert werden können. Dieser Zusammenhang ist von zentraler Bedeutung, wenn das Kind im zweiten Lebensjahr in die Entwicklung der Separation eintritt (→**V.3.2**). Ihn zu verstehen ist gerade für das Verständnis der Entwicklung von Konflikten und für die Fähigkeit, diese zu bewältigen, von großer Bedeutung.

In der Zeit der Entwicklung der Separation kulminieren das Bedürfnis und die Fähigkeit des Kindes, aversiv mit einem *Nein* gegenüber den Pflegepersonen zu reagieren. Das ist ein wesentlicher Schritt des Kindes auf seinem Weg der Autonomie- und Individuationsentwicklung. Mit diesem *Nein* beginnt dem Bedürfnis des Kindes nach sicherer Bindung ein zweites motivationales Bedürfnis diametral gegenüberzustehen: Bindung versus Aversion, die motivationale Grundlage der Separation. Das Kind gerät damit in ein Dilemma. Metapsychologisch kann man an einen *intrapsychischen Konflikt* denken: Zwei motivationale Bedürfnisse mit entgegengesetzten Richtungen stehen einander gegenüber. Von außen betrachtet trifft die Konflikt-Beschreibung zu, intrapsychisch noch nicht. Denn zu diesem Zeitpunkt seiner Entwicklung benötigt das Kind weiterhin die markierte Spiegelung, damit es die nunmehr besonders machtvoll auftretende aversive Motivation in das Selbst integrieren kann (→**Integration**). In dieser inneren Verfassung benötigt das Kind von seinen Pflegepersonen zweierlei: deren Akzeptanz im Rahmen der sicheren Bindung und vor allem deren markierte Spiegelung, um seine aversiven Separationsimpulse als Bestandteil seines Selbst integrieren zu können. Dabei dem Kind mit sicherer Bindung zur Verfügung zu stehen ist eine große Herausforderung für die Pflegepersonen.

Selbst einige Zeit später, wenn das Kind beginnt, bewusst zu spüren, dass es gegenüber den Eltern und/oder Pflegepersonen zwiespältig empfindet (Mahler et al. 1980 konzipieren diesen Entwicklungsabschnitt als *Wiederannäherungsphase*), benötigt es die markierte Spiegelung in der sicheren Bindung. Denn es ist diese Form der Spieglung, die es dem Kind erst ermöglicht, seine empfundene Zwiespältigkeit (metapsychologisch betrachtet: seinen intrapsychischen Konflikt)[40] zu bewältigen: In der Markierung wird neben der Spiegelung die Botschaft an das Kind gegeben, dass das Erleben dieser Zwiespältigkeit auszuhalten und zu bewäl-

40 Es ist wichtig, dass es dem Therapeuten gelingt, sorgfältig differenzierend zu erfassen, auf welcher Ebene der Reflexion er sich gerade befindet. Hier kann deutlich werden, dass sich dabei zwei Ebenen berühren: die entwicklungspsychologische Ebene der Reifung des Selbst-Erlebens, die beschreibt *wie* der Prozess der Entwicklung abläuft, und die Ebene der metapsychologische Abstraktion, die beschreibt, was im Zuge der Entwicklung entsteht.

tigen ist, ähnlich wie das Kind bis dahin bereits die Fähigkeit entwickeln konnte, dass es die Spannungen im *disruption and repair* der sicheren Bindung ertragen kann. Mit Hilfe der markierten Spiegelung erwirbt das Kind in einem längeren und für beide Seiten zeitweise mühsamen Prozess die Fähigkeit, die Spannung zwischen *bewussten* (!) gegensätzlichen Gefühlen und Impulsen auszuhalten. Im Verlauf dieses Entwicklungsprozesses entsteht die Fähigkeit zur *reifen Ambivalenz* (→ **V.3.3**) gegenüber den Objekten.

Die Fähigkeit zur Bewältigung intrapsychischer Konflikte wird somit im interpersonell-intersubjektiven Austausch mit den primären Pflegepersonen und im Schutz der sicheren Bindung erworben. Das ist ein langer und für beide Seiten häufig anstrengender Prozess. Dabei erwirbt das Kind die *grundlegenden intrapsychischen Regulationsmuster,* die ihm bei der Bewältigung gegensätzlicher, d.h. konflikthafter Gefühls- oder Antriebszustände zunehmend hilfreich sind. Aber *unbewusste* intrapsychische Konflikte sind etwas anderes als die bislang dargestellten intrapsychischen Konflikte, die jedes Kind im Zuge seiner Entwicklung zu bewältigen hat und die ihm mehr oder weniger bewusst sind bzw. werden. Entsprechend werden in der Literatur (Arbeitskreis OPD 2006; Rudolf 2010) *Grundkonflikte*[41] von den *aktualisierten unbewussten Konflikten*[42] unterschieden. Man könnte sagen, in dieser Benennung finde sich eine Unterscheidung zwischen den unvermeidlichen entwicklungsbedingten Konflikten des Kindes und den möglichen unbewussten Konflikten, die in metapsychologischen Termini zu beschreiben sind.

Ich skizziere im Folgenden ein metapsychologisches Modell der Entwicklung des aktualisierten unbewussten Konfliktes, das Konzepte der Strukturtheorie Freuds, der Objektbeziehungstheorien, der Bindungstheorie und der psychoanalytischen Selbstpsychologie integriert.

Nach diesem Modell entsteht der unbewusste intrapsychische Konflikt aus einem unbewältigten Beziehungskonflikt, in der Regel mit den Elternpersonen der Kindheit, der im Zuge der Entwicklung generalisiert wird. Wenn es in der Kindheit im Zusammenhang mit *einem* motivationalen Bedürfnis *generell* zum Konflikt mit den Eltern kommt, dabei die sichere Bindung reißt und auf diese Bin-

---

41 Grundkonflikt der Nähe (erstes Halbjahr), Grundkonflikt der Bindung, depressiver Grundkonflikt (2. Halbjahr bis 2. Lebensjahr), Grundkonflikt der Autonomie (2. bis 3. Lebensjahr), Grundkonflikt Identität (3. bis 6. Lebensjahr) (Rudolf 2010, S. 32f.).

42 Individuation vs. Abhängigkeit, Unterwerfung vs. Kontrolle, Versorgung vs. Autarkie, Selbstwertkonflikt, Schuldkonflikt, ödipaler Konflikt, Identitätskonflikt (Identität vs. Dissonanz) (Arbeitskreis OPD 2006, S. 111).

dungsunterbrechung *keine* Konfliktlösung und *keine* Wiederherstellung der Bindung unter Einbezug des Konfliktthemas erfolgt, droht die Entwicklung eines *unbewussten Konfliktes.* Dabei erlebt das Kind die Mutter, den Vater oder eine andere wichtige Pflegeperson als *Quelle der Gefahr* (!), indem diese aversiv auf es reagieren. Die aversive Reaktion der Eltern geht mit einer vorübergehenden Unterbrechung der Bindung und der markierten Spiegelung einher. Auf diese ist das Kind aber vor allem in den ersten Lebensjahren unverzichtbar angewiesen. Bleibt die markierte Spiegelung vielfach wiederholt und in stets denselben Zusammenhängen aus, so verzichtet das Kind zunehmend auf diejenigen motivationalen Bedürfnisse, auf welche die Eltern aversiv reagieren. Aus diesem Zusammenhang resultiert der unbewusste Konflikt: Denn dasjenige motivationale Bedürfnis, das *generell* den interpersonellen Konflikt und damit die aversive Reaktion der Pflegeperson zur Folge hat, wird ins Unbewusste abgewehrt.[43] Erfolgt diese Erfahrung mit den Eltern regelhaft, so wird dieser gesamte interpersonelle Erfahrungszusammenhang verdrängt. Nach diesem Konzept wird also ein primär interpersoneller Konflikt ins Unbewusste und sekundär intrapsychisch verdrängt. Das hat zur Folge, dass Teile der konfliktbehafteten motivationalen Bedürfnisse nicht ins Selbst integriert werden können, der Abwehr unterliegen und in der Folge dem Erwachsenen nicht oder nur eingeschränkt zur Verfügung stehen.

Der unbewusste Konflikt findet somit seinen klinischen Ausdruck in einem Defizit oder Mangel an motivationalem Antrieb. Er hat seine psychodynamisch verständliche Ursache in der Reaktion des infantilen Selbst auf das grundsätzlich aversive, Angst erregende Verhalten, mit dem die primären Bezugspersonen auf spezifische motivationale Bedürfnisse des Kindes reagieren. Im Zentrum des Konfliktes steht eine Verdrängung ins Unbewusste, die beim Auftauchen des motivationalen Bedürfnisses erfolgt. Sofern diese primär intersubjektive Beziehungserfahrung während der Kindheit in immer wieder gleicher Weise stattfindet, wird sie generalisiert und als Beziehungsmuster repräsentational abgespeichert. Die Abspeicherung als Repräsentanz hat zur Folge, dass dieses Beziehungsmuster im weiteren Leben *unbewusst erwartet* (!) wird. Um dem Konflikt zu entgehen, entwickelt das Kind Bewältigungsmodi, die fortan bewirken, dass ein Aufkommen

---

43 Ähnlich beschreibt Luborsky (1988) das Muster, das dem »zentralen Beziehungskonfliktthema« zugrunde liegt. Darin ist ein unbewusster Wunsch des Patienten mit der Erwartung einer Angst erregenden Reaktion der Objekte verbunden und hat eine den Wunsch konsequent vermeidende Verhaltensweise des Patienten zur Folge. Luborskys Modell vom zentralen Beziehungskonflikt hat wegen seiner klaren Konzeptualisierung große Anerkennung gefunden.

dieses konflikt-behafteten motivationalen Antriebs vermieden wird. Solche (→) **zentralen Beziehungsmuster** (Luborsky 1988) können lebenslang wirksam sein und unbehandelt zu gravierenden Einschränkungen der Lebensmöglichkeiten führen. Sie bilden häufig die Grundlage für die Entwicklung einer neurotischen Störung im Leben des Erwachsenen.

Im Unterschied zum Konfliktmodell der klassischen Psychoanalyse steht bei diesem Konfliktmodell nicht der Trieb, sondern die Beziehung im Mittelpunkt des psychodynamischen Geschehens. Dort ist es ein (→) **Partialtrieb**, ein Teil eines der beiden großen Triebe, der nicht ins Bewusstsein gelangen darf, weil er vom (→) **Überich** mit Verboten belegt ist. Die analytische Kur hebt darauf ab, das Überich abzumildern und dem Ich die Einsicht in die Triebnatur des Es zu vermitteln; dadurch wird der Partialtrieb aus den Zwängen des Verbots befreit oder das Überich wird durch eine Modifizierung der Einsicht gestärkt und kann das Ich dabei unterstützen, den Partialtrieb bewusster zu bewältigen.

Im Modell des unbewussten Beziehungskonfliktmusters, beim aktualisierten unbewussten Konflikt also, wird ähnlich wie beim klassischen Modell gesehen, dass ein verpöntes motivationales Bedürfnis ins Unbewusste abgewehrt wird, allerdings aus dem ursprünglichen Grund, das Selbst mit Hilfe der Abwehr vor einer realen Gefahr seitens der primären (= aversiven) Bezugspersonen zu schützen. Hier wird der Konflikt auf eine generelle Beziehungserfahrung zurückgeführt, dort auf eine Qualität des Partialtriebes, die im Verständnis der Triebtheorie bestimmter Sicherungsvorkehrungen bedarf, weil der Trieb grundsätzlich Dimensionen von destruktiver Natur in sich trägt, die Libido ebenso wie die Aggression.

Der unbewusste Konflikt entsteht allerdings nicht allein aus interpersonellen Erfahrungen, die das Kind mit seinen Pflegepersonen macht und die von ihm im Zuge intrapsychischer Verarbeitung generalisiert und repräsentiert werden. Vielmehr gehört zur intrapsychischen Verarbeitung des Kindes dessen Fähigkeit, Konfliktthemen in der Phantasie zu bearbeiten. Der (→) **Als-ob-Modus** der Mentalisierung stellt ja die zentrale Verarbeitungsmethode zur Verfügung, mit der jedwede Form von Problem der Bewältigung zugeführt werden kann (→**IV.8**). Aktive Imagination im Verein mit der Fähigkeit, Realität und insbesondere psychische Realität im Zuge der Reflexion zu erfassen, stellt dem Kind ebenso wie dem Erwachsenen dazu mächtige psychische Werkzeuge zur Verfügung. In der Regel setzt sich das Kind, beginnend in der zweiten Hälfte des zweiten Lebensjahres, in der Phantasie mit seiner Welt lebhaft auseinander, mit der äußeren realen ebenso wie mit der imaginierten inneren Welt. Dabei nutzt es die reifende Fähigkeiten des Als-ob-Modus sowie der Realitätserkennung intensiv, um alle anstehenden Fragen der kindlichen Lebenswelt zu erforschen und zu beantworten. Im Verlauf dieser inneren mentalisierenden Arbeit entstehen realitätsgerechte, aber auch realitätsverzerrte Bilder von sich selbst und den Anderen, mit denen das Kind in Berührung kommt. Damit diese Auseinandersetzung gelingt, benötigt das Kind weiterhin die spiegelnde Gegenwart der Pflegepersonen und so oft wie möglich deren Teilnahme an seinem Als-ob-Spiel. Märchen und Rollenspiele sind die meistverbreitete und kindgemäße Form der Teilnahme Erwachsener an der Auseinandersetzung des Kindes mit konflikthaften Inhalten. Misslingt dem Kind diese innere Arbeit, so entstehen in ihm verzerrte innere Bilder von der psychischen Beschaffenheit seiner selbst und seiner Umwelt. Die Ergebnisse des Misslingens dieser intrapsychischen Arbeit an den Problemthemen des Kindes sind es, die in dessen unbewusste Phantasiewelt Einzug halten und aktualisierte unbewusste Konfliktthemen begleiten.

Eine weitere Variante des unbewussten Konfliktes kann dadurch entstehen, dass das Kind aus dem impliziten Verhalten der am Konflikt beteiligten Pflegeperson oder aus deren expliziten Äußerungen Informationen aufnimmt, die als Regeln, Werte oder Ideale das (→) **Ichideal** oder (→) **Überich** des kindlichen Selbst prägen. Scham- und Schuldkonflikte können die Folge sein, wenn motivationale Antriebe dazu in Widerspruch treten (**klinB II.6** und **8**).

Der rote Faden: Aktualisierte unbewusste Konflikte sind *Beziehungsmuster,* die unbewusst erwartet werden und auf diese Weise das Beziehungserleben einer Person unbemerkt prägen. Dabei wird ein motivationales Bedürfnis oder eine Absicht kontinuierlich vermieden, da darauf eine aversive Reaktion des Anderen erwartet wird, welche den Bestand der Beziehung oder der Liebe (der Bindung) zwischen beiden gefährdet. Das Vermeidungsverhalten dient dem Erhalt der Beziehung, hat aber eine Einschränkung der Möglichkeit zur Selbstverwirklichung zur Folge. Diese Einschränkung kann lange Zeit des Lebens unbemerkt bleiben, wenn die Abwehr stark genug ist, das motivationale Bedürfnis im Unbewussten zu halten. Treten jedoch im Leben des Betreffenden Umstände auf, die das Kräfteverhältnis zwischen Antrieb und Abwehr zugunsten des motivationalen Bedürfnisses verändern, so kommt es zur Aktualisierung des ursprünglichen, bis dahin erfolgreich abgewehrten Konfliktes (→ **klinB II.1** und **2**).

Metapsychologisch betrachtet besteht der aktualisierte unbewusste Konflikt aus drei unbewussten Anteilen: (1) dem vermiedenen motivationalen Bedürfnis,[44]

44 Triebtheoretisch: ein vermiedenes Bedürfnis oder ein vermiedener Impuls als Ausdruck eines (→) **Partialtrieb**es.

(2) dem zugehörigen Vermeidungsverhalten als Ausdruck der (→) **Abwehr** sowie (3) der erwarteten Reaktion desjenigen Beziehungspartners, mit dem der Konflikt ursprünglich in der Kindheit entstanden ist. Die unbewusst erwartete Reaktion des Anderen muss allerdings nicht mit der ursprünglich tatsächlich in Beziehungen gemachten Erfahrung oder mit einem aus vielfachen Erfahrungen gebildeten generalisierten Beziehungsmuster identisch sein. Vielmehr kann die nachträglich erfolgte Verarbeitung des Konfliktthemas im Als-ob-Modus der Mentalisierung während der Kindheit das Bild von der erwarteten Reaktion des Anderen so modifiziert haben, dass in der inneren Bilderwelt eine von der tatsächlich erfahrenen Reaktion abweichende unbewusste Beziehungserwartung (Repräsentanz) entstanden ist. Das ist der Kern des neurotischen Konfliktes, in dem zur Erwartung der ursprünglichen Beziehungserfahrung bereits in der Kindheit Phantasien von Reaktionen des Anderen hinzugetreten sind, wodurch die psychische Realität des Anderen (Vater, Mutter oder andere prägende Pflegepersonen) eine Veränderung erfahren hat. Im gleichen Zuge infantiler Imagination können von der eigenen psychischen Welt (irreale) Selbstrepräsentanzen entstehen, die vom wahren Selbst abweichen. Ferner kann die Bildung eines strengen Überichs oder eines überhöhten Ichideals das Ergebnis derartiger Prozesse der mentalisierenden Verarbeitung während der Kindheit sein und zum Bestandteil des aktualisierten, neurotischen Konfliktes werden.

Die umfassende psychodynamische Psychotherapie des aktualisierten unbewussten Konfliktes sollte es ermöglichen, dessen Bestandteile so, wie sie vom Patienten verinnerlicht wurden, ins Bewusstsein zu heben. Jedoch zeigt die Realität des psychotherapeutischen Alltags, dass es nicht immer möglich ist, diesem Anspruch gerecht zu werden (→ **klinB II.1**).

KAPITEL 11

Der Beitrag der Intersubjektivität

»Auf eine knappe Formel gebracht bedeutet Intersubjektivität, dass der Mensch sich von Geburt an mit anderen Menschen verbunden fühlt und dass sich die Verbundenheit in seiner psychischen Struktur niederschlägt: Innen und Außen sind miteinander aufs Engste vernetzt ... Intersubjektivität verweist auf zwischenmenschliche Bezogenheit als Fundament der Conditio humana – im positiven wie im negativen Sinne« (Altmeyer & Thomä 2006, S. 5). Spätestens seit der Veröffentlichung des hier zitierten Buches *Die vernetzte Seele* von Altmeyer und Thomä gibt es in der deutschsprachigen psychoanalytischen Gemeinschaft eine zunehmende Diskussion der Frage, welchen Beitrag die Intersubjektivität zur Psychoanalyse leiste. Im anglo-amerikanischen Raum wird dieses Thema bereits seit den ausgehenden 80er Jahren des letzten Jahrhunderts diskutiert. Vertreter der Intersubjektivität sammeln sich seitdem unter dem Label *relationale Psychoanalyse*. Altmeyer und Thomä sprechen 2006 von der *intersubjektiven Wende in der Psychoanalyse*. Und 2011 konstatiert Ermann: »Heute ist die intersubjektive Perspektive in die meisten psychoanalytischen Strömungen eingegangen und bildet in ihnen einen integrativen Bestandteil« (S. 169). Hier geht es um die Frage, welchen Beitrag die Intersubjektivität zum Verständnis der Psychodynamik leisten kann. Dazu müssen wir zunächst verstehen, wie die intersubjektive Perspektive psychoanalytisches Verstehen und Arbeiten beeinflusst.

Legt man als Psychoanalytiker oder Psychotherapeut den Fokus seines Denkens und Arbeitens auf die Intersubjektivität, so verschiebt sich das Verständnis des Unbewussten vom Trieb zur Beziehung. Nicht Trieb und Triebschicksal, sondern Beziehung und Beziehungserwartung treten in den Fokus der Aufmerksamkeit und werden als Kern des Unbewussten angesehen: »Zentrale entwicklungspsychologische Grundannahmen der klassischen Psychoanalyse sind heute empirisch widerlegt ... Er [der Säugling, M.K.] kann sehr viel, jedenfalls mehr und anderes, als die klassische psychoanalytische Entwicklungspsychologie ihm zutraut – und er handelt von Anfang an objektbezogen und im Rahmen einer Welt, in der er sich vom Anderen kognitiv, wenn auch nicht immer affektiv unterscheiden kann ...

Intersubjektivität zeigt sich in verschiedenen, nebeneinander bestehenden Formen des ›self-with-other‹, bei denen das Selbst vom Anderen reguliert wird …« (Altmeyer & Thomä 2006, S. 15 f., sich auf Arbeiten von Daniel Stern beziehend). Hier ist die Rede von wechselnden Selbstzuständen, d. h. solchen Beziehungsmomenten, in denen sich das Selbst auf selbstverständliche, unbewusste Weise in einer Verfasstheit erlebt, zu welcher der Andere gehört: Selbstzustände, die Beziehungserfahrung beinhalten, werden unbewusst erwartet, d.h. deren Wiederholung wird erwartet. In ähnlicher Weise vertreten Beebe und Lachmann (2006) die Auffassung, dass »Interaktionen mit regulierender Funktion verinnerlicht werden … [und] dass die psychische Struktur sich durch das Erzeugen, das Weiterentwickeln, das Antizipieren von gemeinsam erzeugten Mustern der Selbst- und Interaktionsregulierung konstituiert und entsprechende Repräsentanzen ausbildet« (S. 145).

Hier ist wichtig, zu erkennen und zu verstehen, dass nicht die Interaktion allein, also die bloße Handlungserfahrung, internalisiert ist und deren Wiederholung erwartet wird, sondern ebenso deren intrapsychische Wirkung, deren Effekt im Selbst: Das kann sich »im positiven wie im negativen Sinne« (Altmeyer & Thomä 2006, s. o.) auswirken. Dabei handelt es sich möglichweise um (→) **implizites Beziehungswissen** (→ **V.3.1**), also um Beziehungserfahrung, die bereits in der präverbalen Entwicklungsphase erworben wurde und die sich im Erwachsenenleben als Selbstzustand, d. h. als ein diffuses Gefühl einstellen kann. Dieser Zusammenhang gilt ebenso für die Erfahrung eines Traumas, die als implizites Beziehungswissen repräsentiert sein kann. Dabei ist das traumatische Ereignis, also die Interaktion, aus dem Bewusstsein abgespalten, das an das Trauma gekoppelte Gefühl kann jedoch erhalten sein. Ebenso ist es möglich, dass selbst das Gefühl per Spaltung abgewehrt wird, jedoch die mit dem Gefühl assoziierte reaktive Handlung agiert wird. Das folgende Beispiel illustriert diese Zusammenhänge.

Ich habe den Fall von Frau A. (→ **I.2** und **II.5**) beschrieben und dargestellt, wie sie sich bei unserer ersten Begegnung im Sessel zusammengekauert hat. Das eine Bein mit den Armen umschlungen, den Körper dahinter gleichsam verborgen, schaute sie mich aus großen Augen an. Dabei sah ich in ein Gesicht, das anmutete, als würde sie sogleich zu weinen beginnen. Augenblicklich war für mich spürbar, dass große *Angst* im Raum war, was aber auch hieß, dass *Gefahr* im Raum war: eine Gefahr, die nur ich sein konnte. Allein, ich wusste nicht, zu welcher Gefahr ich in dieser offensichtlichen Zuweisung wurde. Ihre Handlung, die kauernde Sitzhaltung, hat das mit dieser Handlung assoziierte

Gefühl augenblicklich kommuniziert. Später im Verlauf der Sitzung habe ich von ihr eine Reihe von Beziehungserfahrungen mit beiden Eltern gehört, die deutliche Zeichen traumatischer Intensität aufwiesen.

In dieser kleinen Episode ereignet sich Wesentliches, das einer typischen negativen Übertragung im Sinne der Objektbeziehungstheorie eigen ist. Ein an den Objektbeziehungstheorien orientierter Therapeut geht in der Regel der Frage nach, welchen Weg der Trieb im Laufe des Lebens genommen hat und wie er selbst die therapeutische Beziehung beeinflusst, möglicherweise unbewusst. Die Eröffnungsszene mit Frau A. ist aber auch als ein typisches unbewusstes intersubjektives Erleben zu verstehen, das durch die Wiederkehr von *implizitem Beziehungswissen* gekennzeichnet ist. Legt der Therapeut den Fokus des Unbewussten auf die Entschlüsselung nicht symbolisierter Beziehungserfahrung, so arbeitet er im Kontext der Intersubjektivität.

Intersubjektives Verstehen und Arbeiten beinhaltet noch einen weiteren Schritt der Veränderung in der Anwendung der Psychoanalyse, indem nämlich ihre Vertreter ein neues Verständnis der therapeutischen Beziehung beschreiben. Sie »gehen davon aus, dass es keine von den Beteiligten unabhängige Wahrheit und Wirklichkeit gibt … [Dabei] … berufen [sie] sich … unter anderem auch auf Heisenbergs Unschärferelation, wonach der Akt des Beobachtens nicht zu trennen ist von dem Beobachteten … Beide Gruppen [die relationale und die intersubjektive; M. K.] gehen davon aus, dass es tatsächlich keine objektiven, vom Beobachter unabhängigen Wahrnehmungen und Erkenntnisse über den Anderen gibt, sondern dass beide Seiten gemeinsam ein wechselndes intersubjektives Feld kreieren, mit dem sie untrennbar verbunden sind und das ihre Wahrnehmung von sich selbst und dem Anderen mit organisiert. Beide Ansätze fordern für die psychoanalytische Praxis dezidiert einen Wechsel von einem positivistischen und objektivistischen Denkmuster zu einem relativistischen, konstruktivistischen und kontextuellen Paradigma« (Kunzke 2011, S. 598). Und weiter: »In intersubjektiver Sicht ist Übertragung und Gegenübertragung das Resultat eines wechselseitigen Prozesses, in dem beide [Therapeut wie Patient, M. K.] gleichermaßen subjektiv involviert sind« (ebd., S. 599).

Intersubjektiv und relational arbeitende Analytiker stellen zwei Gruppen mit Gemeinsamkeiten und Unterschieden im Verständnis und im Umgang mit dem Phänomen der Intersubjektivität im analytischen Prozess dar. Während die einen, die dezidiert intersubjektiv argumentierenden Autoren, eine besondere Theorie der Technik und daraus abgeleitete technische Ratschläge ablehnen, sind die Autoren der relationalen Psychoanalyse gegenüber Theorie und Technik offen. Ermann (2011) beschreibt die Position des Analytikers, der eine relationale Position bei seiner Arbeit einnimmt: »Der Analytiker hat also durch seine mehrfache Funktion als Mitgestalter, Miterlebender, Beobachter und Erklärender des gemeinsam erlebten Prozesses eine Sonderposition« (S. 169). Zu dieser Sonderposition gehöre, dass der Analytiker sich einerseits der Gegenübertragungen, »die von der Emotionalität und vom Verhalten des Patienten induziert werden« (ebd.), bewusst sei, dass er aber ebenso die »Eigenübertragungen« im Auge habe, die aus der eigenen lebensgeschichtlichen Erfahrungswelt stammen. Dazu gehöre weiter, dass er sich stets dessen bewusst sei, dass es in seiner Persönlichkeit begründet ist, was er zur Bearbeitung aufgreift und was nicht. Letztlich sei es »Ausdruck seiner Subjektivität« (ebd.), was er in den Prozess einbeziehe.

Welche Bedeutung hat nun der intersubjektiv-relationale Ansatz für das Verständnis unbewusster psychodynamischer Prozesse? Steht er einfach neben den anderen bereits skizzierten Theorien, die der Therapeut in seine Reflexion einbezieht, wenn er über seinen Patienten nachdenkt? Macht dieser Ansatz bisherige Theorien, die wissenschaftshistorisch zeitlich nacheinander auftauchten, überflüssig? Oder hilft er, in den Theorien-Pluralismus eine gewisse Ordnung oder Orientierung zu bringen, wie dies Altmeyer und Thomä formulieren: »Wir sind der Auffassung, dass Intersubjektivität zu einem einheitsstiftenden Paradigma der modernen Psychoanalyse werden kann« (2006, S. 6).

Ich glaube nicht, dass die Intersubjektivität Einheit unter den Psychoanalytikern stiften wird, auch nicht unter den Theorien, mit denen sie arbeiten. Und doch stimme ich Altmeyer und Thomä zu, wenn ich *einheitsstiftend* im Sinne von *Überblick und Zusammenhang stiftend* verstehe. Die großen, modernen Theorie-Gebäude wie die Säuglingsforschung, die Bindungstheorie, die Theorien über Affektspiegelung und Mentalisierung sowie die psychoanalytische Selbstpsychologie konzipieren ebenso wie die Intersubjektivität »zwischenmenschliche Bezogenheit als Fundament der Conditio humana« (Altmeyer & Thomä, s. o.). Und selbst die Neurobiologie bestätigt heute, dass die Hirnreifung nur im psychosozialen Kontext der Beziehungserfahrung zu verstehen ist. Nun gehört zwar spätestens seit der Entwicklung der Objektbeziehungstheorien das Moment der Bezogenheit zu den konstituierenden Konzepten der Psychoanalyse; allerdings sieht sie bis heute die *Triebhaftigkeit* des Menschen im Zentrum des Unbewussten. Anders die Intersubjektivität, welche die *Beziehung* ins Zentrum des Unbewussten rückt. In diesem Sinne kann man Altmeyer und Thomä wohl zustimmen, wenn sie von einer »paradigmatischen Wende« (S. 5) sprechen, jedenfalls wenn man fortan die *gesamte komplexe, verinnerlichte Beziehung* ins Zentrum des Unbewussten rückt und zu dessen Verständnis all diejenigen Theorien heranzieht, welche diese vielfältigen Prozesse der Verinnerlichung beschreiben.

Ich habe im Zuge meiner Darstellung in diesem Buch nur solche Theorien zum Verstehen der Dynamik des Psychischen herangezogen, die in der Lage sind, das Entstehen des Selbst aus dem intersubjektiven Geschehen in den Primärbeziehungen des Kindes verständlich werden zu lassen. In diesem Sinne verstehe ich die *Dynamik des Psychischen* im Moment ihres Geschehens ebenso wie die *Psychodynamik*, mit der wir ein metapsychologisches Narrativ im Lebensrückblick formulieren, als das Ergebnis und die Folge intersubjektiver Beziehungserfahrung.

Mit diesem Verständnis wird der Pluralismus der Theorien überschaubarer. Denn alle Theorien, welche die Menschwerdung im interpersonellen Wechselspiel reflektieren und verstehen, folgen damit *einer* Grundannahme, nämlich der, dass die menschliche Psyche auf den kontinuierlichen Austausch mit dem Anderen angewiesen ist. Kontinuierlich deshalb, weil – folgt man den Annahmen der Intersubjektivität – »das Konstrukt einer autonomen Psyche … eine Illusion« (Ermann 2011, S. 168) ist. Mit diesem Verständnis wendet sich die Intersubjektivität entschieden von Vorstellungen jener psychoanalytischen Theorien, aber auch der gängigen westlichen Kultur ab, derzufolge Autonomie *ohne* sichere soziale Eingebundenheit gedacht wird. Kern der Vorstellung der Intersubjektivität ist dagegen, dass Autonomie nur auf dem Boden einer sicheren Bindung möglich ist. Oder: Sichere Bindung und Autonomie bedingen einander, das Eine gibt es nicht ohne das Andere!

Das ist zugleich auch eine sozial angelegte Theorie der Individualität, die mit dieser Annahme der Intersubjektivität (keine Autonomie ohne Bindung) im letzten Schluss verknüpft ist. Und es ist – unausgesprochen – auch eine Konflikt-Theorie! Denn durch die Annahme, dass (wahrhaftige) Autonomie nur auf der Basis einer sicheren Bindung möglich ist und andere Formen der Autonomie nur als Pseudo-Autonomie angesehen werden können, bildet der Abhängigkeit-Autonomie-Konflikt die unausweichliche Grundsituation der menschlichen Individuation. Lösbar ist dieser Konflikt nur, wenn im Zuge der psychischen Reifung reife Ambivalenzfähigkeit (→ **V.3.3**) entsteht: Das ist die Fähigkeit, die Spannung zwischen den Polen des Autonomie-Strebens und des Bindungsbedürfnisses halten zu können.

TEIL V
Das Individuum, sein Selbst und sein Ich. Ein komplexes System in Entwicklung

Es gibt dich

Dein Ort ist
wo Augen dich ansehn
Wo sich die Augen treffen
entstehst du

Von einem Ruf gehalten
immer die gleiche Stimme,
es scheint nur die eine zu geben
mit der alle rufen

Du fielest
aber du fällst nicht
Augen fangen dich auf

Es gibt dich
weil Augen dich wollen
dich ansehn und sagen
daß es dich gibt

Hilde Domin[45]

45 Hilde Domin, Es gibt dich. Aus: Dies., *Gesammelte Gedichte.* © S. Fischer Verlag GmbH, Frankfurt am Main 1987. Abdruck mit freundlicher Genehmigung.

Dieser Teil des Buches beschäftigt sich mit dem Selbst, jenem metapsychologischen Konstrukt, das als das psychische Zentrum des Individuums gedacht wird. Zum Verständnis der Psychodynamik ist es unverzichtbar, dass der Therapeut eine genaue Vorstellung davon hat, wie das Selbst aufgebaut ist und wie es funktioniert. Um dem Leser diese Vorstellung zu ermöglichen, werden zunächst die Struktur und die Substrukturen des Selbst dargestellt. Daran anschließend wird beschrieben, wie sich das Selbst schrittweise entwickelt. Dabei folgt die Darstellung der Idee, dass man sich das Selbst als zweigeteilt vorstellen kann. Dem einen Teil, dem Ich als dem Sitz der psychischen Funktionen, wohnt die *WIE-Dimension* des Selbst inne: Sie beschreibt, wie das Selbst die vielfältigen Aufgaben bewältigt, mit denen das Individuum im Laufe des Lebens konfrontiert ist. Dem andern Teil des Selbst, dem Selbsterleben als dem imaginären Sitz der psychischen Repräsentanzen und weiterer Substrukturen des Selbst, wohnt die WAS-Dimension des Selbst inne: Sie beschreibt, was das Ich, die psychischen Funktionen des Selbst zu verarbeiten haben. Die Begriffe *WAS-Dimension* und *WIE-Dimension* stellen dem Therapeuten eine Orientierungshilfe zur Verfügung, wenn er versucht, die Dynamik des Psychischen im Patienten zu verstehen. Die Unterscheidung dieser beiden Dimensionen des Selbst erlaubt es zu reflektieren, WAS an Erfahrung ein Patient WIE im Laufe des Lebens bewältigt hat. Diese erste Zweiteilung der Inhalte seiner Reflexion ermöglicht dem Psychodynamiker einen Einstieg seines Denkens bei der Suche nach den psychodynamischen Zusammenhängen und bewährt sich als eine Art Grundregel bei jedweder Form psychodynamischer Reflexion. Die Begriffe (→) **WAS-Dimension** und (→) **WIE-Dimension** sind somit psychodynamische Arbeitsbegriffe, die den Sinn haben, dem Therapeuten eine erste Orientierung zu geben, wenn es darum geht, das reichhaltige Material aus Narrativ und Beziehung mit dem Patienten zu verstehen und in Zusammenhänge zu bringen.

KAPITEL 1

Das Selbst – ein komplexes System

Das bewusste Erleben des Menschen, sein Denken und Fühlen sowie seine Phantasien und Handlungen stellen den Vordergrund des Gewahr-Werdens und der Ausgestaltung von intrapsychischen Prozessen dar. Im Hintergrund dieses Erlebens und Handelns stehen, dem erlebenden Individuum vollkommen unbewusst, psychische Strukturen, die sein Empfinden maßgeblich beeinflussen. Diese psychischen Strukturen hat Freud einst den *psychischen Apparat* genannt. Er wollte damit zum Ausdruck bringen, dass es nicht die anatomischen Strukturen des Gehirns sind, die wir ins Auge fassen, wenn wir über die Psyche des Menschen im psychologischen Sinne nachdenken, sondern dass es andere Strukturen geben muss, die für das Zustandekommen psychischer Phänomene verantwortlich sind. Es sind diese Strukturen, die der psychodynamisch denkende Therapeut reflektiert, wenn er beginnt, über seinen Patienten nachzudenken. Und bis heute, bis ins Zeitalter der modernen Neurowissenschaften, folgen wir dieser Annahme, dass nämlich das Erleben des Menschen nicht unmittelbar von den einzelnen anatomisch fassbaren Zentren und Kernen des zentralen Nervensystems hergestellt wird. Vielmehr folgen wir der Vorstellung, dass die hoch komplexe Vernetzung der verschiedenen funktionalen Gehirnareale und Zentren vermittels der Neuronen die Psyche, eben den *psychischen Apparat* im Sinne von Freud, als ein emergentes Phänomen entstehen lässt. Dieser *Apparat* ist allerdings eine nur schwer vorstellbare Gestalt neuronaler Aktivität, die ihre Leistung eher wie das *world wide web* generiert, das Internet. Wählen wir den Vergleich zwischen zentralem Nervensystem und Internet, so kann vielleicht am besten deutlich werden, dass der Begriff *psychischer Apparat*, der am ehesten an einen Radioapparat mit Röhren, Brummen und Lautsprecher denken lässt, nicht mehr zeitgemäß ist. Wenn wir uns die Komplexität des zentralen Nervensystems, soweit es uns heute schon bekannt ist, vor Augen führen und wenn wir bedenken, wie komplex die Zusammenhänge der unbewussten Prozesse sind, die wir inzwischen detailreich beschreiben können, so wird wohl deutlich, dass es sinnvoll ist, diesem *Apparat* eine dem Stand der Wissenschaft gemäße Bezeichnung zu geben.

Um über die bewusste wie auch die unbewusste psychische Aktivität des zentralen Nervensystems in ihrer Gesamtheit wissenschaftlich reflektieren zu können, wurden die Begriffe *Ich* und *Selbst* entwickelt. Diese Begriffe bezeichnen etwas, was es so konkret, d. h. als materialisierte, anatomische Struktur, nicht gibt. Erst die Reflexion über die Psyche des Menschen lässt den Gedanken entstehen, dass es so etwas wie ein *Ich* oder ein *Selbst* geben müsste. Im Gehirn gibt es keinen Anhalt dafür, dass es für ein *Ich* oder ein *Selbst* ein entsprechendes Zentrum gäbe. Vielmehr ist es die spezifische Informationsverarbeitung im Gehirn durch Parallelverarbeitung von Reizung und Vernetzung von Subsystemen, die dazu führt, das die Gesamtleistung des Gehirns solche psychischen Phänomene entstehen lässt; diese Phänomene können mit dem Konzept der *Emergenz* verstanden werden (Denecke 1999, S. 119; auch Schüßler 2002, S. 196). Die spezifische Art der Arbeitsweise des Gehirns lässt verstehen, wie es zur Bildung des *Ich* oder *Selbst* kommt, nämlich als immer wieder in ähnlicher Weise gebildete Phänomene psychischer Emergenz, durch welche im Zeitverlauf und unter Vermittlung der Gedächtnissysteme der subjektiv empfundene Eindruck einer permanenten Existenz des *Ich* oder *Selbst* entsteht.

Während der Begriff *Ich* eher mit der *Ich-Psychologie* der Freudschen Psychoanalyse verknüpft wird, wird der Begriff *Selbst* oft mit der Selbstpsychologie verbunden. Hingegen wird in der Objektbeziehungstheorie das *Ich* gern mit dem erlebenden Teil des Individuums verknüpft, das *Selbst* hingegen mit dem psychisch-funktionalen Teil der Repräsentanzen. Ich verwende den Begriff *Selbst* als Bezeichnung des *psychisch-funktionalen Teils* des Individuums, ähnlich wie wir den Begriff *Körper* als Bezeichnung für den *körperlich-funktionalen Teil* des Menschen verwenden.

Der Begriff *Selbst* bezeichnet hier die Gesamtheit der Psyche eines Individuums und ist ein Begriff der metapsychologischen Abstraktion. In diesem Sinne ist das Selbst ein abstraktes, metapsycholgisches Konstrukt ohne konkret greifbare anatomische Existenz. Der Begriff ist um der wissenschaftlichen und psychotherapeutischen Reflexion und Diskussion willen erdacht und gewählt. Man könnte sagen: Das *Selbst* ist als gedankliches Konstrukt für die Psyche das, was der *Körper* für den Menschen ist, ein kompliziertes System interagierender Subsysteme, das dem Individuum sein psychisches Funktionieren sichert und damit die funktionalen Grundlagen für sein Erleben und dessen Verarbeitung bereitstellt.

Dem Selbst steht begrifflich das *Selbsterleben* des Individuums gegenüber. Während der Begriff *Selbst* die Beschreibung und Reflexion der individuellen Psyche aus der Außenperspektive und *objektivierender* Sicht erlaubt, beschreibt das *Selbsterle-*

ben die emotionale und kognitive Innenwelt sowie die Phantasie- und Handlungswelt in ganz individueller, subjektiver Sicht von innen nach innen. Dieses subjektive Erleben wird vom Individuum als »ich selbst« empfunden und beschrieben. Der Begriff beschreibt somit das Erleben eines Menschen von sich selbst in seiner subjektiven Binnensicht und in alltagssprachlicher Begrifflichkeit geschildert.

In der Praxis begegnet dem Therapeuten das Selbsterleben in der alltagssprachlichen Schilderung seiner Patienten. Damit es ihm gelingt, das Selbsterleben seines Gegenübers auch diagnostisch zu verstehen, also nosologisch, psychodynamisch und metapsychologisch zu erfassen, steht er vor der schwierigen Herausforderung, das Empfinden und Erleben seines Patienten auf die kognitive Ebene seines professionellen Verstehens des Selbst zu übersetzen. Diese Übersetzung ist recht schwierig, denn einerseits ist es unverzichtbar, dem Patienten im empathischen Modus zuzuhören und das emotionale Erleben des Individuums zu erfassen und mit ihm darüber alltagssprachlich zu kommunizieren; andererseits gehört das kognitive Verstehen zur Aufgabe des Therapeuten, weil psychodynamische Psychotherapie mehr ist als nur empathische Einfühlung oder verständnisvolles Alltagsgespräch. Von beidem unterscheidet sich der therapeutische Dialog, indem er vor einem wissenschaftlich fundierten Reflexionshintergrund geführt wird. Vor allem aber verfolgt das Gespräch ja ein Ziel: therapeutisch wirksam zu sein. Therapie ist aber ohne Diagnose (= Verstehen der Störung des Selbst) nicht möglich. Und die Störung des Selbst kann ohne Kenntnis der Theorien des Selbst nicht erkannt werden. Vor diesem Hintergrund muss das subjektiv empfundene Selbsterleben auf die Ebene des metapsychologischen Verstehens übersetzt werden. Dabei sind dem Therapeuten die metapsychologischen Theorien der psychodynamischen Psychotherapie hilfreich. Sie werden im Folgenden dargestellt. Die Schwierigkeit der Übersetzung ist in Teil II des Buches dargestellt.

Die vier Psychologien der Psychoanalyse (Trieb-, Ich- und Objektbeziehungstheorien sowie die Selbstpsychologie), die Säuglingsforschung, Bindungstheorie, Triebtheorie und Motivationslehre und die Theorie der Affektspiegelung und Mentalisierung stellen heute die *zentralen theoretischen Konzepte* zur Verfügung, mit deren Hilfe ein umfassendes Verständnis der psychischen Reifungsentwicklung, d. h. der Entwicklung des Selbst und des Selbsterlebens, möglich ist. Auf der Grundlage dieser Konzepte lassen sich einige *Leitsätze zum grundsätzlichen Verständnis der Entwicklung des Selbst und seiner Substrukturen* formulieren:

- Das *Selbst* hat die Binnenstruktur eines komplex vernetzten Systems zahlreicher Substrukturen; seine Entwicklung und Reifung erfolgt vor allem in der

Kindheit; damit die Reifung gelingt, ist das Selbst auf den regelmäßigen und zuverlässigen Austausch mit den primären Pflegepersonen angewiesen; unbewusste Mikroprozesse der verinnerlichenden Aufnahme von Beziehungserfahrung in das Selbstsystem liefern die Bausteine, aus denen das Selbst sich in einem mehrjährigen Prozess entwickelt und zur Reife gelangt; dabei ist es die schier unvorstellbare Fülle von Erfahrungen in den Beziehungen mit den prägenden Pflegepersonen, die im Kind zum Bestandteil des *Selbstsystems* werden; darüber hinaus gehen zum Teil auch Anteile vom Selbstsystem der Pflegepersonen in das kindliche Selbst ein; die Entwicklung des Selbst endet nie, sondern das Selbst reift lebenslang.

- Systeme *motivationaler Bedürfnisse* stellen dem Selbst die Antriebskraft zur Entwicklung zur Verfügung; dazu gehören die Motivationen zur Bindung und Exploration, deren angemessene Erwiderung durch Pflegepersonen im ersten Lebensjahr von besonderer Bedeutung ist. Die motivationalen Systeme unterliegen einer Entwicklung, die von den primären, d. h. angeborenen Affekten ihren Ausgang nehmen.
- Die Entwicklung der *Fähigkeit zur Wahrnehmung* von Affekten und von motivationalem Antrieb ist von der emotionalen Verfügbarkeit der primären Pflegepersonen abhängig. Vor allem deren Fähigkeit und Bereitschaft, dem kindlichen Selbst dessen emotionale Zustände regelmäßig, kontinuierlich und zutreffend zu spiegeln, ist unverzichtbar dafür, dass das Kind seiner selbst gewahr wird und das Wahrgenommene zunehmend zu differenzieren lernt.
- Das Kind ist darauf angewiesen, dass die primären Pflegepersonen ihm bei der *Fähigkeit zur Regulation* der Erregung seiner Affekte und motivationalen Impulse Orientierung geben. Dieser in der Regel weitgehend unbewusst ablaufende Prozess ergibt sich dadurch, dass das kindliche Selbst das Regulationssystem der prägenden Pflegepersonen übernimmt.
- Das Kind sammelt vom ersten Lebenstag an Beziehungserfahrung; deren Inhalte sind zunächst noch nicht verbal codiert, bleiben *unbewusst* und stellen als *implizites Beziehungswissen* einen zentralen Inhalt des implizit-prozeduralen Gedächtnisses (als Teil des Selbst) dar, dessen Inhalt lebenslang erhalten und wirksam bleibt.
- Im Zuge der frühen infantilen Entwicklung entstehen in Abhängigkeit von Prozessen der markierten Affektspiegelung seitens der Pflegepersonen die *Fähigkeit zur Symbolisierung*, zum Erwerb der Wortsprache und die Fähigkeit zur bildhaften Vorstellung.
- Vom Ausmaß des Gelingens der präsymbolischen und der symbolischen Kom-

munikation mit den Pflegepersonen – einschließlich der Wortsprache – hängt die Entwicklung der *Fähigkeit zur Mentalisierung* ab, speziell die der Fähigkeit zur Selbstreflexion.

- *Kompetenzstreben* bildet von der Geburt an den Kern der *Autonomie-Entwicklung*, die im Zentrum der Entwicklung des Ich-Erlebens steht und einer wohlwollend-respektierenden Begleitung durch die Pflegepersonen bedarf.
- *Selbst- und Objekt-Repräsentanzen* bilden in der Kleinkindzeit rasch zunehmend den Kern des Selbstbewusstseins und damit den imaginären psychischen Ort, mit dem Denken und Fühlen in stetem, zunehmend differenziertem reflexivem Austausch steht.
- Das *reife Selbst* als metapsychologisch gedachtes, übergreifendes Konstrukt der Psyche des Individuums entwickelt sich in einem langjährigen Prozess zu einer höchst individuellen Gestalt; es besteht aus zahlreichen Substrukturen, von denen der eine Teil, das *Ich* als imaginärer Sitz der psychischen Funktionen (= Fähigkeiten), dem anderen Teil, dem *Selbsterleben* (Affekt- und Gefühlserleben, Repräsentanzen, Gedächtnissysteme, verinnerlichte Umweltnormen/werte und Selbstideale), die Bewältigung der Lebensaufgaben (Bindung und Beziehung, Ich-Autonomie und Selbstverwirklichung) abnimmt.

Bereits Freud hat dem *psychischen Apparat* in seiner Strukturtheorie eine Drei-Teilung gegeben. Er spricht vom *Es, Ich* und *Überich* (1923 b) als den drei Strukturelementen, welche die menschliche Psyche grundsätzlich steuern. Als neuroanatomisch geschulter und langjährig neurologisch tätiger Arzt hat er zeitlebens die Hoffnung gehabt, dass die von ihm entwickelte psychoanalytische Theorie eines Tages eine neurobiologische Fundierung erfahren werde. Das ist inzwischen in gewisser Weise tatsächlich geschehen. Freud sieht den Menschen bekanntlich als energetisch von einem dualen Triebsystem angetrieben, das er zunächst dem *System ubw* (unbewusst) zuordnete (1915 e), später dem Es. Seine Triebtheorie erfuhr mehrfache Revisionen; heute wird sie überwiegend so genutzt und verstanden, dass es aggressiv-destruktive Triebe auf der einen und sexuell-libidinöse, im Kern polymorph-perverse Triebe auf der anderen Seite sind, die den Menschen motivational antreiben. Wenn man das Es als diejenige Quelle begreift, der die Affekte und die mit den Affekten verbundenen Handlungsimpulse entspringen, dann kann man die Auffassung vertreten, dass es im limbischen System des Mittelhirns gelagert sein müsse. Das (→) **limbische System** ist von den Neurobiologen inzwischen identifiziert worden als ein System von untereinander vernetzten Kernen, die aktiv sind, wenn emotional-affektive Aktivität zu verzeichnen ist.[46] Ferner lässt sich nachweisen, dass die Efferenzen dieser Regionen (das sind die aus diesen Hirnbereichen abgeleiteten, in andere Bereiche fortgeleiteten Nervenimpulse) ganz überwiegend in den rechtsseitigen (→) **präfrontalen Kortex** geleitet werden. Dieser Hirnregion wird die Funktion zugesprochen bzw. die Aufgabe zugewiesen, die affektiven Afferenzen (also die ihr zugeleiteten Nervenimpulse) daraufhin zu überprüfen, ob sie weitergeleitet werden sollen, beispielsweise an übergeordnete Zentren der Hirnrinde. In der Hirnrinde wiederum haben die Hirnforscher schon früh hochspezialisierte Zentren ausgemacht, die eng definierte Aufgaben – wie beispielsweise das Sprachverstehen oder die Sprechmotorik – und andere intellektuelle oder motorische Fähigkeiten ausführen (z. B. Schiepeck et al. 2003; Schüßler 2002). Wenn man allein diese Zusammenhänge betrachtet, so kann man die Auffassung vertreten, dass das Freudsche Es im limbischen System sowie im Hirnstamm, das Überich im frontotemporalen Kortex und das Ich in der Hirnrinde zu verorten sei. Manche neurobiologischen Forschungsergebnisse legen also zumindest den Eindruck nahe, dass die Hirnforschung inzwischen einige grundlegende Annahmen der Psychoanalyse Freuds bestätigt (Roth 2010). Ich möchte diesem Thema aber nicht weiter folgen.

Vielmehr verfolge ich weiter die Theorie-Position, die das *Selbst* als übergeordnetes Zentrum der Psyche annimmt und die es als Ausdruck des Emergenz-Phänomens versteht, nicht jedoch als Produkt eines konkret existierenden, gar anatomisch definierten Zentrums. Aber obwohl das *Selbst* heute als ein komplexes System gedacht und operationalisiert wird, bewährt sich *im rein klinischen Kontext* (!) immer einmal wieder die Anwendung von Freuds Strukturtheorie. Das Verständnis der klinischen Situation unter Verwendung von Freuds letzter (→) **Struktur**theorie kann allerdings nicht mit deren durchgängiger Übernahme gleichgesetzt werden. Vielmehr steht sie in der klinischen Situation aus pragmatischen Gründen neben einer umfassenden Theorie des Selbst, die heute unverzichtbar ist, um die Phänomenologie der Psyche in ihrer Komplexität differenzierter zu verstehen, als dies unter ausschließlicher Verwendung von Freuds Strukturtheorie möglich wäre.

46 Solms (2013 b) zeigt, dass dem oberen Hirnstamm und den mit ihm assoziierten limbischen Strukturen das Bewusstsein für affektives Erleben entstammt und »Funktionen erfüllt, die Freud dem Es zuschrieb« (S. 991).

KAPITEL 2

Das Selbst und das Ich – Struktur und Elemente

Das Ich stellt eine Substruktur des Selbst dar und bildet dessen funktionales Zentrum. Ihm obliegt es, dem Individuum die für die Bewältigung seiner Aufgaben und inneren Themen passenden psychischen Werkzeuge zur Verfügung zu stellen. Wenn wir Menschen im Alltag Gefühle, Gedanken, Phantasien oder auch Handlungen zu bewältigen haben, so bedarf es dazu komplexer *psychischer Fähigkeiten*. Ebenso wie der Handwerker, beispielsweise ein Tischler, der einen Stuhl produzieren will, vielfältiges Werkzeug und handwerkliche Fähigkeiten benötigt, um sein Produkt zu erschaffen, so benötigt unser Ich, bildlich gesprochen, Werkzeug und Übung im Umgang damit, um die von uns zu bewältigenden psychischen Aufgaben erledigen zu können. In dieser Perspektive lässt sich die Frage aufwerfen: WIE macht das Ich seine Arbeit, damit es das, WAS es täglich an Aufgaben zu bewältigen hat, erledigen kann. Man kann eine (→) **WIE-** von einer (→) **WAS-Dimension** der psychischen Arbeit, mit der unser Ich ständig konfrontiert ist, unterscheiden. Das Ich ist sozusagen der Psychowerker in uns, ist, metapsychologisch formuliert, diejenige *Substruktur des Selbst*, die dem Individuum jene psychischen Funktionen zur Verfügung stellt, welche ihm die Fähigkeiten vermitteln, die unverzichtbar sind, um das, was permanent bewältigt werden muss, zu meistern. In diesem Kapitel werden die zahlreichen psychischen Funktionen, die dem Ich als Werkzeug zur Verfügung stehen, beschrieben.

Rudolf (2004) definiert die Struktur des Selbst »als die Verfügbarkeit über psychische Funktionen, welche für die Organisationen des Selbst und seine Beziehungen zu den inneren und äußeren Objekten erforderlich sind«. Und entsprechend charakterisiert er strukturelle Störungen als »die unzureichende Verfügbarkeit über diese Funktionen, bzw. ihre Vulnerabilität«. Er hebt hervor, dass »strukturelle Störungen … meist die Folge frühkindlicher Beziehungsstörungen [sind]« (S. 58). Die Qualität der Beziehung zwischen Mutter und Kind in der frühen Kindheit spielt nach heutiger wissenschaftlicher Auffassung bei der Entwicklung des Kindes und seines Selbst eine entscheidende Rolle. Stellvertretend für andere sei dies hier mit den Worten von Rudolf (2004, S. 10) wiedergegeben: »Kind und Mutter bilden miteinander ein Ganzes, ein Beziehungssystem, in welchem der eine (das Baby) körperlich und präverbal Äußerungen von Lust-Unlustqualität tut, während der Andere (die Mutter) diese Signale auf ihre bedürfnishaften und emotionalen Qualitäten hin entschlüsselt, sie in Sprache fasst und nach ihren Möglichkeiten handelnd darauf eingeht. Auf diese Weise lernt das Kind nicht nur seine Mutter kennen, ihre Emotionen, ihre Sprache und ihr Handeln, sondern es lernt durch die permanente Widerspiegelung sich selbst kennen, seine eigene körperliche und emotionale Verfassung, die im Laufe der Entwicklung zu einem individuellen kohärenten Selbst heranwächst.« In dieser Darstellung taucht jene Beschreibung auf, wie ich sie mit anderen Worten oben vom Selbst als einem komplexen System gegeben habe.

Die Thematik der psychischen Funktionen ist bereits früh in der psychoanalytischen Theoriebildung unter dem Begriff *Ich-Funktionen* abgehandelt worden. Stellvertretend für zahlreiche Autoren seiner Zeit sei Brenner (1976) zitiert, der sich den *Ich-Funktionen* widmet und zeigt, wie sie im Kontext der Ich-Es-Überich-Matrix sowie der Trieb-Befriedigung zu verstehen sind: »Das ursprüngliche Interesse des kleinen Kindes an der Umwelt gilt ihm als mögliche Quelle der Befriedigung. Die Teile der Psyche, die mit der Ausnutzung der Umwelt zu tun haben, entwickeln sich allmählich zu dem, was wir das Ich nennen. Infolgedessen ist das Ich der Teil der Psyche, der sich mit der Umwelt mit dem Ziele befaßt, ein Maximum an Befriedigung oder Entladung für das Es zu erlangen … das Ich [ist] der Vollstrecker der Triebe« (S. 45).

Wenig später schreibt er: »Eine … erkennbare Gruppe von Ichfunktionen ist der Erwerb der Kontrolle über die Skelettmuskulatur, die wir gewöhnlich als motorische Kontrolle bezeichnen. Ebenso wichtig sind die verschiedenen Modalitäten der Sinneswahrnehmung, die wesentliche Informationen über die Umwelt vermitteln. Der Erwerb einer Bibliothek von Erinnerung, wie wir es nennen könnten, ist als Teil unserer Ausrüstung ebenso notwendig, um unsere Umwelt wirksam beeinflussen zu können.« (Ebd., S. 46) Und weiter: »Alle diese Ichfunktionen – motorische Kontrolle, Wahrnehmung, Erinnerung, Affekte, Denken – beginnen, wie wir sehen können, auf eine primitive und vorläufige Weise und entwickeln sich erst allmählich mit dem Wachstum des kleinen Kindes. Eine solche schrittweise Entwicklung ist ganz allgemein charakteristisch für die Ichfunktionen; die für die fortschreitende Entwicklung der Ichfunktionen verantwortlichen Faktoren lassen sich in zwei Gruppen einteilen. Die erste dieser Gruppen stellt das psychische Wachstum dar, was in diesem Fall primär das genbedingte Wachstum des Zentralenervensystems bedeutet. Die zweite Gruppe stellt die Erfahrung dar. Aus Zweckmäßigkeitsgründen können wir den ersten Faktor als Reifung bezeichnen« (ebd.).

Weiter heißt es: »Freuds Interesse richtete sich ... speziell auf den Einfluss von Erfahrungsfaktoren auf die Ichentwicklung, obwohl er sich der fundamentalen Bedeutung genbedingter Faktoren und der Komplexität der Wechselwirkung zwischen Konstitution und Umwelt, die für die psychische Entwicklung so charakteristisch ist, wohl bewusst war. Einer der Erfahrungsaspekte, von dem Freud ... annahm, dass er in den frühsten Stufen der Ichbildung von fundamentaler Bedeutung sei, war merkwürdigerweise die Beziehung des kleinen Kindes zum eigenen Körper« (ebd., S. 47).

Brenners Ausführungen machen deutlich, dass die Betrachtung der Ich-Funktionen aus der Sicht der psychoanalytischen Ich-Psychologie einen ganz anderen Blick auf die Entwicklung des *Ich* ermöglicht, als dies der Fall ist, wenn heute das *Selbst* als ein komplexes System aufgefasst wird. Nach aktuellem Verständnis reift das Selbst nicht nur im Rahmen von Beziehungen mit bedeutsamen Pflegepersonen, sondern es verinnerlicht darüber hinaus auch Aspekte dieser Beziehung als Teil des Selbst. In diesem Modell ist das Reifungsziel der psychischen Entwicklung nicht mehr wie im Konzept der psychoanalytischen Ich-Psychologie, dass das »Ich der Vollstrecker der Triebe« (Brenner 1976, S. 45) wird, sondern das heutige Modell zielt auf eine weit umfangreichere Ausstattung des Selbst mit psychischen Funktionen ab, die vor allem der Aufgabe dienen, dass es mit sich selbst und seiner Umwelt umfassend in Beziehung treten kann. Für diese Entwicklung muss das Kind die Anderen, welche seine soziale und Beziehungswelt ausmachen, nutzen können, um schließlich mit ihnen in einer reifen Beziehung leben zu können.

Die Gegenüberstellung des Modells der psychoanalytischen Ich-Psychologie, deren Einfluss noch bis in die 80er und 90er Jahre des letzten Jahrhunderts reichte, und der gegenwärtigen Auffassung von der Struktur des Selbst soll aufzeigen, wie sich das heutige Theorieverständnis der menschlichen Psyche einerseits aus psychoanalytischen Modellvorstellungen heraus entwickelt hat, wie sich das Verständnis der psychischen Funktionen aber auch im Zuge der Wissenschaftsentwicklung gewandelt hat. Ferner zeigt sich darin eine Schwerpunktverlagerung des Verständnisses der psychischen Funktionen, nämlich von deren einstiger Aufgabe der Bewältigung der unbewussten Triebhaftigkeit und der Triebbefriedigung weg und hin zum heutigen Verständnis der psychischen Funktionen als intrapsychische Werkzeuge (WIE-Dimension des Selbst), die der Beziehungsgestaltung *zu sich selbst und den Anderen* dienen und die darüber hinaus dazu dienen, die lebenslangen intrapsychischen Themen und Aufgaben des Selbst zu bewältigen (WAS-Dimension des Selbst). Diese Perspektive des Verständnisses der psychischen Funktionen haben zwar schon die psychoanalytischen Objektbeziehungstheorien (Balint, Winnicott u.a.) seit der Mitte des letzten Jahrhunderts eingenommen, allerdings ohne dass sie sie schon so im Detail hätten ausdifferenzieren können, wie es heute unter Zuhilfenahme neuerer Theorien möglich ist.

Im Folgenden werde ich die wesentlichen psychischen Funktionen, die im Rahmen des Verständnisses der Dynamik des Psychischen und bei der Erarbeitung der Psychodynamik zu beachten sind, sehr kurz darstellen und dabei aufzeigen, wie deren Bedeutung im Kontext von Psychodynamik und Behandlung zu sehen ist.

2.1 Die Fähigkeit zur Selbstwahrnehmung

Die Fähigkeit zur Selbstwahrnehmung ist eine grundlegende psychische Funktion. Sie dient dem Ziel, dass dem Individuum die gesamte Bandbreite körperlicher und seelischer Vorgänge bewusst werden kann. Ohne diese Fähigkeit ist das Selbst nicht in der Lage, innere Prozesse angemessen zu steuern, zu regulieren und für den Schutz vor körperlichen oder seelischen Schäden zu sorgen. Störungen der Fähigkeit zur Selbstwahrnehmung sind bei krankhaften Störungen des Selbst häufig zu beobachten.

Die Fähigkeit zur Selbstwahrnehmung ist nur in begrenztem Umfang angeboren; sie wird im Austausch mit den primären Pflegepersonen während der ersten Lebensjahre erworben (z.B. Fonagy et al. 2004; Gergely & Watson 2004; Klöpper 2006). Die Fähigkeit zur differenzierten Selbstwahrnehmung ermöglicht es, die ganze Vielzahl der Affekte und Gefühle, der Phantasien, der motivationalen Antriebe und Impulse sowie der inneren Spannungen wahrzunehmen. Patienten mit strukturellen Störungen des Selbst haben fast regelhaft eine Beeinträchtigung der Selbstwahrnehmung und suchen häufig allein deshalb die Therapie auf. Die psychoanalytische Selbstpsychologie konzipiert diesen Therapiewunsch als (→) **Selbstobjekt**-Bedürfnis: Der Patient spürt (in der Regel unbewusst), dass er ein spiegelndes Gegenüber (→ **Spiegelung**) braucht, einen Menschen, der in der Lage ist, ihm seine nicht wahrgenommene innere Welt der Gefühle, Affekte, Wünsche und Impulse in markierter Weise spiegelnd zur Verfügung zu stellen. Zu markieren bedeutet, einen Affekt verbal zutreffend zu beschreiben, ihn zugleich aber – und das ist wichtig – an einen eigenen, vom gespiegelten Empfinden differenten Affekt zu koppeln (Gergely & Watson 2004). Spiegele ich beispielsweise einem erregten Patienten in ruhiger Weise: »Sie sind wütend«, so sind in dieser Intervention Wut und Erregung entkoppelt;[47] stattdessen ist die Wut an die Ruhe gekoppelt, die der Therapeut in seiner Intervention ausstrahlt: Das ist ein Beispiel einer markierten (→) **Spiegelung** im therapeutischen Prozess. In der Intervention »Sie sind wütend« erfolgt die Koppelung der Wut an das Wort *Wut*: Diese Koppelung ist für Menschen, die den Affekt vorzugsweise mit Erregung und Handlung verbinden, insofern wertvoll, als diese Intervention ihnen die Möglichkeit eröffnet, den Affekt über das Wort in die Beziehung zum Therapeuten zu bringen. Allgemein gesprochen, lässt sich sagen, dass die struktur-bezogene Arbeit an der gestörten Selbstwahrnehmung des Patienten das Ziel hat, emotionales bzw. affektives Erleben im ersten Schritt an das Wort zu koppeln, damit es auf diese Weise verbal kommunizierbar werden kann, statt agiert oder abgewehrt werden zu müssen. Damit wird die Fähigkeit zur (→) **Symbolisierung** gefördert. Diese Fähigkeit schafft zugleich die Voraussetzung für eine gelingende Mentalisierung (→**IV.8**) der entsprechenden Gefühle und Affekte.

2.2 Die Fähigkeit zur Kommunikation

Die Fähigkeit zur Kommunikation reift im Laufe der ersten Lebensjahre, ist in der wachsenden Fähigkeit zur Verbalisation begründet und mündet in die Fähigkeit zum zunehmend komplexen verbalen Austausch ein. Aber weit vor dem verbalen Austausch ist durch das »rhythm-time-matching« (Jaffe et al. 2001) beim Kind die Grundlage für die Kommunikation gegeben. Es entsteht zwischen Mutter und Kind in der ersten Hälfte des ersten Lebensjahres. Dabei handelt es sich um die außerordentlich feine Abstimmung in der körpersprachlichen und präverbalen Kommunikation. Diese Abstimmung besteht darin, dass Mutter und Kind sich im Sprechen (gemeint sind hier das verbale Sprechen der Mutter ebenso wie das wortlose Vokalisieren des Säuglings) und Zuhören abwechseln; vor allem aber besteht die Abstimmung der beiden darin, dass sie ganz spontan »Schaltpausen« (Jaffe et al. 2001) in ihre Kommunikation einführen. Schaltpausen sind sehr kurze,

47 Mit dieser Intervention werden der qualitative und quantitative Aspekt des Affektes entkoppelt, das Ausmaß der Erregung (Quantität) und der spezifische Affektgehalt, seine Qualität, die in diesem Beispiel die Wut ist.

in der Regel nur Millisekunden dauernde Momente, in denen beide weder sprechen noch vokalisieren. Die Entwicklung einer sicheren (→) **Bindung** in der Mutter-Kind-Beziehung hängt ganz wesentlich vom Matching (d. h. dem Gelingen bzw. Zustande-Kommen) dieser Schaltpausen ab. Und das Gelingen der weiteren Reifungsentwicklung des Kindes ist wiederum von der Qualität der Bindung zwischen Mutter und Kind abhängig.

Zur Kommunikation gehört ganz wesentlich der Austausch mit Worten. Er ist an die Fähigkeit zur Symbolisierung gebunden, die innerhalb der frühen Kindheit über einen langen Zeitraum erworben wird. Der Entwicklungsprozess der Symbolisierung ist ein mentaler Vorgang, dessen Gelingen die Voraussetzung für die Entwicklung der Fähigkeit zur (→) **Mentalisierung** und (→) **Reflexion** darstellt. Denn die Fähigkeit zur Symbolisierung schlägt erst die Brücke zwischen körperlichen und emotional-affektiven Vorgängen auf der einen Seite und der Fähigkeit zur Kognition auf der anderen, indem sie das Selbst in die Lage versetzt, eine *Sachvorstellung* mit einer *Wortvorstellung* zu verknüpfen (Lorenzer 2002, S. 135 ff.). Das Gewahrwerden körperlicher oder emotional-affektiver Phänomene (= *Sachvorstellung* bei Lorenzer) ist für den Säugling nicht gleichbedeutend mit einem kognitiven Wissen um deren Bedeutung, sondern zunächst noch eine diffuse Selbsterfahrung ohne kognitive Bedeutung. Vielmehr bedarf es im Zuge der Entwicklung des Kindes erst des Erwerbs der Fähigkeit, die Bedeutung des in sich selbst Wahrgenommenen auf die kognitive Ebene des Wortes (*Wortvorstellung* bei Lorenzer) zu heben. Erst damit ist das in sich selbst Wahrgenommene (→ **Selbstwahrnehmung**, → **V.2.1**) der psychischen Verarbeitung und später der Reflexion zugänglich. Diese von Lorenzer ausgearbeiteten Zusammenhänge korrelieren gut mit den von Fonagy und Gergely vorgestellten Theorien zur (→) **Affektspiegelung** und insbesondere deren Modell der (→) **sekundären Selbstrepräsentanz** sowie mit deren Theorie der (→) **Mentalisierung**. Zusammenfassend lässt sich sagen, dass der Begriff (→) **Symbolisierung** die Fähigkeit beschreibt, Wahrgenommenes auf die Ebene des Wortes (oder, weiter gefasst: auf die Ebene einer anderen Modalität [Musik, Tanz o. Ä.]) zu heben, um das Wahrgenommene auf diese Weise kommunizieren oder reflektieren zu können. Zur Kommunikation komplexerer Zusammenhänge ist ferner die Fähigkeit zum Denken notwendig (→ **V.2.5**). Sobald diese Form der mentalen Verarbeitung im Verlauf der Psychotherapie besser gelingt, nimmt der unbewusste Druck, Affekte handelnd zu kommunizieren, ab.

In dieser knappen Darstellung wird sichtbar, dass die Fähigkeit zur Kommunikation das Ergebnis aus der Vernetzung mehrerer psychischer Funktionen ist und dass sie vom Gelingen der Entwicklung aller an der Kommunikation beteiligten Funktionen abhängig ist (→**IV.8**). Dies ist ein Beispiel dafür, wie die Entwicklung und Vernetzung mehrerer Substrukturen, hier psychischer Funktionen, zu einem System die Voraussetzung für das Gelingen einzelner Funktionen ist. Für das psychodynamische Denken ist es wichtig, immer wieder im Auge zu haben, dass das psychische Geschehen, also das Gelingen der Abläufe im Selbst, stets unter den Aspekten des Systems und der Entwicklung der beteiligten Substrukturen während der Kindheit betrachtet und reflektiert werden muss.

Der oben aufgezeigte Zusammenhang zwischen Dialog und Bindung ist auch für die therapeutischen Arbeit von größter Bedeutung. Das psychotherapeutische Gespräch ist weit mehr als ein Austausch von Worten und Bedeutungen. Schaltpausen im Gespräch sowie selbstbestimmte Zyklen von Sprechphasen und Zuhören vermitteln den beiden Beteiligten nämlich erst die Erfahrung, in ihrem So-Sein respektiert zu werden. Hier besteht im therapeutischen Gespräch eine wesentliche Basis für das Entstehen einer sicheren Bindung in der therapeutischen Dyade. Die Beachtung des Kommunikationsstils des Patienten hat in der psychodynamischen Psychotherapie daher große Bedeutung. Denn wie im Mutter-Kind-Austausch führt das Gelingen der Gegen- und Wechselseitigkeit des Dialogs in der Psychotherapie dazu, dass der Eine im Anderen repräsentiert werden kann, also schrittweise innerlich abgebildet wird. Gelingende Kommunikation stellt in diesem Sinne eine wesentliche Voraussetzung dafür dar, dass eine Psychotherapie wirksam werden kann. Auf diese Weise entsteht im Zuge des therapeutischen Prozesses (→) **implizites Beziehungswissen** neu; mit Mertens (2013) lässt sich formulieren, dass auf diese Art das *Zwei-Personen-Unbewusste* ohne deutende Prozesse erweitert wird.

Dieser banal anmutende Zusammenhang gewinnt an Bedeutung, wenn man sich bewusstmacht, wie viele Patienten vor allem am Beginn ihrer Behandlung kaum in der Lage sind, in eine sinnvolle Kommunikation einzutreten. Überflutende Berichte, chaotische Schilderungen, ständig abgebrochene Sätze, schrilles Auftreten oder jähes Verstummen sind einige Beispiele schwieriger oder misslingender Kommunikation. Mit solchen Beispielen vor Augen lässt sich erfassen, dass es eine basale Aufgabe therapeutischen Handelns ist, die Fähigkeit zur Kommunikation zu erarbeiten, vor allem aber auch das Unvermögen zu einer angemessenen Kommunikation als ein psychodynamisch verstehbares Phänomen zu erfassen.

2.3 Das Regulationsvermögen

Affekte, motivationale Antriebe und Erregung allgemein müssen vom Menschen gesteuert, d.h. reguliert werden können. Diese Regulation gelingt nicht spontan, sondern wird im ersten Lebensjahr im Wechselspiel der Mutter-Kind-Dyade erworben oder verpasst. Im Zentrum der Regulation steht das Ausmaß der Erregung, mit der letztlich alle Formen des Erlebens verbunden sind, ohne dass dies immer bewusst ist. Jeder emotionale Zustand geht mit Erregung einher, spürbar im Empfinden von Unruhe, Dringlichkeit oder Unaufschiebbarkeit auf der einen Seite oder im Erleben von Ruhe, Gelassenheit oder Sicherheit auf der anderen Seite. Zwischen den Polen von unruhiger Erregung bis hin zum Stress auf der einen Seite und schläfriger Ruhe bis hin zum traumlosen Tiefschlaf auf der anderen Seite findet sich ein Bereich von mittlerem Ausmaß an Erregung, eine Form von Wachheit und Aufmerksamkeit, die besonders gut geeignet ist, um konzentriert Tätigkeiten und inneren Beschäftigungen nachzugehen. Man kann sagen, dass das quantitative Ausmaß an Erregung zwischen den Polen von erregtem Distress und Schlaf aufgespannt ist; diese beiden Pole kennzeichnen die Extreme, zwischen denen die Erregung ständig pendelt, wenngleich sie bei gut gelingender Regulation auch immer wieder für längere Zeit stabil in einem Zustand bleiben kann.

Die Säuglingsforschung (Lichtenberg 1991 a) hat gezeigt, dass das Kind mit dem Erwerb des Schlaf-Wach-Rythmus zugleich auch den zentralen Regulations-Modus für Affekte, motivationalen Antrieb und Handlungsimpulse erwirbt. Danach schwingt der quantitative Erregungslevel des Säuglings zwischen den genannten Polen von Schlaf und Distress, ohne dass das Kind bereits in der Lage wäre, sich selbst zu regulieren. Es ist bekanntermaßen darauf angewiesen, dass ihm Pflegepersonen beim Übergang vom einen in den anderen Erregungszustand behilflich sind, d.h. dass sie es beruhigen, wenn das Kind aus dem erregten Schreien nicht herausfindet, oder dass sie den Säugling beim Einschlafen unterstützen. Es ist dies der Weg der intersubjektiven Erfahrung, auf dem das Kind die Fähigkeit zur Regulation implizit von den Pflegepersonen erwirbt.

Zwischen den beiden Endpunkten der Erregungsskala finden sich die Zustände der inaktiven und aktiven Wachheit sowie der Eustress an der Grenze zum Distress. Das sind die drei Erregungszustände, in denen der größte Teil des Tages verbracht wird, d.h. in denen der größte Teil der Affekte, des Antriebs und der Handlungsimpulse erlebt wird. Während die aktive Wachheit, wie der Begriff nahelegt, derjenige Erregungslevel ist, in dem die überwiegende Menge an mentaler und körperlicher Aktivität verbracht wird, kennzeichnet inaktive Wachheit einen Zustand, der dazu dient, in innerer Zurückgezogenheit Inhalte, Themen oder Erfahrungen zu verarbeiten, zu bewältigen und gegebenenfalls zu integrieren. Die Erregung des Eustress bleibt einzelnen Tätigkeiten und Situationen vorbehalten, die mit erhöhter Aufmerksamkeit, Intensität, Lust oder auch Unlust einhergehen. Im Fall durchschnittlich gut gelingender Interaktion zwischen Mutter und Kind gelingt es dem Paar, gemeinsam die Erregung über den Tag verteilt überwiegend zwischen inaktiver und aktiver Wachheit und Momenten von Eustress schwingen zu lassen, Distress aufzufangen und erholsame Schlafperioden zu ermöglichen. Auf diese Weise wird bereits im ersten Lebensjahr die Grundlage für ein gesundes Regulationsvermögen im Erwachsenenalter gelegt. Denn die Regulation für weitere psychische Zustände im Affekt, motivationalen Antrieb, im Phantasieerleben und/oder bei Handlungsimpulsen folgt schließlich diesem grundlegenden Muster von Erregungszuständen, wenngleich in der Praxis des Erlebens erst nach einer längeren Zeit des oftmals mühsamen oder schmerzlichen Einübens.

2.4 Die Bindungsfähigkeit

Bindungsfähigkeit ist nicht gleichbedeutend mit dem Bedürfnis nach Bindung. Ich bin in Teil IV bereits auf die Bindungstheorie und darauf eingegangen, dass das Bedürfnis nach Bindung zu den essentiellen menschlichen Bedürfnissen gehört. Gleichwohl muss die Fähigkeit zur Bindung erst in der Beziehung mit den wichtigen Pflegepersonen entwickelt werden. Das Bedürfnis nach Bindung ist primär, die Fähigkeit zur Bindung wird hingegen erworben.

Es ist die Erfahrung, wie sicher sich ein Kind in einer Beziehung aufgehoben fühlen kann, welche die Grundlage dafür legt, dass sich die Bindungsfähigkeit entwickelt. Die Erfahrung von Bindungssicherheit enthält im Kern zweierlei: (1) Die Feinfühligkeit der Bindungsperson vermittelt dem Kind die Erfahrung, dass der Andere in der Lage ist, die eigene Gefühlswelt zu begreifen, zu respektieren und sich angemessen darauf einzustellen. (2) Daneben erwirbt ein sicher gebundenes Kind die Erfahrung, dass die Bindungsperson auf einen Bruch der emotional feinfühligen Bindung regelhaft mit dem Bemühen reagiert, den Bruch zu reparieren. Beide Erfahrungen bilden die Grundlage für die Bindungsfähigkeit, denn damit erwirbt das Kind das Vertrauen in die Möglichkeit einer sicheren Bindung. Unsicher gebundene Kinder haben dagegen die Erwartung erworben, dass ihrem Bindungsbedürfnis nicht zuverlässig in der erwünschten Weise entsprochen wird, und sie haben daher einen vermeidenden oder ambivalenten Bindungsstil als Schutz gegenüber Enttäuschungen seitens der Bindungspersonen entwickelt. Die Bindungsstile (sicher, vermeidend, ambivalent oder desorganisiert) spiegeln Bindungserfahrungen wider, wie sie von frühester Kindheit an gemacht wurden. Bindungsfähigkeit ist somit das Ergebnis von Bindungserfahrung.

Für den Psychotherapeuten ist es bedeutsam, den Zusammenhang zwischen Bindungsfähigkeit und Intimität zu verstehen. Begreift man Intimität nicht, wie umgangssprachlich üblich, als Austausch von erotischen Zärtlichkeiten, sondern als einen Begriff für emotionale Vertrautheit zwischen Menschen und als Bezeichnung für einen offenen, wechselseitigen, vor allem auch verbalen und reflektierten Austausch von emotionalen Befindlichkeiten, dann bekommen die Begriffe *sichere Bindung* und *Vertrauen* eine neue Bedeutungstiefe, was zur Folge hat, dass die Angst vor der Enttäuschung von Erwartungen oder gar von unverzichtbaren Bedürfnissen, vor Beschämung und Schuldzuweisungen stets auf einem Level bleibt, der bewältigt werden kann.

Der Bindungsfähigkeit steht die Bindungsangst gegenüber, d.h. die *Angst vor Nähe*, mit der zahlreiche Patienten die Psychotherapie aufsuchen: Diese Menschen leiden häufig sehr unter ihrem Unvermögen, intime Bindungen einzugehen, da sie – in der Regel unbewusst – die Erwartung in sich tragen, in jeder neuen Beziehung ähnlich schmerzhafte, demütigende oder missbräuchliche Erfahrungen zu machen und genauso enttäuscht zu werden wie in den prägenden Beziehungen ihrer Kindheit.

2.5 Das Denkvermögen

Das Denkvermögen gehört zu den psychischen Fähigkeiten, deren Entwicklung bereits im ersten Lebensjahr ihren Anfang nimmt (Dornes 2006; Fonagy et al. 2004; Köhler 1998; Mertens 1998). Wie die meisten psychischen Funktionen reift das Denken im kontinuierlichen Wechselspiel mit den Pflegepersonen; Defizite in diesem Wechselspiel haben Störungen in der Entwicklung der Denkfähigkeit zur Folge.

Rudimentäre primäre kognitive Fähigkeiten erlauben dem Kind rasch nach der Geburt, zu erkennen, dass verbale und gestische Äußerungen der Pflegepersonen eine Bedeutung haben. Bereits im ersten Lebensjahr entsteht die Fähigkeit, einzelne Worte der Mutter als solche zu identifizieren und deren Klang einer Sachvorstellung (→ **Symbolisierung**) zuzuordnen. Ferner entwickelt das Kind die Fähigkeit, Mimik als Ausdrucksverhalten zu begreifen und ihr Stimmungen oder Gefühle zuzuordnen (→ **Kontingenz**). Damit entwickelt es die Fähigkeit, symbolisierte Inhalte im Zuge der Kommunikation zu begreifen; das wird zur Grundlage der eigenen aktiven Fähigkeit zur Symbolisierung. Symbolisierung gehört auch in den Bereich des Denkvermögens. Unter *Symbolisierung* verstehen wir die Fähigkeit, Sachvorstellungen oder innere Zustände wie z. B. Gefühle in einen Modus zu übertragen, der zur *Kommunikation* (→ **V.2.2**) mit Anderen, aber auch zum Denken geeignet ist. Wir kennen verschiedene Modi der Symbolisierung, z. B. die darstellende Kunst, Musik, die Körpersprache oder die Mimik; eine der reifsten Formen der Symbolisierung ist die Wortsprache. Allen Formen der Symbolisierung ist gemeinsam, dass sie zwar das Symbolisierte zum Ausdruck bringen, dass sie dies aber immer in einer reduzierten Form tun: Sprechen wir beispielsweise von einer Tür, so sagt der Wortbegriff *Tür* uns noch nichts über das Aussehen oder die Eigenart, etwa die Farbe, die Gestalt, die Größe usw. Auf diese Weise wohnt der Symbolisierung ein Mangel inne: Das Symbol ist stets weniger als das Symbolisierte, vor allem anders. Und das Symbol erfährt dadurch eine besondere Faszination, dass der Empfänger der Symbolisierung, etwa der Hörer eines Wortes in dem Moment, da er das Symbol aufnimmt, dieses mit seinen Phantasien und inneren Bildern belegt.

Entwicklungspsychologisch betrachtet steht auf diese Weise am Anfang allen Denkens, dass mit der Symbolisierung einer Sachvorstellung beginnt, ein mentalisierender Prozess in Gestalt von Phantasien und Bildern, die mit einem Symbol assoziiert werden. Der Begriff *mentalisieren* beschreibt hier eine geistige Tätigkeit, bei der Verständniszusammenhänge hergestellt werden, beispielsweise wenn der neutrale Begriff *Tür* mit der Vorstellung von einer konkreten Tür verbunden wird. In Kapitel **IV.7** wird der Begriff der *Mentalisierung* noch als ein spezielles metapsychologisches Konzept und als eigenständige psychische Funktion in Abgrenzung zu den Denkfunktionen beschrieben. Die entscheidende mentalisierende Funktion menschlicher Geistestätigkeit stellt aber die (→) **Reflexion** dar. Und reflektierendes Denken bildet neben dem abstrahierenden Denken den zentralen Modus des Denkens mit dem Sinn, Kognition, also (Zusammenhangs-) Erkenntnis zu erzeugen. Reflexion kann alle denkbaren Inhalte in den Fokus der gedanklichen Durchdringung nehmen, jedenfalls hat sie zum Ziel, Zusammenhänge zu erschließen. Eine besondere Eigenart menschlichen Denkens ist, dass der Mensch sich selbst zum Gegenstand der reflexiven Zusammenhangsforschung machen kann: Dann entsteht Selbstreflexion. Dabei entsteht vor allem auch die Fähigkeit, emotionale Zusammenhänge als ebensolche zu denken und sie in ihren unterschiedlichen Möglichkeiten zu reflektieren (z.B.: weint A, weil er sich verletzt hat und körperlichen Schmerz empfindet, oder weint er, weil er traurig ist?).

Selbstreflexion stellt einen zentralen Prozess in der psychodynamischen Psychotherapie dar. Daher wird im Rahmen der Praxis der Psychotherapie der Fähigkeit des Patienten, auf sich selbst zu reflektieren, große Aufmerksamkeit gewidmet. Und erfordert schon die Selbstreflexion ein gutes Maß an Fähigkeit zur Selbstdistanzierung, so ist diese Funktion in besonderem Maße nötig, wenn *selbstkritische Reflexion* im therapeutischen Prozess gefordert ist: von beiden, Patient wie Therapeut!

2.6 Mentalisierung und Phantasietätigkeit

Mit dem Begriff *Mentalisierung* wird ein Bündel von psychischen Fähigkeiten beschrieben, die man als Therapeut im Auge haben muss, wenn man mit diesem Konzept psychotherapeutisch arbeiten will:

1) Die *reife Mentalisierung* ist durch die Fähigkeit geprägt, sich kognitive Vorstellungen von den Gefühlen, Gedanken und Phantasien zu machen, die einen *anderen* Menschen oder auch die mentalisierende Person selbst bewegen.
2) Die reife Mentalisierung ist ferner durch die Fähigkeit geprägt, Phantasien zu bilden – und zwar Phantasien von sich selbst und Anderen in inneren (z.B. emotionalen) Zuständen, die von jenen in der Gegenwart abweichen –, ohne dabei den Kontakt zur aktuellen Realität zu verlieren = *mit der Realität spielen* (Fonagy et al. 2004, S. 258 ff.).
3) Weiter ist die reife Mentalisierung durch die Fähigkeit geprägt, den eigenen psychischen Selbstzustand sowie den Anderer zum Gegenstand der Reflexion zu machen.
4) Damit verbunden ist die Fähigkeit zu begreifen, dass innere Bilder von sich selbst und anderen (= Repräsentanzen) das Ergebnis der eigenen Vorstellung sind und nicht mit der äußeren Realität identisch sein müssen.
5) Ferner ist damit die Fähigkeit verbunden zu begreifen, dass das eigene Handeln ebenso wie das Handeln anderer Menschen durch innere Zustände verursacht wird, die nicht mit dem äußeren Anschein identisch sein müssen.

Zusammenfassend kann man sagen: Die Fähigkeit zur reifen Mentalisierung stellt ein ganzes Set von psychischen Fertigkeiten zur Verfügung, die Menschen benötigen, um von sich selbst und Anderen differenzierte und abgegrenzte innere Bilder

(= Repräsentanzen) oder auch nur momentane, vorübergehende Vorstellungen erzeugen zu können.

Die Fähigkeit zur reifen Mentalisierung wird im Laufe einer mehrjährigen Entwicklung erworben (→**IV.2.7 und 2.8**) und steht dem Kind in der Regel etwa ab dem Ende des fünften Lebensjahrs zur Verfügung. Dem gehen zwei klinisch bedeutsame, unreife Formen der Mentalisierung voraus, der (→) **Äquivalenz-Modus** und der (→) **Als-ob-Modus.** Beide Modi werden im Zuge der Entwicklung des Kindes durchlaufen, wieder aufgegeben und mit den oben beschriebenen reifen Fähigkeiten der Mentalisierung integriert. Diese beiden Modi können regressiv wiederbelebt werden, und zwar als ein vorübergehendes Phänomen auch von psychisch gesunden, erwachsenen Menschen; in der Regel wird solch ein vorübergehender regressiver Modus jedoch spontan wieder aufgegeben. Häufig allerdings treten der Äquivalenz-Modus und der Als-ob-Modus allein oder auch miteinander kombiniert als Ausdruck einer Psychopathologie auf, etwa bei Personen mit strukturellen Störungen oder mit (→) **Persönlichkeitsstörung**en. Charakteristikum der Pathologie ist, dass die Modi nicht spontan wieder aufgegeben werden können, sondern ausgelebt werden, ehe sie abebben.

2.7 Die Fähigkeit zur Selbst-Objekt-Differenzierung

Die Fähigkeit zur Selbst-Objekt-Differenzierung beschreibt ein ganzes Set von Fähigkeiten, mit deren Hilfe das Selbst in die Lage versetzt wird, von sich selbst und anderen Menschen differenzierte innere Bilder, *Repräsentanzen*, zu bilden, sich damit innerlich zu beschäftigen (z.B. sich reflexiv damit auseinanderzusetzen) oder Anderen davon zu berichten. Ein psychisch gesunder Mensch trägt auf selbstverständliche Weise innere Bilder von sich selbst und von anderen Menschen in sich. Diese Repräsentanzen sind über die Lebenszeit mehr oder weniger konstant, wenn auch aufgrund von Erfahrung und Erkenntnis grundsätzlich und ständig wandlungsfähig. Solche inneren Bilder sind kohärent – wie beispielsweise ein Foto – und können nicht wie ein Puzzle jederzeit in viele Einzelteile zerfallen. Konstanz und Kohärenz zeichnen die vielfältig differenzierten Selbst- und die Objekt-Repräsentanzen aus, die ein gesundes Selbst auf der Grundlage von Beziehungserfahrung in sich bildet und aufrechterhält.

In der Regel sind die Repräsentanzen sehr komplexe innere Bilder, welche die Trägerperson selbst wie auch deren Beziehungspartner in ihrer ganzen äußeren wie inneren Realität abbilden. Im Unterschied jedoch zu einem Fotoalbum, das konkrete und weitgehend realitätsgerechte Abbilder enthält, ist die Repräsentanzen-Welt des Selbst selten so konkret und der Realität entsprechend wie Fotos. Selbst- und Objektrepräsentanzen sind unbemerkt und unbewusst verzerrte innere Abbilder der Realität! Sie sind verzerrt durch Wünsche und Phantasien sowie durch unverstandene Zusammenhänge der Lebens- und Erfahrungsgeschichte. Realität, Wünsche, Phantasien und Unverstandenes mischen sich im Laufe des Lebens immer wieder dem vielfältigen Reichtum der inneren Bilder-/Repräsentanzenwelt bei und beeinflussen sie auf diese Weise ständig.

Kohärenz, Konstanz und Realitätsverzerrung prägen somit die Repräsentanzen, die das Selbst zeitlebens von sich selbst und und den Menschen, die zu seinem Leben gehören, bildet und aufrechterhält. Das gilt für das gesunde Selbst ebenso wie für das kranke. Allerdings ist das Ausmaß der Verzerrung und die Störung von Konstanz und Kohärenz im Fall von psychischer Krankheit wesentlich ausgeprägter. Die Qualität der Fähigkeit zur Selbst-Objekt-Differenzierung zeigt sich, wenn ein Mensch über sich und die Menschen, die zu seiner Beziehungswelt gehören, spricht. Sie zeigt sich daran, wie reichhaltig, differenziert und nachvollziehbar oder wie karg und für den Zuhörer irritierend dieser Bericht ausfällt.

Während seines Bemühens, die Psychodynamik eines Patienten zu verstehen, tut der Therapeut gut daran, sich dessen bewusst zu sein, wie unvollständig, blass und leer, aber auch wie idealisiert, von der Wirklichkeit entfernt und mit Wunschphantasien aufgefüllt die Schilderungen eines Patienten von seinen primären Beziehungspersonen sein können. Ein Oszillieren der Aufmerksamkeit des Therapeuten zwischen Empathie und angemessen kritischem Zuhören wird ihn dazu bringen, Brüche und Widersprüche oder auch Leerstellen in der Schilderung seines Patienten zu entdecken. Wohlwollende Skepsis ist hier die angemessene Haltung. Wohlwollend in der Annahme, dass der Patient seine ihm gegenwärtig unbewussten Gründe gehabt haben wird, ein derartiges Spektrum innerer Bilder aufzubauen. Skeptisch, um neben Empathie die notwendige Distanz halten zu können, die benötigt wird, damit das Mitgefühl nicht unbemerkt in eine innere Fusion mit dem Patienten führt oder auch damit sich die aufsteigende Aversion nicht in offene Ablehnung wandelt. Gelingt die Haltung der wohlwollenden Skepsis, so wird der Therapeut eine Vielzahl von Gegenübertragungsgefühlen und -phantasien in sich aufsteigen spüren, die später bei der psychodynamischen Reflexion der Begegnung eine große Hilfe sein können.

2.8 Die Abwehr

Abwehr bezeichnet eine mentale Aktivität, die zur Folge hat, dass psychische Inhalte unbewusst bleiben. Sie ist eine zentrale psychische Funktion des Selbst und ein zentraler Bestandteil der Theorie der Psychoanalyse von Anbeginn an. Ursprünglich war der Abwehrbegriff eng mit der Triebtheorie verknüpft: Abwehr hat danach den Sinn, mit dem Ich oder Überich unvereinbare Triebabkömmlinge dem Bewusstsein fernzuhalten. Im Modell der Triebtheorie ist es die Aufgabe von Überich und Ich, polymorph-perverse sexuelle oder destruktiv-aggressive Triebimpulse so in Schach, d. h. im Unbewussten zu halten, dass sie das Ich nicht überfluten oder handlungsmäßig dominieren können. Damit hat die Abwehr eine wichtige Schutzfunktion für das Ich.

Bis heute besteht die Bedeutung der Abwehr darin, dass sie das (→) **Selbst**, richtiger das (→) **Selbsterleben,** vor psychischen Inhalten schützt, die das Bewältigungsvermögen des (→) **Ich** überfordern. Wenn der psychodynamische Psychotherapeut heute allerdings darüber nachdenkt, was ein Patient gerade abwehrt, so sind die psychischen Inhalte, die er in Betracht zieht, eher unerträgliche Erinnerungen – wie vielleicht traumatisierende Erfahrungen – oder aber Affektqualitäten, von denen der Therapeut annimmt, dass das Ich des Patienten sie (noch) nicht in sein Selbst-System integrieren kann, beispielsweise Hass oder sexuelles Begehren. Der psychodynamisch denkende Therapeut vermutet häufig ähnliche abgewehrte Inhalte wie der triebtheoretisch denkende Analytiker, jedoch verwendet er bei seinen Reflexionen andere Theoriekonzepte (siehe Teil IV) als dieser.

Die Abwehr ist äußerst vielgestaltig[48] (A. Freud 1936) und dient vor allem zwei Zielen: Die defensive Form der Abwehr soll verhindern, dass dem Selbst unverträgliche Inhalte bewusst werden; die kompensatorische Form der Abwehr hat den Sinn, Defizite des Selbst durch seine Stärken (heute wird in diesem Zusammenhang von *Ressourcen* gesprochen) zu kompensieren. Dieses Modell der Abwehr wird in der psychoanalytischen Selbstpsychologie (Milch 2001) verwandt.

Mit der Abwehr untrennbar verbunden ist das Konzept *Widerstand*: Hierbei handelt es sich um ein behandlungstechnisches Konzept, worin davon ausgegangen wird, dass abgewehrte Inhalte im Zuge der Psychotherapie dem Bewusst-

---

48 Hinsichtlich der Vielgestaltigkeit der Abwehr sei der Leser auf das *Glossar* verwiesen. Unter dem Stichwort (→) **Abwehrmechanismen** werden die einzelnen Mechanismen aufgezählt und können von dort aus unter ihren Bezeichnungen einzeln nachgeschlagen werden.

Werden einen Widerstand entgegenstellen. Das sollte der Therapeut respektieren und akzeptieren, und dem sollte er begegnen, indem er erst die Abwehr ins Bewusstsein hebt und behutsam infrage stellt, ehe er mit dem Patienten das Abgewehrte erarbeitet. Diese Arbeitsweise ist bei einer unbewussten Konfliktpathologie bis heute sinnvoll.

Allerdings gibt es Behandlungssituationen, z. B. mit traumatisierten Patienten, in denen es nicht nur für einige Zeit der Behandlung sinnvoll ist, die defensive Abwehr bestehen zu lassen oder sie gar zu bestärken, sondern bei denen die Stärkung der kompensatorischen Abwehr sogar in den Vordergrund der Behandlung rücken sollte. Dies gilt insbesondere für Menschen, die ihr inneres Gleichgewicht unbewusst manchmal nur noch mit Hilfe von Spaltung und/oder Dissoziation als letzter Abwehrmaßnahme bewältigen können. – In diesem Zusammenhang wird die strukturbezogene Psychotherapie (Rudolf 2004) oder die mentalisierungsbasierte Therapie (Fonagy & Bateman 2008; dt.: Bolm 2009) häufig empfohlen; manche dieser Maßnahmen stehen einer die Abwehr stärkenden Arbeit nahe.

Das metapsychologische Verständnis der Abwehr und der behandlungstechnische Umgang damit haben mit der zunehmenden Differenzierung der Theorien, mit denen psychodynamische Psychotherapeuten heute arbeiten – im Vergleich zum Beginn der Psychoanalyse –, eine große Vielfalt gewonnen. Das hat zur Folge, dass dem psychodynamischen Verständnis der Abwehr und ihrer unbewussten Bedeutung für das Wohlbefinden des Patienten heute vielleicht sogar noch eine größere Aufmerksamkeit geschenkt werden muss als zu jener Zeit, als Abwehr vor allem im Kontext der unbewussten Triebhaftigkeit reflektiert wurde.

2.9 Die Fähigkeit zur Autonomie

Die Fähigkeit zur Autonomie stellt eine grundlegende psychische Funktion des Selbst dar und wird, wie alle psychischen Funktionen, in ihrer reifen Form erst im Zuge einer längeren Entwicklung erreicht. Sie durchläuft in dieser Zeit verschiedene Reifungsstufen, die der Psychotherapeut im Kopf haben sollte, wenn er im Behandlungsverlauf reflektiert, in welcher Weise die Autonomiefähigkeit seines Patienten beeinträchtigt ist. Die Reflexion der Reifungsstufen ist insofern von Bedeutung, als mit diesen Stufen verschiedene Gefühlsdimensionen verbunden sind, die zusammen den unbewussten Fühlhintergrund dessen ausmachen, was mit dem Begriff *Autonomie* beschrieben wird. Denn die Fähigkeit zur Autonomie ist in ihrer differenzierten Fülle nicht selbsterklärend, sondern bedarf der Beschreibung. Ich werde sie parallel zu einer knappen Darstellung der Reifungsentwicklung der Autonomie vornehmen.

Der Säugling wird mit der spontanen Fähigkeit zu eigenständiger Aktivität geboren, wenngleich dies aufgrund seiner anfänglichen Beschränkungen im Bereich der Motorik und des Sehvermögens noch nicht offensichtlich ist. Jedoch ist bereits im ersten Lebensjahr zu beobachten, wie das Streben des Kindes, seine (→) **Kompetenz** rasch zu erweitern, mit spürbarer Kompetenzlust einhergeht. *Kompetenzlust* stellt im Verbund mit Neugier eine der stärksten affektiven Motivationen des Kindes dar, seine autonomen Fähigkeiten zu entfalten. Der Kompetenzlust folgt – als machtvoller Autonomie-Motivator – der *Stolz* auf den Erfolg, der später von der ödipalen Zeit an durch den *Triumph* beim Sieg in Rivalitätskämpfen (beispielsweise beim Sport) ergänzt wird. Kompetenzlust, Neugier, Stolz und Triumph stellen *zentrale Gefühle der Autonomie* dar, die stets durch Verpönung seitens der Pflegepersonen, durch Beschämung und Schuldzuweisung bedroht sind.

Neben diese Entwicklung der Begleitgefühle der Autonomie-Erfahrung tritt die Separations-Entwicklung, ohne die die Autonomie kaum möglich ist. Sie beginnt mit der Integration der Fähigkeit zur Abgrenzung in das Selbst, indem das *Nein* gegenüber den Pflegepersonen möglich wird: Ohne dass diese das *Nein* des Kindes akzeptieren und respektieren können, kann die wichtige Entwicklung der Integration aller aversiven Affekte und Impulse in das Selbstsystem des Kindes nicht gelingen. Damit würde der Fähigkeit zur Autonomie ein wesentlicher affektiver und motivationaler Antrieb fehlen. Nota bene: Den Ursprung zur Separation legt hier ein intersubjektives Moment, auf das ich bereits hingewiesen habe (→**IV.10**). Es ist die sichere Bindung, welche das Kind in Gestalt des Respekts und der Akzeptanz seitens der Mutter erfährt, die es erlaubt, dass das Kind die vom aversiven Motivationssystem ausgehenden Impulse in Gestalt des *Nein* ausprobieren kann. Erst indem die Prozesse der markierten Spiegelung (→**IV.8**) ablaufen und sekundäre Repräsentanzen entstehen, kann das *Nein* und damit der aversive motivationale Antrieb in das Selbst des Kindes integriert werden und so zu einem festen Bestandteil des Selbst (als Selbstrepräsentanz) werden.

Ein weiterer Schritt auf dem Wege der Autonomie-Entwicklung vollzieht sich in jener Zeit, welche die triebtheoretisch orientierte analytische Entwicklungspsychologie die *phallische Phase* nennt. Dabei geht es um die Fähigkeit zur Selbstbehauptung (Assertion); dies ist ein Begriff der analytischen Selbstpsychologie, die dem Bedürfnis nach Assertion und Exploration einen eigenständigen motivationalen Rang einräumt. Die *phallische* Durchsetzungskraft oder die *Selbst-*

behauptung kennzeichnet eine Fähigkeit, die geschlechtsunabhängig[49] von Jungen und Mädchen entwickelt wird und ohne die Kreativität, Forschergeist und Individualität des Individuums, also der Mut zur Eigenständigkeit in Abgrenzung vom Anderen, nicht entstehen können. – Auch für diese Entwicklung gilt, was bereits über die Separation gesagt wurde, nämlich dass sie zu ihrer Entfaltung der sicheren Bindung und markierten Spiegelung bedarf.

Schließlich ist der Autonomie die Fähigkeit zur Verantwortungsübernahme inhärent. Diese Fähigkeit wird im Rahmen der Sozial-Entwicklung schrittweise erworben, zunächst während der Schulzeit, schließlich aber besonders während der Adoleszenz, wenn die Übernahme von Verantwortung zum Inhalt der bewussten Reflexion im Rahmen der Auseinandersetzung mit der Peer-Group wird. Und schlussendlich gehört in den Bereich der Autonomie noch der große Bereich der differenzierten motorischen Körperbeherrschung.

2.10 Zusammenfassung: Das Selbst und das Ich

Intrapsychische Impulse auf der einen Seite und der Kontakt und der Austausch mit der Umwelt, überwiegend mit anderen Menschen, auf der anderen Seite stellen das Selbst ständig vor Aufgaben, die es zu bewältigen gilt (WAS-Dimension des Selbst). Affekte, motivationale Antriebe und davon ausgelöste Phantasien stellen zeitweise dezente, oft aber auch machtvolle innere Kräfte dar, die im Widerspruch mit der Realität stehen. Dann muss das Selbst einen angemessenen Umgang mit seinen intrapsychischen Impulsen finden. Für die Bewältigung dieser Aufgabe steht dem Selbst das Ich mit seinen zentralen psychischen Funktionen zur Verfügung, das dafür mit zahlreichen Fähigkeiten ausgestattet ist: den Fähigkeiten zur Selbstwahrnehmung, zur Selbstregulation, zur Abwehr, zur Mentalisierung (Reflexion und Phantasietätigkeit), zum Denken, zur Selbst-Objekt-Differenzierung, zur Bindung, zur Kommunikation und zur Autonomie. Gelegentlich

49 Am Begriff *phallisch* wird nicht zu Unrecht kritisiert, dass die Triebtheorie, indem sie den Terminus dem männlichen Phallus entlehnt, nahelege, dass es sich um die Entwicklung *männlicher* Qualitäten handele, die zwar auch Mädchen entwickelten, jedoch nur in abgewandelter Form. Auf diese Weise würden die selbstbehauptenden Qualitäten von Mädchen bzw. Frauen keine angemessene Würdigung, Reflexion und Differenzierung erfahren. Vielmehr fehle eine Metatheorie, mit deren Hilfe diese weiblichen Qualitäten angemessen und vor allem auch ohne diffamierenden Beigeschmack reflektiert werden könnten. – Eine solche Metatheorie besteht m. E. bereits in der Theorie der motivationalen Systeme (Lichtenberg 1991 b; Lichtenberg et al. 2000), welche die geschlechtsneutralen Begriffe *Assertion* und *Exploration* eingeführt hat.

macht das Ich von all diesen Fähigkeiten Gebrauch, wenn das Selbst des Individuums sich vor ein Problem gestellt sieht, und manchmal geschieht das in der hier angegebenen Reihenfolge.

Mit Hilfe des Ich und der beschriebenen psychischen Funktionen (WIE-Dimension des Selbst) kann das Selbst (meistens) die vielfältigen Aufgaben bewältigen, mit denen das Individuum im Austausch mit der Umwelt konfrontiert ist. Die beschriebenen psychischen Funktionen stellen einen wesentlichen Teil der Struktur des Selbst dar, die sich nach der Geburt des Kindes erst im Zuge einer jahrelangen Entwicklung bilden muss. Diese Entwicklung vollzieht sich im intersubjektiven Austausch mit den zentralen Pflegepersonen des Kindes. Das heißt, deren ganz subjektive Art, sich dem Kind in seiner Entwicklung zur Verfügung zu stellen, deren Authentizität und Differenziertheit entscheiden mit darüber, wie gut dieser Entwicklungsprozess gelingt; davon ist abhängig, wie gut die Integration der psychischen Funktionen in das sich entwickelnde kindliche Selbst gelingt. Das folgende Kapitel stellt diese Entwicklung weiter dar und skizziert die Aufgaben, die das Selbst im Kontakt und Austausch mit der Umwelt zu bewältigen hat.

KAPITEL 3

Die psychische Reifungsentwicklung

Die Entwicklung des Selbst als der Strukturträger der Psyche stellt einen unbewussten Reifungsprozess dar, in den die Reifungsentwicklung des Selbsterlebens des Individuums eingebettet ist. Beide Entwicklungen verlaufen zeitlich parallel und bedingen einander ständig.

Das Individuum wächst vom Säuglingsalter über die Vorschulzeit, die Schulzeit und die Adoleszenz bis ins junge Erwachsenenalter und erreicht mit etwa 20 Jahren seine volle biologische Reife, womit dann alle körperlich-somatischen Reifungsschritte abgeschlossen sind. Körperliche und psychische Reifung verlaufen im Großen und Ganzen zeitlich parallel, wenngleich auch nicht synchron. Beispielsweise können schon 12-jährige Mädchen eine Schwangerschaft austragen, allerdings ohne dass sie die psychische Reife besitzen, die Aufgaben der Mutterschaft eigenverantwortlich zu übernehmen. Darin zeigt sich ein wesentliches Dilemma des Mensch-Seins, nämlich dass die psychische Reifung nicht an die körperlich-somatische Reifung gekoppelt ist.

Mit dem Begriff der psychischen Reife ist die Vorstellung einer komplexen Mixtur sehr unterschiedlicher Qualitäten verbunden, die das Kind sich auf dem Weg zum Erwachsenen aneignen muss: Psychische Fähigkeiten, kognitives und emotionales Wissen, praktische Fertigkeiten und soziale Kompetenz sind einige Schlagworte, mit denen sich inhaltlich beschreiben lässt, was im Zuge der psychischen Reifungsentwicklung zu bewältigen ist. Auf diesem Wege wird die (→) **Struktur** des (→) **Selbst** mit ihren differenzierten (→) **psychischen Funktionen** erworben, wie sie oben (→ **V.2**) beschrieben wurde. Und Hand in Hand mit dem Erwerb dieses psychischen Werkzeugs steht das Kind (in metapsychologischer Formulierung: das Selbst) vor der Herausforderung, spezifische Aufgaben der Entwicklung (metapsychologisch: das mit der fortschreitenden Entwicklung verbundene Selbsterleben) zu bewältigen, um die inhaltlichen Ziele der Reifung zu erreichen. Einige dieser Aufgaben sind bei der Beschreibung der psychischen Funktionen bereits angeklungen, so z. B. die Affekt- und Impulsregulation, die Aufgabe der *Loslösung und Separation* (Mahler et al. 1980) und, damit im Zusammenhang stehend, die *Fähigkeit, allein zu sein* (Winnicott 1958), die Aufgaben der Autonomie- und Individuationsentwicklung u. v. a. m. Das Verständnis der Reifungsentwicklung lässt sich in zwei Strängen beschreiben: (1) der Entwicklung des Selbst und seiner Struktur mit den zentralen psychischen Funktionen, die als Werkzeuge benötigt werden, damit (2) das Individuum sich in seinem subjektiven Selbsterleben entwickeln und die zahlreichen damit verbundenen Herausforderungen und Themen der Reifung bewältigen kann.

Die Unterscheidung dieser beiden Entwicklungslinien erleichtert das psychodynamische Verständnis der psychischen Störungen, mit denen unsere Patienten uns aufsuchen. Verfolgen wir die eine Entwicklungslinie, so werden wir das Ausmaß der strukturellen Störung und dessen Differenzierung erfassen. Verfolgen wir die Entwicklungslinie des Selbsterlebens, so wird es gelingen, die mit dessen Aufgaben und Herausforderungen im Rahmen der Lebensbewältigung unvermeidlich verbundenen Konflikte zu verstehen.

Welches sind nun die Aufgaben, Herausforderungen und inhaltlichen Themen, die das Kind auf seinem Weg der Ausdifferenzierung seines Selbsterlebens zum erwachsenen Individuum zu bewältigen hat? Diese Inhalte werden im Folgenden knapp skizziert, um dem Psychodynamiker auch hier Anhaltspunkte der Orientierung zu geben, welche unbewussten Themen der Reifung des Individuums bei der psychodynamischen Reflexion zu bedenken sind.

3.1 Die frühkindliche Entwicklung

Für keine Zeit der Entwicklung hat sich in der jüngsten Vergangenheit das wissenschaftliche Verständnis dramatischer verändert als für die frühkindliche Entwicklung. Stand bis weit ins 20. Jahrhundert hinein die Vorstellung vom Säugling als einem in sich gekehrten, nur langsam aus der autistischen Abgeschiedenheit auftauchenden Wesen im Vordergrund, so wird das Kind heute als ein von Geburt an aktives Wesen gesehen, das bereits zahlreiche Fähigkeiten und Aktivitäten mit auf die Welt bringt; allerdings sind sie oft nur bei sorgfältiger Beobachtung erkennbar. Kommunikation, Wahrnehmung, Regulation und Bindung (alles psychische Funktionen, s. o.) teilen Mutter und Kind in dieser Zeit aufs intensivste. Lange schien es so, als sei es überwiegend die Mutter, die sich dem Kind kommunizierend, wahrnehmend, regulierend und mit ihrer Bindungsfähigkeit zuwendet. Heute ist durch umfangreiche Forschung belegt, dass ein enger Zusammenhang zwischen diesen vier Modi des Miteinanders besteht, die aus den entsprechenden psychischen Funktionen entstehen. Ein intensives Wechselspiel von Gegenseitigkeit bindet das Mutter-Kind-Paar aneinander und sichere Bindung kann bereits am Ende des ersten Lebensjahres etabliert sein (Brisch 2009; Jaffe et al. 2001; Klöpper 2006; Köhler 1992). Mutter und Kind bilden miteinander ein kommunikatives und funktionales System aus, welches den entwicklungspsychologischen Sinn hat, dass das Kind im permanenten Austausch mit der Mutter von dieser seine zentralen psychischen Funktionen erwirbt. Man kann sich dieses System ähnlich der Funktionsweise vorstellen, wie auch die biologischen *Prozesse der Weitergabe* erfolgen, wenn die messenger-RNS den genetischen Code von der DNS überträgt. Ähnlich wie der genetische Code per m-RNS an die im Entstehen begriffene DNS weitergegeben wird, so wirken die Spiegelungsprozesse in der Mutter-Kind-Kommunikation und -Interaktion.

Reifungsprozesse erfolgen teilweise auf der Grundlage von Prozessen der *Weitergabe*. Dies wird beim Prozess der Affektspiegelung deutlich. Mit Hilfe von Wahrnehmung und Empathie erfasst die Mutter kontinuierlich den Gefühlszustand ihres Kindes, übersetzt ihn intrapsychisch, indem sie seine jeweiligen Gefühle identifiziert, sie zunächst nur für sich selbst mit Namen benennt und sie dann – beispielsweise als Traurigkeit, Angst, Hunger, Müdigkeit – dem Kind mimisch, lautmalerisch und körpersprachlich zurückspiegelt, wobei sie das Wahrgenommene auch verbalisiert. Solche Interaktions-Passagen erfolgen täglich vielhundertmal in der Mutter-Kind-Dyade und ermöglichen dem Kind die permanente Erfahrung, feinfühlig wahrgenommen *und* (!) gespiegelt zu sein. Diese interaktionellen Prozesse werden vom Kind nicht nur in Form der zunehmenden Bindungserfahrung umgesetzt, sondern bilden zugleich die Basis für die zunehmende Selbstwahrnehmung des Kindes und darüber hinaus für die schrittweise erfolgende Fähigkeit, die eigenen Selbstzustände wahrzunehmen und zu verbalisieren. Auf diese Weise wird im ersten Lebensjahr der Erwerb der Symbolisierungsfähigkeit eingeleitet.

Der Erwerb der Symbolisierungs- und Regulationsfähigkeit hat seine Vorläufer bereits im intrauterinen Leben des Kindes. Wenn das Kind auf die Welt kommt, kennt es die Stimme und Sprache der Mutter ebenso wie deren Lebensrhythmen und Körperdynamik. Das ist ein Grund dafür, dass ein Realverlust der Mutter nach der Geburt ein traumatisches Ereignis darstellt, das sich im emotionalen Gedächtnis des Kindes, dem limbischen System im Mittelhirn, niederschlägt. Denn:

Die Ergebnisse der neurobiologischen Forschung belegen, dass *»die gesamten Verarbeitungsprozesse im Gehirn (ob nun Hören, Sehen, Gedächtnis oder Vorstel-*

lung) … auf zwei Arten [erfolgen]: *dem nichtsymbolischen und dem symbolisch-kategorialen Weg«* (Schüßler 2002, S. 197). Dementsprechend muss man zwischen zwei Formen der Repräsentanzenbildung unterscheiden: den *semantischen Repräsentanzen* in Abhängigkeit von der Sprache und den *prozeduralen Repräsentanzen,* welche Handlungsabläufe und Modi der Rollenübernahme beinhalten. Letztere werden möglicherweise *nie* (!) symbolisch repräsentiert (Lyons-Ruth et al. 1998, S. 284). Das hat zur Folge, dass es neben dem expliziten, d. h. symbolisierten, verbalisierbaren und damit bewusstseinsfähigen Gedächtnis ein zweites Erinnerungssystem gibt, das *implizite* Gedächtnis (weitere Details bei Dornes 2006, S. 114 ff.; Klöpper 2006, S. 95 ff.; Mertens 2013).

Diese neurobiologischen Zusammenhänge haben Bedeutung für das Verständnis der Entwicklung in der frühen Kindheit. Szenisch bewusst erinnerbar sind nur Inhalte des expliziten Gedächtnis, das an die Speicherung von semantischen und bildhaften Inhalten geknüpft ist; es ist in der Hirnrinde gelegen und wird dort erst nach der Geburt aufgebaut. Aus diesem Zusammenhang erklärt sich die frühkindliche Amnesie, die Unfähigkeit, Inhalte der frühen Kindheit szenisch-bildhaft und in erzählbarer Form zu erinnern. Emotionale und Handlungsabläufe hingegen werden in den Speicherkernen des Mittelhirns abgelegt, jedoch nicht als sprachlich codierte und bildhaft erinnerbare Inhalte. Deren Erinnerung erfolgt in Gestalt von Stimmungen, diffusen Gefühlszuständen, als Körpersensationen oder als interaktionelle Handlungsszenen. Diese Zusammenhänge zu verstehen ist für den Psychotherapeuten von Bedeutung, und dieses Thema wird in den folgenden Kapiteln wieder aufgenommen. Ergebnis des impliziten Gedächtnisses ist, dass es ein emotional und handlungssequentiell geprägtes Wissen über die prägenden Beziehungen der frühen Kindheit gibt, das jedoch nicht zu erzählen, wohl aber wiederzubeleben ist: Es wird diffus gefühlt, eventuell in kurzen Sequenzen agiert bzw. inszeniert, bleibt dem Individuum aber in seinem Charakter als Wieder-Erinnerung unbewusst. Allerdings kann es vom Therapeuten als Folge des (→) **impliziten Beziehungswissens** erkannt und für seine psychodynamischen Schlussfolgerungen verwandt werden.

Der rote Faden: Im ersten Lebensjahr wird eine Fülle von implizitem Beziehungswissen gesammelt und repräsentiert, das im späteren Leben nicht szenisch-bildhaft erinnerbar ist, dennoch im Erleben Spuren hinterlässt, die das Gefühlserleben als Erwachsener beeinflussen können. In dieser Zeit wird die Basis der Bindungsfähigkeit gelegt und es entstehen die Grundlagen zentraler psychischer Funktionen wie die Fähigkeiten zur Kommunikation, zur Selbstwahrnehmung und zur

Regulation. Unbewusstes implizites Beziehungswissen kann sich in der Beziehung mit dem Therapeuten handlungssprachlich als (→) **Inszenierung** oder (→) **Enactment** äußern (→ **KlinB II.2**).

3.2 Separation: Die Herausforderung, die Fähigkeit zur Aversion zu integrieren

Affekte spielen von Geburt an die Rolle des Motivators der Psyche. Man kann sagen, dass es keine Aktivität gibt, ohne dass Affekte im Hintergrund wirksam sind. Freud verstand Affekte so, dass er in ihrem Hintergrund unbewusste Triebe annahm, die sich in ihnen ausdrücken. Heute geht man davon aus, dass das Kind mit einem Set *primärer* Affekte geboren wird (→ **V.4**) und dass sie lebenslang Wirkkräfte sind, die sich im Laufe des Lebens weiterentwickeln. *Primär* bedeutet in diesem Zusammenhang eine Abkehr von den Annahmen der Triebtheorie. Affekte sind im Unterschied zu dem, was wir umgangssprachlich *Gefühle* nennen, Emotionen, die stets mit körperlichen Phänomenen verbunden sind: mit einer Änderung des Herzschlages, einer Erhöhung des Muskeltonus, einer Gefäßreaktion, Handlungsimpulsen u.a. (Krause 1983; Lichtenberg 1991a; Stern 1992; Solms 2013b).

Verschiedene Autoren (Emde 1991; Denecke 1999; Lichtenberg et al. 2000) haben Affekte in einen Zusammenhang mit dem Antriebserleben gestellt und unbewusste Motivationen an die Stelle der Triebe gesetzt. Ich folge der von Lichtenberg, Lachmann und Fosshage vorgeschlagenen Theorie der *motivationalen Systeme*, da sie sich nach meiner Erfahrung gut in der Praxis der psychodynamischen Psychotherapie anwenden lässt (→ **IV.9**). Die Autoren ordnen das Affekt- und Antriebserleben in fünf Gruppen von unbewussten Motivationen: (1) das Bedürfnis nach Regulation physiologischer und (wie ich hinzufüge) affektiver Selbstzustände; (2) das Bedürfnis nach Bindung; (3) das Bedürfnis, aversiv durch Rückzug oder durch Widerspruch zu reagieren; (4) das Bedürfnis nach Exploration und Selbstbehauptung; (5) das Bedürfnis nach sinnlichem und sexuellem Austausch (→ **IV.9**). Allen motivationalen Systemen ist gemeinsam, dass sie Affektzustände beschreiben, die eine Umgestaltung zu *motivationalen Bedürfnissen* erfahren haben, und dass sie so konzipiert sind, dass sie das Selbst in Beziehung mit anderen Menschen bringen (bis auf das Bedürfnis nach Regulation, das anfangs zwar in Beziehung zum Anderen erworben, dann aber lebenslang in Beziehung zu sich selbst gestaltet wird). Damit liegt eine Theorie des Antriebserlebens vor, die das Kind in Entwicklung ebenso wie das erwachsene Individuum konsequent als ein soziales, d.h. in Beziehung eingebundenes Wesen sieht. Mit dieser grundlegenden Annahme bindet sich die Theorie der motivationalen Systeme in ein übergreifendes Verständnis vom Menschen als einem Wesen ein, dessen Entwicklung und Existenz auf die Einbindung in gelingende soziale Systeme angewiesen ist, von der Dyade bis zu Beziehungen im Gesellschaftszusammenhang.

Diesem übergreifenden Verständnis folgend, dass der Mensch für seine gesunde Entwicklung und Existenz in soziale Systeme eingebunden sein muss, reflektiere ich die psychische Reifung.

Vor dem Hintergund der skizzierten fünf motivationalen Systeme nach Lichtenberg et al. verstehe ich die Entwicklung des Kindes, die sich an das erste Lebensjahr anschließt, ähnlich wie Margaret Mahler (Mahler et al. 1980) als Phase der Loslösung und Separation: Danach folgt im zweiten Lebensjahr eine Zeit, in der – dem Konzept von Lichtenberg et al. folgend – die Herausforderung der kindlichen Entwicklung darin besteht, dass die Integration aversiver Affekte in das kindliche Selbst gelingt. *Integration* bedeutet in diesem Kontext, dass das Kind mit seinen Pflegepersonen – in der Regel den Eltern – die Erfahrung macht, dass es von diesen mit seinem motivationalen Streben, aversiv zu reagieren, akzeptiert und respektiert wird. Gelingt diese Beziehungserfahrung, so entschärft dies jene konflikthafte Erfahrung, in die das Kind zwangsläufig mit seinen aversiven Affekten gerät. Denn es spürt die Spannung, die in ihm auftritt, wenn es einerseits aversiv gegenüber den denselben Eltern reagiert, deren Nähe, Verständnis, Trost und Geborgenheit es andererseits weiterhin benötigt. Dieser erste, große Grundkonflikt, der metapsychologisch als (→) **Abhängigkeit-Autonomie-Konflikt** bezeichnet wird, stellt das Kind vor eine dreifache Aufgabe: Es muss (1) die vielfältigen aversiven Gefühlsregungen und Affekte (Unmut, Empörung, Entrüstung, Ärger, Wut, Zorn und Hass) kennenlernen und in sich halten; in metapsychologischer Sprache ausgedrückt, sprechen wir von einer Integration in das Selbst und einer Repräsentation in diesem. Weiter muss es (2) die Fähigkeit entwickeln, Konfliktspannung auszuhalten, und (3) dabei gleichzeitig damit beginnen, die Fähigkeit zu entwickeln, allein zu sein.

Die Entwicklung dieser Fähigkeiten fordert das Kind über viele Monate des Lebens heraus und geht mit zum Teil heftigen Kämpfen zwischen Eltern und Kind einher. Diese Kämpfe sind mit der Hoffnung bzw. Illusion des Kindes verbunden, dass die Konfliktspannungen zu vermeiden seien. Darüber hinaus konfrontiert diese Entwicklung beide Seiten mit zeitweise heftigen Gefühlen der Enttäuschung, des Schmerzes, der Verzweiflung, der Hilflosigkeit und Ohnmacht. In dieser Zeit zerbricht in Momenten des Kampfes immer wieder die Bindung zwischen Eltern und Kind, erfährt aber im Rahmen der sicheren Bindung stets von neuem ihre Wiederherstellung. Die amerikanisch geprägte Selbstpsychologie spricht im Kontext der psychoanalytischen Behandlung von *disruption and repair* (Milch 2001, S. 26 und 98) – ein Konzept, das auch auf diese Zeit der frühkindlichen Entwicklung angewandt werden kann. Dieser sich immer wiederholende Ablauf von *Unterbrechung und Wiederherstellung* der Eltern-Kind-Beziehung wird im Laufe der Zeit zu einer zentralen Erfahrung des Kindes, welche die sichere Bindung weiter festigt. Dabei wirkt festigend, dass das Kind die Eltern in ihrem unverbrüchlichen Streben erlebt, die Bindung aufrechtzuerhalten oder immer wieder herzustellen. Auf diese Weise kann es den intrapsychischen Konflikt zwischen dem Bedürfnis, auf die Eltern aversiv zu reagieren, und dem Bedürfnis, sich bei ihnen emotional sicher aufgehoben zu fühlen, schrittweise bewältigen. *Bewältigen* bedeutet, dass es zunehmend in der Lage ist, die Konflikt*spannung* zwischen den beiden als gegensätzlich empfundenen motivationalen Bedürfnissen auszuhalten und die damit in Verbindung stehenden Affekte, Gefühle und Bedürfnisse gleichzeitig und nebeneinander in sich zu halten. Metapsychologisch ausgedrückt, werden im Zuge dieser Entwicklung die konflikthaften motivationalen Bedürfnisse (Bindung versus Aversion) gemeinsam mit den die Konfliktspannung begleitenden Emotionen (z. B. Angst, Schuldgefühl, Scham, Ohnmacht, Verzweiflung) und Phantasien, in denen der Konflikt häufig eskaliert (z. B. indem Verschmelzungswünsche auf der einen mit vernichtendem Hass auf der anderen Seite ringen), in das Selbst-System integriert, d. h. als emotional erträglich und als sozial akzeptabel verinnerlicht (repräsentiert). Gelingt Eltern und Kind all dies, so erwirbt das Kind den Grundmodus der Konfliktbewältigung, interpersonell ebenso wie intrapsychisch.

Misslingt diese Entwicklung der Bewältigung des ersten großen Konfliktthemas im Leben des Kindes, so verfehlt dieses auch den ersten grundsätzlichen Reifungsschritt, der es in die Lage versetzt, Konfliktspannung ohne Bindungsverlust zu ertragen. In der Regel misslingt dieser Schritt, wenn Eltern nicht oder nicht genug in der Lage sind, die aversiven Regungen des Kindes zu tolerieren und zu respektieren und wenn sie auf die Unterbrechung der Bindung nicht oder nicht regelmäßig genug reagieren können, indem sie diese aktiv wiederherstellen. Ein Scheitern dieses Entwicklungsschrittes bedeutet für das Kind eine Störung im Aufbau seiner Fähigkeit, mit intrapsychischen Konflikten umzugehen, sowie eine Störung in der Fähigkeit, vertrauensvolle Beziehung aufrechtzuerhalten, wenn aversive Gefühle oder Affekte die Bindung vorübergehend beeinträchtigen.

Der rote Faden: Im zweiten Lebensjahr vollzieht sich eine für das gesamte Leben entscheidende Entwicklung, die, vordergründig betrachtet, darin besteht, dass das Kind die Fähigkeit entwickelt, aversive Regungen ganz bewusst zu empfinden und ebenso bewusst in die Beziehung mit den zentralen Pflegepersonen einzubringen. Die Fähigkeit, *Nein zu sagen,* geht mit stürmischen Gefühlen einher, die das Kind immer wieder in den ersten zentralen Konflikt des Lebens stürzen, nämlich den zwischen seinen Gefühlen und Bedürfnissen der Abhängigkeit und Angewiesenheit auf der einen Seite und seinen keimenden Bedürfnissen nach Eigenem und Abgrenzung (= Separation), den Vorboten der Autonomie, auf der anderen Seite. Mit dem Aufkommen der Aversion steht das Kind zugleich vor der Aufgabe, die Fähigkeit zur Konfliktbewältigung in ersten Ansätzen zu entwickeln und dabei zu entdecken, dass dieser Konflikt (und künftig jeder) vorübergehend mit Alleinsein[50] einhergeht und umgekehrt. Das heißt, im Abhängigkeit-Autonomie-Konflikt erwirbt das Kind prototypische Erfahrungen für die Bewältigung künftiger Konflikte.

3.3 Die Entwicklung der Ambivalenzfähigkeit

Dem Ambivalenz-Begriff haftet in der Bedeutungsvielfalt, mit der er verwendet wird, etwas Unklares an. Auf den ersten Blick scheint klar zu sein, dass Ambivalenz einen inneren Zustand beschreibt, in dem zwei gegensätzliche Tendenzen einander gegenüberstehen. Liebe und Hass sind zwei solche affektive Tendenzen, die oft bei Menschen zu beobachten sind, die sich damit quälen, dass sie der Unauflösbarkeit ihrer konflikthaften Gefühle nicht entrinnen können. Konflikt und Ambivalenz stehen im Sprachgebrauch nah beieinander, wie dieses Beispiel zeigt. Und doch beschreiben sie unterschiedliche Selbstzustände.

Der ödipale Konflikt, in dem Liebessehnsucht gegenüber dem gleichgeschlechtlichen Elternteil dem tödlichen Hass ihm gegenüber entgegensteht, wird als ein *Ambivalenzkonflikt* (Laplanche & Pontalis 1982, S. 57) bezeichnet. Dieser Begriff fasst zusammen, was besser auseinandergehalten werden sollte, nämlich die Beschreibung der Ambivalenz als eine *Fähigkeit* und des Konfliktes als eine *Herausforderung.*

50 Es ist wohl nicht zufällig, dass diese Entwicklung des Kindes in enger zeitlicher Nähe zu jenem Prozess erfolgt, in dem es auch *die Fähigkeit, allein zu sein,* erwirbt, die Winnicott 1958 in dem gleichnamigen Aufsatz als wichtigen Entwicklungsschritt beschrieben hat.

Versteht man den Ambivalenzbegriff rein deskriptiv, so beschreibt er ziel- und wertungsfrei das Nebeneinander von Gegensätzlichem im Denken, Fühlen oder Handeln. Dieser Gebrauch des Begriffes ist von der *Fähigkeit zur Ambivalenz* zu unterscheiden, die sich ungefähr im dritten Lebensjahr entwickelt. Dabei handelt es sich um das Vermögen, *gleichzeitig* (!) gegensätzliche Empfindungen in sich auszuhalten, ohne daran etwas grundsätzlich ändern zu wollen. Zum *Konflikt* wird dieser Zustand, sobald der Wunsch entsteht, aus dem Empfinden des Gegensätzlichen herauszufinden. Erkennt also ein Mensch, dass er einen anderen liebt und hasst, und erkennt er an, dass beides stimmt und unveränderbar ist, so ist er zur Ambivalenz fähig; möchte er diesen Zustand hingegen ändern, so befindet er sich im Konflikt. Diese Situation ist häufig, und damit kommt es ebenso häufig vor, dass ein Mensch in einer solchen Situation immer wieder hin und her oszilliert zwischen der Fähigkeit, die Ambivalenz zu akzeptieren, und dem Wunsch, aus dem Konflikt herauszufinden.

Ein Kind, das im zweiten Lebensjahr die ganze Macht seiner aversiven Gefühlswelt entdeckt hat, befindet sich – wie oben beschrieben – in einem solchen Ambivalenzkonflikt. Es steht noch *vor* der Fähigkeit, die Spannung seiner Ambivalenz auszuhalten und zu akzeptieren. Blanck und Blanck (1980) bezeichnen diesen Zustand des Kindes treffend als *Ambitendenz*. »Wenn die Ambitendenz der Ambivalenz weicht, wissen wir, daß ein ganzes Objekt libidinös besetzt wird« (ebd., S. 43). Ich halte diese Unterscheidung nicht nur für das Verständnis der Entwicklung des Kindes für hilfreich, sondern vor allem für die klinisch-praktische Situation. Wir treffen häufig auf Patienten, die mit dem Zustand ihrer Ambitendenz in Beziehung zu einer geliebten Person nicht umgehen können, beispielsweise bei zahlreichen Persönlichkeitsstörungen. Blanck und Blanck sprechen vom *Angelpunkt* der Entwicklung, den diese Menschen nicht bewältigt haben. Sie meinen damit, dass diese Menschen in der Kindheit die *Wiederannäherungsphase* der Entwicklung nicht bewältigt haben. Der Begriff *Wiederannäherungsphase* geht auf Margaret Mahler (Mahler et al. 1980) zurück und bezeichnet eine ambivalente Tendenz des Kindes im dritten Lebensjahr, indem es über viele Monate in ständigem Wechsel die Nähe der Mutter sucht und rasch wieder dem eigenen Spiel zustrebt. Diese Phase wird als Höhepunkt des (→) **Abhängigkeit-Autonomie-Konflikt**es (→ **V.3.2**) verstanden. Heute wird allerdings von Entwicklungspsychologen bezweifelt, dass jedes Kind diese Phase durchläuft; es wird angenommen, dass Mahler ihre Beobachtungen an ambivalent gebundenen Kindern machte und darin irrte, dieser Ambivalenz der Kinder den Rang einer allgemeinen Entwicklungsphase einzuräumen. Gleichwohl ist zutreffend, dass Kinder im dritten Lebensjahr die Fähigkeit zur

Ambivalenz in der Weise, wie Blanck und Blanck sie beschreiben, entwickeln. Kinder erwerben in dieser Zeit die Fähigkeit, ihre Eltern beständig zu lieben, obwohl sie zeitweise unzufrieden oder wütend auf sie sind: Sie entwickeln die Fähigkeit, die Elternpersonen als ganzheitliches Objekt libidinös zu besetzen, indem sie die Spannung (= Ambivalenzspannung) zu ertragen lernen und beginnen, akzeptieren zu können, dass beides wahr ist, ihre überwiegende Liebe ebenso wie ihr zeitweiliger Hass.

Die Einschätzung der Ambivalenzfähigkeit von Patienten ist für das Verstehen der Psychodynamik von großer Bedeutung, wenn es darum geht zu beurteilen, welcher Art deren psychische Störung ist. Die Persistenz der Ambitendenz, also die Unfähigkeit zur Ambivalenz, ist klinisch betrachtet in der Regel mit einer Abwehr in Form von (→) **Spaltung** verknüpft. Und die Abwehr durch Spaltung ist ein klinisches Kennzeichen für eine frühe (→) **strukturelle Störung**, wie sie in der Regel bei (→) **Persönlichkeitsstörungen** vorliegt.

3.4 Die Zeit der ödipalen Entwicklung

Die Zeit des vierten bis sechsten Lebensjahres wird in der klassischen psychoanalytischen Entwicklungstheorie als *ödipale Phase* bezeichnet. Nach dieser Theorie erfolgen in dieser Zeit entscheidende Entwicklungen: Die grundlegenden Schritte der Individuation, der Beginn der Entwicklung der spezifischen Geschlechtsidentität und die Entfaltung der Fähigkeit zur sog. *phallischen Rivalität*, d. h. der Fähigkeit zur Selbstbehauptung. Letztere entwickelt sich nach klassischer psychoanalytischer Auffassung im Rahmen des ödipalen Konfliktes, den (gemäß dieser Theorie) *alle* Kinder durchlaufen. Die Reifungsaufgaben der ödipalen Entwicklungszeit sind unbewusst und laufen im Hintergrund der Entwicklung ab. Zu den zentralen Annahmen dieser Theorie gehört die Vorstellung, dass die spezifischen Themen der Entwicklung in der Phantasie des Kindes (vordergründig auf spielerische Weise, aber doch mit großem Ernst empfunden) durchgearbeitet und ins Unbewusste verdrängt werden, sodass sie später nicht mehr zu erinnern sind. Den Antrieb zu dieser Entwicklung geben unbewusste *Triebe,* der Sexual- und der Aggressionstrieb.

Am Ende dieser ödipalen Entwicklung, d. h. zum Zeitpunkt des Eintritts in das Alter der Schulfähigkeit, steht dem Kind ein ganzes Set von psychischen Eigenschaften und Fähigkeiten zur Verfügung, welche es im Fall der gesunden Reifung in den Grundzügen erworben hat: Wichtige Schritte der (→) **Individuation** sind erfolgt, die Entwicklung der geschlechtsspezifischen (→) **Identität** hat begonnen, grundlegende Fähigkeiten zur Selbstbehauptung (→**Assertion**) und (→) **Rivalität** sind entstanden, und das (→) **Überich** konsolidiert sich.

Viele psychodynamische Psychotherapeuten fragen sich heute, ob sie den Annahmen der psychoanalytischen Entwicklungs- und Metatheorie zum (→) **Ödipuskomplex** folgen können (siehe unten). Bei nüchterner Betrachtung wird man feststellen müssen, dass die zentralen Entwicklungsschritte, die das Kind in dieser Zeit macht, und deren Inhalte, wie sie in der zeitgenössischen Psychoanalyse Freudscher Tradition reflektiert werden, weitgehend mit neueren Forschungsergebnissen übereinstimmen. Daran lässt sich meines Erachtens ablesen, dass die Integration von Aspekten der klassischen Perspektive mit neuen Sichtweisen ein sinnvolles Bild der psychischen Reifungsentwicklung des Kindes ergibt. Aber welche neuen Aspekte sind gemeint?

Zum einen, dass das Kind für die komplexen psychischen Eigenschaften und Fähigkeiten, die es in der Vorschulzeit entwickelt, genauso wie in der Frühzeit seiner Entwicklung des ständigen Austausches mit den zentralen Pflegepersonen bedarf, besonders deren markierter und annehmender Spiegelung. Ferner benötigt das Kind jetzt den Austausch mit den gleichaltrigen Spielgefährten und vor allem die gemeinsame Auseinandersetzung mit den phasenspezifischen Themen im Phantasie-Spiel: Das Spiel im (→) **Als-ob-Modus** ermöglicht dem Kind die Auseinandersetzung mit den Themen seiner Zeit: Selbstbehauptung und Rivalität, sexuelles Geschlecht, Fortpflanzung und Identität. Öffnet man als Psychotherapeut den Blick für diese Zusammenhänge, so ergibt sich, dass die Aktivität des Kindes in dieser Zeit nicht mehr allein unter dem Aspekt der Sexualität und Aggression gesehen werden kann.

Neuere Ergebnisse der Entwicklungspsychologie, vor allem die Theorie der Mentalisierung, erlauben es, die Annahmen der klassischen psychoanalytischen Entwicklungstheorie wesentlich zu ergänzen. Wie bereits beschrieben (→**IV.7** und **V.2.6**) entwickelt das Kind die Fähigkeit zur Mentalisierung in einem längeren Prozess. Dabei entsteht die Fähigkeit, sich selbst und Andere im reflexiven Modus zu denken. In diesem Modus ist das Kind in der Lage, sich selbst zum Gegenstand der Wahrnehmung und Beobachtung zu machen und darüber nachzudenken, wie Gefühle und Handlungen intrapsychisch zusammenhängen. Dabei entsteht auch die Sicherheit in der Fähigkeit, die eigene und die innere Welt Anderer zu unterscheiden. Das sind psychische Fähigkeiten, deren Bedeutung für die Leistungsfähigkeit des Ich nicht hoch genug eingeschätzt werden kann. Sie werden in der klassischen psychoanalytischen Entwicklungslehre nicht erwähnt.

Diese Fähigkeiten erreicht das Kind etwa mit Abschluss des sechsten Lebensjahres.

Dem geht eine Zeit voraus, in der das Kind den Als-ob-Modus der Mentalisierung lebt. Beispielsweise kann es beim Mittagessen mit der Mutter über sein Spiel am Vormittag sprechen, davon erzählen und mit der Mutter in lebhaftem Austausch sein. Es lebt damit realitätsbezogen in Beziehung mit der Mutter, kommuniziert und empfindet situativ angemessen. Geht das Kind nun anschließend in den Garten oder auf den Spielplatz, um dort im Sand Straßen zu bauen, Tunnel zu buddeln und mit Modellautos zu spielen, lässt es dabei Verkehrsunfälle geschehen, die Polizei kommen und möglicherweise einen Verbrecher gefangen nehmen, so tritt es in diesem Spiel in eine andere mentale Welt ein. Darin gibt es neben den real in den Sand gebauten Straßen, den Modellautos noch weitere Figuren, die nicht real existent sind. Autofahrer, Verbrecher, Unfälle, Schlägereien und für Ordnung sorgende Polizisten existieren hier in der Phantasiewelt des Kindes. Sie existieren dort allerdings so lebendig, als wären sie tatsächlich existent. Und während das Kind in dieser Phantasiewelt spielt, Szenen kreiert und eine Geschichte nach der anderen abspult, sitzt es weltvergessen in der Sandkiste und hat das mittägliche Gespräch mit der Mutter komplett vergessen. Für das Kind existiert im Moment des Spiels nur die phantasierte Welt. Es befindet sich im Als-ob-Modus eines mentalisierenden Prozesses, in dem die phantasierte Geschichte vorübergehend den Charakter von Wirklichkeit annimmt. Das Kind ist in der Lage, jederzeit aus diesem Modus herauszutreten, beispielsweise wenn es von der Mutter gerufen wird, und in den Modus der Wahrnehmung der Jetzt-Realität zurückzugehen; ebenso kann es aus dem Modus dieser Realitätswahrnehmung zurück in den Als-ob-Modus gehen und weltvergessen weiterspielen, sobald sich die Möglichkeit dazu bietet. Das Kind vermag zu steuern, ob es in die Welt der Alltags-Realität eintritt oder ob es in die Welt des Als-ob-Modus geht. (Einzelheiten zur Entwicklung der Mentalisierung finden sich bei Dornes 2006, S. 166 ff.)

Das infantile Spiel im Als-ob-Modus hat die Besonderheit, dass das Kind in der Lage ist, rasch zwischen den beiden Modi (Realitätsbezogenheit und spielerischer Als-ob-Modus) zu wechseln. Der spielerische Als-ob-Modus zeichnet sich dadurch aus, dass das Kind hierbei reale Spielhandlungen mit der imaginierten Vorstellungswelt kombinieren kann. Die auf diese Weise entstehenden Phantasiewelten sind in ihrem Inhalt vollkommen unbegrenzt. Das Kind vermag darin imaginierte Räume zu betreten, die ihm in der Realität niemals offenstehen. Diese Besonderheit des Als-ob-Modus der Mentalisierung lässt diese Form der rein intrapsychischen Beschäftigung mit Inhalten und Themen zu einem idealen Modus der Bewältigung von Themen werden, die für das Kind problematisch sind. Banale Alltagsthemen wie beispielsweise Auseinandersetzungen im Streit mit anderen Kindern, mit den Eltern oder dem Personal im Kindergarten können auf diese Weise genauso bearbeitet und bewältigt werden wie schwierigere innere Themen des Kindes, beispielsweise heftige Wutzustände, Angst, Verlassenheit, Sexualität und Ähnliches. In der Regel findet das Kind für seine Problemthemen und Aufgaben, die von ihm zu bewältigen sind, Spielszenen, in denen es Lösungen sucht und im phantasierten interpersonellen Spiel ausprobiert. Auf diese Weise wird der Als-ob-Modus zum Modus der Problembewältigung des Kindes. Auch diese Fähigkeit des Ich, die sich in dieser Zeit entwickelt, kann in ihrer Bedeutung als Reifungsschritt – und Errungenschaft der sogenannten ödipalen Zeit – nicht hoch genug eingeschätzt werden.

Für das Kind unbemerkt vollzieht sich im Zuge seiner Auseinandersetzung mit den alltäglichen Problemthemen eine weitere Entwicklung. Die zunehmende Aktivität der Phantasie des Kindes hat zur Folge, dass sein exploratives Interesse am Entdecken von Zusammenhängen zunimmt. Die Entdeckung der vielfältigen Möglichkeiten der Phantasie hat für das Kind zur Folge, dass es die Grenzen seiner Phantasietätigkeit kontinuierlich weiter verschiebt, einerseits angeregt durch die gesunde Neugier und Explorationslust, angeregt aber auch durch Gefühle, Affekte und Impulse, welche im Zuge seiner Phantasietätigkeit entstehen. Auf diese Weise weitet das Kind den Möglichkeitsraum der Phantasie, vor allem aber auch den Rahmen der Möglichkeiten, in denen es sich selbst und andere imaginativ vorstellt, immer weiter aus.

Meines Erachtens hat Sigmund Freud mit der Einführung des *Ödipuskomplexes* eine Metapher, keine Realität in die psychoanalytische Metapsychologie eingeführt. Er hatte nach etwas besonders Symbolkräftigem und dabei nach einer Geschichte gesucht, welche die Kulturgeschichte der Menschheit seit langem durchzieht. In der griechischen Mythologie hat er sie gefunden. Der Zusammenhang zwischen dem Ödipus-Thema, der Theorie der Mentalisierung und dem Als-ob-Spiel des Kindes kann nun verständlich werden. Er besteht in der Bedeutung der Metapher des Ödipuskomplexes als eine symbolische Versinnbildlichung der *Grenzenlosigkeit des Phantasieraumes*, welchen jedes Kind in seinem Als-ob-Spiel betritt. Die Endlosigkeit dieses Möglichkeitsraumes erlaubt es, Grenzen zu überschreiten, die in der Regel in der Wirklichkeit nicht überschritten werden. Solche Grenzen sind beispielsweise Inzest und Elternmord, Grenzen, die von Ödipus unwissend (= unbewusst) überschritten wurden. An diesen Grenzen, den Grenzen zwischen Phantasie und Wirklichkeit, entwickelt sich das Gewissen des Kindes. Freud hat dafür den Begriff des *Überich* in die psychoanalytische Metapsychologie eingeführt. Das *Überich* der metapsychologischen Begriffswelt entspricht dem *Gewissen* in der Sprache des Erlebens. Und das Gewissen ist gewissermaßen der Wächter an der Grenze zwischen Wirklichkeit und Phantasie. *Diese Grenze sucht und findet das Kind im Spiel!* Der Gegensatz von Spiel ist Wirklichkeit. Wirklichkeitserleben und Phantasieerleben stehen im Menschen nebeneinander, die Grenzen zwischen beiden werden vom (→) **Überich** bzw. dem Gewissen und dem (→) **Ichideal** gebildet. Das handelnde (→) **Ich** als exekutive Struktur des Selbst braucht Erfahrung mit der Grenze, jenseits derer Schuld und Scham als affektive Wächter der Grenze wachen. Darum geht es in dieser sogenannten *ödipalen Zeit.*

Die Theorie der Psychoanalyse beschäftigt sich ausführlich mit der Frage, wie das Überich entsteht. In der Regel sind die Eltern stellvertretende Repräsentanten des gesellschaftlichen Konsens über Moral und Gewissen und vermitteln dem Kind deren Inhalte. Die unbewusste Übernahme der Moralvorstellungen der Eltern, die im Rahmen der Affektspiegelung und der Bildung der sekundären Repräsentanzen sowie durch subtile Prozesse von Kolonisation und dabei erfolgender Identifizierung mit den implizit wie explizit vermittelten Werten ihren Ausgang nimmt, bildet den Kern des sich in der ödipalen Zeit entwickelnden kindlichen Gewissens bzw. Überichs. Eine zweite Seite des Gewissens wird durch die Empathie des Kindes für Andere geprägt, eine Empathie, die es im Zuge seines Als-ob-Spiels und im Verlauf der darin enthaltenen Rollenspiele entwickelt. Im Als-ob-Rollenspiel, insbesondere wenn es dieses allein spielt, entwickelt das Kind synchron eine Einfühlung in alle daran beteiligten Figuren. Diese Einfühlung, vor allem das Mitgefühl für die gespielten Rollen, bewirkt, dass das Kind – verkürzt gesprochen – Täter wie auch Opfer in Handlung und Gefühlswelt imaginiert. Diese Einfühlung in alle Rollen des Phantasie-Spiels bewirkt im Zuge der Überich-Bildung den zweiten, emotionalen Kern des Gewissens.

Eine weitere Seite des kindlichen Gewissens wird durch die Erfahrung der sicheren Bindung mit den darin enthaltenen impliziten Botschaften geprägt. Die sichere Bindung stellt den Beziehungsrahmen dar, in dem markierte Spiegelung, Symbolisierung, Mentalisierung und Repräsentation als Entwicklungsprozess kontinuierlich erfolgen (Details →**IV.8**). Deren kontinuierliche Abfolge lässt eine intrapsychische Kontinuität und schließlich Kohärenz der daraus resultierenden Repräsentanzen entstehen, wodurch *Fühlen* (unter Einschluss von Empathie für den Anderen), *Denken und Phantasieren* zu einer kohärenten intrapsychischen Prozessgestalt werden, die untrennbar mit Beziehung verknüpft ist. Das bedeutet konkret, dass Kinder alle Formen sozialer Konflikte in der oben dargestellten Weise im Als-ob-Modus der Mentalisierung durchspielen und sich dabei in die Rollen *aller* Beteiligter imaginieren; dabei entsteht *Empathie für Andere*. Empathie in Verbindung mit elterlichen Ge- und Verboten wird gemeinsam mit dieser Prozessgestalt zum Konstituenten des Überich. Es ist meine persönliche Überzeugung, dass sich im Rahmen der ständigen Wiederholung der Prozessgestalt von *Fühlen* (unter Einschluss von Empathie für Andere), *Denken und Phantasieren* auf der Ebene des Überich eine untrennbare *Einheit von Wertvorstellung und sozialer Beziehung* entwickelt.

Das bedeutet im Umkehrschluss, dass Kinder diese intrapsychische Prozessgestalt verfehlen, wenn sie nicht im Rahmen einer sicheren Bindung aufwachsen und wenn sie diese grundlegende Beziehungserfahrung (der Kohärenz von Fühlen, Denken und Phantasieren im Beziehungskontext unter Einschluss von Empathie) nicht machen können und auch die damit verbundene Wertvorstellung (dass jede soziale Beziehung stets mit Gefühlen, Gedanken und einer Wertschätzung für Andere assoziiert ist und mit diesen – Gefühle, Gedanken, Wertschätzung – eine untrennbare Einheit bildet) nicht erfahren haben. Fühlen und Denken stehen bei ihnen nicht zeitlich kontinuierlich und nicht inhaltlich kohärent miteinander in Beziehung, und die Fähigkeit zur Empathie für Andere ist ebenfalls nicht (sicher genug) in ihr Selbst integriert. Wenn aber Fühlen, Denken, Phantasie und Empathie nicht als kohärente Prozessgestalt integriert sind, sondern entkoppelt nebeneinanderstehen, steht dem Agieren möglicher Affekte und motivationaler (Handlungs-) Impulse als Impulsdurchbruch kein intrapsychisches Regulativ im Sine eines Überich und eines Ichideals (mit den regulativ wirksamen Schuld- und Schamgefühlen) gegenüber. Aggressiv oder sexuell destruktives Agieren kann dann nicht oder nur unzureichend reflektiert und gesteuert werden.

Der rote Faden: Der Überblick über die Entwicklungen in der Vorschulzeit zeigt, dass sich in dieser Zeit grundlegende strukturelle Fähigkeiten im kindlichen Selbst konsolidieren (→**IV.8**) und dass das Kind in dieser Periode entscheidende Reifungsschritte des Selbsterlebens zu bewältigen beginnt: Individuation, Entwicklung der speziellen Geschlechtsidentität, Fähigkeit zur Rivalität, Exploration und Selbstbehauptung entstehen in ihren Grundzügen – und dabei auch die Fähigkeit, die aggressiv- und/oder sexuell-destruktive Entfaltung im Rahmen des Als-ob-Spiels zu explorieren und zu begrenzen. Diese Begrenzung wird u.a. durch die zunehmende Fähigkeit zur Empathie für Andere sowie durch die sich zunehmend entwickelnden Substrukturen Überich (Gewissen) und Ichideal (Ideale) bewirkt. Auf diese Weise entsteht in der ödipalen Zeit die Grundlage für das reichhaltige Vermögen des Kindes zur Selbstentfaltung sowie für sein soziales Beziehungs- und Rollenverhalten.

3.5 Der Ödipuskomplex – einst und heute

Der Ödipuskomplex ist die »organisierte Gesamtheit von Liebes- und feindseligen Wünschen, die das Kind seinen Eltern gegenüber empfindet. In seiner sogenannten positiven Form stellt sich der Komplex dar, wie wir ihn aus der Ödipussage kennen: Todeswunsch gegenüber dem Rivalen als Person gleichen Geschlechts und sexueller Wunsch gegenüber der Person des entgegengesetzten Geschlechts. In seiner negativen Form stellt er sich umgekehrt dar: Liebe für den gleichgeschlechtlichen Elternteil und eifersüchtiger Haß für den gegengeschlechtlichen. In Wirklichkeit finden sich beide Formen in unterschiedlichem Grade in dem sogenannten vollständigen Ödipuskomplex.« (Laplanche & Pontalis 1982, S. 351) Bekanntlich erreicht der »Ödipuskomplex zwischen dem dritten und dem fünften Jahr« seinen Höhepunkt. Das ist die Zeit der »phallischen Phase; sein Untergang kennzeichnet den Eintritt in die Latenzperiode.« (Ebd.) Später, wenn das Kind in die Pubertät kommt, wird er wiederbelebt und wird schließlich »mit mehr oder weniger Erfolg durch einen besonderen Typus der Objektwahl überwunden« (ebd.).

Der Ödipuskomplex spielt im klassischen psychoanalytischen Verständnis »eine grundlegende Rolle in der Strukturierung der Persönlichkeit und der Ausrichtung des sexuellen Wunsches der Menschen«. Er wird dortzur »Hauptbezugsachse der Psychopathologie, indem sie [Analytiker] für jeden pathologischen Typus die Formen seiner Position im Ödipuskomplex und seiner Lösung zu bestimmen suchen. Die psychoanalytische Anthropologie hält daran fest, die trianguläre Struktur des Ödipuskomplexes, dessen Allgemeingültigkeit sie behauptet, in den unterschiedlichsten Kulturen wiederzufinden und nicht nur da, wo die auf Ehe gegründete Familie prädominiert« (ebd.).

Diese sehr schöne Zusammenfassung der für die Psychoanalyse schlechthin zentralen Theorie durch Laplanche und Pontalis lässt erkennbar werden, wie Freud sich (beginnend vor über 100 Jahren und hervorgehend aus seiner Selbstanalyse) den Ödipuskomplex vorstellte. Ausgehend von der Annahme der dualen Triebhaftigkeit des Menschen identifizierte er die – wie wir heute sagen – Vorschulzeit als die für die Reifungsentwicklung entscheidende Phase, in der das Kind, seinem unbewussten Triebdruck folgend, den sexuellen und aggressiven Strebungen vor allem auch in unbewussten Phantasien, die zeitlebens psychodynamisch wirksam bleiben, Richtungen gibt. Die Eltern sind die Objekte der triebhaften Regungen, und in der Phantasie bildet sich ab, wonach diese streben: Tod des einen und sexuelles Begehren des anderen Elternteils sind das Ziel, das die Triebe vorgeben. Da alle Kinder die gleiche Triebausstattung haben und da die Triebe, ausgestaltet in Form unbewusster Phantasien, den Lauf der Entwicklung bestimmen, unter dem Triebprimat also, folgt die Reifungsentwicklung aller Kinder *einem* Muster, das generalisierbar erscheint.

Die Mythologie liefert mit der Ödipussage ein Narrativ, dessen Weitergabe über Hunderte von Generationen zu belegen scheint, dass dieses Thema die Menschheit bereits seit Jahrtausenden beschäftigt. Die Sage eignet sich gut zur Metapher für eine Geschichte, die nicht in jeder individuellen Entwicklung konkret genauso ablaufen muss, die aber im Kern für *jeden* Menschen zutreffen kann: Tödliche Destruktivität und inzestuöses Begehren sind dem Menschen scheinbar von der Wiege an eigen, und daher ist es die zentrale Aufgabe seiner Reifung, im Zuge der Entwicklung Fähigkeiten zu erlangen, mit deren Hilfe es ihm gelingt, diese triebhaften Kräfte in sich so zu zähmen, dass aus ihm ein zur Liebe, Beziehung, Arbeit und Kultur fähiger Mensch wird.

Die ödipale Entwicklungszeit ist nach psychoanalytischer Auffassung die kritische Zeit der Entwicklung, welche darüber entscheidet, ob es dem jungen Menschen in Entwicklung gelingt, die ihm innewohnenden unbewussten Mächte des Triebhaften so zu bewältigen, dass aus ihm ein sozialfähiger Mensch hervorgeht. Um das zu erreichen, muss er zunehmend über eine reifende Abwehr verfügen, welche seine Triebe im Zaume hält, und er muss ein Überich entwickeln, das zu entscheiden in der Lage ist, welche triebhaften Strebungen im Leben Platz haben dürfen.

Allerdings verhüllt der Mythos in dieser *verkürzten Form* der Darstellung, dass Ödipus eine – wäre er ein Patient, so würden wir sagen – *biografische Anamnese* hat: Seinen unfruchtbaren Eltern war vom delphischen Orakel geweissagt worden, dass ihr Sohn – sollte die Frau dennoch schwanger werden – den Vater töten würde (Einzelheiten bei Klöpper 2006, S. 270, und Schwab 2001). Um diesem Schicksal zu entgehen, hatten Laios und Iokaste, die Eltern des Ödipus (dt. Schwellfuß), das Kind mit durchbohrten Fersen in der Wildnis ausgesetzt. Hirten retteten es und übergaben es dem König, bei dem es in dem Glauben aufwuchs, dessen leiblicher Sohn zu sein. Erst als junger Mann erfuhr er, dass er das Ziehkind seiner vermeintlichen Eltern sei. Wutentbrannt machte er sich nun auf, nach seinen leiblichen Eltern zu suchen. Während seiner Wanderung traf er auf den Wagen eines älteren Mannes, der ihm nicht den Weg freigeben wollte. Zwischen den beiden entwickelten sich Handgreiflichkeiten, bei denen der Alte schließlich einen tödlichen Schlag davontrug. Es war Laios, der Vater von Ödipus.

Wenn wir uns vorstellen, zu welcher Zeit und in welchem Zeitgeist Freud seine Theorie – weit ausführlicher und differenzierter als hier skizziert – entwickelt hat, und wenn wir uns weiter bewusstmachen, welche psychologischen Entdeckungen er damit in die Wissenschaftswelt brachte (die ihn dafür mehrheitlich ablehnte!), lässt sich erahnen, wie hoch seine wissenschaftliche Leistung einzuschätzen ist. Das Unbewusste mit Wirkkräften, die sich der bewussten Wahrnehmung entziehen; die Dimension infantiler Sexualität, die eben gerade nicht gleichbedeutend ist mit erwachsener genitaler Sexualität, sondern mit dem sinnlichem Begehren des Kindes; die Wirksamkeit unbewusster, in der Kindheit gründender unbewältigter Konflikte, die im Erwachsenen psychische Krankheit hervorrufen und die ihren Ursprung in unbewusst bleibenden oder werdenden Phantasien nehmen; und die Wirksamkeit einer Abwehr, die Verhaltens- und Beziehungsmuster des Erwachsenen bestimmt. Das sind einige Entdeckungen Freuds, welche die Psychologie im 20. Jahrhundert revolutioniert haben und die bis heute ihre, wenn auch z. T. modifizierte, Gültigkeit haben. Dies im Bewusstsein tragend, lässt sich mit sehr großer Achtung und Wertschätzung auf sein Werk blicken.

Gleichwohl darf solcherart Respekt nicht den Blick dafür verstellen, dass aus heutiger Sicht die darin enthaltene Einengung auf das Primat der Triebhaftigkeit des Menschen die Gefahr in sich birgt, weiterhin zu übersehen, was Freud schlicht noch nicht sehen konnte, z. T. sogar gesehen und wieder verworfen hat, nämlich die furchtbare Wirkung früher Traumatisierungen und die enormen Folgen von Demütigung und Vernachlässigung für die Reifungsentwicklung der psychischen Struktur des Selbst, beides hervorgerufen durch die Eltern des Kindes. Alles das taucht bereits im Mythos auf, bleibt aber für einen psychodynamischen Einbezug in die Reflexion ungenutzt. Es mussten erst andere psychoanalytische Schulen den Blick auf diese Zusammenhänge richten, und es waren Forschungen im Randbereich der Psychoanalyse nötig, um die Lösung der psychoanalytischen Praxis und Theoriebildung *aus der Ausschließlichkeit* (!) des Triebprimats und der unbewussten Phantasie zu erreichen. Es ist z. T. noch bis heute einengend wirksam.

Wenn es aber gelingt, den Blick auch auf andere als unbewusste triebhafte Entwicklungszusammenhänge zu richten und zu sehen, dass Traumatisierung, elterliches Defizit in der Beziehung und unbewältigte infantile Konflikte als Folge unsicherer oder desorganisierter Bindung schwerwiegende Ursachen für eine misslingende Reifungsentwicklung des Selbst sind, wird es möglich, das gesamte Spektrum psychisch krank machender Zusammenhänge zu begreifen, die Psychotherapeuten wie Analytiker gleichermaßen im Auge haben müssen, wenn sie die Psychodynamik ihrer Patienten verstehen wollen. Mit diesem Verständnis verliert die ödipale Entwicklungszeit nicht ihre Bedeutung, sondern sie ordnet sich nur in eine Reihe mit anderen bedeutsamen Entwicklungszusammenhängen ein und gibt ihre hervorragende Position auf, die sie in der klassischen psychoanalytischen Theorie hat. Und der Ödipuskomplex wird zu einer unter den vielfältigen Phantasien, mit denen sich Kinder im Zuge ihrer Reifungsentwicklung auseinanderzusetzen haben.

KAPITEL 4

Das Unbewusste

Wenn Psychotherapeuten und Psychoanalytiker über die Dynamik des Psychischen, wie sie sich in jedem Moment im und zwischen Menschen abspielt, nachdenken und damit klinisch arbeiten wollen, benötigen sie ein ausreichend gutes und differenziertes Vorstellungsbild vom Unbewussten. Denn es ist ein stetes Wechselspiel zwischen Bewusstem und Unbewusstem, worin sich diese Dynamik abspielt. Den aktuelle Stand des Verständnisses des Unbewussten zu beschreiben ist der Inhalt dieses Kapitels. Freilich würde es das Ziel dieses Buches verfehlen, hier eine umfassende Darstellung davon geben zu wollen. Vielmehr geht es mir darum, skizzenhaft aufzuzeigen, welche Aspekte des Unbewussten der Psychotherapeut bei seinem Bemühen, die aktuelle psychische Dynamik zu verstehen, als Hintergrundwissen parat haben sollte. Weil aber das Wissen über das Unbewusste inzwischen so enorm komplex, z.T. widersprüchlich und uneinheitlich ist, soll hier in knappen, Überblick gebenden Zusammenfassungen schrittweise dargestellt werden, von welchem Verständnis des Unbewussten mein Umgang mit der Dynamik des Psychischen geprägt ist.

Ich beginne meine Reflexion mit dem Hinweis, dass wir mit dem Begriff *das Unbewusste* (1) *Prozesse* und (2) *Inhalte* ins Auge fassen. In diesem Zusammenhang hatte ich die Begriffe *WIE*- und *WAS-Dimension* eingeführt (→ **V.2**). Damit will ich darauf aufmerksam machen, dass es psychische *Inhalte* gibt, eben das *Psychische* wie beispielsweise Affekte oder Phantasien, die eher den Charakter des Flüchtigen und Vorübergehenden haben, und *psychische Feststoffe* (Solms 2013 b) wie die Repräsentanzen und wiederkehrende Themen bzw. Aufgaben (wie beispielsweise die *Autonomie*, die *Individuation* oder *Konflikte*), die zeitlich überdauernd zur Psyche gehören. Diese Inhalte gehören zur WAS-Dimension dessen, was von den psychischen Funktionen im Rahmen der psychischen Arbeit *prozessiert oder metabolisiert* wird. Ähnliche Annahmen waren bereits Gegenstand der zweiten Strukturtheorie Freuds, nach der das Ich die Impulse, wie sie aus dem Es kommen, psychisch zu bewältigen bzw. zu verarbeiten hat. Es wird sich zeigen, dass diese metapsychologische Modellvorstellung erweitert werden muss.

Es ist hilfreich, sich einleitend klarzumachen, worin eigentlich die grundlegenden Aufgaben bestehen, welche die menschliche Psyche zu bewältigen hat. Nähert man sich dieser Frage aus einer biologischen Perspektive, so lassen sich die *Fortpflanzung* zur Erhaltung der Art sowie die *Sicherung des Überlebens* zum Erhalt des Individuums als wesentliche unbewusste Aufgaben nennen. Indem die Reifung des Einzelnen zum adulten Wesen beim Menschen allerdings 20 Jahre Zeit in Anspruch nimmt, taucht eine weitere eher biologische Frage auf: Worin besteht die besondere Entwicklungsaufgabe der Spezies Mensch? Kein anderes Lebewesen benötigt ja für seine Reifung eine so lange Zeit. Bei dieser Fragestellung fällt die Diskrepanz zwischen körperlicher und psychischer Reife des Menschen ins Auge; Reife wird körperlich weit früher erreicht, als sie psychisch erfolgt. Mit *Reife zum adulten Wesen* ist hier gemeint, dass Menschen – anders als alle anderen Kreaturen – neben den Fähigkeiten zur Fortpflanzung und zur Sicherung des Lebens Fähigkeiten erwerben müssen, welche an die Stelle des Instinkts treten.

Machen wir uns klar: Das Gehirn des Menschen ermöglicht nicht mehr eine vom Instinkt geleitete (d. h. automatisch oder präformiert ablaufende) Form der Lebensgestaltung, wie sie für die meisten Tierarten typisch ist. An deren Stelle ist eine Lebensform getreten, die durch den Gebrauch von Affekt, Gefühl, Kognition, Intellekt und Phantasie *kreiert* wird. Man könnte sagen, dass die Evolution beim Menschen neben die existentiellen Aufgaben, die allen Kreaturen eigen sind, nämlich neben die Fortpflanzung und die Überlebenssicherung, eine dritte Aufgabe gesetzt hat, die *Kreativität.* Die Notwendigkeit zur Entfaltung kreativer Fähigkeiten ist der Menschheit offenbar im Zuge der Evolution in dem Maße zugefallen, in dem sie ihre ursprüngliche artspezifische, instinktgebundene Anpassung an spezielle Lebensräume, wie sie sonst für die gesamte Tier- und Pflanzenwelt typisch ist, verloren hat. Das heißt, mit dem Verlust der angeborenen, vom Instinkt geleiteten Anpassung an spezifische Lebensräume musste die Spezies Mensch eine *Fähigkeit zur flexiblen Anpassung* an verschiedenste Lebensräume entwickeln, die hier – metapsychologisch verstanden – als *Kreativität* bezeichnet wird. Damit die Spezies Mensch diese Aufgabe, die mit ihrer Existenz untrennbar verknüpft ist, bewältigen kann, ist ihr im Zuge der Evolution ein Großhirn (und damit ein wesentlicher Bestandteil der Psyche, s. u.) zugewachsen, das zu diesen spezifischen Leistungen befähigt.

Die solcherart mit den Möglichkeiten eines Großhirns ausgestattete, aber auch von ihm hervorgebrachte Psyche[51] befähigt den Menschen zu jener Kreativität,

51 Es wird unten weiter ausgeführt, dass und wie das psychische Geschehen durch Zirkelschlüsse entsteht.

mit deren Hilfe das Überleben des Einzelnen ebenso zu gewährleisten ist wie das der Art. Aber um diese Kreativität entfalten zu können, muss jedes Individuum im Zuge seiner persönlichen Entwicklung erst zahlreiche Fähigkeiten erwerben. Wir nennen diesen Prozess *Individuation.* Der Entwicklungsprozess der Entfaltung dieser Fähigkeiten sowie dessen Ergebnisse sind weitgehend unbewusst. Diese Zusammenhänge haben Einfluss auf das Verständnis des Unbewussten und sind zugleich dessen Bestandteil.

4.1 Intrapsychische, interpersonelle und intersubjektive Prozesse

Die Dimensionen WIE und WAS führe ich als Hilfe bei der Orientierung ein, wenn man im Verlauf der psychodynamischen Reflexion über *intrapsychische, interpersonelle* und *intersubjektive* Abläufe nachdenkt. In deren Rahmen ereignen sich unbewusste *Prozesse der Metabolisierung*, die dem Ziel dienen, *Inhalte* in komplexeres Psychisches zu verwandeln. Das ist bereits ein wesentliches Merkmal des Unbewussten, dass nämlich *innere Wandlungsprozesse* stattfinden. Ein kleines Beispiel:

Wir können beim Säugling beobachten, wie sich sein eben noch entspanntes Gesicht zu verspannen beginnt, wie sein Körpertonus sich ändert, wie das Gesicht seinen Ausdruck verändert und wie er Bruchteile von Sekunden danach zu weinen beginnt. Dabei sehen wir in mikroepisodischen Schritten Prozesse ablaufen, die sich auf der Körperoberfläche abspielen und die Ausdruck von intrapsychischen Vorgängen sind, die uns zunächst verborgen sind. Eindeutig aber verfolgen wir dabei einen Prozess der Wandlung des Zustandes, der sich im Kind abspielt. Wir sehen am Körper des Kindes den Ablauf von etwas, was wir als eine *Dynamik des Psychischen* bezeichnen können.

Bei dieser Beobachtung sehen wir einen für das Unbewusste typischen Wandlungsprozess, dem, wie wir annehmen, ein *intrapsychischer* Ablauf zugrunde liegt. Ihn können wir per Reflexion, d. h. per Nachdenken über mögliche, dem Säugling eigene innere Prozesse, erschließen. Wir können annehmen, dass seine intrapsychischen Abläufe (WIE das innerlich geschieht) dem Säugling nicht bewusst, also unbewusst sind. Wir müssen aber annehmen, dass der Selbstzustand, der ihn weinen lässt (WAS er empfindet), dem Säugling durchaus bewusst ist. Ohne dass er selbst es so ausdrücken könnte, sind wir per Empathie in der Lage, Worte für sein Empfinden zu formulieren: *Hilfe, ich habe meine Ruhe verloren, fühle mich irgend-*

wie schlecht und weiß nicht, wie ich zu der Ruhe von eben zurückfinden soll. Mit unserer Reflexion bewegen wir uns noch ganz auf einer *intrapsychischen* Ebene der Untersuchung des psychischen Geschehens im Säugling. Sie erlaubt uns anzunehmen, dass diesem etwas Unerwartetes, Schmerzliches oder Ängstigendes widerfahren ist, worauf er zunächst mit einem Affekt als Signal in sein Inneres hinein reagiert hat. Mit diesem Teil des Ablaufs beschreiben wir das Geschehen in einem *intrapsychischen Prozess* (= Ablauf mehrerer intrapsychischer Ereignisse) *und* die *Wandlung* des inneren Zustandes des Kindes von der Ruhe zur Erregung, die durch einen Affekt verursacht wird. Der Affekt des Kindes hat aber sogleich, quasi automatisch, eine körperlich-mimische Veränderung und sodann eine Handlung bewirkt, das Schreien, das wiederum ein kommunikatives Signal nach außen darstellt. Dabei beobachten wir eine Zunahme an psychischer Komplexität, die darin besteht, dass das bis eben noch ruhig liegende Kind (im Zustand der Homöostase) in eine Verfasstheit geraten ist, die für den Beobachter von außen schauend nur spekulativ zu klären ist. Wir können allerdings eine weitere Facette der zunehmenden Komplexität erfassen, die darin besteht, dass das psychische Geschehen durch das Schreien des Kindes *interpersonell* wird. Während der Beobachter der Szene noch psychodynamisch rätseln mag, WAS in dem Kind vorgeht, wird die Mutter, die aufgrund des Schreiens ihres Säuglings nun die Szene betritt, gleich wissen, was zu tun ist, gänzlich ohne sich psychodynamisch exakt zu überlegen, WAS wohl in ihrem Kind vorgeht. Die Mutter wird das Kind auf den Arm nehmen und dieses wird rasch zur Ruhe kommen. Die *interpersonelle* Szene des schreienden Kindes und der herbeieilenden Mutter hat sich augenblicklich in eine *intersubjektive* gewandelt. Offenbar ist die Mutter nicht nur empathisch gut auf das Kind eingestimmt, sondern das Kind weiß seinerseits sogleich um die spezifische Fähigkeit der Mutter zur Beruhigung: Beide sind subjektiv auf einmalige Weise, d. h. *intersubjektiv* miteinander vertraut. Darüber hinaus wird die Mutter den Beobachter möglicherweise zurechtweisen, dass er ihr Kind gefälligst nicht erschrecken möge, indem er in den Kinderwagen schaut. Das heißt, sie ist spontan in der Lage zu erkennen, dass ihr Kind nicht ohne Anlass, d. h. nicht ohne äußeren Reiz, in Erregung geraten ist und in der Folge zu weinen begonnen hat; sie kann die psychische Realität ihres Kindes in den Zusammenhängen von deren Ursachen mentalisieren.

Ich beschreibe diese Szene von Mutter und Kind in ihren vielfältigen Details am Beginn meiner metapsychologisch angelegten Reflexion über das Unbewusste, weil sie als Modell für die Darstellung der komplex vernetzten und vielfältigen Perspektiven dienen soll, aus denen heraus auf den Gegenstand *Unbewusst* geblickt werden muss, wenn er in seiner komplizierten Vielgestaltigkeit erfassbar werden soll. Diese Szene verdeutlicht das Nebeneinander von unbewussten *intrapsychischen*, *interpersonellen* und *intersubjektiven* Abläufen, die in ihren Ursachen, Folgen und Wirkungen dynamisch begriffen werden müssen, wenn in der klinischen Situation das Verständnis der Dynamik des Psychischen gelingen soll. Dazu ist es nötig, die Theorien zu kennen, die diesen einzelnen Aspekten zugrunde liegen. Und dabei ist es hilfreich und sinnvoll zugleich, die Theorien auch aus dem Lauf der Wissenschaftsgeschichte heraus zu verstehen; dabei wird sich zeigen, dass manche historische Perspektive noch heute bedeutsam oder hilfreich ist, andere weniger.

Ich wende mich zunächst einem Aspekt des intrapsychischen Geschehens zu, der wissenschaftshistorisch höchst aktuell ist.

4.2 Das bewusste Es[52]

Ich setze mich in diesem Abschnitt eingehend mit einer Arbeit von Mark Solms (2013 b) auseinander. Sie nimmt hier recht breiten Raum ein, weil ich sie für das Verständnis der Struktur des Selbst und des Unbewussten für bahnbrechend halte. Bahnbrechend ist sie insofern, als sich durch sie unser Verständnis des Unbewussten ändern muss. Sie wurde zu einem Zeitpunkt veröffentlicht, als ich die Arbeit an diesem Buch beinahe abgeschlossen hatte. Sie enthält eine Reihe von neurowissenschaftlichen Erkenntnissen und psychoanalytischen Schlussfolgerungen, die mir als sehr kompatibel mit einigen Thesen erscheinen, die ich in diesem Buch ausgeführt habe.

Solms macht darauf aufmerksam, dass die Dimensionen *bewusst* und *unbewusst* durchaus nicht so klar sind, wie bislang angenommen. Bei seiner Arbeit sei er zu der »zentrale[n] Schlussfolgerung« gekommen: »Das innere Selbst, welches synonym ist mit Freuds ›Es‹, ist die Quelle allen Bewusstseins« (Solms 2013 b, S. 1015). Und weiter ist er der Meinung, das »primäre Subjekt des Bewusstseins (der Körper-als-Subjekt) … [sei] das Es« (ebd., S. 1012). Diese Feststellung stellt eine bislang zentrale Modellvorstellung der Psychoanalyse von den Füßen auf den Kopf: Das Es, bislang der unumstrittene Sitz des Unbewussten, sozusagen die Hexenküche brodelnder Triebe, wird von einem der renommiertesten psychoanalytischen Forscher der Gegenwart als *bewusst* deklariert.

52 Diesen Titel gibt Mark Solms 2013 seiner Arbeit im Sonderheft der *Psyche*: »Das Unbewusste – Metamorphosen eines Kernkonzepts«.

Und er macht weiter deutlich, dass die in wissenschaftlichen Veröffentlichungen gedachte Vorstellung *bewusst* bislang an die neuroanatomisch lokalisierende Vorstellung gekoppelt war, das Bewusstsein werde im Kortex (der Hirnrinde des Großhirns) erzeugt. Im »kortikozentrische[n] Trugschluss« (ebd., S. 998) sei bislang stets angenommen worden, dass der Sitz für das »Verständnis des Bewusstseins (als Sitz des empfindungsfähigen, fühlenden Selbst)« (ebd., S. 1001) im Kortex gelegen sei. Diese Vorstellung habe sich bislang gehalten, da angenommen werde, das Bewusstsein sei an die Fähigkeit gekoppelt, Psychisches – wie beispielsweise Affekte – mit Worten zu benennen und zu reflektieren, dass also Affektives in Kognitives gewandelt werden könne. Damit sei die Vorstellung vom Bewusstsein an die Fähigkeit zur Deklaration und Kognition gekoppelt. Oder, anders ausgedrückt: Die Fähigkeit zum bewussten affektiven Erleben, *ohne* dass dieses verbalisiert werden könne, sei bislang nicht als Bewusstheit wahrgenommen worden. Aber, so betont er, es gebe ein »Bewusstsein ohne Kortex« (ebd., S. 1001)!

Solms schreibt: »Leider scheint Freud in dieser Hinsicht den Weg für die Ineinssetzung von Bewusstsein und kortikaler Kontrolle gebahnt zu haben; die nicht kontrollierten instinktiven Prozesse werden dadurch voreilig in die Kategorie ›unbewusst‹ verwiesen. Mittlerweile besteht kein Zweifel mehr daran, dass instinktive Prozesse in sich bewusst sind« (ebd., S. 1004). Und weiter: »Die Quellen des *gesamten* Bewusstseins liegen im oberen Hirnstamm … Die tiefen Strukturen, die einen bewussten Zustand generieren, sind nicht nur für die Ebene des bewussten Seins, sondern auch für seine Kernqualität verantwortlich. Bewusste Zustände sind inhärent *affektiv*. Ebendiese Erkenntnis hat eine Revolutionierung der Bewusstseinsforschung ausgelöst … Das klassische Verständnis wurde auf den Kopf gestellt. Bewusstsein wird nicht im Kortex erzeugt; es entsteht im Hirnstamm. Darüber hinaus ist Bewusstsein nicht inhärent perzeptuell; es ist inhärent affektiv. Und in seinen primären Manifestationen hat es weniger mit der Kognition als mit den Trieben zu tun« (ebd., S. 1005; Hervorhebungen im Original).

Man beachte, dass Solms auch im letzten Satz des zitierten Abschnittes eine weitere Klarheit herbeiführt. Er bezeichnet die Affekte, wie sie im oberen Hirnstamm als dessen autonome psychische Erregungsqualitäten gebildet werden, als *Triebe*, und er benennt den Hirnstamm als den Sitz des Es. Das erscheint mir wie ein Paradigmenwechsel im bisher gedachten Gebäude der Psychoanalyse. Jedenfalls wird das Triebhafte, wie es dem Menschen aus der Perspektive der klassischen Psychoanalyse bisher innewohnte, damit sehr klar bennenbar. Affekte sind die Triebe des Menschen. Sie bilden »das primäre Material, aus dem die Psyche gemacht wird« (ebd., S. 1015). Mit einer Übereinkunft in diesem Punkt wären sich Freudianer und Selbstpsychologen näher als je geahnt, denn anders sehen Lichtenberg et al. (2000) den Ursprung des motivationalen Antriebs des Selbst auch nicht (→ **IV.9**).

Was bedeuten diese Erkenntnisse für die klinische Praxis? Zunächst einmal, dass alles Psychische grundsätzlich vom Affekt gesteuert ist. Und es ist weder unbewusst noch bewusst in dem Sinne, dass es mit Worten ausgedrückt (deklariert) werden kann, oder in dem Sinne, dass es gedanklich reflektiert (mentalisiert) werden kann. Das hat für die klinische Arbeit des Psychotherapeuten bzw. Analytikers enorme Konsequenzen, denn mit dieser neuen Erkenntnis sollte klar sein, dass die Arbeit des Symbolisierens, Mentalisierens und Repräsentierens (→ **IV.8**) zur Basistätigkeit bei der Behandlung wird. Die Anleitung zur Selbstwahrnehmung, zur Deklaration des im psychischen Binnenraum Wahrgenommenen, zur Reflexion der intrapsychischen und beziehungsmäßigen Kontexte des Wahrgenommenen und zur Verinnerlichung der Ergebnisse dieser Arbeit schafft somit erst die Basis für diejenige Arbeit, die sich daran anschließen muss, nämlich die Rekonstruktion psychodynamischer Zusammenhänge und deren reflexive Bearbeitung. Das Verständnis dieser Zusammenhänge spricht für eine Modifikation der klinischen Haltung, ähnlich wie sie von der analytischen Selbstpsychologie bereits dezidiert dargestellt worden ist (z.B. Milch 2001; Beebe & Lachmann 2004).

Wenn ich auf den Säugling zurückblicke, den ich eingangs beschrieben habe, so bedeuten die oben dargestellten Zusammenhänge, dass der schreiende Säugling nicht ein vom Instinkt geleitetes Wesen ist, dem weder Gefühl noch Bewusstsein zuzuschreiben ist, sondern ein durchaus bewusst erlebendes Kind, dessen Hirnrinde nur noch nicht in der Lage ist, *deklarativ*, d.h. verbal erläuternd, mitzuteilen, was in ihm vorgeht. Jede gesunde Mutter weiß das und auch, was sie zu tun hat. Und der Kliniker? Er kann jetzt besser verstehen, was in seinem Angst-Patienten oder in seinem depressiven Analysanden vorgeht: Es sind *nicht unbewusste* Affekte, die für das Symptomerleben verantwortlich sind, sondern *bewusst* erlittene! Aber sie können weder auf gesunde Weise perzipiert noch deklariert werden. Darum haben sie im Laufe des Lebens eine Wandlung in die Symptomatik genommen, statt in angemessener Weise psychisch verarbeitet (metabolisiert) zu werden. Nicht Abwehr hat diese Affekte ins Unbewusste verdrängt, sondern Defizite in der primären Mutter-Kind-Interaktion haben sie daran gehindert, durch das Ich psychisch zu werden.

Für die klinische Situation bedeutet das Wissen um diese *intrapsychische* Dynamik, dass ein bislang nicht deklarierbarer Affektzustand *bewusst* erlebt wird, ohne verbal kommuniziert werden zu können, und dass dies als Ausdruck der psychischen Erkrankung des Patienten gesehen und anerkannt werden muss. Dem ist mit einer *therapeutischen Haltung* zu begegnen, die diesem Wissen entspricht. Das heißt, diesem Patienten darf keinesfalls kognitiv-deutend begegnet werden, sondern nur affektiv-empathisch und deklarierend. Sagte die Mutter in meinem o.g. Beispiel zu ihrem Kind: »Ach, du hast dich wohl erschreckt, weil dieser fremde Mann zu dir ins Körbchen geguckt hat«, so würde sie dem Kind eine kognitive Deutung als Maßnahme der Beruhigung zur Verfügung stellen. Es scheint mir klar zu sein, dass sie damit wenig erfolgreich wäre.

Therapeutische Haltung bedeutet in dieser Situation, dass der Therapeut – ähnlich wie die Mutter, die eine kindgemäße Handlungssprache findet, indem sie das Kind auf den Arm nimmt – auf empathische Weise zu einer Form der *verbalen* Verbindung mit dem Patienten greift, durch die dieser sich gehalten, geborgen und in seinem Erleben emotional angenommen fühlen kann. Erst *nachdem* das gelungen ist, ist die Zeit für Interventionen gekommen, welche die unbewusste, defizitär gebliebene Verknüpfung zwischen Affekt und symbolisierender Verbalisierung auffängt, etwa in Gestalt einer den Affekt oder das Gefühl spiegelnden Deutung. Auf diese Weise kann im gelingenden Fall dem als Symptom *bewusst erlebten* Affekt der fehlende Teil, die *Kognition* für das Erlebte, hinzugefügt werden (→ **klinB II.6**).

Ich stelle diese aktuelle Veröffentlichung von Solms an den Anfang meiner Reflexionen über das Unbewusste, weil von ihm zahlreiche neurophysiologische Grundlagen beschrieben werden, welche die entwicklungspsychologischen und metapsychologischen Thesen untermauern, die ich im Verlauf dieses Buches beschrieben habe. So nimmt dort die Beschreibung der Repräsentanzen, wie sie im Kortex gespeichert werden, und die Interpretation von deren Bedeutung einen breiten Raum ein. Allerdings beschränkt Solms sich weitgehend auf deren *intrapsychische* Bedeutung. Ich wende mich diesem Thema dagegen unter dem *interpersonellen* und *intersubjektiven* Gesichtspunkt zu.

4.3 Die implizit-prozedural erworbene Beziehungserfahrung

Wenn wir auf mein kleines, sehr vereinfachtes Beispiel der Interaktion zwischen Mutter und Kind am Beginn dieses Kapitels schauen und die Beruhigung ins Auge fassen, zu der das Kind auf dem Arm der Mutter gelangt, so lässt sich darin ein *interpersoneller* Ablauf erkennen, der, wenn er so oder ähnlich vielhundertmal zwischen Mutter und Kind erfolgt, zur Basis eines Teiles des (→) **implizit-prozeduralen Beziehungswissen**s werden kann, mit dem ausgestattet dieses hypothetische Kind später in die Welt seiner Beziehungen ginge. In dieser Form des Beziehungswissens sammelt das Kind seine grundlegenden, aber unbewusst bleibenden Erfahrungen, die aus einzelnen, sich regelmäßig wiederholenden prozeduralen Abläufen in Beziehung mit seinen wichtigen Pflegepersonen (Mutter, Vater, Geschwister, Tagesmutter, Großeltern) als generalisierte Repräsentanzen gespeichert werden (→**RIG**). Wenn dabei von *prozeduralem* Ablauf die Rede ist, so ist damit gemeint, dass für die generalisierten Erfahrungen *keine bildhaften Szenen* mental gespeichert werden, sondern *bildlose* Repräsentanzen. Sie enthalten *Fühl-Handlungs-Fühl-Sequenzen* bzw. *Handlungs-Fühl-Handlungs-Sequenzen* in einer Wenn-dann-Verknüpfung, beispielsweise: »Immer wenn ich traurig oder ängstlich bin und weine, dann kommt Mama und beruhigt mich, und alles ist wieder gut«, oder: »Immer wenn Mama mich so böse anguckt und ich dann Angst kriege und weine, dann wird sie noch doller böse und geht weg«.

Es ist wichtig zu betonen, dass die Repräsentanzen implizit-prozeduraler Beziehungserfahrung nicht – so wie hier – in Worte gebracht abgespeichert werden oder gar abrufbar sind. Vielmehr sind die von mir beispielhaft in Worte gebrachten Sequenzen implizit höchst wirksame Erfahrungen, die, wie die Beispiele zeigen, sowohl positive wie auch negative Wirkung haben können, die aber nur im günstigsten Fall im Verlauf einer Therapie der bewusst und verbal formulierbaren Rekonstruktion zugänglich sind. Implizit-prozedurale Beziehungserfahrungen, d.h. deren einzelnen Elemente, die RIGs, sind – ähnlich wie die im Hirnstamm generierten Affekte – zwar bewusst spür- und erlebbar, aber sie sind, indem sie die intrapsychische Wiederkehr *präverbal* erworbener Erfahrungen sind, *undeklariert* und nicht der mentalisierenden Be- und Verarbeitung zugänglich. In diesem Sinne sind sie klinisch unbewusst – wenngleich der darin gespeicherte Affektgehalt spürbar ist –, jedoch nicht unbedingt deklarierbar.

Für das metapsychologische Verständnis es ist hilfreich zu verstehen, dass die Säuglingsforschung schon in den 80er Jahren des letzten Jahrhunderts nachgewiesen hat (Dornes 1993a, b; Köhler 1990; Lichtenberg 1991a), dass Kleinkinder bereits in utero Erfahrungen mit der Mutter, z.B. den Klang von deren Stimme, abspeichern. Später repräsentieren sie implizites Beziehungswissen (Process of Change Study Group 1998) und speichern dies in den Kernen des limbischen Systems ab (Roth 2010; Schiepeck et al. 2003; Schüßler 2002). Dieses heute auch als *Zwei-Personen-Unbewusste* (Mertens 2013) bezeichnete unbewusste Beziehungswissen spielt für das Verständnis des (→) **Enactment**s und der (→) **Inszenierung** eine große Rolle.

Laimböck (2013) befasst sich in ihren Veröffentlichungen ausführlich mit dem Thema undeklarierter Erfahrung: »Die Erkenntnis, dass Spuren von Erfahrungen, die in die Lebensgeschichte nicht eingewoben und daher auch nicht verdrängt wurden, eine wesentliche Rolle im aktuellen Leben des Betroffenen spielen – sie kehren z.B. als sogenannte flashbacks zurück –, führt zu der Einsicht, dass diese Erlebnisse in der Behandlung versprachlicht werden müssen, um in die Lebensgeschichte eingeordnet zu werden. Was wie ein ›Naturereignis‹ immer wieder über den Patienten hereinbricht, wird damit mit Sinn und Bedeutung versehen und in seine Geschichte eingefügt« (S. 883).

Die Begriffe *versprachlichen* und *nicht Versprachlichtes* weisen im Zusammenhang implizit-prozedural erworbener Erfahrung auf das Fehlen jener Dimension von Bewusstheit hin, die mit dem Erwerb der Sprache als psychischem Werkzeug, weniger als Mittel der interpersonellen Kommunikation, in Zusammenhang steht. Mit den Worten von Solms (2013 b) »besteht der entscheidende Wert der Worte nicht darin, dass sie es uns ermöglichen, die inkohärenten Prozesse des Es … bewusst zu machen; die wichtigste Eigenschaft der Worte ist vielmehr ihre Fähigkeit, die Relationen zwischen Sachen zu repräsentieren, sie abstrakt zu re-repräsentieren. Eben dies versetzt uns in die Lage, *über* Dinge nachzudenken – was etwas anderes ist, als lediglich Dinge zu denken (in Bildern zu denken) … Kurz, die Worte ermöglichen es uns, über die räumlichen und zeitlichen Relationen der Dinge nachzudenken« (ebd., S. 1011 f.).

Damit beschreibt Solms – ähnlich wie die Autoren der Affekt- und Mentalisierungstheorie (Fonagy et al. 2004) – die doppelte Bedeutung des Spracherwerbs neben derjenigen der interpersonellen Kommunikation. Sprache ist ein Mittel, ein Werkzeug der unbewussten intrapsychischen Verarbeitung von Psychischem. Zum einen wird das *Wort* benötigt, um Erlebtes wie beispielsweise einen Affekt auf die Ebene der Deklaration und damit zugleich der Abstraktion zu heben (= Symbolisierung), zum anderen wird die *Sprache* benötigt, um Zusammenhänge zwischen den »Dingen« (Solms, s.o.) herzustellen und reflexiv bedenken zu können (= Mentalisierung). Man könnte sagen, nicht die Worte, sondern erst die Sprache ermöglicht die Entwicklung einer *Theory of Mind:* jener Fähigkeit, die Welt in der Gesamtheit der möglichen Zusammenhänge zu erfassen und zu begreifen. Der Erwerb dieser unbewussten Fähigkeit bildet eine Voraussetzung dafür, dass es dem Ich des Individuums gelingt, Psychisches wie Affekte oder Beziehungserfahrungen in das Selbst zu integrieren, d.h. auf bewusste Weise als zum Selbst gehörig zu erleben. Ähnlich ist es im therapeutischen Prozess ebenfalls die Sprache, die bislang unintegrierte Erfahrung, wie das implizit-prozedural Erworbene es ist, in das Selbst zu assimilieren vermag. Aber hier ist Vorsicht angebracht, denn für diesen therapeutischen Prozess, an dem Unbewusstes beteiligt ist (!), ist ein Mehr als Sprache notwendig. Ich möchte dies an dem kleinen Beispiel des beunruhigten Säuglings (s. o.) zeigen.

Sagte die Mutter zu dem Kind: »Ach, du hast dich nur erschreckt, weil dieser fremde Mann in dein Körbchen geschaut hat, und hast dann Angst bekommen«, so wäre das Kind allein schon deshalb nicht beruhigt, weil es noch gar nicht der Sprache mächtig ist. Verhielte sich ein Psychotherapeut ähnlich, so würde er zwar eine kognitiv zutreffende Deutung geben, welche die auslösende Handlung und die affektive Reaktion in einen passenden Zusammenhang bringt, aber er wäre ebenso wenig wirksam wie eine Mutter, die sich so verhält. Ich hatte auf die notwendige Haltung des Therapeuten bereits hingewiesen: auf die erforderliche Verständnis, Halt und Akzeptanz vermittelnde Empathie, durch welche die Erzählszene (das Narrativ in Begegnung) in der therapeutischen Situation erst die Chance bekommt, dass darin eine *intersubjektive* Begegnung beider erfolgt. Erst diese legt die Grundlage dafür, dass *beide* die erzählte Situation emotional authentisch und kognitiv klärend untersuchen können. Wenn eine Untersuchung dieser Art in der therapeutischen Situation erfolgt, kann die Möglichkeit entstehen, dass der Patient *selbst* die erzählte Szene auf ihre inneren Zusammenhänge hin untersucht. Idealtypisch würde er im Zuge dieser Untersuchung selbst den bislang unentdeckten Kontext finden. Im Beispiel vom Säugling bleibend, könnte der Patient dann sagen: »Ach, jetzt verstehe ich. Ich habe mich erschreckt, als der fremde Mann mich plötzlich angeguckt hat, habe Angst bekommen und angefangen zu weinen.«

Dem Patienten unbewusst bleibt bei diesem Vorgang allerdings, dass er – vermittelt durch die Beziehung zu seinem Therapeuten – in ein kontextuell prozessierendes Reflektieren der inneren Zusammenhänge des beunruhigenden Ereignisses gelangt ist. Nicht WAS er in seinem Satz formuliert, die Erkenntnis, ist therapeutisch wirksam, sondern WIE er durch reflektierendes Prozessieren zu diesem Satz gelangt ist, ermöglicht seinen inneren Fortschritt im Zuge der therapeutischen Arbeit. Das heißt, selbst *in* der therapeutischen Situation ist Unbewusstes aktiv und im günstigen Fall wirksam, nämlich eine Veränderung der intrapsychischen Arbeitweise des Patienten. Diese Veränderung erwirbt der Patient im Zuge einer sich immer wieder wiederholenden implizit-prozeduralen Erfahrung mit dem Therapeuten.

4.4 Das reflexive und das unbewusste Ich

WAS das Ich (als funktionales Zentrum des Selbst gedacht; → **V.2**) an Psychischem bewegt, ist dem Selbst (zumindest zum Teil) bewusst. WIE es dieses Bewusstsein erschafft, bleibt dem Selbst unbewusst. Der Körperort dieser Vorgänge ist, so zeigen uns die Neurophysiologen (Roth 2010; Solms 2013b), der Kortex. Und von zentraler Bedeutung für das Gelingen der Prozesse der psychischen Be- und Verarbeitung ist der Erwerb der Wörter. Es ist spannend zu erfahren, dass die Neurophysiologen Entdeckungen der Entwicklungspsychologen bestätigen. Letztere haben die Bedeutung, welche die markierte Spiegelung, die sekundären Repräsentanzen und der Erwerb der Wortsprache für die Entwicklung der Fähigkeit zur Mentalisierung (→ **IV.8**) und einer *Theory of Mind* haben, bereits vor einiger Zeit beschrieben. Jetzt werden diese Zusammenhänge von den Neurophysiologen ebenfalls betont: »Für die Unterscheidung zwischen ›Ich‹ und ›Nicht-Ich‹ ist die Funktion, welche die Worte im … reflexiven Bewusstsein (auch bezeichnet als sekundäres Bewusstsein …, deklaratives Bewusstsein …, Denken höherer Ordnung) erfüllen, von zentraler Bedeutung. Diese abstrakte Ebene der Re-repräsentation befähigt das Subjekt des Bewusstseins, seine konkrete ›Präsenz‹ zu transzendieren, das heißt, *sich selbst als ein Objekt von anderen Objekten abzutrennen*« (Solms 2013b, S. 1014; Hervorhebungen im Original).

Indem Entwicklungspsychologen und Hirnforscher aus ganz unterschiedlichen Richtungen der Forschung kommen und zu ähnlichen Antworten auf zentrale Fragen zur Funktion der Psyche gelangen, scheint mir Licht in das Dunkel der Frage zu kommen, die jetzt immer klarer wird: Wie entsteht eigentlich Bewusstsein? Wie entsteht jenes Bewusstsein, das dem Individuum dadurch möglich ist, dass es sich selbst zum Gegenstand der Beobachtung machen und reflektieren kann? Wie entsteht jenes Bewusstsein, das intrapsychische Vorgänge im Selbst erkennen und beschreiben kann?

Solms (2013b) trägt aus neurophysiologischer Sicht einige Fakten zur Antwort auf diese Frage bei und liefert aus psychoanalytischer Sicht ein metapsychisches Modell, das ermöglicht zu verstehen, wie das Selbst zur Generierung des Selbstbewusstsein in der Lage ist. Für das Verständnis dieser intrapsychischen Vorgänge und deren Umgang damit im Rahmen der psychotherapeutischen Arbeit ist es wichtig, sich klarzumachen, dass die *Prozesse* unbewusst sind, welche zum Bewusstsein führen, und dass sich diese Prozesse im Ich abspielen. Im Laufe des Verständnisses dieser grundlegenden Zusammenhänge kann das Selbst als emergentes Phänomen eines komplexen Netzwerkes (→ **V.1**) nachvollziehbar werden.

Zunächst gebe ich eine überraschende Feststellung, wie Solms sie trifft, weiter: »Das Ich in sich ist unbewusst« (ebd., S. 1005). Und weiter führt er über das Ich aus:

»Soweit wir heute wissen, sind sämtliche kortikalen funktionalen Spezialisierungen erworben ... Die Säulen des Kortex ähneln den Random-Access-Memory-Chips (RAM-Chips = Direktzugriffspeicher) von Computern. Die Antwort auf unsere Frage ›Welchen Beitrag liefert der Kortex zum Bewusstsein?‹ lautet also: Er liefert Speicherplatz für Repräsentationen ... Dieser Beitrag beruht auf der beispiellosen Fähigkeit des Kortex, *repräsentationale* Formen der Erinnerung (in all ihren Spielarten und sowohl kurz- als auch langzeitig) anzulegen« (ebd., S. 1006, Hervorhebung im Original).

In diesen knappen Informationen hören wir einige Überraschungen, die unsere Modellvorstellungen von der Psyche verändern müssen. Aus meiner Sicht ist die zentrale Botschaft die, dass *sämtliche* Funktionen des Kortex *erworben* sind. In der Diktion von Solms müssen wir verstehen, dass der menschliche Säugling gleichsam mit einer leeren Festplatte im Kopf geboren wird. Das hat gravierende Folgen für das Verständnis des Ich und der (→) **psychischen Funktionen**, die ja allesamt im Zuge der frühkindlichen Entwicklung erworben werden (→ **V.2**). Erinnern wir uns: Für das Gelingen ihres Erwerbs ist der Säugling auf einen kontinuierlichen und differenzierten Austausch mit den prägenden Pflegepersonen angewiesen. Für die Reflexion der Psychodynamik bedeutet das, dass sich in der Qualität der psychischen Funktionen die Qualität der Primärbeziehungen abbildet. Das ist *ein* unbewusster Zusammenhang neben dem anderen, der mit Solms' Feststellung »Das Ich in sich ist unbewusst« festzuhalten ist, nämlich dass die psychischen Funktionen Bestandteil des *Unbewussten* sind.

Aber nicht nur die psychischen Funktionen gehören in diesen unbewussten Bereich, sondern darüber hinaus *alle* perzeptiven und exekutiven Funktionen, die auf der Hirnrinde angelegt sind! Das ist insofern eine Herausforderung für unser Verständnis des intrapsychischen Geschehens, als *alle Bewusstsein generierenden Funktionen* auf dem Kortex repräsentiert sind, also nicht nur die psychischen. Dazu gehören uns als so selbstverständlich erscheinende Funktionen wie die Motorik, die verschiedenen Formen der Körpersensorik, das Sehen, Hören, Sprache, Sprechen und Wortverständnis u. v. a. m. Die *Funktionen* des exekutiven Ich sind unbewusst, die *Ziele und Ergebnisse* von deren Aktion sind hingegen teils per Selbstwahrnehmung, teils per Selbstreflexion bewusstseinsfähig. Das heißt, die perzeptiven und reflektiven psychischen Funktionen erzeugen in einer Art Zirkelschluss *innerhalb* des Ich, teilweise unter Einschluss des Es (neurophysiologisch müsste man sagen: der Efferenzen aus dem oberen Hirnstamm und dem limbischen System), das Bewusstsein, wie wir es im Alltag als Selbsterleben kennen.

An dieser Stelle mag verständlich werden, warum ich das Selbst als ein *komplexes System* (→ **V.1**) bezeichne und meine, dass die Bezeichnung *psychischer Apparat*, wie Freud ihn geprägt hat, nicht mehr eine dem Stand der Wissenschaft gemäße Bezeichnung ist. Bewusstsein im Sinne von deklarierter und reflektierter Selbstwahrnehmung entsteht im Ich, vermittelt durch die Aktivität zahlreicher unbewusst ablaufender psychischer und physiologischer Funktionen, die wir dem Ich zuordnen; das geschieht unter teilweise zeitgleichem, teilweise sukzessivem Zugriff des Ich auf zahlreiche aktive Speicher- und Prozesszentren im Gehirn, sodass Bewusstsein als ein emergentes, im Zeitverlauf wieder flüchtiges Phänomen entsteht. Das ist eine psychische Aktivität, die nur dadurch zustande kommen kann, dass ein (nur diffus im gesamten Kortex lokalisierbares) Ich in einem Netzwerk aktiver Speicher- und Prozesszentren Verknüpfungen aufruft und wieder aufgibt, welche von den psychischen Funktionen der Wahrnehmung und Reflexion sodann als bewusstseinsfähig generiert werden.

Ich und *Selbst* sind Begriffe der Metapsychologie, geschaffen, um über die inneren (psychischen) Vorgänge im Individuum abstrahierend, differenzierend und reflektierend nachdenken zu können. Das ist eine andere, eben metapsychologische Ebene als zu beschreiben, wie das Individuum sich selbst lebt (= aktiv und kreativ sein Leben gestaltet) und erlebt (= kognitiv darüber denkt und sich dabei emotional empfindet). Diese Unterscheidung ermöglicht es, die Verständnismodelle vom *Bewusstsein* ein wenig weiter zu untersuchen. Dabei wird deutlich werden, wie Unbewusstes und Bewusstes ineinander verwoben sind.

Ich habe Solms' Entdeckung des bewussten Es beschrieben und aufgezeigt, dass emotional affektive Zustände bewusst sein können, wenngleich nicht deklarierbar. Für die therapeutische Situation ist es ein großer Gewinn, wenn man begreift, dass es bewusstes emotional-affektives Erleben gibt, das, eben weil es undeklarierbar ist, für die erlebende Person schwer bis unerträglich ist und sich manchmal nur in Form von Symptomen äußern kann. Solche Zustände sind uns bei Säuglingen vertraut! Indem uns die Tatsache leitet, dass das Kind noch nicht der Sprache mächtig ist, gehen wir mit großer Selbstverständlichkeit davon aus, dass Säuglinge sich bewusst erleben, aber noch nicht sagen können, was ihnen fehlt oder sie quält. Bei sprachfähigen Menschen tun wir das merkwürdigerweise nicht. Darum ist es wichtig, sich als Therapeut dessen bewusst zu werden, dass es bewusst erlebbare emotional-affektive Zustände gibt, die bislang im Leben des Betreffenden undeklariert geblieben, aber *nicht unbewusst* sind.

Solms (2013 b) spricht in diesem Zusammenhang von der »affektiven oder phänomenalen Ebene des Selbst als Subjekt« (S. 1014). Erst wenn es gelingt, die innere Welt der Affekte und anderweitigen Gefühlszustände und Verfasstheiten in Worte zu fassen und damit angemessen gegenüber sich selbst und Anderen zu deklarieren, wenn die Fähigkeit zur Symbolisierung (entwicklungspsychologisch: aufgrund angemessener Erfahrung mit der markierten Spiegelung) entwickelt wurde, ist die »perzeptuelle oder repräsentationale Ebene des Selbst als Objekt« (Solms, ebd.) erreicht. Mit dem Begriff *Selbst als Objekt* wird eine unbewusste Fähigkeit zum Ausdruck gebracht, die es ermöglicht, dass es für das Selbst an sich selbst, d. h. im eigenen Inneren, etwas *wahrzunehmen* gibt, das dem vergleichbar ist, was ansonsten im Außen, in der Welt der Objekte, wahrnehmbar ist. Aus dieser Fähigkeit erwächst im Zuge der Entwicklung des Kindes eine dritte Reifungsstufe des Selbst, die der »abstrakten oder re-repräsentationalen Ebene des Selbst als Objekt in Relation zu anderen Objekten« (Solms, ebd.). Solms formuliert hier eine psychoanalytische Theorie von »drei Erfahrungsebenen« des Selbst, die dem Individuum unbewusst bleiben.

Die Ähnlichkeit der dritten Erfahrungsebene bei Solms mit dem Modus bzw. der Fähigkeit zur Selbstreflexion und zur *Theory of Mind*, wie die Theorie der Mentalisierung (Fonagy et al. 2004) sie als Endpunkt einer Entwicklung während der Kindheit beschreibt (→**IV.7**), ist unverkennbar. Diese Entwicklungsstufe kann das Kind erreichen, wenn sein Ich die psychischen Funktionen (→**V.2**) der Wahrnehmung (Perzeption), der Wortsprache (Symbolisierung), des abstrahierenden Denkens (Kognition) und der Reflexion (Mentalisierung) erworben hat und diese Funktionen, nachdem das Ich sich von sich selbst zu abstrahieren gelernt hat, zum intrapsychischen Zirkelschluss nutzen kann. Dann vermag das Ich auf das Selbst zu schauen, als wäre es ein Objekt außerhalb seiner selbst, und kann darüber reflexiv nachdenken. Die psychischen Funktionen, die das Ich im Zuge der Selbstreflexion nutzt, sind weitgehend unbewusst, das Ergebnis der Selbstreflexion hingegen ist weitgehend bewusstseinsfähig.

Metapsychologisch verstanden, wird mit der dritten Erfahrungsebene des Selbst bei Solms und mit der Fähigkeit zur Selbstreflexion und zur *Theory of Mind* in der Theorie der Mentalisierung jene Form der *Bewusstheit* erreicht, die wir auch umgangssprachlich mit dem Wort *bewusst* bezeichnen. Aber es ist wichtig zu erkennen, dass der umgangssprachliche Begriff nicht jene Differenzierung kennt, die wir nunmehr metapsychologisch vornehmen können, wenn wir (1) vom *nicht-deklarierbaren* (Beispiel: »Ich fühle mich schlecht«), (2) vom *deklarierbaren* (Beispiel: »Ich bin traurig«) und (3) vom *reflexiven* Bewusstsein (Beispiel: »Ich bin traurig, weil …«) als den drei (Reifungs-) Ebenen des Bewusstseins sprechen.

Die Ergebnisse der Selbstreflexion des Individuums, die zunächst noch vorübergehend und flüchtig sind, können in einem weiteren Schritt intrapsychischer Arbeit des Selbst vom *Ich im Ich* gespeichert werden. Mit diesem Satz greife ich eine Formulierung von Solms (2013 b) auf. Darin bringt er seine »zentrale Schlussfolgerung« zum Ausdruck: »Das äußere Selbst, synonym mit Freuds ›Ich‹, ist eine gelernte Repräsentation, die in sich unbewusst ist« (S. 1015).

Während Solms' Bemühen darauf gerichtet ist nachzuweisen, dass Freuds zweite Strukturtheorie von den Ergebnissen der Neurophysiologie weitgehend bestätigt werden kann, vermag ich diesem Strang seiner Argumentation nur begrenzt zu folgen. Er argumentiert, dass es drei Dimensionen des Selbst gebe. Das »innere Selbst« des Subjekts, welches das Es bilde und neuroanatomisch im oberen Hirnstamm zu verorten sei; ich habe es oben beschrieben; das »äußere Selbst« des Subjekts, Sitz der Repräsentationen, welches das Ich bilde und neuroanatomisch im Kortex zu verorten sei; sowie das »abstrakte Selbst«, welches »das reflexive Gerüst des Über-Ichs« bilde (ebd., S. 1015) und das nach anderen Autoren neuroanatomisch im rechten präfrontalen Kortex zu verorten ist. Ich vermag seiner Auffassung nicht zu folgen, dem Überich reflexive Funktionen zuzuordnen; alle psychischen Funktionen sind m.E. dem Ich zuzuordnen. Ich sehe das Überich, d.h. die Gewissensinstanz des Selbst, als eine Substruktur des Ich an, die einem repräsentationalen Komplex ausgewählter Objektrepräsentanzen entspricht (s.u.).

Ich gelange aufgrund der Zuordnung, die Solms den Repräsentanzen, dem Ich und dem Kortex als zusammengehörig gibt, zu der Auffassung, dass das Ich *zweierlei* Arten von »psychischen Feststoffen« (ebd., S. 1005) enthält: (1) objektgebundene Repräsentanzen und (2) psychische Funktionen. Mit *objektgebundene Repräsentanzen* sind sowohl Objekt- als auch Selbstrepräsentanzen im Sinne der hergebrachten Objektbeziehungstheorien gemeint, die entstehen, indem das Selbst im Zuge der Entwicklung der Fähigkeit zur Selbstwahrnehmung und -reflexion die Fähigkeit erwirbt, sich selbst wie ein Objekt zu betrachten. Alles Repräsentierte wird vom Ich im Ich gespeichert. Aber nicht nur das, WAS gespeichert wird, sondern auch WIE es gespeichert wird, der Prozess der Speicherung (= Repräsentierung), wird vom Ich vollzogen. Das Ich ist der Sitz der Repräsentanzen und der psychischen Funktionen. Es ist sozusagen in der Lage, selbst im eigenen Haus (= Kortex) Anbauten (= Repräsentanzen) zu schaffen und seine Werkzeuge (= psychische Funktionen) ständig zu verfeinern.

In der Konsequenz dieser Überlegung ist es sinnvoll, das Ich strukturell zweigeteilt zu denken, (1) als Sitz der Repräsentanzen und (2) als Sitz der psychischen Funktionen. Damit ist das Ich Sitz eines komplexen, im Zuge der Entwicklung des Indidviduums erworbenen Unbewussten, das die Inhalte der Repräsentanzen ebenso in sich birgt wie die Fähigkeit, sie psychisch zu verarbeiten und zu bewältigen.

Nachdem die psychischen Funktionen bereits umfassend beschrieben wurden (→**V.2**), sollen im Folgenden die verschiedenen Aspekte der Repräsentanzen skizziert werden.

4.5 Repräsentanzen – der Andere im Selbst

Wenn ich im Folgenden die Repräsentanzen unter dem Aspekt des Unbewussten betrachte, so wende ich mich diesem Thema unter einem doppelten Blickwinkel von *Entwicklung* zu: Zum einen blicke ich auf die wissenschaftshistorische Entwicklung des metapsychologischen Verständnisses des Begriffes *Repräsentanz*. Zum anderen wende ich mich dem Thema unter dem Aspekt der Entwicklung des *Kindes*, seines *Selbst*, von dessen *Struktur* und der erkennbaren Reihenfolge zu, in der Repräsentanzen von ganz verschiedenem Typus entstehen. RIGs (Representations of Interactions that have been Generalised) und implizites Beziehungswissen, sekundäre Affektrepräsentanzen, Selbst- und Objektrepräsentanzen sowie Triebrepräsentanzen stehen in den verschiedenen metapsychologischen Theorien nebeneinander. Sie sind für das Verständnis des Erlebens einer Persönlichkeit ebenso bedeutsam wie für das Verstehen von deren Psychodynamik und die Dynamik des Psychischen im intrapsychischen und intersubjektiven Geschehen. Die verschiedenen Typen von Repräsentanzen beleuchten jeweils unterschiedliche Aspekte eines *intrapsychischen* und *intersubjektiven* Geschehens, im Rahmen dessen sie entstehen, und sie markieren unterschiedliche Zeitpunkte der Reifungsentwicklung des Indidviduums, zu denen sie gebildet werden. Unter dem Aspekt ihrer neuroanatomischen Speicherorte sind sie nach gegenwärtiger Kenntnis alle im Kortex sowie in den Kernen des limbischen Systems untergebracht. Allen gemeinsam ist, dass sie Bestandteil des Unbewussten sind.

Lange wurde im Rahmen der psychoanalytischen Objektbeziehungstheorien angenommen, dass zwischen Selbst- und Objektrepräsentanzen zu unterscheiden sei. Beide Formen der Repräsentanzen stellen *innere Bilder* vom Selbst und vom Objekt dar, die im Zuge der Entwicklung als abstrahierte und generalisierte Abbildungen entstehen. Ihre Ähnlichkeit mit der Realität dessen, was sie abbilden, ist allerdings relativ verzerrt, ohne dass dies dem repräsentierenden Selbst bewusst wäre. Zu dieser Verzerrung kommt es nach den Vorstellungen der Objektbeziehungstheorie dadurch, dass unbewusste Phantasien das innere Abbild gleichsam kontaminieren und auf diese Weise verzerren. Zur Wahrnehmung der Inhalte dieser Selbst- bzw. Objektrepräsentanzen durch das entsprechende Individuum gehört hingegen, dass ihm der wahrgenomme Inhalt seiner Repräsentanzen als realitätsgetreu erscheint. Gemäß den Annahmen dieses metapsychologischen Modells generiert das Individuum sein jeweiliges Bild von Realität – der Realität vom eigenen Selbst ebenso wie der von anderen Menschen –, dadurch, dass es sein betreffendes Repräsentanzbild im Zuge der Wahrnehmung unbewusst und zeitgleich auf das Wahrzunehmende projiziert. Durch diese unbewusste Projektion des inneren Abbildes auf die wahrgenommene Realität (von sich selbst ebenso wie von anderen Menschen) wird diese unvermeidlich verzerrt. Gegenstand psychoanalytischer oder psychotherapeutischer Arbeit ist bei dieser metapsychologischen Modellvorstellung, den Zusammenhang der Projektion zu erarbeiten, d.h. ins Bewusstsein zu heben, den Inhalt der Projektion zu klären und auf diese Weise das jeweilige Selbst- oder Objektbild zu modifizieren. Im Zuge der wiederholten therapeutischen Arbeit an solchen Zusammenhängen kann das Ich des Individuums schrittweise reifen, indem es reflektierenden, d.h. bewussten Zugang zu seiner durch Phantasien verzerrten, unbewussten Repräsentanzenwelt erlangt.

Analytiker, die mit den Annahmen der klassischen Triebtheorie arbeiten, ergänzen die beschriebenen objektpsychologischen Annahmen über intrapsychische Selbst- und Objektrepräsentanzen in spezifischer Weise. Sie gehen davon aus, dass Abkömmlinge der jeweils individuellen Triebhaftigkeit des Individuums – gedacht als unbewusste, duale, im Es wurzelnde Triebwelt (Sexualität/Perversion sowie Aggression/Destruktion) – die Repräsentanzenwelt eines jeden Menschen unbewusst verzerren. Nach dieser Modellvorstellung ist der Typus der intrapsychischen Repräsentanz ein durch Partialtriebe mehr oder weniger verzerrtes inneres Abbild vom Selbst oder Anderen. Gegenstand der analytischen Arbeit ist hier, die Aspekte der unbewussten Triebhaftigkeit ins Bewusstsein zu heben. Im Zuge dieser analytischen Arbeit kann das Ich des Individuums schrittweise reifen, indem es reflektierenden Zugang zu seiner durch unbewusste Triebhaftigkeit verzerrten Repräsentanzenwelt erlangt.

In der zweiten Hälfte des letzten Jahrhunderts begann die psychoanalytisch geprägte Säuglingsforschung schrittweise die Ergebnisse ihrer Forschung zu veröffentlichen und in die metapsychologischen Modellvorstellungen der Psychoanalyse einzupflegen. Autoren wie Beebe und Lachmann (1988, 2004), Lichtenberg (1991 a) und Stern (1979, 1992, 2005) sind hier besonders zu nennen. Durch deren Arbeiten traten vor allem zwei mir als wesentlich erscheinende Modellvorstellungen in die Fachdiskussion, die das metapsychologische Modell des Selbst und dessen unbewussten Gehalt veränderten: die Entdeckung der Affekte als maßgeblich für die unbewusste Gestaltung des Antriebs im Selbst (Lichtenberg 1991 b, Lichtenberg et al. 2000) sowie die Entdeckung der präverbalen Interaktionsrepräsentanzen (RIG, Stern 1992) und des implizit-prozeduralen Beziehungswissens (Process of Change Study Group, 1998) als für das Erleben im Beziehungen maßgeblich. Ergänzt durch die Arbeiten von Fonagy et al. (Fonagy 1998; Fonagy & Target 2002; Fonagy et al. 2004) und Gergely (2002; Gergely & Watson 2004) wurde das Verständnis des repräsentationalen Geschehens in den ersten Lebensjahren noch weiter vertieft. Damit traten *neben* das bisherige Repräsentanzmodell der Objektbeziehungstheorien, in denen stets grundsätzlich (grundsätzlich, weil oft genug unbewusst) deklarierbare *Repräsentanzen* gemeint sind, entwicklungspsychologisch und metapsychologisch herleitbare Konzepte der inneren Abbildung, wobei sich solche Abbildungen als *prä-* oder *nonverbale Repräsentanzen* bezeichnen lassen. Heute bestätigen Hirnforscher die Ergebnisse der Entwicklungspsychologie sowie die sich daraus ergebenden metapsychologischen Schlüsse weitgehend: Präverbale Repräsentanzen werden kortikal und im limbischen System gespeichert, sind weitgehend unbewusst, aber am bewussten Erleben maßgeblich beteiligt. Präverbale Repräsentanzen sind heute als Repräsentanzen mit *undeklariertem Inhalt*, als *undeklarierte Repräsentanzen* bewusst erfahrener Beziehungserfahrung zu verstehen.

Welche Bedeutung hat die skizzierte wissenschaftliche Entwicklung für das Verständnis des Unbewussten und der Repräsentanzen über das hinaus, was bislang in den klassischen Theorien der Psychoanalyse, der Triebtheorie und den Objektbeziehungstheorien, beschrieben wird? Ich habe das Wesentliche dazu bereits dargestellt (→**IV.7**, →**IV.9**, sowie in diesem Kapitel). Hier ist wichtig zu betonen, dass die neuen wissenschaftlichen Ergebnisse drei metapsychologisch und psychodynamisch bedeutsame Ergebnisse liefern, die mit den bisherigen Modellvorstellungen nicht oder nicht genug erfasst werden: (1) *Affekte* bilden die Basis von Antrieb; sie stimulieren die bewusste Selbstwahrnehmung und liefern den Antrieb für eine entsprechende motorische (Reiz-) Reaktion; Lichtenberg et al. (2000; Lichtenberg 1991 b) leiten davon ein komplettes motivationales System ab, Solms (2013 b) spricht im Zusammenhang mit den Affekten von *Trieben*. (2) Es ist stets der *Andere* – konkret die bedeutsame Pflegeperson des Kindes –, welcher die präverbale Repräsentanz vermittelt (die sekundäre Repräsentation auf dem Weg zur Wortsprache; →**IV.8**) oder welcher selbst zum Bestandteil im RIG bzw. im implizten Beziehungswissen wird. Das heißt, die präverbalen Repräsentanzen bilden *primär intersubjektive Beziehungserfahrung* ab. Und (3) bilden die präverbalen Repräsentanzen in Gestalt früh erworbener psychischer Funktionen die Grundlage für und die Brücke zum Erwerb derjenigen Fähigkeiten, welche zum Generieren von Bewusstheit durch das Ich (→**V.4.4**) notwendig sind: z.B. Wahrnehmung, beginnendes abstrahierendes Denken via Worterwerb, Denken in Zusammenhängen.

Wie alle sind auch die präverbalen Repräsentanzen unbewusst. Aber für das Generieren von Antrieb (egal ob metapsychologisch als Motivation im Sinne von Lichtenberg oder als Trieb im Sinne von Solms verstanden) und für das Generieren von Bewusstheit stellen die präverbalen Repräsentanzen entscheidende Bausteine dar, auf die das Selbst im Netzwerk seiner Struktur zuzugreifen in der Lage sein muss, um auf gesunde Weise mit der Umwelt interagieren zu können. Dieser Zusammenhang zeigt, dass das bisherige Verständnis der Repräsentanzen mit Hilfe von Trieb- und Objektbeziehungstheorie nicht mehr ausreichend ist. Welche Bedeutung haben diese Zusammenhänge für die Arbeit mit dem metapsychologischen Konzept der präverbalen Repräsentanzen? Ich denke, es sind drei komplexe unbewusste Zusammenhänge, welche der psychotherapeutischen und psychoanalytischen Arbeit mit den präverbalen Repräsentanzen ein enormes Potential verleihen: (1) Beinhalten sie einen großen Teil der **psychischen Funktionen** (→**V.2**), die das kindliche Selbst im Zuge der Affektspiegelung und der implizit-prozedural erworbenen Botschaften im Rahmen der höchst individuellen, intersubjektiven Mutter-Kind-Beziehung erwirbt; Störungen oder Beeinträchtigungen der psychischen Funktionen werden überwiegend nonverbal aufgenommen und repräsentiert. (2) Beinhalten sie die Interaktionserfahrung aus allen frühkindlichen Beziehungen, d.h. ebenso deren sichere Bindung wie deren *Defizit*, *Vernachlässigung*, *Misshandlung* und/oder *Missbrauch* vermittelnde Erfahrungen, einschließlich traumatischer. Und (3) vermitteln sie psychische Erfahrung, welche durch transgenerationale Weitergabe entsteht und Störungen im Selbst entstehen lässt, welche metapsychologisch als *falsches Selbst* bezeichnet und entwicklungspsychologisch per (→) **Kolonisation** weitergegeben werden.

Die Zusammenstellung dessen, was im Rahmen von prä- bzw. undeklarierten Repräsentanzen verinnerlicht wird, zeigt, wie umfangreich das unbewusste Beziehungswissen ist, das in ihnen aufgehoben ist. Zum Abschluss dieser Zusammenstellung bleibt die Frage, welche Bedeutung dieser Typus der Repräsentanzen für die klinische Arbeit hat.

Der Gegenstand psychoanalytischer oder psychotherapeutischer Arbeit mit der metapsychologischen Modellvorstellung präverbaler Repräsentanzen ist vielfältig. Es müssen die psychischen Funktionen bearbeitet werden, besonders die maladaptierten. Verdrängte oder anderweitig abgewehrte entwicklungsschädlich verlaufene Beziehungserfahrungen müssen erschlossen und rekonstruiert werden, um sie vom undeklarierten in einen deklarierten und szenisch-bildhaft vorstellbaren Zustand zu überführen. Im Verlauf der Behandlung ist modellhaft eine alternative Beziehungserfahrung im Sinne von Empathie, Responsivität und gegenseitiger Anerkennung zu vermitteln. Und transgenerational erworbenes *fremdes* Erleben, wie es von traumatisierten, persönlichkeitsgestörten oder anderweitig psychisch erkrankten Eltern übernommen werden kann, muss als solches erkannt und analysiert werden, damit es ich-dyston werden kann. Im Zuge dieser therapeutischen Arbeit kann das Ich des Individuums schrittweise reifen, indem es emotional erlebenden und reflektierenden Zugang zu den beschriebenen Inhalten seiner bislang undeklarierten, intersubjektiv erworbenen Repräsentanzenwelt erlangt.

4.6 Unbewusste Ziele der Individuation

Ich kehre auf meinem Weg der Reflexion des Unbewussten jetzt zu Themen zurück, die ich in der Einleitung zu diesem Kapitel eingeführt habe: zur Kreativität und zur WAS-Dimension des Unbewussten. Ich hatte ausgeführt, dass der Spezies Mensch, biologisch verstanden, im Zuge der Evolution neben dem Überleben und der Fortpflanzung eine dritte Lebensaufgabe zugefallen ist, die Kreativität. Das geschah vermutlich schrittweise und im gleichen Umfang, wie der Mensch seine Eigenschaft als ein vom Instinkt gesteuertes Wesen verlor. An die Stelle des Instinkts sind im Zuge der Evolution des Großhirns psychische Funktionen getreten und sind zu jenen umfangreichen Leistungsträgern geworden, wie ich sie im metapsychologischen Konzept vom *Ich* beschrieben habe (→ **V.2**).

Dies ist nicht die Stelle, darüber nachzudenken, was im Verlauf der Evolution Ursache und was Wirkung der Situation war, die heute gegeben ist: Die Spezies Mensch verfügt über keine ausreichenden instinkthaften Begabungen, um ihren Fortbestand zu sichern. Paralleles lässt sich über das Individuum sagen: Erst die Fähigkeit zur Nutzung *aller* artspezifischen Begabungen wie Emotionalität, Kognition, Intelligenz, Phantasie und Motorik ermöglicht dem Menschen, den verloren gegangenen Instinkt durch Kreativität zu kompensieren und sich so an seine vielfältige Umwelt anzupassen.

Warum führe ich diese Gedanken im Zusammenhang mit dem Unbewussten ein? Ich meine, dass die Vielzahl der Aufgaben, die das Kind im Verlauf seiner psychischen Entwicklung zu bewältigen hat, unbewusst ist. Und ich meine weiter, dass die Bewältigung dieser Aufgaben *überindividuell* der Herausforderung der Evolution geschuldet ist. Das kann nur mit Hilfe der *Fähigkeit* zur Kreativität gelingen, individuell ebenso wie kollektiv. Ich verwende den Begriff *Kreativität* im metapsychologischen Sinne und meine damit die Fähigkeit des Individuums, sein Überleben und die Fortpflanzung durch den Einsatz seiner speziellen individuellen Fähigkeiten und Begabungen zu sichern, unter den besonderen Bedingungen der jeweils gegebenen Umwelt (gleichgültig ob als Eskimo, Mitteleuropäer oder Polynesier).

Die Entwicklung der individuellen Fähigkeit zur Kreativität ist unbewusst. Sie hat im Verlauf der Entwicklung des Kindes Vorstufen. Auch diese sind unbewusst. Und auch sie sind Gegenstand der psychodynamischen Reflexion, wenn auch oft eher implizit als explizit.

Historisch betrachtet hat Margaret Mahler mit ihrem Konzept von *Symbiose und Individuation* (Mahler et al. 1980) die Grundlage für die Beschreibung der individuellen Vorstufen gelegt, welche das Kind auf seinem Weg zur Entwicklung der Fähigkeit zur Kreativität durchläuft. Diese notwendigen Vorstufen sind insbesondere die der Fähigkeit zur Separation, zur Autonomie und zur Individuation (→ **V.3**). Individualität verstehe ich als die unverzichtbare Voraussetzung, damit das Subjekt seine Kreativität entfalten kann, die zum Erhalt seiner selbst und der Familie (als unbewusster Ort der Erhaltung der Spezies) notwendig ist.

Die zweite Voraussetzung zur Entwicklung der Fähigkeit zur Kreativität wird durch die Entfaltung der Ambivalenz- und Konfliktfähigkeit (→ **IV.10** und **V.3.3**) gebildet. Denn erst die Fähigkeit, intrapsychische und Ambivalenz-Konflikte zu entscheiden, befähigt zum kreativen Verfolgen individueller, langfristiger Lebensziele und zur Schaffung sozialer Gemeinschaften. Die Entwicklung der Fähigkeit zur Kreativität und deren Vorstufen im Zuge der psychischen Entwicklung vom Kleinkind zum Erwachsenen gehören zu der unbewussten WAS-Dimension der Aktivität des Selbst.

Neben der Kreativität sind zwei weitere WAS-Dimensionen des Selbst zu benennen, die das Selbst bereits in den ersten Lebensjahren in ihren Grundzügen entwickelt: das *Überich* und das *Ichideal*. Das eine, das Überich, ist eine überwiegend unbewusste Ansammlung von Wert-Orientierung gebenden Repräsentanzen aus dem Bereich der Objektbeziehungserfahrung. Es wurde dort weitgehend im implizit-prozeduralen Modus erworben, ehe es nach dem Erwerb der Fähigkeit zur Mentalisierung sekundär reflexiv überformt wurde. Das andere, das Ichideal, ist eine überwiegend unbewusste Ansammlung von Verhaltens-Orientierung gebenden Repräsentanzen, die – abgelöst vom Bereich der Objektbeziehungserfahrung – im Als-ob-Modus der Mentalisierung als Bestandteil der Selbstrepräsentanz entwickelt wurden.

Kreativität, Überich und Ichideal stehen in einer engen Verbindung zueinander, indem die beiden letzten dem Selbst bei der kreativen Ausgestaltung seiner Lebensaktivität Orientierung in Gestalt von Affekten zur Verfügung stellen. Das *Schuldgefühl* stellt das Grundgefühl für ein Verfehlen der Vorgaben durch das Überich dar. Das *Schamgefühl* tritt als Grundgefühl bei einem Verfehlen der Vorgaben des Ichideals auf. Beide Arten der Verfehlung können dem Selbst jederzeit im Rahmen seiner Aktivität passieren; Schuld und Scham gehören in den Kontext der Fähigkeit zur Selbstregulation – in Gestalt intrapsychischer Zirkelschlüsse –, die dadurch möglich wird, dass beide Affekte dem Selbst als Signalaffekte im Fall des eigenen Verstoßes gegen das Ichideal oder das Überich zur Verfügung stehen. Diese Zusammenhänge sind im Kern unbewusst, wenngleich bewusstseinsfähig. Sie sind ein weiteres Beispiel dafür, dass und wie das Selbst als ein vernetztes System zahlreicher Substrukturen mit Hilfe von Zirkelschlüssen in sich selbst seine Arbeit verrichtet und Bewusstsein mittels teilweise unbewusstem Prozessieren erzeugt. Erneut ist in diesen Zusammenhängen die Wirksamkeit der *Dynamik des Psychischen* zu erkennen.

Schlussbemerkungen

Ich möchte zum Schluss der Frage nachgehen, welche Bedeutung die Themen, die ich in meinem Buch besprochen habe, für die klinische Arbeit mit unseren Patientinnen und Patienten haben. Dazu will ich zunächst den roten Faden aufzeigen, wie er meine Gedanken durchzieht, in diesem Buch ebenso wie in meiner klinischen Arbeit. Die Themen dieses Buches bilden grobe gedankliche Stränge, die eine Orientierung während der psychodynamischen Reflexion ermöglichen. Ich will sie zum Abschluss skizzieren und dem einige wenige Anmerkungen folgen lassen, welche Konsequenzen daraus für die Behandlungspraxis abgeleitet werden können.

Die Psychodynamik zu verstehen bedeutet zu erfassen, wie die Vergangenheit in der Gegenwart wiederkehrt. Das bedeutet für den Therapeuten, im Erleben des Patienten nach dem psychodynamisch wirksamen Unbewussten zu suchen. Bei dieser Suche ist es hilfreich, sich stets dessen bewusst zu sein, dass das Unbewusste des Patienten in einem langjährigen Prozess der Entwicklung vor allem während der Kindheit entstanden ist. Wenn ich in meinem Denken das Konzept *Unbewusst* (→**V.4**) konsequent mit dem Konzept *Entwicklung* (→**V.3**) verknüpfe, so gewinne ich eine für meine klinische Arbeit hilfreiche Verbindung von zwei Denkmodellen, die mir Orientierung gibt: Ich kann mit meinen psychodynamischen Reflexionen dem zeitlichen Ablauf der kindlichen Entwicklung folgen und dabei jeweils der Frage nachgehen, wie gut mein Patient wohl die einzelnen Schritte und Aufgaben seiner Reifungsentwicklung bewältigt hat. Füge ich dieser gedanklichen Verknüpfung eine weitere hinzu, die der Ätiologie von psychogener Erkrankung, indem ich konsequent nach Defiziten, unbewältigten Konflikten oder Traumata in der Beziehungsgeschichte forsche, so habe ich ein solides gedankliches Grundmodell für das psychodynamische Reflektieren gefunden.

Das Modell gestattet mir, die »Klippen« der Entwicklung zu benennen, an denen grundlegende Störungen der Reifungsentwicklung entstehen. Ich werde diese Klippen zunächst sehr kurz benennen, um dann im zweiten Schritt einige mir wichtig erscheinende Konsequenzen für den therapeutischen Umgang damit zu skizzieren.

Am Beginn des Lebens wird der Säugling von basalen physiologischen *Bedürfnissen* und primären *Affekten* bewegt. Man darf aufgrund neuester Befunde davon ausgehen, dass dem Kind das auf eine archaische Weise bewusst ist. Die unbewusste Aufgabe seiner Entwicklung in den ersten zwei Lebensjahren besteht darin, dass das Kind die es innerlich bewegenden Vorgänge wahrzunehmen lernt und dass es lernt, sie zu kommunizieren. Das Innere, das zum größten Teil psychisch ist, muss wahrgenommen *und* symbolisiert werden können, um auf diese Weise deklarierbar zu werden, in das eigene Innere hinein ebenso wie in die Umwelt. – Als Psychotherapeut und Analytiker haben wir in diesem Kontext zu sehen, dass aus dieser Entwicklungsphase bis in das Erwachsenenalter hinein Defizite bestehen bleiben können, die psychodynamisch relevant *und* behandlungsbedürftig sein können. Sie betreffen vor allem basale psychische Funktionen (Selbstwahrnehmung, Selbstregulation, Symbolisierung).

Im Verlauf seiner Entwicklung steht das Kind weiter vor der Aufgabe zu erfassen, dass es neben dem fühlenden Selbsterleben (aufgrund von Bedürfnissen und Affekten) eine Dimension von Erleben gibt, welche sich in Gestalt von *Handlungen* vollzieht. Die Interaktion mit den primären Pflegepersonen gerät gleich nach der Geburt zum *Handlungsdialog* und lässt sekundär Gefühle (als Reaktion auf die Erfahrung mit dem Anderen) entstehen, was für beide gilt, die primären Pflegepersonen ebenso wie für das Kind. Diese erste Form interpersoneller Handlungserfahrung wird rasch zur Beziehung zwischen den Beteiligten mit ganz subjektivem, individuellem Wesen: Intersubjektive Beziehungserfahrung beginnt und wird repräsentiert. Dabei entsteht *implizit-prozedurales Beziehungswissen.* – Wir haben als Therapeuten zu lernen, dass es solche Repräsentanzen von Beziehungserfahrung gibt und dass diese nicht-symbolisiert und undeklariert existieren und psychodynamisch wirksam sind. Sie benötigen spezieller Fertigkeiten des Therapeuten und stellen besonders im Umgang mit der Gegenübertragung eine Herausforderung an sein professionelles Können dar. Die Inszenierungen des Patienten und das Enactment, in das *beide* dabei geraten können, sind mit diesem Wissen im Hintergrund als unbewusste Kommunikation zu verstehen und zu entschlüsseln.

Während sich diese beiden Entwicklungsstränge herausbilden, entsteht zeitlich parallel ein dritter, der die komplexe Entwicklung des Denkens zum Inhalt hat. Darin vollzieht sich die Entwicklung vom einfachen bildhaften Denken über das Erfassen von Handlungszusammenhängen und das Entdecken erster Abstraktionen hin zum komplexen Denken in umfassenderen Kontexten und schließlich hin zum reflexiven Denken mit der Fähigkeit zur Selbstreflexion. Damit entsteht eine hoch komplexe und zur Differenzierung befähigende psychische Funktion, die neben dem Fühlen (von Bedürfnissen, Affekten und sekundären Gefühlen) und dem Handeln (zu dem die wachsende motorische Kompetenz, die Feinmotorik, gehört) zu den zentralen Fähigkeiten des Menschen gehört. – Wir müssen als Psychotherapeuten erkennen, wie komplex diese zu erwerbende Fähigkeit des Denkens ist und wie störanfällig sie damit auch ist. Wir sollten in der Lage sein, die Defizite in ihrem Erwerb zu erkennen, und wissen, wie wir unseren Patienten bei deren Nachreifung unterstützen können.

Während die Sprach- und Denkfähigkeit entsteht und seine motorische Entwicklung das Kind zu immer komplizierteren Bewegungen befähigt, entsteht ein weiterer Entwicklungsstrang, der zweierlei gleichzeitig enthält: die Differenzierung dessen, WAS das Kind will, und die Entwicklung einer weiteren psychischen Fähigkeit, nämlich der, mit Konflikten umzugehen. Das Kind lebt, sich dessen schrittweise bewusst werdend, zwei Stränge seiner inneren Bedürfniswelt zunehmend aus, seine wachsenden Autonomie-Bedürfnisse sowie seine Bindungsbedürfnisse. In ambitendentem Wechsel zwischen diesen beiden Bedürfnissen gerät das Kind in Spannung und kann noch nicht bewusst begreifen, dass es hier in das Grundmuster von Konflikt-Erleben gerät. Schrittweise entwickelt es aus dieser Spannung heraus die Ambivalenzfähigkeit; das ist die Fähigkeit, die Spannung zwischen Liebe und Hass ein und demselben Objekt gegenüber auszuhalten, ohne handeln zu müssen. – Wir können in diesem Zusammenhang begreifen, dass die Fähigkeit, Konflikte als solche zu identifizieren und sie einer Lösung zuzuführen, vom Kind in kleinen Schritten erworben wird, ehe es in der Lage ist, sie reflexiv zu erfassen und einer inneren Lösung zuzuführen. Der Fähigkeit zur Konfliktbewältigung geht die Entwicklung der Ambivalenzfähigkeit voraus und bildet zugleich die Voraussetzung dafür, dass sie entstehen kann.

Mit dem Erwerb der Ambivalenzfähigkeit wird ein Wandel in der Reife des Selbst sichtbar. Für deren psychodynamische Reflexion stelle ich die Perspektive der WIE- und WAS-Dimension des Unbewussten als Orientierungshilfe zur Verfügung: Wir sollten erkennen und unterscheiden, WIE (d.h. mit Hilfe welcher psychischen Funktionen) das Ich prozessiert (= psychisch verarbeitet, metabolisiert) und WAS das Selbst als Aufgabe der Reifung zu bewältigen hat. Im therapeutischen Geschehen ist es hilfreich zu unterscheiden, ob eher psychische Fähigkeiten defizitär geblieben sind oder eine Entwicklungsaufgabe unbewältigt geblieben ist.

Die wachsenden Fähigkeiten des kindlichen Selbst in den Bereichen der Bedürfnis- und Affektdifferenzierung und deren Deklaration sowie hinsichtlich des zunehmend differenzierten Denkens ermöglichen den Beginn der Selbst- und Objektdifferenzierung (Selbst und Anderer sind unterschiedlich und können zunehmend differenziert wahrgenommen und begriffen werden). Parallel zu dieser Entwicklung erfolgt die Entfaltung einer weiteren grundlegenden psychischen Funktion, die der Fähigkeit, Phantasien (im Als-ob-Modus) zu bilden. In der Entwicklung dieser komplexen, miteinander verzahnten Fähigkeiten (Differenzierung und Mentalisierung) gewinnen die Selbst- und Objektrepräsentanzen zunehmend an Gestalt; sie nehmen im Unterschied zu den Repräsentanzen des impliziten Beziehungswissens ihren Ausgang vom *bewussten* Erleben. Allerdings bedeutet das weder, dass die entstehenden Repräsentanzen bewusst sind, noch dass die Phantasien bewusst bleiben, die an dem kreativen Prozess der Bildung der Repräsentanzen maßgeblich beteiligt sind. Unbewusste Phantasien (= WIE das Ich prozessiert) und objektale Repräsentanzen vom Selbst und den Objekten (= WAS das Selbst psychisch be-/verarbeitet) sind in lebenslanger Wechselwirkung miteinander verknüpft, indem sie ständig im Hintergrund der bewussten psychischen Verarbeitung ablaufen und auf diese Weise sowohl das Erleben als auch die Bildung der Repräsentanzen beeinflussen. – Für Analytiker und Psychotherapeuten ist es wichtig, diese Zusammenhänge zu verstehen und differenziert zu erfassen, welche psychodynamisch bedeutsame Stellung die unbewussten Phantasien in dem von mir skizzierten metapsychologischen Modell des Selbst haben – dies im Vergleich zu solchen objektpsychologischen Modellen,[53] die der Wirkung unbewusster Phantasien einen ungleich größeren Raum bei der Entwicklung des Selbst einräumen. In dem von mir beschriebenen metapsychologischen Modell sind unbewusste Phantasien *neben und gemeinsam mit* anderen Wirkkräften an der Entwicklung des Selbst und der Bildung von Unbewusstem beteiligt. – Für das psychodynamische Verstehen des Psychotherapeuten und seine Handhabung von

53 In der von Melanie Klein geprägten psychoanalytischen Objektbeziehungestheorie beispielsweise wird die unbewusste Phantasie als »dynamischer Vorgang [verstanden] …, der den Austausch zwischen Säugling und seiner frühen Umgebung fortlaufend strukturiert«. Und »unbewusste Phantasien [lassen sich] als *Organisatoren des psychischen* Lebens begreifen, die sowohl die *Koordination der inneren Welt* festlegen als auch die *Matrix der intersubjektiven Beziehung* bilden« (Weiss 2013, S. 924, Hervorhebungen im Original). In diesem Modell sind unbewusste Phantasien vom Anbeginn des Lebens wirksam und stellen in steter Verbindung mit den Trieben und als deren Ausdruck die primäre, zentrale und in der Gewichtung herausragende Wirkkraft für die Entwicklung des Selbst dar. Diese Gewichtung der Einschätzung ihrer Bedeutung für das Entstehen des Selbst in der Mutter-Kind-Matrix hat Einfluss auf das Deutungsverhalten des Analytikers.

kognitiven Deutungen psychischer Zusammenhänge hat das Verstehen dieses Stranges der Entwicklung von Selbst- und Objektrepräsentanzen unter dem Einfluss von unbewussten Phantasien eine wichtige Bedeutung.

Eine weitere Entwicklungslinie der Reifung des Selbst hat die *Individuation* des Kindes auf seinem Weg zu jenem einzigartigen Subjekt zum Inhalt (= WAS-Dimension der Entwicklung des Unbewussten), zu dem jeder einzelne Mensch heranreift. Mit dem Begriff *Individuation,* die ihre frühesten Wurzeln im Kompetenzstreben des Säuglings hat, wird ein Strang der Entwicklung bezeichnet, in dessen Verlauf mit der Separation der Grundstein für das zunehmend reflexive Bewusstsein der Autonomie gelegt wird und der mit der zunehmenden Individuation immer bewusster werdend bald wechselnden Themensträngen folgt; dazu gehören besonders die Entfaltung der geschlechtsspezifischen Identität sowie die Entfaltung individueller (körpermotorischer, intellektueller, kreativer, sozialer und anderer) Neigungen und Interessen. Diese Entwicklung hat einen ersten erkennbaren Höhepunkt in der Vorschulzeit, der klassischen ödipalen Phase, und ist für das Gelingen oder Scheitern der lebenslangen Individuation entscheidend. – Diese Zusammenhänge stellen eher Standardthemen der selbstreflexiven Arbeit in Psychotherapie und Analyse dar, indem sie recht bewusstseinsnah sind.

In der ödipalen oder Vorschulzeit erwirbt das Kind die grundlegenden Fähigkeiten zur Konfliktbewältigung, indem mehrere Entwicklungsstränge ihren ersten Reifungsschritt abschließen: Kommunikation (Symbolisierung/Wortsprache), Mentalisierung (Theory of Mind und Fähigkeit zur Selbstreflexion) und, darin enthalten, die Denkfähigkeit (Abstraktion, Differenzierung, Reflexion) und die Fähigkeit zur Spannungsregulation auf der Ebene psychischen Funktionen sowie die Entwicklung von Überich, Ichideal und Repräsentanzen auf der Ebene der »psychischen Feststoffe« (Solms 2013 b) erlangen einen Grad von Differenzierung, dass von einem ersten Reifungsschritt gesprochen werden kann. Das Zusammenkommen dieser Entwicklungsschritte erlaubt dem Selbst des Kindes am Ende dieser Entwicklungsphase, für Konflikte zunehmend angemessene Lösungen zu finden. – Für den analytischen bzw. psychotherapeutischen Dialog mit dem Patienten kann man sagen, dass erst dann reflexiv-deutend gearbeitet werden kann, wenn sein Selbst diese komplexe Struktur entwickelt und sie auch nicht aufgrund einer vorübergehenden Regression verloren hat.

Schließlich ist noch eine Entwicklungslinie der Reifung des Selbst zu erwähnen, die allerdings eher als eine Störungslinie bezeichnet werden muss, da sie tatsächlich nur als Störungsursache für das Selbst in Betracht kommt. Traumatisierte oder psychisch kranke Eltern lassen im Zuge der Reifung des kindlichen Selbst

Störungen der Struktur und des Selbsterlebens entstehen, die unterschiedliche Schweregrade haben können. Das eigene Trauma oder die seelische Erkrankung eines Elternteils erzeugt (im Zuge einer transgenerationalen Weitergabe) im Kind in der Regel als ich-synton empfundene Selbstzustände, welche unbewusste Abbilder des Gefühlserlebens dieses Elternteils (eine Kolonisation des Selbst) darstellen. Die real und konkret traumatisierende Wirkung eines solchen Elternteils – z. B. durch Misshandlung oder sexuellen Missbrauch – kann im Kind (oder bei späterem Eintritt auch im Erwachsenenalter) unbewusste Gefühlszustände entstehen lassen, in denen für das Selbst unerträgliche Affekte und Gefühle unmittelbar mit einer Störung oder gar Zerstörung ebenjener psychischen Funktionen verkoppelt sind, die unverzichtbar sind, um diese Trauma-Erfahrung zu bewältigen. – Psychotherapeuten und Analytiker müssen um diese Zustände des Selbst wissen, in denen unbewusste Affektzustände mit einer gravierenden Beeinträchtigung der psychischen Funktionen einhergehen und die das Selbst stereotyp agieren und reagieren lassen. Es ist wichtig anzuerkennen, dass es gestörte Selbstzustände gibt, die nicht Ausdruck einer gestörten Entwicklung sind, sondern Folge einer tatsächlich erfolgten Beschädigung des Selbst. Vor allem sind sie nicht Folge unbewusster Phantasien. Allerdings können sie unbewusste Phantasien zur Folge haben. Werden hier im therapeutischen Rahmen Ursache und Wirkung verwechselt, so kann das sekundär-traumatische Wirkung haben.

Elterliche Defizite in der frühen Beziehung, unbewältigte unbewusste Konflikte und Folgen traumatisch wirksamer Erfahrungen erfordern also unterschiedliche therapeutische Haltungen sowie Interventionen. Dieser im Grunde banalen Feststellung kann mancher Therapeut nicht entsprechen, wenn die therapeutische Situation emotional so dicht oder intensiv wird, dass seine reflexive Funktion zum Erliegen kommt. Das kann unter dem Einfluss der Gegenübertragung, durch nicht erkannte Enactments oder durch andere intersubjektive Momente geschehen, welche durch die subtile Dynamik des Psychischen im Moment hervorgerufen werden.

Grundsätzlich kann die Unterscheidung zwischen der WIE- und der WAS-Dimension des jeweils psychodynamisch aktiven unbewussten Moments dem Therapeuten eine Hilfe geben, um zu unterscheiden, wie er auf seinen Patienten reagieren sollte.

Beeinträchtigte psychische Funktionen des Patienten, eine Störung des Ich oder seiner Ich-Funktionen stellen eine Übertragungssituation dar, eine Selbstobjekt-Übertragung, in welcher der Therapeut bzw. Analytiker von seinem regredierten Patienten in seiner reparativen Funktion benötigt wird. In Momenten derart eingeschränkter psychischer Funktionen ist der Patient meist nicht in der Lage, kognitive Zusammenhangsdeutungen aufzunehmen, selbst nicht solche mit emotionalem Inhalt.

Die WAS-Dimension unbewusster Zusammenhänge, egal ob sie aus intersubjektiven Kontexten stammen oder aus solchen, welche sich aus unbewussten Phantasien herleiten, braucht verbal-kognitive Deutungen. Aber diese sind erst dann vom Patienten aufzunehmen, wenn sein Ich – d. h. seine Fähigkeit zur Wahrnehmung, Deklaration und Mentalisierung – dafür bereit ist.

Zusammenfassend lässt sich formulieren, dass das umfassende Verständnis der Dynamik des Psychischen, wie sie dem Patienten innewohnt, dem Therapeuten ermöglicht, diese auf dreierlei Weise zu ordnen als:

1) eine zeitlich geordnete *Entstehungsgeschichte des subjektiven Erlebens* des Patienten; das ist seine subjektiv erlebte Lebensgeschichte, erweitert um die Perspektive der Empathie des Therapeuten;
2) eine zeitlich spezifischen Phasen zugeordnete *Reifungsgeschichte des Individuums*, gedacht in entwicklungspsychologisch und metapsychologisch abstrahierenden Dimensionen, die dem Patienten unbewusst innewohnen; und
3) *ein komplexes System, das Selbst* des Patienten, welches als ein gedankliches Abstraktionskonstrukt des Therapeuten entsteht, dem aber die tatsächliche Persönlichkeit, der Patient in seiner Subjektivität, gegenübersteht.

Abschließend sei wiederholt, was bereits am Anfang des Buches (I.3) formuliert wurde: Eine psychodynamische Psychotherapie ist als ein zweifacher Prozess zu verstehen: als Prozess (1) der Klärung und Interpretation bislang unbewusster Zusammenhänge und (2) der Nachreifung des Subjekts und seines Selbst im Rahmen eines dyadisch-intersubjektiven Beziehungsangebotes, das vermittels einer spezifischen Haltung des Therapeuten (geprägt durch Empathie, Beachtung von Übertragung und Gegenübertragung, stete Reflexion der auftretenden emotionalen Zusammenhänge) kontinuierlich zwischen dyadischem Erleben und triangulierender Metabolisierung des Erlebten oszilliert. So sind Psychoanalyse und Psychotherapie doppelt wirksam: (1) durch eine korrigierend wirksame Beziehungserfahrung (d. h. im implizit-prozeduralen Modus) und (2) durch eine verbal Bedeutung gebende Beziehungserfahrung (d. h. im explizit-deklarativen Modus).

Literatur

Ahrens, S. & Schneider, W. (2002). *Lehrbuch der Psychotherapie und Psychosomatischen Medizin.* 2., aktualisierte u. erw. Aufl. Stuttgart (Schattauer).

Altmeyer, M. (2000). *Narzissmus und Objekt.* Göttingen (Vandenhoeck & Ruprecht).

Altmeyer, M. & Thomä, H. (2006). *Die vernetzte Seele. Die intersubjektive Wende in der Psychoanalyse.* Stuttgart (Klett-Cotta).

Arbeitskreis OPD (2006). *Operationalisierte Psychodynamische Diagnostik OPD-2. Das Manual für Diagnostik und Therapieplanung.* Bern (Huber).

Bateman A. W. & Fonagy, P. (2008). *Psychotherapie der Borderline-Persönlichkeitsstörung. Ein mentalisierungsgestütztes Behandlungskonzept.* Gießen (Psychosozial-Verlag).

Beebe, B. & Lachmann, F. M. (1988). The Contributions of Mother-Infant Mutual Influence to the Origins of Self- and Object-Representations. *Psychoanal Psychol* 5, 305–337.

Beebe, B. & Lachmann, F. M. (2004). *Säuglingsforschung und die Psychotherapie Erwachsener. Wie interaktive Prozesse entstehen und zu Veränderungen führen.* Stuttgart (Klett-Cotta).

Beebe, B. & Lachmann, F. M. (2006). Die relationale Wende in der Psychoanalyse. Ein dyadischer Systemansatz aus Sicht der Säuglingsforschung. In: Altmeyer, M. & Thomä, H. (Hg.) (2006), *Die vernetzte Seele. Die intersubjektive Wende in der Psychoanalyse.* Stuttgart (Klett-Cotta), 122–159.

Blanck, G. & Blanck, R. (1978). *Angewandte Ich-Psychologie.* Stuttgart (Klett-Cotta).

Blanck, G. & Blanck, R. (1980). *Ich-Psychologie II – Psychoanalytische Entwicklungspsychologie.* Stuttgart (Klett-Cotta).

Bohleber, W. (Hg.) (2000 a). *Trauma, Gewalt und kollektives Gedächtnis. Psyche – Z Psychoanal* 54 (9–10) (Sonderheft).

Bohleber, W. (2000 b). Die Entwicklung der Traumatheorie in der Psychoanalyse. *Trauma, Gewalt und kollektives Gedächtnis. Psyche – Z Psychoanal* 54 (9–10) (Sonderheft), 797–839.

Bohleber, W. (2013). Der psychoanalytische Begriff des Unbewussten und seine Entwicklung. *Psyche – Z Psychoanal* 67, 807–816.

Bollas, C. (2000). *Genese der Persönlichkeit – Psychoanalyse und Selbsterfahrung.* Stuttgart (Klett-Cotta).

Bolm, T. (2009). *Mentalisierungsbasierte Therapie (MTB) für Borderline-Störungen und chronifizierte Traumafolgen.* Köln (Deutscher Ärzte-Verlag).

Brenner, C. (1976). *Grundzüge der Psychoanalyse.* Frankfurt a. M. (Fischer).

Brisch, K. H. (1999/2009). *Bindungsstörungen. Von der Bindungstheorie zur Therapie.* (1. Aufl. 1999; 9., vollst. überarb. u. erw. Aufl. 2009) Stuttgart (Klett-Cotta).

Brisch, K.H. & Hellbrügge, T. (2003). *Bindung und Trauma – Risiken und Schutzfaktoren für die Entwicklung von Kindern.* Stuttgart (Klett-Cotta).

Denecke, F.-W. (1999). *Psychische Struktur und Gehirn. Die Gestaltung subjektiver Wirklichkeiten.* Stuttgart, New York (Schattauer).
Domin, H. (1987). Es gibt dich. In: Dies., *Gesammelte Gedichte.* Frankfurt a. M. (Fischer), S. 196.
Dornes, M. (1993 a). Psychoanalyse und Kleinkindforschung. Einige Grundthemen der Debatte. *Psyche – Z Psychoanal* 47, 1116 – 1152.
Dornes, M. (1993 b): *Der kompetente Säugling. Die präverbale Entwicklung des Menschen.* Frankfurt a. M. (Fischer).
Dornes, M. (1998). Bindungstheorie und Psychoanalyse: Konvergenzen und Divergenzen. *Psyche – Z Psychoanal* 52 (4), 299 – 348.
Dornes, M. (2000). Affektspiegelung – Zur symbol- und identitätsbildenden Funktion früher Interaktion. In: Streeck, U. (Hg.), *Erinnern, Agieren und Inszenieren. Enactments und szenische Darstellungen im therapeutischen Prozeß.* Göttingen (Vandenhoeck & Ruprecht), 59 – 85.
Dornes, M. (2006). *Die Seele des Kindes – Entstehung und Entwicklung.* Frankfurt a. M. (Fischer).
Emde, R.N. (1991). Die endliche und die unendliche Entwicklung. *Psyche – Z Psychoanal* 45, 745–779 u. 890 – 913.
Emrich, H.M. (2003). Identität als Prozess. Seminarvorlesung, Psychotherapiewoche Langeoog. Unveröffentlichtes Manuskript.
Ermann, M. (2004). *Psychosomatische Medizin und Psychotherapie. Ein Lehrbuch auf psychoanalytischer Grundlage.* Stuttgart (Kohlhammer).
Ermann, M. (2011). Intersubjektivität und psychoanalytische Identität. *Forum Psychoanal* 27, 165–171.
Fonagy, P. (1998). Die Bedeutung der Entwicklung metakognitiver Kontrolle der mentalen Repräsentanzen für die Betreuung und das Wachstum des Kindes. *Psyche – Z Psychoanal* 52, 349 – 368.
Fonagy, P. (2003). *Bindungstheorie und Psychoanalyse.* Stuttgart (Klett-Cotta).
Fonagy, P. (2010). Veränderungen der klinischen Praxis: Wissenschaftlich oder pragmatisch begründet? In: Münch, K., Munz, D. & Springer, A. (2010) (Hg.), *Die Psychoanalyse im Pluralismus der Wissenschaften.* Gießen (Psychosozial-Verlag), 33 – 81.
Fonagy, P. & Target, M. (2001). Mit der Realität spielen. Zur Doppelgesichtigkeit psychischer Realität von Borderline-Patienten. *Psyche – Z Psychoanal* 55, 961 – 995.
Fonagy, P. & Target, M. (2002). Neubewertung der Entwicklung der Affektregulation vor dem Hintergrund von Winnicotts Konzept des ›falschen Selbst‹. *Psyche – Z Psychoanal* 56, 839 – 862.
Fonagy, P., Gergely, G., Jurist, E., Target, M. (2004). *Affektregulierung, Mentalisierung und die Entwicklung des Selbst.* Stuttgart (Klett-Cotta).
Freud, A. (1936). *Das Ich und die Abwehrmechanismen.* Frankfurt a. M. (Fischer).
Freud, S. (1909 b). Analyse der Phobie eines fünfjährigen Knaben. *GW VII,* 241 – 377.
Freud, S. (1912 b). Zur Dynamik der Übertragung. *GW VIII,* 364 – 374.
Freud, S. (1915 c). Triebe und Triebschicksale. *GW X,* 210 – 232.
Freud, S. (1915 d). Die Verdrängung. *GW X,* 248 – 261.
Freud, S. (1915 e). Das Unbewußte, *GW X,* 264 – 303.
Freud, S. (1923 b). Das Ich und das Es. *GW XIII,* 237 – 289.
Freud, S. (1937 c). Die endliche und die unendliche Analyse. *GW XVI,* 59 – 99.

Gedo, J. E. (1996). Die Psychobiologie der Motivation und die Organisation des Seelischen aus der Sicht eines hierarchischen Modells. *Psyche – Z Psychoanal* 50, 385–406.

Gergely, G. (2002). Ein neuer Zugang zu Margaret Mahler: Normaler Autismus, Symbiose, Spaltung und libidinöse Objektkonstanz aus der Perspektive der Perspektive der kognitiven Entwicklungstheorie. *Psyche – Z Psychoanal* 56, 809–838.

Gergely, G. & Watson, J. S. (2004). Die Theorie des sozialen Biofeedbacks durch mütterliche Affektspiegelung. Die Entwicklung von emotionaler Selbstbewusstheit und Selbstkontrolle im Säuglingsalter. *Selbstpsychologie* 5, 143–194.

Guntrip, H. (1997). Meine analytische Erfahrung mit Fairbairn und Winnicott. Wie vollständig ist das Ergebnis analytischer Psychotherapie? *Psyche – Z Psychoanal* 51, 676–699.

Gysling, A. (1995). *Die analytische Antwort. Eine Geschichte der Gegenübertragung in Form von Autorenportraits.* Tübingen (edition diskord).

Hartkamp, N. (2002). Psychoanalytische Entwicklungspsychologie. In: Ahrens, S. & Schneider, W. (Hg.), *Lehrbuch der Psychotherapie und Psychosomatischen Medizin.* Stuttgart (Schattauer), 115–145.

Herpertz, S. & Sass, H. (2002). Persönlichkeitsstörungen. In: Ahrens, S. & Schneider, W. (Hg.), *Lehrbuch der Psychotherapie und Psychosomatischen Medizin.* 2., aktualisierte u. erw. Aufl. Stuttgart (Schattauer), 215–218.

Hüther, G. (2001). *Bedienungsanleitung für ein menschliches Gehirn.* Göttingen (Vandenhoeck & Ruprecht).

Jacobson, E. (1973). *Das Selbst und die Welt der Objekte.* Frankfurt a. M.: Suhrkamp.

Jaenicke, C. (2010). *Veränderungen in der Psychoanalyse. Selbstreflexionen des Analytikers in der therapeutischen Beziehung.* Stuttgart (Klett-Cotta).

Jaffe, J., Beebe, B., Feldstein, S., Crown C. L. & Jasnow, M. D. (2001). *Rhythms of Dialogue in Infancy.* (Monographs of the Society for Research in Child Development66, 2.) Boston u. a. (Blackwell).

Junker, H. (2005). *Beziehungsweisen – Die tiefenpsychologische Praxis zwischen Technik und Begegnung.* Tübingen (edition diskord).

Junker, H. (2013). *Intersubjektivität und implizites Gedächtnis – Reflexionen veränderter therapeutischer Praxis.* Frankfurt a. M. (Brandes & Apsel).

Klöpper, M. (2005). Die Bedeutung der Säuglingsforschung, Bindungstheorie und Neurowissenschaften für den psychoanalytischen Prozess. *Forum Psychoanal* 21, 184–200

Klöpper, M. (2006). *Reifung und Konflikt – Säuglingsforschung, Bindungstheorie und Mentalisierungskonzepte in der tiefenpsychologischen Psychotherapie.* Stuttgart (Klett-Cotta).

Köhler, L. (1990). Neuere Ergebnisse der Kleinkindforschung. Ihre Bedeutung für die Psychoanalyse. *Forum Psychoanal* 6, 32–51.

Köhler, L. (1992). Formen und Folgen früher Bindungserfahrungen. *Forum Psychoanal* 8, 263–280.

Köhler, L. (1998). Einführung in die Entstehung des Gedächtnisses. In: Koukkou, M., Leuzinger-Bohleber, M. & Mertens, W. (Hg.), *Erinnerung von Wirklichkeiten. Psychoanalyse und Neurowissenschaften im Dialog.* Bd. 1: *Bestandsaufnahme.* Stuttgart (VIP), 131–222.

Köhler, L. (2004). Frühe Störungen aus der Sicht zunehmender Mentalisierung. *Forum Psychoanal* 20, 158–174.

Kohut, H. (1988 a). *Narzißmus. Eine Theorie der psychoanalytischen Behandlung narzißtischer Persönlichkeitsstörungen.* 6. Aufl. Frankfurt a. M. (Suhrkamp).

Kohut, H. (1987). *Wie heilt die Psychoanalyse?* Frankfurt a. M. (Suhrkamp).
Kohut, H. (1988 b). *Die Heilung des Selbst.* Frankfurt a. M. (Suhrkamp).
Kohut, H. & Wolf, E. (1978). *The Search for the Self. Selected Writings of Heinz Kohut.* 2 Vols., edited by P. Ornstein. New York (International University Press).
Krause, R. (1983). Zur Onto- und Phylogenese des Affektsystems und ihrer Beziehung zu psychischen Störungen. *Psyche – Z Psychoanal* 37, 1016–1043.
Kriz, J. (2011). Ohne Verstehen läuft nichts – Sinn, Verstehen und Beziehung sind keine unabhängigen Variablen in experimentellen Designs. Ein Plädoyer, die geisteswissenschaftlichen Grundqualifikationen nicht zu ignorieren. *Projekt Psychotherapie – das bvvp-Magazin* 2, 26–28.
Küchenhoff, J. & Ahrens, S. (2002). Somatoforme autonome Funktionsstörungen. In: Ahrens, S. & Schneider, W. (Hg.), *Lehrbuch der Psychotherapie und Psychosomatischen Medizin.* 2. Aufl. Stuttgart (Schattauer), 336–340.
Kunzke, D. (2011). Grundlegende Merkmale interpersonaler, intersubjektiver und relationaler Ansätze als Ausdruck aktueller Entwicklungstendenzen in der Psychoanalyse. *Psyche – Z Psychoanal* 65 (7), 577–616.
Lachmann, F. M. (2001). Transformation von Aggression. In: Klöpper, M. & Lindner, R. (Hg.), *Destruktivität. Wurzeln und Gesichter.* Göttingen (Vandenhoeck & Ruprecht), 37–58.
Lachmann, F. M. (2004). *Aggression verstehen und verändern.* Stuttgart (Klett-Cotta).
Laimböck, A. (2013). Szenisches Verstehen, Unbewusstes und frühe Störungen. *Psyche – Z Psychoanal* 67, 881–902.
Lamprecht, F. (2000). *Praxis der Traumatherapie. Was kann EMDR leisten?* Stuttgart (Klett-Cotta).
Laplanche, J. & Pontalis, J.-B. (1982). *Das Vokabular der Psychoanalyse.* Frankfurt a. M. (Suhrkamp).
Lichtenberg, J. D. (1991 a). *Psychoanalyse und Säuglingsforschung.* Berlin, Heidelberg (Springer).
Lichtenberg, J. D. (1991 b). Motivational-funktionale Systeme als psychische Strukturen. *Forum Psychoanal* 7, 85–97.
Lichtenberg, J. D. (1999). Intimität mit dem Selbst. In: Milch, W. & Hartmann, H.-P. (Hg.), *Die Deutung im psychotherapeutischen Prozess.* Gießen (Psychosozial-Verlag), 107–125.
Lichtenberg, J. D., Lachmann, F. M. & Fosshage J. L. (2000). *Das Selbst und die motivationalen Systeme. Zu einer Theorie psychoanalytischer Technik.* Frankfurt a. M. (Brandes & Apsel).
Lorenzer, A. (2002). *Die Sprache, der Sinn, das Unbewußte.* Stuttgart (Klett-Cotta).
Luborsky, L. (1988). *Einführung in die analytische Psychotherapie. Ein Lehrbuch.* Heidelberg (Springer).
Lyons-Ruth, K. & Process of Change Study Group, Boston, Massachusetts (1998). Implicit Relational Knowing: Its Role in Development and Psychoanalytic Treatment. *Infant Mental Health J* 19 (3), 282–289.
Mahler, M., Bergmann, A. & Pine, F. (1980). *Die psychische Geburt des Menschen. Symbiose und Individuation.* Frankfurt a. M. (Fischer).
Mentzos, S. (1984). *Neurotische Konfliktverarbeitung. Einführung in die psychoanalytische Neurosenlehre unter Berücksichtigung neuer Perspektiven.* Frankfurt a. M. (Fischer).
Mentzos, S. (2011). *Lehrbuch der Psychodynamik. Die Funktion der Dysfunktionalität psychischer Störungen.* Göttingen (Vandenhoeck & Ruprecht).

Mertens, W. (1998). Aspekte der psychoanalytischen Gedächtnistheorie. Von den Anfängen bis zur Gegenwart – mit einem Ausblick auf einige Konzepte der Kognitionspsychologen. In: Koukkou, M., Leuzinger-Bohleber, M. & Mertens, W. (Hg.), *Erinnerung von Wirklichkeiten. Psychoanalyse und Neurowissenschaften im Dialog*. Bd. 1: *Bestandsaufnahme*. Stuttgart (VIP), 48–130.
Mertens, W. (2000). *Einführung in die psychoanalytische Therapie*. Bd. 1. 3. Aufl. Stuttgart (Kohlhammer).
Mertens, W. (2013). Das Zwei-Personen-Unbewusste – unbewusste Wahrnehmungsprozesse in der analytischen Situation. *Psyche – Z Psychoanal* 67, 817–843.
Milch, W. (2001). *Lehrbuch der Selbstpsychologie*. Stuttgart (Kohlhammer).
Müller-Pozzi, H. (2008). *Eine Triebtheorie für unsere Zeit. Sexualität und Konflikt in der Psychoanalyse*. Bern (Huber).
Orange, D., Atwood, G. E. & Stolorow, R. D. (2001). *Intersubjektivität in der Psychoanalyse – Kontextualismus in der psychoanalytischen Praxis*. Frankfurt a. M. (Brandes & Apsel).
Orlinsky, D. E. (2010). Psychotherapieforschung und psychodynamisch-psychoanalytische Psychotherapien. Implikationen für die Praxis. In: Münch, K., Munz, D. & Springer, A. (2010) (Hg.), *Die Psychoanalyse im Pluralismus der Wissenschaften*. Gießen (Psychosozial-Verlag), 141–164.
Petschenig, M. (Bearb.) (1965). *Der kleine Stowasser*. München (Freytag).
Piegler, T. (2005). Die Wampold-Studie. *Mitgliederrundbrief der Norddeutschen Arbeitsgemeinschaft Psychodynamische Psychiatrie NAPPO* 12, 3–11.
Process of Change Study Group (1998). Interventions that Effect Change in Psychotherapy: A Model Based on Infant Research. *Infant Mental Health J* 19, 280–353.
Racker, H. (1959). *Übertragung und Gegenübertragung. Studien zur psychoanalytischen Technik*. München, Basel (Ernst Reinhardt).
Ringstrom, P. A. (2000). Zwischen zwei Revolutionen schwanken. *Selbstpsychologie* 1 (1), 38–49.
Roth, G. (2010). Psychoanalyse und analytische Psychotherapie aus Sicht der Hirnforschung. In: Münch, K., Munz, D. & Springer, A. (Hg.), *Die Psychoanalyse im Pluralismus der Wissenschaft*. Gießen (Psychosozial-Verlag), 167–180.
Rudolf, G. (2000). *Psychotherapeutische Medizin und Psychosomatik. Ein einführendes Lehrbuch auf psychodynamischer Grundlage*. Stuttgart (Thieme).
Rudolf, G. (2004). *Strukturbezogene Psychotherapie. Leitfaden zur psychodynamischen Therapie struktureller Störungen*. Stuttgart (Schattauer).
Rudolf, G. (2010). *Psychodynamische Psychotherapie. Die Arbeit an Konflikt, Struktur und Trauma*. Stuttgart (Schattauer).
Rüger, U., Dahm, A. & Kallinke, D. (2012). *Faber/Haarstrick. Kommentar Psychotherapie-Richtlinien*. 9. Aufl. München (Urban & Fischer).
Scheidt, J. v. (1976). *Der falsche Weg zum Selbst*. München (Kindler).
Schneider, G. (2003). Fokalität und Afokalität in der (psychoanalytischen) tiefenpsychologisch fundierten Psychotherapie und Psychoanalyse. In: Gerlach, A., Schlösser, A.-M. & Springer, A. (Hg.), *Psychoanalyse mit und ohne Couch*. Gießen (Psychosozial-Verlag), 108–125.
Schiepeck et al. (2003). *Neurobiologie der Psychotherapie*. Stuttgart (Schattauer).

Schüßler, G. (2002). Aktuelle Konzeption des Unbewussten. Empirische Ergebnisse der Neurobiologie, Kognitionswissenschaften, Sozialpsychologie und Emotionsforschung. *Z Psychosom Med Psychother* 48, 193–214.

Schwab, G. (2001). *Sagen des klassischen Altertums*. Vollst. Ausg. Frankfurt a. M. (Insel).

Siegel, A. M. (2000). *Einführung in die Selbstpsychologie. Das psychoanalytische Konzept von Heinz Kohut*. Stuttgart (Kohlhammer).

Solms, M. (2013 a). Freuds »Primärprozess« versus Hobsons »Protobewusstsein«. In: Janta, B., Unruh, B. & Waltz-Pawlita, S. (Hg.), *Der Traum*. Gießen (Psychosozial-Verlag), 245–252.

Solms, M. (2013 b). Das bewusste Es. *Psyche – Z Psychoanal* 67, 991–1022.

Speidel, H. & Fenner, E. (2002). Psychoanalytische Krankheitskonzepte. In: Ahrens, S. & Schneider, W. (Hg.), *Lehrbuch der Psychotherapie und Psychosomatischen Medizin*. 2. Aufl. Stuttgart (Schattauer), 57–72.

Spitz, R. (1974). *Vom Säugling zum Kleinkind, Naturgeschichte der Mutter-Kind-Beziehungen im ersten Lebensjahr*. 4. Aufl. Stuttgart (Klett) (11. Aufl. Stuttgart: Klett-Cotta).

Stern, D. N. (1979). *Mutter und Kind. Die erste Beziehung*. Stuttgart (Klett-Cotta).

Stern, D. N. (1992). *Die Lebenserfahrung des Säuglings*. Stuttgart (Klett-Cotta).

Stern, D. N. (2005). *Der Gegenwartsmoment. Veränderungsprozesse in Psychoanalyse, Psychotherapie und Alltag*. Frankfurt a. M. (Brandes & Apsel).

Stolorow, R. D., Brandchaft, B & Atwood, G. E. (1996). *Psychoanalytische Behandlung. Ein intersubjektiver Ansatz*. Frankfurt a. M. (Fischer).

Streeck, U. (2000). Szenische Darstellungen, nichtsprachliche Interaktion und Enactments im therapeutischen Prozeß. In: Streeck, U. (Hg.) (2000), *Erinnern, Agieren und Inszenieren. Enactments und szenische Darstellungen im therapeutischen Prozeß*. Göttingen (Vandenhoeck & Ruprecht), 13–55.

Strupp, H. H. & Binder J. L. (1991). *Kurzpsychotherapie*. Stuttgart (Klett-Cotta).

Wampold, B. E. (2001). *The Great Psychotherapy Debate. Models, Methods, and Findings*. Mahwah, NJ (Lawrence Erlbaum).

Weiss, H. (2013). Unbewusste Phantasien als strukturierende Prinzipien und Organisatoren des psychischen Lebens. Zur Evolution eines Konzepts – eine kleinianische Perspektive. *Psyche – Z Psychoanal* 67, 903–930.

Winnicott, D. W. (1958). Über die Fähigkeit, allein zu sein. *Psyche – Z Psychoanal* 12, 344–352.

Winnicott, D. W. (2002). *Reifungsprozesse und fördernde Umwelt*. Gießen (Psychosozial-Verlag).

Wöller, W. & Kruse, J. (2002). *Tiefenpsychologische Psychotherapie – Basisbuch und Praxisleitfaden*. Stuttgart (Schattauer).

Über den Autor

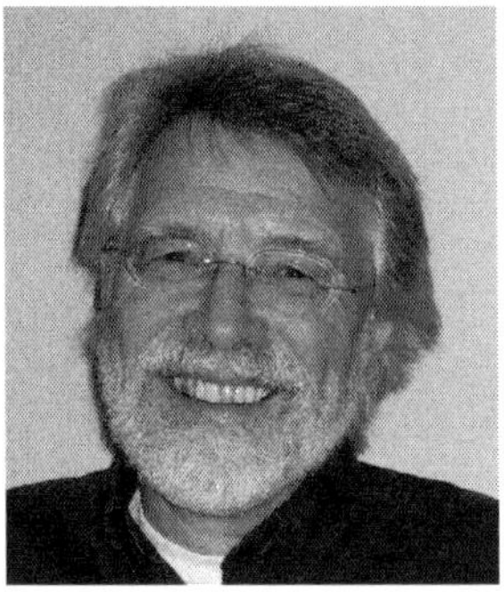

Michael Klöpper, Dr. med., ist als Facharzt für Psychotherapeutische Medizin und Psychoanalytiker in eigener Praxis tätig. Er ist Dozent, seit über 20 Jahren Supervisor von postgraduierten Psychotherapeuten und Lehranalytiker (DGPT) an der Akademie für Psychoanalyse und Psychotherapie Hamburg (APH), war deren 1. Vorsitzender und Mitglied des wissenschaftlichen Leitungsteams der Psychotherapiewoche Langeoog.